GEWERBLICHE VERGIFTUNGEN

GEWERBLICHE VERGIFTUNGEN

DEREN VORKOMMEN, ERSCHEINUNGEN, BEHANDLUNG, VERHÜTUNG

VON

PRIVATDOZENT

DR. J. RAMBOUSEK

K. K. BEZIRKSARZT DER STATTHALTEREI IN PRAG

LEIPZIG

VERLAG VON VEIT & COMP.

1911

Druck der Deutschen Verlags-Anstalt in Stuttgart

Vorwort

Das Wissensgebiet über gewerbliche Vergiftungen weist bereits eine reiche Literatur auf, doch fehlt es an systematischen, zusammenfassenden Bearbeitungen des in den Einzelarbeiten aufgespeicherten Stoffes. Ich habe es versucht, in dem vorliegenden Buche dieser Aufgabe gerecht zu werden.

Die Anregung zu diesem Beginnen gab Herr Dr. von Vietinghoff-Scheel, Chefredakteur der Chemikerzeitung. Den Herren Professoren Dr. von Georgievics in Prag und Dr. Pohl in Breslau bin ich für die freundliche Durchsicht des Werkes in technologischer bzw. pharmakologischer Richtung zu besonderem Danke verbunden. Bei der Zusammenstellung der legislativen Maßnahmen bot mir das Institut für Gewerbehygiene in Frankfurt a. M. hilfreiche Hand, wofür ich dem Leiter des Institutes, Herrn Dr. Francke, sehr verpflichtet bin.

Das Buch ist für alle geschrieben, die sich für gewerbliche Vergiftungen interessieren, interessieren müssen oder sollen, welcher Zunft, welches Standes sie auch sein mögen; es soll die weitere Arbeit auf diesem, wenn auch schwierigen, so doch lohnenden Gebiete erleichtern und eine Grundlage zu weiterem Schaffen bieten. Mögen auch die Aufgaben, die hier noch der Lösung harren, schwierig, die Arbeit mühevoll sein; der Preis lohnt die Mühe: sie gilt der Gesundheit der Mitmenschen, der Gesundheit der Arbeiter.

Prag, im Mai 1911

Der Verfasser

Inhaltsverzeichnis

Figurenverzeichnis

Einleitung

Eine dem wissenschaftlichen Standpunkt entsprechende Systemisierung des mannigfaltigen Stoffes, den das gesamte Wissen über Vergiftungen bietet, macht schon dem Toxikologen, der über die Vergiftungen überhaupt zusammenfassend schreibt, bedeutende Schwierigkeit; diese Aufgabe wird noch mehr erschwert, wenn es sich darum handelt, ein systematisches Buch über gewerbliche Vergiftungen zu schreiben und dasselbe vor allem praktischen Zwecken entsprechend zu gestalten.

Das technische Moment, das für die Entstehung und die Verhütung der gewerblichen Vergiftungen entscheidend ist, tritt hier in den Vordergrund. Naturgemäß muß dies bei der Gruppierung des Stoffes berücksichtigt werden, wenn es gilt, praktischen Bedürfnissen gerecht zu werden und einen Behelf für diejenigen zu schaffen, welche sich in der praktischen Gewerbe- und Fabrikhygiene betätigen.

Auf diese Anforderungen der Praxis Rücksicht nehmend, habe ich das gesamte Material in drei Teile gegliedert: Für die Anordnung des Stoffes im ersten Teil, der möglichst vollständig über das Vorkommen gewerblicher Vergiftungen in den einzelnen Industrie- und Gewerbezweigen unterrichtet, war das technische Prinzip, die Gruppierung nach Betrieben und Betriebsgattungen, entscheidend. Im zweiten Teil, der eine Ergänzung des ersten darstellt, habe ich es versucht, in gedrängter Form eine systematische Uebersicht über die Pathologie, d. h. über die Krankheitserscheinungen der gewerblichen Vergiftungen, zu geben. Die hier eingefügten, tunlichst erschöpfenden Uebersichten über die einschlägige Literatur erleichtern das weitere Studium auf der geschaffenen Grundlage. An diese beiden Teile reiht sich gleichsam als Folge, als Frucht des Studiums der Ursachen und der Erscheinungsformen der gewerblichen Vergiftungen der dritte Teil, in dem die Schutzmaßnahmen, die hygienischen Vorkehrungen zur Verhütung gewerblicher Vergiftungen, übersichtlich besprochen werden.

Der scheinbare Nachteil, der beim Gebrauch des Buches dadurch entsteht, daß eine Vergiftungsform oft an drei Stellen besprochen wird, ist durch die bei dieser Behandlung des Stoffes sich ergebende Uebersichtlichkeit der Gesamtdarstellung reichlich aufgewogen.

Die Pathologie der gewerblichen Vergiftung läßt sich nicht ohne fortwährende Wiederholung bei der Besprechung der gewerbliche Vergiftungen bedingenden Industriezweige einfügen, da ein und dieselbe Vergiftungsform in den mannigfaltigsten Industrie- und Gewerbezweigen vorkommen kann. Die Besprechung der gewerblichen Vergiftungsformen im Lichte der wissenschaftlichen Pathologie muß daher aus der Uebersicht über das Vorkommen der Vergiftungen, aus der Besprechung zahlreicher Fälle gewerblicher Vergiftungen (Kasuistik) als gemeinsam hervorgehoben werden. Ebenso bedürfen die hygienischen Maßnahmen unbedingt einer systematischen gesonderten Besprechung, um stete, das Gesamtbild trübende und den Ueberblick gänzlich vereitelnde Wiederholungen zu vermeiden. Es gibt eine Reihe von Maßnahmen, die der Verhütung aller gewerblichen Vergiftungen oder einzelner Klassen derselben gelten und sich als Folge der gemeinsamen Entstehungsursachen ergeben. Die durch eine derartig vereinfachte systematische Bekämpfung erzielten Erfolge sind die größten, weil die gleichartigen gemeinsamen Maßnahmen sich am leichtesten durchführen, befolgen und überwachen lassen.

Es entspringt somit die gewählte Anordnung des Stoffes einer gründlichen Erwägung; der eingeschlagene Weg war im Hinblick auf das angestrebte praktische Ziel vorgezeichnet.

Die breite Basis für die systematischen Erörterungen bildet eine möglichst reichhaltige Sammlung von Tatsachen, von Erfahrungen über das Vorkommen und die Entstehung gewerblicher Vergiftungen. Ueber die in der neuesten Zeit vorgekommenen, beschriebenen oder dem Verfasser bekanntgewordenen gewerblichen Vergiftungen wurden möglichst genaue Angaben gemacht. Mit Absicht fanden vor allem die in der neuesten Zeit gesammelten Erfahrungen eingehende Berücksichtigung, damit dem Gesamtbild das Vorkommen von gewerblichen Vergiftungen in der modernen Industrie zugrunde gelegt sei und alles Veraltete wegbleibe, was den jetzigen Verhältnissen in Industrie und Gewerbe nicht mehr entspricht. Die historisch gewordenen Tatsachen wurden nur berücksichtigt, soweit dieselben für die neueren Erkenntnisse grundlegend waren und deren Einfügung der Vollständigkeit wegen nötig war.

Die zahlreichen detaillierten Darstellungen einzelner Fälle gewerblicher Vergiftungen, welche sich im ersten Teil finden, werden auch Stoff zu neuen Anregungen, neuer Arbeit ergeben, zu welcher sich hier vielfach neue Angriffspunkte bieten. Eine möglichst gründliche Besprechung jener Industrien, in welchen gewerbliche Vergiftungen vorkommen können, soll bei der Erklärung von Vergiftungsfällen behilflich sein, insbesondere auch dann, wenn sich für die betreffende Vergiftung kein Beispiel angeführt findet. Es soll auf diese Weise auch ein Behelf für die Beurteilung der Vergiftungsmöglichkeit und der Art der Entstehung von gewerblichen Vergiftungen in den betreffenden Betrieben gegeben werden.

Erster Teil

Beschreibung der Industrie- und Gewerbezweige mit Giftgefahr; Vorkommen von Giftgefahr in denselben

Chemische Industrie

Allgemeines über das Vorkommen von gewerblichen Vergiftungen in derselben

Die chemische Industrie bietet naturgemäß ein ausgedehntes Feld für das Vorkommen von gewerblichen Vergiftungen. Der tägliche Umgang mit den chemisch wirksamen Stoffen, die hier im großen dargestellt, verwendet, gelagert und versandt werden und die nicht selten giftig sind, gibt Gelegenheit zu plötzlich und allmählich auftretenden, zu akuten und chronischen Vergiftungen, welche durch die plötzliche zufällige Aufnahme größerer Mengen der giftigen Substanzen, was meist auf Betriebsstörungen oder Unvorsichtigkeit zurückzuführen ist oder durch oft ungeahnte, stetige, allmähliche Aufnahme kleiner Mengen des Giftes, mit welchem hantiert wird, zustande kommen.

Es ist ein hochzuschätzendes Verdienst der chemischen Industrie, daß die gewerblichen Vergiftungen in chemischen Fabriken im Verhältnis zu der Größe und Mannigfaltigkeit der Gefahren, die oft versteckt und heimtückisch die Arbeiterschaft bedrohen, nur in geringer Zahl vorkommen. Dies ist den umfassenden hygienischen Maßnahmen zu danken, welche in keinem modernen chemischen Großbetriebe fehlen und die mit dem modernen Fortschritt in der chemischen Industrie Hand in Hand gehen. Der Darstellung der Grundzüge dieser Maßnahmen ist ein eigener Abschnitt dieses Buches gewidmet. Doch trotz aller Vorkehrungen ist es nicht möglich, die Vergiftungsgefahr in der chemischen Industrie gänzlich zu bannen; es kommen hier immer wieder Unglücksfälle und Erkrankungen vor, die durch gewerbliche Vergiftungen bedingt werden; dies gänzlich zu verhindern, ist ebenso unmöglich, wie es nicht möglich ist, durch maschinelle Schutzvorkehrungen die durch Arbeitsmaschinen entstehenden Unfälle auszuschließen.

Hier — in der chemischen Industrie — ist es oft sehr schwer, der Gefahr erfolgreich entgegenzutreten, weil die Gefahrquellen oft unbekannter, unerforschter Natur sind. Bei dem schnellen Fortschritt dieser Industriebranche, bei der steten Erfindung neuer Betriebsarten, neuer Reaktionen, bei der häufigen Entdeckung neuer Stoffe, mit deren Eigenschaften man anfänglich gar nicht und oft längere Zeit hindurch nicht genügend vertraut ist, mit denen man aber trotzdem arbeiten muß, gibt es stets neue Gefahren und Gefahrquellen, über die man oft — leider — erst durch Unglücksfälle oder das Auftreten neuer, bisher unbekannter Gewerbekrankheiten belehrt wird. Aber selbst dann, wenn man die gefährlichen Wirkungen erkannt hat, ist es oft nicht leicht, geeignete Schutzmaßnahmen zu treffen, da man unter Umständen die Giftwirkung nicht unmittelbar erklären kann. Mitunter weiß man nicht einmal genau, welchem von den in Verwendung stehenden oder bei den chemischen Vorgängen entstehenden Stoffen die Vergiftung zuzuschreiben ist, zumal wenn es sich — wie nicht selten — bei der chemischen Produktion — nicht um chemisch reine Stoffe handelt, sondern um Rohprodukte, Zwischenprodukte usw., welche Mischungen verschiedener Stoffe darstellen oder verschiedene Verunreinigungen aufweisen.

Hierin liegt dann oft auch die Schwierigkeit der richtigen wissenschaftlichen Auffassung und Erklärung der Vergiftung — für ein systematisches Buch, wie das vorliegende, auch die Schwierigkeit der Darstellung. Eine etwas ausführlichere Schilderung der Technologie der chemischen Betriebe soll über diese Schwierigkeit nach Tunlichkeit hinweghelfen und dazu beitragen, daß sich ein zusammenhängendes Bild der Giftgefahren in der chemischen Industrie ergibt. Diese Art der Darstellung ist der leichteren Verständigung und Erleichterung der Erklärung willen nötig und wird denjenigen Lesern besonders willkommen sein, die mit der chemischen Technologie nicht genügend vertraut sind.

Ueber das Auftreten von gewerblichen Vergiftungen in der chemischen Großindustrie im allgemeinen verdanken wir genaue, verwertbare Angaben den Autoren: Leymann (siehe Concordia, 1906, Nr. 7, 8 und 9) und Grandhomme (Die Fabriken der Farbwerke A.-G. vorm. Meister, Lucius & Brünning zu Höchst a. M. in sanitärer und sozialer Beziehung, Verlag Mahlau, 4. Aufl.). Die von diesen Autoren angeführten statistischen Daten sind der wichtigste Beleg für unsere früheren Angaben, sie beweisen, daß in großen chemischen Betrieben Vergiftungen nicht zu den häufigen Ereignissen zählen.

Die Leymannsche Statistik bezieht sich auf einen Großbetrieb, dessen Arbeiterschaft während der 23jährigen Beobachtungszeit, d. i. vom Jahre 1881 bis 1904, von 640 Arbeitern auf 1562 Arbeitern anwuchs, was einen Durchschnitt von ca. 1000 Arbeiter jährlich ergibt, wovon über die Hälfte (durchschnittlich etwa 520) „chemische Arbeiter" im engeren Sinne sind.

Die übrigen sind verschiedenartige Handwerker und Hilfsarbeiter der Fabrik. Diese umfaßt einen Schwefelsäure-, Salpetersäure-, Salzsäurebetrieb, ferner die Herstellung von Rohsoda und Schwefelnatrium, die Fabrikation von kaustischer Soda, Kristallsoda und Sodasalz, nebst Schwefelregeneration, die Chromatfabrikation, einen Anilinbetrieb, Trinitrophenolbetrieb, die Fabrikation von Aetzkali und Chlorkalk, die Fabrikation organischer Chlorprodukte und Kaliumpermanganat. Diese Statistik wird in willkommener Weise durch die oben zitierten statistischen Angaben Grandhommes ergänzt, welche die Höchster Farbwerke betreffen.

Diese große Anilinfabrik beschäftigt ca. 2600—2700 Arbeiter. Die Rohstoffe sind nach Grandhommes Darstellung im wesentlichen Benzol und dessen Homologe, ferner Naphthalin und Anthrazen. Die Fabrikation begreift in sich die Erzeugung von Benzolfarben, somit die Erzeugung von Nitrobenzol, Binitrobenzol, Anilin, Rosanilin, Fuchsin, Marron, Phosphin, Grenadin, Zeris, sonstiger Anilinfarben (Blau, Dahlia, Grün), Resorzinfarben, Eosin, Methylenblau, ferner die Alizarinfabrikation, schließlich die Erzeugung pharmazeutischer Präparate (Antipyrin, Alumnol, Argonin, Benzosol, Dermatol, Laktophenin, Loretin, Lysidin, Nutrose, Protogen, Sanoform); auch hat der Betrieb eine Abteilung für Bakteriologie, die sich vor allem mit der Erzeugung von Heilserum beschäftigt. Von den erwähnten ca. 2700 Arbeitern sind über 1400 „chemische Arbeiter“ im engeren Sinne, die übrigen Handwerker und Hofarbeiter.

Diese beiden auf genauen Beobachtungen fußenden Statistiken, welche sich auf einander benachbarte chemische Großbetriebe beziehen, bieten im Zusammenhang ein um so wertvolleres Beobachtungsmaterial, als sie zusammengenommen die wichtigsten Zweige der chemischen Großindustrie fast insgesamt umfassen und sich auf eine Reihe von Jahren erstrecken.

Es fragt sich nun: Wieviel und welche gewerblichen Vergiftungen finden sich in diesen statistischen Angaben verzeichnet?

In dem von Leymann beschriebenen Betriebe (durchschnittlich ca. 1000 Arbeiter) werden in den Jahren 1881—1904 285 gewerbliche Vergiftungen erwähnt; hiervon waren 275 Vergiftungen auf Anilin, Toluidin, Nitrobenzol, Binitrobenzol, Nitrophenol, Nitrochlorbenzol und Dinitrochlorbenzol zurückzuführen, wovon drei tödlich endeten und zahlreichere eine lange Krankheitsdauer (von über 30 Tagen, sogar bis 134 Tagen durch Komplikation mit Pneumonie) zur Folge hatten. Ferner findet sich eine schwere Vergiftung durch Chrom (Chromat), die Nephritis zur Folge hatte, verzeichnet; des weiteren 5 Bleivergiftungen, eine Schwefelwasserstoffvergiftung und 3 Chlorvergiftungen (von denen zwei Leymann in Zweifel zieht). — In der Höchster Fabrik (mit ca. 2600 Arbeitern) ereigneten sich nach den von Weyl für die Jahre 1883—1892 gesammelten Angaben Grandhommes in diesen zehn Jahren nur 129 Vergiftungen (ohne Todesfall), darunter 109 Fälle von Anilismus. Eine auf 26 Jahre sich erstreckende Statistik dieser Fabrik weist (nach Weyl) 283 Intoxikationen (darunter 101 Nitrobenzol- und 171 Anilinvergiftungen) auf. Neuere Angaben Grandhommes über das Vorkommen von gewerblichen Vergiftungen in den Höchster Werken in den Jahren 1893 bis 1895 verzeichnen 122 Vergiftungen in diesen drei Jahren, darunter 43 Fälle von Anilismus, 76 Fälle von Bleikolik, von denen die meisten im Nitritraum beschäftigte Arbeiter betrafen. Ferner erwähnt

Grandhomme Erkrankungen an Hyperhidrosis bei den mit Chlorkalklösungen beschäftigten Arbeitern, das seinerzeitige Vorkommen von Gesundheitsstörungen durch Einatmen von Jodmethyldämpfen im Antipyrinraume, einen tödlichen Fall von Benzolvergiftung (Einsteigen in einen leeren Kessel, in welchem vorher Materialien mittelst Benzol ausgelaugt worden waren), des weiteren einen vielleicht auf Benzol zurückzuführenden Vergiftungsfall im Phthalsäureraum und endlich die durch Chromate bewirkte Geschwürsbildung und Perforation der Nasenscheidewand bei mehreren Arbeitern.

Man ersieht, daß die Zahl der verzeichneten Vergiftungen, insbesondere der Vergiftungen schwerer Natur, hier nicht groß ist. Allerdings muß hinzugefügt werden, daß die Betriebe, auf welche sich diese Angaben beziehen, in jeder Hinsicht moderne Musterbetriebe darstellen, die mit Schutzvorkehrungen und Arbeiterwohlfahrtseinrichtungen reichlich ausgestattet sind. Das relativ seltene Vorkommen von gewerblichen Vergiftungen in diesen Betrieben ist zweifellos ein Erfolg, der diesen Arbeiterschutzmaßnahmen zu danken ist.

Auch ist zu erwägen, daß bei den vorliegenden statistischen Daten nur diejenigen gewerblichen Vergiftungen zur Geltung kommen, welche sich deutlich als solche manifestieren, d. h. bei denen durch charakteristische Erscheinungen die Herkunft zweifellos festgestellt ist; auch muß die Vergiftung einen gewissen Grad von Schwere erreichen, damit der Kranke sich in Behandlung begibt. Vergiftungen, welche keine charakteristischen Symptome hervorrufen (wie die mit sauren ätzenden Gasen usw.), ferner solche, die nur eine bald vorübergehende Gesundheitsstörung zur Folge haben, kommen hier nicht zur Geltung. Leymann weist selbst auf diesen Umstand hin, indem er bei der Besprechung der Erkrankungen der Arbeiter in der Säureindustrie (insbesondere der Schwefelsäurefabrikation) das häufige Vorkommen von Erkrankungen der Respirationsorgane bei den in diesen Betrieben Beschäftigten in richtiger Weise auf die reizende und ätzende Wirkung der sauren Dämpfe zurückführt. An anderer Stelle weist er auf die Häufigkeit der Verdauungsbeschwerden unter den Schwefelnatriumarbeitern hin, wobei der giftige Schwefelwasserstoff eine Rolle spielen dürfte.

Der Einfluß der gewerblichen Gifte auf die Gesundheit der Arbeiter in der chemischen Großindustrie darf jedoch keineswegs unterschätzt werden; die nachahmenswerten Erfolge, welche uns die angeführte Statistik nachweist, sind der richtigen Erkenntnis der Gefahr und der ausgiebigen Fürsorge in dieser Beziehung zu danken. In dieser Richtung haben sich nicht nur Grandhomme und Leymann*) durch ihre Arbeiten große Verdienste erworben, sondern auch die in Betracht kommenden Industrien selbst haben sich dadurch sehr verdient gemacht, daß sie ohne Bedenken die Gelegenheit zu derartigen Forschungen und Studien boten.

---

*) Leymann hat die angeführte Arbeit durch eine weitere Abhandlung über die Gesundheitsverhältnisse einer großen Anilinfarbenfabrik (Concordia 1910, S. 335) ergänzt, welche während der Fertigstellung dieses Buches erschien und in dem Kapitel über die Anilinfarbenindustrie eingehend berücksichtigt wurde.

Die Schwefelsäureindustrie (schweflige Säure)
(Verwendung der Schwefelsäure)

Als Rohstoff zur Fabrikation von Schwefelsäure dient die schweflige Säure, welche meist durch Rösten von Schwefelkies (Pyrit) in Oefen verschiedener Konstruktion, seltener durch Verbrennen von Schwefel oder Abbrennen schwefelreicher Gasreinigungsmasse erzeugt wird. Der Kies wird vor der Röstung zerkleinert, der Grobkies in Stückröstöfen (meist mehrere Herdöfen mit Rosten zu einem Systeme vereint), der Feinkies in Feinkiesöfen geröstet. Von letzteren haben sich vornehmlich die Plattenöfen (Etagenöfen) von Malétra und Malétra-Schaffner mit mehreren etagenförmig übereinanderliegenden Schamotteplatten bewährt (Fig. 1). Der Kies wird auf die oberste Platte aufgegeben und allmählich herabgearbeitet. Die Schwefelkiesabbrände eignen sich meist nicht zur direkten Gewinnung von Eisen (siehe Eisenhütten), doch kann aus kupferreichen Abbränden Kupfer, aus zinkreichen Abbränden Zink durch Auslaugen gewonnen werden (vgl. Metallurgie); die kupfer- und gleichzeitig schwefelfreien Abbrände werden dann auf Eisen verhüttet.

Die Verwertung der bei der Röstung von Zinkblende (siehe Zinkverhüttung) entstehenden schwefligen Säure für die Schwefelsäurefabrikation, welche bei Anwendung von Flammöfen nicht möglich war, ist der Rhenania durch Einführung von Gefäßöfen (Muffelöfen) mit mehreren übereinander liegenden Muffeln) gelungen, indem hier die abziehenden Gase eine genügende Konzentration an schwefliger Säure haben, da dieselben nicht durch die Rauchgase verdünnt werden. Dieses Verfahren hat — wie die Verarbeitung der Röstofengase auf Schwefelsäure überhaupt — neben der ökonomischen eine große hygienische Bedeutung, weil dadurch das Entweichen der giftigen schwefligen Säure vermieden wird. Röstgase, welche zu arm an schwefliger Säure sind, um der Schwefelsäuregewinnung zugeführt zu werden, können nach dem Verfahren von Hänisch-Schröder vorteilhaft auf wasserfreie flüssige schweflige Säure verarbeitet werden; die schweflige Säure wird zu diesem Zweck zunächst aus den Röstgasen durch Wasser absorbiert, sodann durch Kochen ausgetrieben, gekühlt, getrocknet und durch Druckpumpen verflüssigt.

Die in der dargestellten Weise bereitete gasförmige schweflige Säure wird entweder nach dem Bleikammerverfahren oder dem Kontaktverfahren auf Schwefelsäure verarbeitet.

Beim Bleikammerprozeß treten die Röstgase durch Entstaubungskanäle, in welchen sich der Flugstaub und ein Teil der arsenigen Säure absetzt, mit einer Temperatur von ca. 300° C in den Gloverturm, von da in die Bleikammern, wo die Oxydation der schwefligen Säure durch den vorhandenen Luftsauerstoff mittelst (eingeführter) salpetriger Säure und Wasser auf Kammersäure (von ca. 50—55° Bé) erfolgt. Die aus den Bleikammern abziehenden salpetrige Säure, Stickoxyd usw. enthaltenden Gase werden im Gay-Lussac-Turm (meist in mehreren derartigen hintereinandergeschalteten Türmen) denitriert, d. h. mittelst herabrieselnder Schwefelsäure von salpetriger Säure, Stickoxyd usw. befreit. Die so gewonnene an Stickoxyden reiche Schwefelsäure, „Nitrose“ genannt, ferner auch die

Kammersäure werden dem Gloverturm zugeführt, behufs Denitrierung der ersteren und Konzentrierung der letzteren, so daß die gesamte Schwefelsäure den Glover als Gloversäure (von ca. 58—62° Bé) verläßt. Die Verluste an salpetriger Säure werden am besten durch Aufgeben von Salpetersäure auf den Glover, mitunter durch Einführen in die erste Kammer ersetzt; weniger empfiehlt sich das Einführen von Salpetersäure durch Zersetzen von Salpeter mittelst Schwefelsäure im Salpeterofen.

Die Bleikammern (Fig. 2) haben aus ca. 3 mm dicken Bleiplatten bestehende Wandungen und ca. 1000—2000 cbm Fassungsraum. Das Zusammenlöten derselben geschieht mit einem Wasserstoffluftgebläse. Decke und Seitenwände sind auf Holzgerüsten glockenförmig über der Bodenplatte aufgehängt; diese stellt eine flache Schale dar, die zur Aufnahme der Kammersäure bestimmt ist, welch letztere den Abschluß der Kammer nach außen bewirkt. Das notwendige Wasser wird der Kammer als Dampf- oder Wassernebel zugeführt.

Der Glover- und Gay-Lussac-Turm sind Bleitürme. Der Glover ist mit hartgebrannten feuerfesten Steinen gefüttert und mit ebensolchem Material (auch Quarzbrocken) gitterförmig gefüllt, über welches Nitrose und Kammersäure herabrieselt. Der Gay-Lussac ist mit Koksstücken gefüllt, über welche die oben (meist mittelst eines Segnerschen Rades od. dgl. verteilt) aufgegebene konzentrierte Schwefelsäure herabfließt, die mit der absorbierten salpetrigen Säure zunächst Nitrosylschwefelsäure, sodann Nitrose gibt.

Wie bereits bemerkt, werden jetzt meist zwei Gay-Lussac-Türme hintereinandergeschaltet oder mehreren Bleikammersystemen außer dem zu jedem System gehörigen Gay-Lussac noch ein diesen Systemen gemeinsamer Zentral-Gay-Lussac beigegeben, um den dann die Systeme oft radienförmig angeordnet werden. Die Einführung mehrerer Gay-Lussac-Türme hat den Zweck, die salpetrige Säure möglichst vollständig zurückzuerhalten, und dies vor allem aus ökonomischen Rücksichten, da die Salpetersäure teuer ist. Gleichzeitig ist diese Anordnung vom hygienischen Standpunkte sehr vorteilhaft, da das Austreten von giftigen, salpetrige Säure, Stickoxyde usw. enthaltenden Gasen verläßlich vermieden wird (siehe III. Abschnitt). Auf die Höhe der Türme werden die Säuren mittelst Preßluft (mit Hilfe von Montéjus-Druckfässern) gehoben.

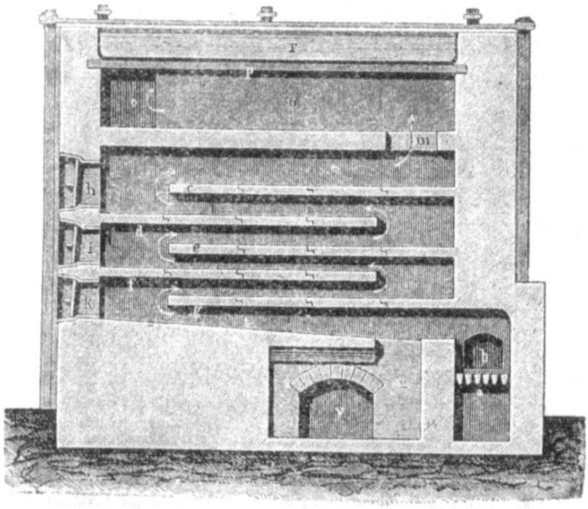

Fig. 1. Kiesofen (aus Lueger, Lexikon der gesamten Technik)

Das ganze System — Kammern und Türme — ist mittelst weiten Bleiröhren verbunden. Nicht selten werden in das Kammersystem zwecks Beförderung des Kammerprozesses (durch Vermehrung der kondensierenden Oberfläche) noch Lunge-Rohrmannsche Plattentürme eingeschaltet; dies sind mit Bleimantel versehene Schamottetürme, in

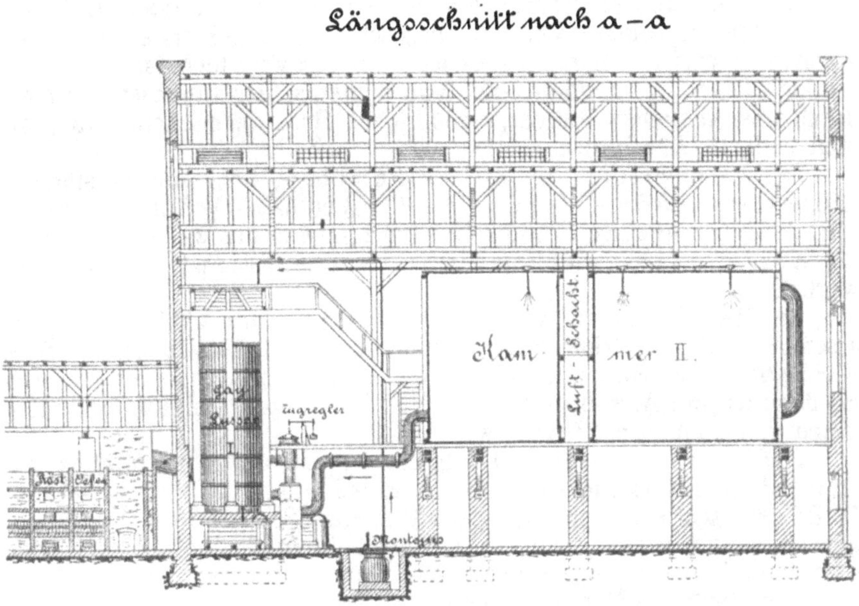

Fig. 2a. Bleikammersystem (Längsschnitt [nach Ost])

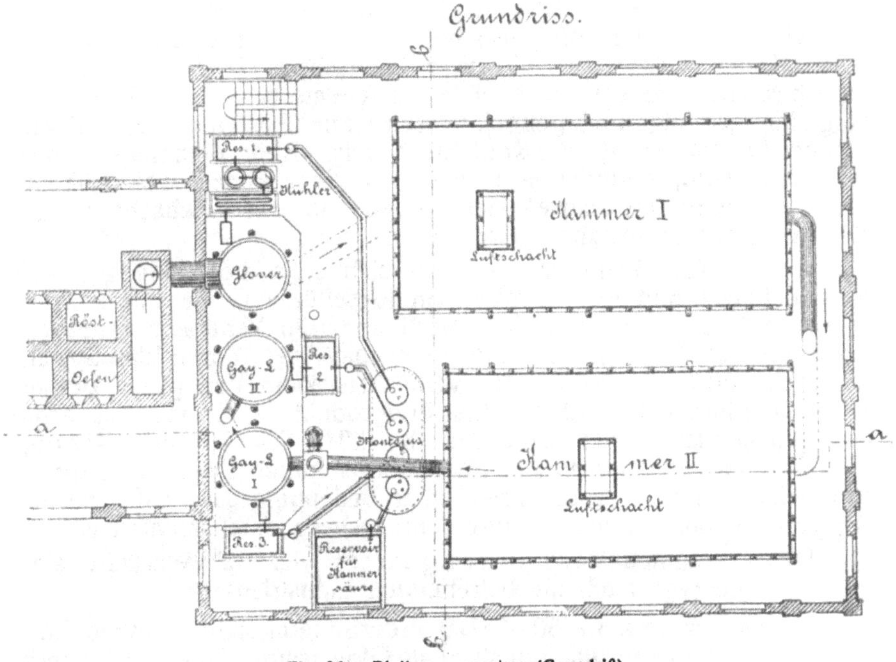

Fig. 2b. Bleikammersystem (Grundriß)

welchen horizontale gelochte Querplatten angeordnet sind und in denen verdünnte Schwefelsäure herabrieselt.

Zur Beförderung des Zuges im ganzen System ist zumeist ein Schornstein an dessen Ende angebracht; überdies wird ein Ventilator aus Hartblei oder Schamotte vor der ersten Kammer oder zwischen den beiden Gay-Lussac-Türmen eingeschaltet. Die Herstellung eines konstanten gleichmäßigen Zuges ist nicht nur vom technischen Standpunkte notwendig, sondern auch von hygienischem Interesse, da hierdurch das Austreten giftiger, schädlicher Gase vermieden wird (vgl. gleichfalls III. Abschnitt).

Die Kammersäure (von 50—55° Bé = 63—70%) und die stärkere Gloversäure (von 58—62° Bé = 75—82%) enthalten Verunreinigungen. Um daher zu gewissen Zwecken reine starke Säure zu erhalten, wird die Kammersäure der Reinigung und Konzentration unterworfen.

Zu den Verunreinigungen der Kammersäure zählt vor allem arsenige und salpetrige Säure (Gloversäure ist *N*-frei), ferner auch Blei, Kupfer, Eisen. Die Oxyde des Stickstoffs werden meist durch Eindampfen mit Ammonsulfat entfernt; die übrige Reinigung geschieht durch Einleiten von Schwefelwasserstoff.

Die Konzentration erfolgt (abgesehen von der Konzentration auf Gloversäure im Gloverturm) durch Eindampfen in Bleipfannen auf 60 Bé und schließlich in Glas- oder Platinretorten auf 66 Bé (= 97%). Die erwähnten Bleipfannen werden meist durch die Abhitze der Röstöfen oder Platinretorten oder durch Dampfschlangen (in der Säure liegende Bleiheizschlangen), auch mit direktem Feuer beheizt.

Die Erzeugung von Schwefelsäure nach dem Kontaktverfahren beruht darauf, daß eine Mischung von schwefliger Säure und überschüssigem Sauerstoff (Luft) bei schwacher Glut und Anwesenheit einer „Kontakt"-Substanz, und zwar Platinasbest oder Eisenoxyd, sich zu Schwefeltrioxyd verbindet. Die verwendete schweflige Säure muß sorgfältig gereinigt und getrocknet sein; mit überschüssiger Luft vermengt, durchströmt sie die Kontaktsubstanz. Wenn platinierter Asbest verwendet wird, befindet sich dieser in einer Anzahl von Röhren; Eisenoxyd wird (als Schwefelkiesabbrände) in einem Schachtofen gefüllt, als Kontaktsubstanz verwendet.

An die Kontaktapparate schließt sich stets die Kühlung (durch Röhrenkühler) und Kondensation (in Rieseltürmen, die mit konzentrierter Schwefelsäure beschickt sind) an. Ein Ventilator saugt die Gase aus den Röstöfen an und treibt dieselben durch das System hindurch; durch Einhalten des Ventilators kann der ganze Betrieb jederzeit stillgelegt werden. Als Endprodukt erhält man zunächst eine rauchende Schwefelsäure mit 20—30% SO_3 Gehalt. Konzentriertere Säure und reines Anhydrid werden durch Destillation dieses Produktes erreicht. Von hygienischer Bedeutung ist, daß alle aus Anhydrid erzeugte Schwefelsäure rein, insbesondere arsenfrei ist.

Die wichtigsten Verwendungsarten der Schwefelsäure sind nachfolgende (vgl. auch die betreffenden Industrien):

als Kammersäure (50—55 Bé): in der Superphosphat-, Ammoniumsulfat-, Tonerdesulfatindustrie; als Gloversäure (60—62 Bé): beim

Leblanc-Sodaprozeß (Salzsäure-, Sulfatindustrie), bei der Erzeugung von Pottasche, Salpeter-, Essig-, Weinsäure und zum Beizen der Metalle,

als Schwefelsäure von 66 Bé: in der Farbstoff-, Sprengstoff- (Salpetersäure-, Nitrobenzol-, Nitroglyzerin-, Schießbaumwoll- usw.) Industrie,

als konzentrierte Schwefelsäure und Anhydrid: zur Darstellung organischer Sulfosäuren (für die Alizarin- und Naphtholindustrie), in der Petroleumraffinerie und zur Reinigung anderer Oele.

Vollkommen arsenfreie Schwefelsäure wird zur Herstellung von Stärkezucker, pharmazeutischen Präparaten und als Akkumulatorsäure verwendet.

Vorkommen von Gesundheitsschädigungen durch gewerbliche Gifte und Vergiftungen in der Schwefelsäureindustrie, bei der Verwendung von Schwefelsäure, ferner bei der Erzeugung und Verwendung von schwefliger Säure

Die Gesundheitsverhältnisse der Schwefelsäurearbeiter können im allgemeinen nicht als ungünstige bezeichnet werden. Wolf (Amtl. Jahresb. d. m. d. Beaufs. v. Fabr. betr. Beamten 1884) stellt fest, daß bei den in der Schwefelsäurefabrikation beschäftigten Arbeitern im Verhältnis zu anderen chemischen Arbeitern sich die relativ geringste Morbidität findet. Wenn auch in dieser industriellen Beschäftigung somit keinerlei Momente vorliegen, welche die Gesundheit des Arbeiters im allgemeinen schädigen, so treten dennoch gewisse charakteristische, zweifellos auf die Beschäftigung zurückzuführende Gesundheitsstörungen bei den Arbeitern besonders häufig auf; dies sind die Erkrankungen der Respirationsorgane.

Leymann (Concordia 1906, Nr. 7—9) weist an der Hand eines genügend großen und genauen statistischen Materials nach, daß die Zahl der Erkrankungen der Respirationsorgane beim Schwefelsäurebetriebe zweifellos größer ist als bei der übrigen Arbeiterschaft (insbesondere im Vergleich zu den Handwerkern, Verladern, Tagelöhnern usw. der Fabrik); er betont, daß diese Erscheinung mit der stark reizenden und ätzenden Wirkung der schwefligen Säure und der Schwefelsäuredämpfe auf die Schleimhäute der Atmungsorgane und Atemwege im Zusammenhange steht, da das Austreten dieser Gase nie ganz zu vermeiden ist, weil der Zug in dem Ofen- und Kammersystem Schwankungen unterliegt und auch der Ofengang nicht immer gleichmäßig ist. Stark reizende Schwefelsäuredämpfe entweichen ferner beim Herstellen hochprozentiger Säure in den Platinkesseln, die dabei nur schwer dicht zu erhalten sind. Eine größere Bedeutung als diese schädlichen Einwirkungen durch öfteres Einatmen kleiner Mengen von Säuredämpfen oder durch Aufenthalt in Räumen, die von Luft mit geringem Säuregehalt erfüllt sind, hat das zufällige plötzliche Einatmen größerer Mengen saurer Gase, wozu bei der Schwefelsäureerzeugung, insbesondere bei unvorsichtiger Gebarung bei der Bedienung, gleichfalls Gelegenheit gegeben ist; dies war insbesondere früher bei der Bedienung der Röstöfen möglich, wenn beim Aufgeben von Schwefelkies der Zug in den Oefen nicht gleichzeitig verstärkt wurde, was bei der künstlichen Zugregelung verläßlich vermieden werden kann. Gefährlich war ferner in dieser Richtung der Ersatz der Salpetersäureverluste durch Einsetzen von Salpetertrögen in den Strom der glühenden Röstgase, welches Verfahren nach Jurisch in englischen Fabriken noch bis in die neuere Zeit geübt wurde, in Deutschland jedoch durch das Einführen von Salpetersäure in den Betrieb (in der oben geschilderten Weise) allgemein ersetzt ist.

Unglücksfälle durch Einatmen saurer Gase ereignen sich ferner beim Einsteigen in die Bleikammern oder in Säurebassins, ferner beim Auspacken der Türme. Heinzerling beschreibt mehrere derartige Fälle, welche den Jahresberichten der Gewerbeinspektoren entnommen sind. So sollte zum Beispiel in einer Schwefelsäurefabrik Bleischlamm (schwefelsaures Bleioxyd), welcher sich am Boden einer Kammer gesammelt hatte, aus derselben ausgeräumt werden. Die Bleikammern waren darum auf der Seite aufgeschlagen worden, von wo aus die Arbeiter einstiegen. Zwei derselben, welche sich wahrscheinlich zu lange den bei dem Aufrühren des Schlammes aufgetretenen Säuredämpfen ausgesetzt hatten, starben kurze Zeit nachdem sie die Arbeit beendet. Ein weiterer ähnlicher Todesfall ereignete sich beim Reinigen des Nitrososchwefelsäurebassins in einer Schwefelsäurefabrik. Es wurde die vorschriftsmäßige Neutralisation der Säure durch Kalk vor dem Betreten verabsäumt. Von den beiden Arbeitern, die eingestiegen waren, starb der eine am nächstfolgenden Tag, während der andere gesund blieb. Der Verstorbene hatte allerdings — wie die Sektion erwies — schon vorher an Pleuritis gelitten.

Ein Todesfall durch Einatmen nitröser Gase wird im Verwaltungsbericht der Berufsgenossenschaft der chemischen Industrie für das Jahr 1905 ausführlicher erwähnt (vgl. Gewerbl. techn. Ratgeber 1906, Nr. 17, S. 299). Der betreffende Arbeiter sollte mit zwei anderen Arbeitern einen Ventilator mit einer Bleikammer verbinden. Die Arbeiter begingen den Fehler, nicht vorschriftsgemäß mit der Arbeit bis zur Ankunft des Aufsehers zu warten, der dieselbe sachgemäß hätte überwachen sollen. Trotzdem die Arbeiter nasse Schwämme vor dem Mund trugen, hat der eine von den bei der Arbeit aus der Kammer ausströmenden nitrösen Gasen so viel eingeatmet, daß er erkrankte und nach der Ueberführung ins Krankenhaus am anderen Tage starb.

Aehnliche Unfälle haben sich auch beim Auspacken der Gay-Lussac-Türme ereignet. Mir ist ein derartiger Unglücksfall unlängst wiederum durch die Sanitätsstatistiken der Krankenkassen zur Kenntnis gekommen. Derselbe ereignete sich in einer Schwefelsäureindustrie in Böhmen. In Deutschland kamen wiederholt derartige Vergiftungen vor.

Eine derartige tödliche Vergiftung findet sich in dem Bericht der Berufsgenossenschaft der chemischen Industrie (siehe Chem. Ind. 1907, S. 350) beschrieben; dieselbe ereignete sich trotz getroffener Vorsichtsmaßregeln beim Entleeren und Reinigen des Gay-Lussac-Turmes. Der mit Koksstücken gefüllte Turm war vorher mit großen Mengen Wasser gewaschen worden, auch wurde während der Entleerungsarbeiten mittelst Körtingschen Injektors ständig Luft durchgeblasen. Der betreffende Arbeiter hatte ungefähr eine Stunde lang in dem Turme gearbeitet. Zwei Stunden später stellten sich Vergiftungserscheinungen ein, welche nach Verlauf einer weiteren Stunde, trotz sofortiger ärztlicher Hilfe, zum Tode führten.

Da, wie gesagt, derartige Unfälle sich wiederholten, gab dies der Berufsgenossenschaft der chemischen Industrie Veranlassung, für das Auspacken von Gay-Lussac-Türmen besondere Unfallverhütungsvorschriften herauszugeben, welche im III. Teile dieses Buches angeführt sind.

Naturgemäß läßt sich in allen diesen Fällen nicht streng entscheiden, welches von den bei der Schwefelsäureerzeugung auftretenden sauren Gasen im speziellen zu der Vergiftung bzw. der Gesundheitsschädigung Veranlassung gab. Bei den angeführten tödlichen Vergiftungen dürfte die salpetrige Säure („nitrose Gase") die entscheidende Rolle gespielt haben.

Auch beim Transport von Schwefelsäure kommen Vergiftungen vor. Es seien einige Beispiele angeführt, bei welchen jedenfalls auch gasförmige Beimengungen, insbesondere Arsenwasserstoff, mitwirkten.

Nach den Berichten der Beauftragten der deutschen Berufsgenossenschaft für die chemische Industrie für das Jahr 1901 (siehe Zeitschr. f. Gew.-Hyg. 1902, S. 62) erlitt ein Arbeiter durch Einatmen giftiger Gase beim Reinigen eines Kesselwagens für den Transport von Schwefelsäure den Tod. Der Transportkessel wurde, wie Jahre hindurch stets geschehen, durch Einsteigen in denselben von dem zurückgebliebenen Schlamm gereinigt. Man hat bei dieser Arbeit bisher noch keine Belästigungen verspürt und wendete daher keine anderen Vorsichtsmaßregeln an, als daß sich die Arbeiter wie früher in kurzen Zwischenräumen ablösten und im Kessel unter Beobachtung arbeiteten. Es befand sich aber diesmal außerordentlich viel Schlamm im Kessel, obwohl die Qualität der Schwefelsäure die gleiche war, wodurch die Arbeit länger wie gewöhnlich währte. Der Arbeiter, der am längsten im Kesselwagen verharrte, wurde auf dem Heimwege unwohl und starb nach der Einlieferung ins Krankenhaus am folgenden Tag. Die übrigen Arbeiter verspürten nur ein vorübergehendes Unwohlsein.

Die von der betreffenden Firma in der letzten Zeit vor dem Unfall gelieferte 52grädige Schwefelsäure stammte aus einer neuerbauten Fabrik, in der mittelst eines besonderen Verfahrens Schwefelsäureanhydrid hergestellt wurde. Die Säure war Gloversäure, und es ist möglich, daß sich in derselben aus den Röstöfen stammende Selen-, Arsen- usw. Verbindungen befanden. Beim Aufrühren des Schlammes dürfte insbesondere Arsenwasserstoff frei geworden sein.

Zwei ähnliche Todesfälle beschreibt der Bericht der erwähnten Berufsgenossenschaft für das Jahr 1905 (Gewerbl. techn. Ratgeber 1906, Bd. 6, S. 109). Dieselben ereigneten sich gleichfalls beim Reinigen von Schwefelsäuretankwaggons, wobei der Arsengehalt der Säure die Ursache des Unfalls gewesen ist. Durch vorzeitiges Ausspülen mit Wasser wurde der Rest der Schwefelsäure auf eine Verdünnung gebracht, welche Einwirkung auf das Eisen des Gefäßes hervorrief. Mit der Entwicklung von Wasserstoff ist aber die Bedingung der

Reduktion der arsenigen Säure, die sich mitunter in der Schwefelsäure befindet, und die Entstehung von Arsenwasserstoff gegeben. In Leichenteilen der Verunglückten wurde Arsen nachgewiesen.

Neuerdings werden in dem Jahresberichte der Berufsgenossenschaft der chemischen Industrie (pro 1908) mehrere Vergiftungsfälle beschrieben, die durch Schwefelsäure hervorgerufen wurden.

Ein Arbeiter entnahm eine Probe einer schwefelwasserstoffhaltigen Schwefelsäure aus einem Kessel; statt hierzu den vorgeschriebenen Hahn zu benutzen, öffnete er das Mannloch und beugte sich hinein, wodurch er konzentriertes Schwefelwasserstoffgas einatmete; es trat sofort Bewußtlosigkeit und baldiger Tod ein. Von dem Sauerstoffrettungsapparat wurde aus Unkenntnis kein Gebrauch gemacht.

Ein weiterer Todesfall entstand, weil ein Betriebsbeamter einigen Arbeitern, entgegen der Bestimmung der Unfallverhütungsvorschriften zum Schutze gegen die Wirkung nitroser Gase, den Auftrag erteilte, einen Kasten mit Schwefelsäure, welche Salpetersäure enthielt, von innen zu reinigen. Die Arbeiter hatten keine Respirationsapparate. Einer von denselben starb bald darauf infolge der Einatmung nitroser Gase. Daß unter Umständen auch beim Zerbrechen von mit Schwefelsäure gefüllten Ballons schwere Vergiftungen durch Einatmen von sauren Gasen zustande kommen, können in der Zeitschrift für Gewerbehygiene (1907, S. 430) angeführte Fälle beweisen, von denen einer tödlich endete. Dieser Fall betraf einen Fabrikanten in Berlin, der sein Arbeitszimmer neben einer Werkstätte hatte, in welcher ein Schwefelsäureballon durch Unvorsichtigkeit zerschlagen worden war. Er verließ sein Zimmer nicht rechtzeitig. Schwere Erscheinungen stellten sich erst in der Nacht ein, und am nächsten Morgen trat der Tod trotz Sauerstoffbehandlung ein. Ein Arbeiter der Fabrik erkrankte schwer, doch erholte er sich wieder.

Ueber einen ähnlichen Unfall berichtet Bath (Zeitschr. f. angew. Chemie 1896, S. 477). In einer Fabrik war konzentrierte Schwefelsäure ausgeflossen. Die Arbeiter schütteten Sägespäne hinein. Es trat starke Entwicklung von Schwefeldioxyd ein, wodurch ein Arbeiter betäubt wurde (vgl. Egli-Zürich, Unfälle beim chemischen Arbeiten 1903, S. 52).

Zu erwähnen wären die öfter gemachten Beobachtungen über schädliche Einwirkungen der sauren Gase auf das Gebiß der Schwefelsäurearbeiter; auf den Einfluß der schwefligen Säure werden ferner Augenentzündungen der Arbeiter zurückgeführt.

Nicht selten kommen auch Verätzungen durch flüssige Säure bei den Schwefelsäurearbeitern vor. Nach Leymanns Statistik übersteigt die die Verätzungen und Verbrennungen betreffende relative Ziffer (5,5 %) im Schwefelsäurebetriebe die das Vorkommen von Verbrennungen und Verätzungen bei der sonstigen Arbeiterschaft charakterisierende Zahl (1 %) um mehr als das Fünffache. Derartige Säureverätzungen ereignen sich vor allem auch häufig beim unvorsichtigen Transport der Säuren, insbesondere beim Platzen oder Zerbrechen der Ballons. So werden in den Berichten der Beauftragten der Berufsgenossenschaft für die chemische Industrie (Zeitschr. f. Gew.-Hyg. 1902, S. 62) drei schwere Unfälle erwähnt, welche sich beim Ueberdrücken von Schwefelsäure mittelst Druckfässern ereigneten. In zwei Fällen wurde die Säure eingeführt, bevor die Preßluft vollständig abgelassen war; im dritten ließ der Arbeiter Preßluft in das Druckfaß und vergaß das Zulaufventil für die Säure vorher abzuschließen. Obgleich die Ventile mit Bleischutzmantel und oben zum möglichsten Abschluß noch mit dachartigen Schutzkappen versehen waren, traf doch ein Teil der verspritzten Säure das Gesicht der Arbeiter. In einem Falle trat völlige Erblindung, im anderen Falle die Erblindung eines Auges und im dritten die Erblindung eines Auges und die Verminderung der Sehkraft des anderen ein.

Mir kam jüngst durch die sanitären Statistiken der Krankenkassen Böhmens ein Fall zur Kenntnis, in welchem ein Metallarbeiter durch Zerbrechen eines Säureballons beim Abladen desselben tödliche Verletzungen erlitt.

Außer diesen durch die Rohstoffe, Zwischenprodukte und Produkte bei der Schwefelsäurefabrikation hervorgerufenen Gefahren wurden auch bei der Herstellung und Ausbesserung der Bleikammerapparatur gewerbliche Vergiftungen beobachtet. Diese betrafen die Bleikammerlöter und -monteure.

Die Bleikammerlöter verwenden bei ihrer Arbeit gewöhnlich eine Wasserstoffflamme. Der hierzu nötige Wasserstoff wird meist aus Zink und Schwefelsäure dargestellt und mittelst Schläuchen dem Lötrohre zugeführt; ist das verwendete Zink und die Schwefelsäure arsenhaltig, so kommt es zur Bildung von sehr giftigem Arsenwasserstoff, welcher aus den Undichtigkeiten der Leitung entweicht und den Arbeiter vergiften kann oder in der Flamme auf gleichfalls giftige arsenige Säure verbrennt.

Ferner sind die Bleikammerlöter und Bleikammermonteure der Gefahr der chronischen Bleivergiftung ausgesetzt. Bei nicht genügender Befolgung der zum Schutz gegen die Bleivergiftung nötigen persönlichen Schutzmaßnahmen (siehe III. Teil) kommt es bei diesen Arbeitern, die stetig mit dem zur Montage der Kammern nötigen Bleiplatten, Bleiröhren usw. hantieren, gar nicht selten zu schweren Erscheinungen der Bleikrankheit. Vor kurzem erst kamen mir wiederum derartige Bleivergiftungsfälle in einer neu errichteten Schwefelsäurefabrik in Böhmen zur Kenntnis. Ungünstig wirkt hier auch der Umstand ein, daß es zu diesen Arbeiten geschickter, eingeübter Arbeiter bedarf und daher ein Wechsel der Arbeiter bei dieser Beschäftigung nur schwer möglich ist.

Erwähnt sei schließlich, daß bei dem Einsteigen in Schwefelsäurebehälter, welche mit durch Arsen verunreinigte Schwefelsäure gefüllt waren, Arsenwasserstoffvergiftungen vorkommen können; endlich ist, falls beim Reinigen der Schwefelsäure Schwefelwasserstoff in Anwendung gebracht wird (siehe oben), die Gefahr der Schwefelwasserstoffvergiftung gegeben.

Bei der Fabrikation flüssiger schwefliger Säure (siehe oben) kann es zu Gesundheitsschädigungen der Arbeiterschaft durch Einatmen von Säure, welche aus der Apparatur entwichen ist, kommen. Als die häufigste Ursache zu einem derartigen Entweichen des Schwefeldioxyds wird die Arrosion der Wandungen der Kompressionspumpen und Transportgefäße durch das nicht genügend getrocknete Gas beschrieben, welches bei höherem Feuchtigkeitsgehalt imstande ist, das Eisen anzugreifen und zu Brüchen der Wandungen Veranlassung zu geben.

Bei den schon angeführten Verwendungsarten der Schwefelsäure kommen, abgesehen von Verätzungen durch die Säure, gewerbliche Vergiftungen wohl nur durch etwaige Verunreinigungen derselben, insbesondere durch Auftreten von Arsenwasserstoff in Betracht. Das Nähere hierüber wird bei der Besprechung der Gewerbe und Industrien gesagt, die Schwefelsäure verwenden.

Ebenso wird der schwefligen Säure noch bei den industriellen und gewerblichen Gefahren, bei welchen sie auftritt oder in Anwendung kommt, des weiteren mehrfach Erwähnung zu tun sein.

Salzsäure-, Sulfat-, Schwefelnatrium- und Sodaerzeugung

Die Salzsäure- (HCl), Natriumsulfat- (Na_2SO_4) und Schwefelnatrium- (Natriumsulfid, Na_2S) Fabrikation ist aus der fabrikmäßigen Erzeugung von Soda (Na_2CO_3) nach Leblanc hervorgegangen. Die ersterwähnten Industrieprodukte gewinnen an Bedeutung, während der Leblanc-Sodaprozeß selbst immer mehr durch die Fabrikation der Soda nach Solvay (Ammoniakverfahren) verdrängt wird, so daß letzteres Verfahren auf dem Kontinent bereits vorwiegt und der Leblanc-Prozeß nur noch in England die Oberhand hat.

Es ist bemerkenswert, daß bei der Entwicklung der genannten Industrie die gesundheitlichen Interessen mehrfach entscheidend eingegriffen haben. Den beim Sodabildungsprozesse nach Leblanc sich entwickelnden gasförmigen Chlorwasserstoff ließ man zunächst, da man ihn für ein wertloses Abfallprodukt hielt, entweichen. Die verheerende Wirkung auf den Pflanzenwuchs der Umgebung und die Belästigung der Nachbarschaft, die sich trotz der Anlage hoher Essen in unerträglichem Maße geltend machte, zwang zum Einschreiten. In England führten diese Mißstände zu den klassischen ältesten legislatorischen Maßnahmen gewerbehygienischer Natur, der Alkaliakte, durch welche die Leblanc-Fabriken zur Kondensation bzw. Absorption der Salzsäure, d. i. zur Darstellung wässeriger Salzsäure, gezwungen wurden, welche jetzt ein hochwertiges Produkt dieser Industrie darstellt. Und wiederum waren es Uebelstände sanitärer Natur — die Belästigung der Nachbarschaft durch die Sodaäscher — welche wesentlich dazu beitrugen, daß eines der verbreitetsten und ältesten Verfahren der chemischen industriellen Produktion einem neueren weichen mußte. Trotzdem sich geistreiche Männer fanden, die den Versuch machten, die Schwierigkeiten zu überwinden, räumt das alte klassische Leblanc-Verfahren dem modernen hygienisch einwandfreien Solvay-Verfahren allmählich, aber sicher das Feld.

Wir skizzieren zunächst im wesentlichen den Leblanc-Sodaprozeß, der, wie erwähnt, auch die Salzsäure-, Sulfat- und Schwefelnatriumerzeugung in sich schließt.

Der erste Teil des Leblanc-Prozesses besteht in der Darstellung von Sulfat aus Kochsalz und Schwefelsäure, wobei Salzsäure entweicht;

dieser Prozeß vollzieht sich in zwei Phasen, die durch folgende chemische Formeln ausgedrückt werden:

$$1.\ NaCl + H_2SO_4 = NaHSO_4 + HCl.$$
$$2.\ NaCl + NaHSO_4 = Na_2SO_4 + HCl.$$

Die erste dieser Phasen, bei der Bisulfat entsteht, vollzieht sich in der Kälte, während die zweite Glühhitze erfordert. Die Darstellung geschieht daher in einem aus einer Schale und einem Muffelofen kombinierten Ofen (siehe Fig. 3).

Dieser Sulfatmuffelofen ist derart eingerichtet, daß die Schale gegen die Muffel durch einen Schieber (*D*) abgeschlossen werden kann. Die Schale („Pfanne" *A*) sowohl als die Muffel (*E*) haben separate Abzugsröhren für das sich entwickelnde Salzsäuregas (*B*, *J*). In der Gußeisenschale wird zunächst Steinsalz oder grobes Sudsalz mit Schwefelsäure (Gloversäure) übergossen. Wenn die Salzsäureentwicklung nachgelassen hat, wird der Schieber gehoben und das entstandene Bisulfat sodann in die von den Feuergasen umspülte, aus feuerfesten Steinen bestehende Muffel hinübergeschafft. Während die Muffel zum Glühen erhitzt wird, muß das Sulfat wiederholt umgekrückt werden, um schließlich noch während es heiß ist und Säuredämpfe entwickelt, aus den Arbeitsöffnungen in davorstehende, verschließbare Eisenbehälter abgezogen zu werden, wo es auskühlt. Mechanische Sulfatöfen, bei welchen die Handarbeit durch ein Rührwerk ersetzt wird, haben sich trotz der gesundheitlichen Vorteile wegen der zu geringen Dauerhaftigkeit wenig bewährt.

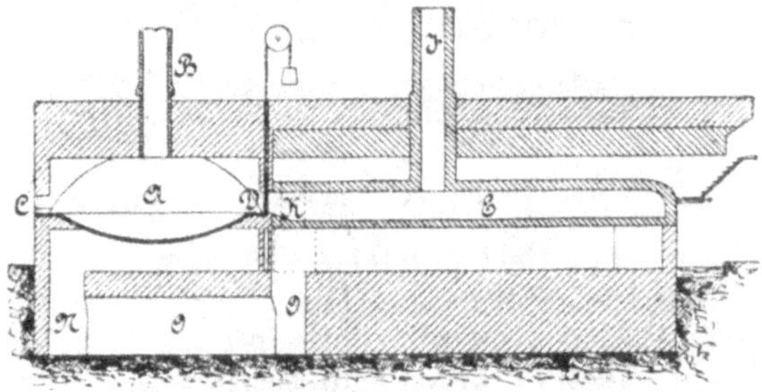

Fig. 3. Sulfatmuffelofen (Längsschnitt) [nach Ost]

Das wertvolle Nebenprodukt des Sulfatbildungsprozesses, das Salzsäuregas, wird — wie ersichtlich — aus der Pfanne (Schale) und der Muffel getrennt als Pfannensäure und Muffelsäure in je ein Absorptionssystem abgeführt. Der Grund der Trennung liegt darin, daß die Pfannengase stets eine konzentriertere Säure liefern. Die Anordnung des Absorptionssystems findet sich, so wie es Schaffner in Aussig angeordnet hat, in Fig. 4 wiedergegeben.

Die Gase werden durch Leitungen aus geteertem Sandstein (*E*) zunächst in je ein Sandsteintürmchen (*A*, *B*) geleitet, wo sie sich abkühlen und von Flugstaub und Verunreinigungen (Schwefelsäure) durch Waschen befreit werden; hierauf werden dieselben in je eine lange Reihe (über 50) von Bombonnes (Touries) geführt (*a*, *b*); dies sind etwa ein Meter hohe Woulffsche Flaschen aus säurefestem hartgebranntem Ton. Die Kette derselben ist mit schwacher Neigung nach dem Ofen hin aufgestellt und von Wasser durchströmt, so daß die aus dem Waschtürmchen, d. h. aus der Muffel bzw. Pfanne tretenden Gase zunächst mit Wasser in Berührung gebracht werden, das schon fast gesättigt ist, während das an Salzsäure ärmste Gas mit frischem

Wasser zusammentrifft. Aus dem dem Waschtürmchen zunächst stehenden Bombonne wird die fertige Säure in der Regel in eine nebenstehende Bombonnereihe abgelassen. Behufs vollständiger Ent-

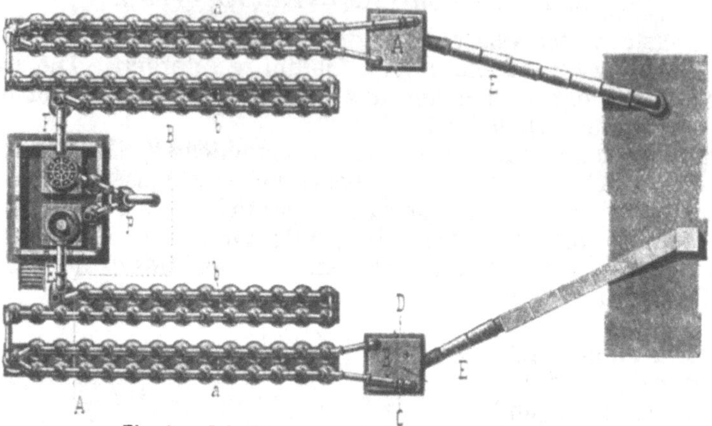

Fig. 4a. Salzsäuregewinnung (aus Luegers Lexikon)

fernung der Salzsäurereste gelangen die Gase von den Flaschen aus in zwei Rieseltürme aus Ton (*E, F*), die zum Teil mit Tonschalen, zum Teil mit Koks gefüllt sind und die oben Wasserbehälter tragen, aus denen Wasser, durch ein Segnersches Wasserrad verteilt, über den Koks herabfließt. Die noch nicht kondensierten Gase beider Systeme vereinigen sich nun in einer großen Flasche, um dann schließlich durch einen Kanal zur Esse geleitet zu werden.

Seltener erfolgt die Absorption der Salzsäure ohne Anwendung von Bombonnes lediglich in Rieseltürmen (mitunter Plattentürmen nach Lunge-Rohrmann, vgl. oben Schwefelsäure).

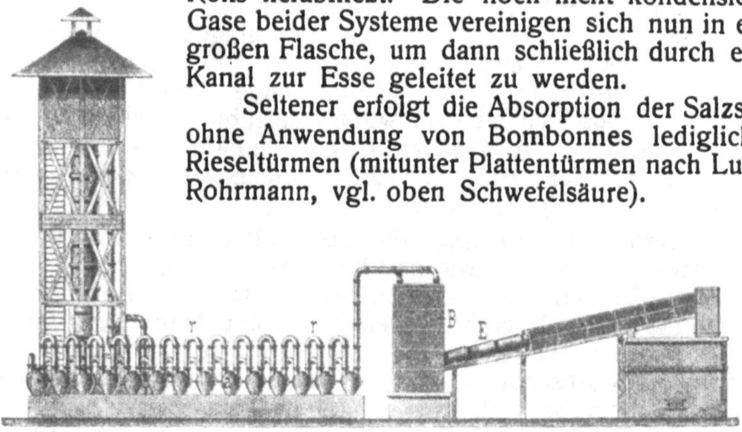

Fig. 4b

Als Reinigungsprozesse kommen bei Salzsäure in Betracht: die Destillation, Befreiung von Arsen durch Schwefelwasserstoff, Schwefelbarium u. a., die Befreiung von Schwefelsäure durch Zusatz von Bariumchlorid.

Die Versendung (meist als Salzsäure von 20 bis 22° Bé, d. i. 32–35%) erfolgt entweder in Glasballons oder großen Tongefäßen.

Ein anderes Verfahren, um Sulfat und Salzsäure zu erzeugen, ist das weiter unten besprochene Hargreaves-Verfahren.

Hinsichtlich der Verwendung vgl. Chlor, Chlorkalk u. a.

Wir kehren nun zu der weiteren Verarbeitung des Natriumsulfats auf Schwefelnatrium (Natriumsulfid) und Soda (kohlensaures Natrium) zurück. Die Umwandlung des Sulfats in Soda nach Leblanc geschieht durch Schmelzen mit Kohle und kohlensaurem Kalk, wobei zunächst durch die Einwirkung der Kohle Schwefelnatrium entsteht, welches sich sodann mit dem kohlensauren Kalk auf kohlen-

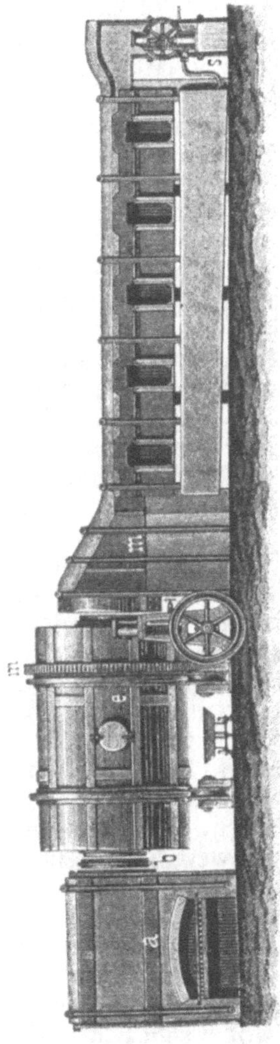

Fig. 5a. Sodarevolverofen (nach Lueger), Ansicht

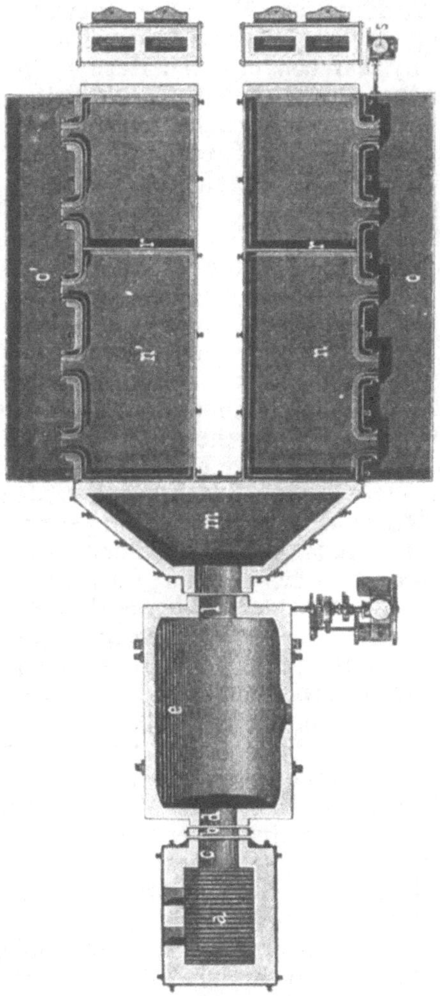

Fig. 5b. Sodarevolverofen (nach Lueger), Durchschnitt (*a* Feuerraum, *e* Zylinder, *m* Flugstaubkammer, *n* Abdampfpfannen, *o* Salzfilter)

saures Natrium (Soda) und Schwefelkalzium umsetzt, nach den Formeln:

$$Na_2SO_4 + 2\,C = Na_2S + 2\,CO_2 \text{ (und } CO\text{)}.$$
$$Na_2S + CaCO_3 = Na_2CO_3 + CaS.$$

Das Schmelzen erfolgt bei kleinen Betrieben in offenen Flammöfen mit zwei Herden unter fortwährendem Durchkrücken, wobei, wie aus der Formel ersichtlich, Kohlensäure und Kohlenoxyd entweichen.

Derartige Handöfen haben, abgesehen von den gesundheitlichen Nachteilen, eine geringe Leistungsfähigkeit und wurden im Großbetriebe durch den Revolverofen, einen drehbaren, geschlossenen Zylinderofen, verdrängt, bei welchem die Handarbeit durch die mechanische Drehung des Ofens ersetzt, eine bedeutend größere Ausbeute und ein Produkt von gleichmäßig guter Qualität erzielt wird.

Die durch das Schmelzen gewonnene Rohsoda wird der Auslaugung mittelst Wasser unterworfen. Die Sodalaugerei erfolgt in einem System von eisernen Kästen, in welchen die Sodarückstände, Sodaäscher (siehe unten) zurückbleiben. Die gewonnene Rohsodalauge wird dann auf kalzinierte Soda, Kristallsoda oder Aetznatron verarbeitet. Bei der Erzeugung von kalzinierter Soda wird die Rohsodalauge zunächst gereinigt („Oxydieren" und „Karbonisieren" durch Durchblasen von Luft und Kohlensäure oder Rauchgasen, Reinigung in Filterpressen) und sodann in Pfannen (Thelenpfannen) zur Kristallisation eingedampft und kalziniert, d. h. durch Erhitzen entwässert. Kristallsoda gewinnt man aus gut gereinigten Sodalaugen durch Kristallisierenlassen in Gußeisenschalen.

Die Gewinnung von Aetznatron geschieht durch Eintragen von gebranntem Kalk in die Sodalauge (sog. Kaustisieren) in runden Eisenkesseln, in die gebrannter Kalk in Drahtkörben eingehängt wird und die mit Dampf geheizt und durch Lufteinblasen gerührt werden. Die fertige klare Lauge wird abgezogen und in gußeisernen Schmelztöpfen oder besser in Mehrkörperverdampfapparaten (wie sie in der Zuckerindustrie gebräuchlich) eingedampft.

Wie bereits erwähnt, bilden beim Leblanc-Prozeß die Sodarückstände, welche beim Auslaugen der Rohsoda mit Wasser in einer ungefähr der erzeugten Soda gleichkommenden Menge zurückbleiben, einen großen Uebelstand. Dieselben häufen sich um die Fabriken zu Bergen an, und da sie hauptsächlich aus Schwefelkalzium und Kalziumkarbonat bestehen, verwittern sie leicht unter dem Einfluß von Luft und Regen unter Bildung von löslichen Schwefelverbindungen und Entwicklung von Schwefelwasserstoff, was die Umgebung arg verpestet. Gleichzeitig geht in den Sodarückständen der in die Industrie als Schwefelsäure eingeführte Schwefel verloren. Dieser Verlust an einem wertvollen Stoff und die schwere Schädigung der Umgebung veranlaßte zu — zum Teil erfolgreichen — Versuchen, den Schwefel aus den Sodarückständen zu regenerieren. Die wichtigsten dieser Verfahren sind folgende: Nach Schaffner-Mond (Aussig) werden die Rückstände durch Lufteinblasen auf Thiosulfat, Kalziumsulfit und schließlich Sulfat übergeführt. Die Masse wird mit Wasser ausgelaugt und mit verdünnter Salzsäure zersetzt, wobei sich Schwefelwasserstoff und schweflige Säure entwickeln, welche, wenn sie im richtigen Verhältnis auftreten, nach der Formel:

$$2H_2S + SO_2 = 2H_2O + 3S$$

Schwefel ergeben.

Ein besseres Ergebnis wird durch das Chance-Claus-Verfahren erzielt, bei welchem im „Claus-Kiln", einem Schamotteofen, in dem auf Rosten Eisenoxyd lagert, das Schwefelkalzium durch Kohlensäure zersetzt wird, wobei ein an Schwefelwasserstoff so reiches Gas erzielt wird, daß es auf SO_2 verbrannt werden und in Bleikammern auf Schwefelsäure verarbeitet werden kann. Uebrigens wird nach diesem Verfahren auch Schwefel als solcher aus den Aeschern wiedergewonnen.

Diese Schwefelregenerationsverfahren, welche sich auf dem Kontinent kaum einzubürgern vermochten — nur die United Alkali Company in England arbeitet im großen mit dem Chance-Claus-Verfahren —, waren, wie schon erwähnt, nicht imstande, den Untergang der Leblanc-Sodaindustrie aufzuhalten. Ehe wir daran gehen, das Solvay-Verfahren kurz zu schildern, sei noch der anderweitigen Erzeugung von Sulfat und Salzsäure und der Verwertung des Sulfats gedacht.

Nach dem Verfahren von Hargreaves wird Sulfat (mit Umgehung der vorherigen Ueberführung der schwefligen Säure in Schwefelsäure) unmittelbar durch die Einwirkung von Röstgasen, Luft und Wasser auf in einer Batterie von Eisenzylindern befindliche Kochsalzkuchen (in Backsteinform) gewonnen. Ein Ventilator saugt die Gase durch das System und führt die salzsäurehaltigen Abgase zur Kondensation.

Verwendung findet Sulfat, abgesehen von der Leblanc-Sodagewinnung, in der Glasindustrie, der Ultramaringewinnung und der Gewinnung von Sulfatzellstoff (siehe diese Industrien). Ferner wird Sulfat auf Glaubersalz verarbeitet, indem das im Muffelofen gewonnene wasserfreie Sulfat gelöst, zwecks Reinigung mit Kalk behandelt wird und man die geklärte Salzlösung in Pfannen kristallisieren läßt.

Eine weitere Verwendungsart des Sulfats ist die Herstellung von Schwefelnatrium aus Sulfat, welche (wie bei dem ersten Teil des Sodabildungsprozesses nach Leblanc, siehe oben) in Flammöfen durch Zusammenschmelzen von Sulfat mit Kohle erfolgt. Wenn hierbei saures Sulfat (Bisulfat) oder bisulfathaltiges Sulfat in Anwendung kommt, entwickelt sich schweflige Säure in großer Menge. Die Schmelzen werden in den in der Sodalaugerei üblichen Kästen ausgelaugt und die Lauge entweder auf Kristalle verarbeitet oder auf konzentriertes Schwefelnatrium eingedampft, welches wie kaustische Soda in Blechtrommeln gegossen wird, in denen es erstarrt.

Beim Ammoniaksodaprozeß nach Solvay wird Ammoniak, das aus den Abfallaugen dieser Industrie (siehe unten) wiedergewonnen wird, in eine Kochsalzlösung bis zur Sättigung derselben eingeleitet, was zumeist in Kolonnenapparaten, wie sie bei der Spiritusdestillation in Anwendung kommen, geschieht. Die Lösung fließt dann durch einen automatisch wirkenden Druckkessel nach dem Karbonisationsapparat, in welchem die Lösung mit Kohlensäure gesättigt wird; dieser Apparat besteht entweder in einem zylindrischen Turm oder einer nach Art der Saturationsbatterie in den Zuckerfabriken eingerichteten Batterie von Gefäßen, welche von Kohlensäure durchströmt wird. Durch diesen Prozeß entsteht zunächst doppeltkohlensaures Natrium (Bikarbonat) in Kristallen, die von der ammoniakhaltigen Mutterlauge durch Nutschen, Ausschleudern und Waschen getrennt werden. Das Bikarbonat wird sodann durch Erhitzen (Kalzinieren in Thelenpfannen) gewonnen, wobei Kohlensäure entweicht, die im Verein mit in Kalköfen erzeugter Kohlensäure wieder zum Karbonisieren (wie oben) verwendet wird. Der in den Kalköfen beim Erzeugen der Kohlensäure gleichzeitig gewonnene gebrannte Kalk dient zum Austreiben des Ammoniaks aus der ammoniakhaltigen Mutterlauge, so daß das Ammoniak, das die Industrie benötigt, stets wiederum „regeneriert" wird und im Betriebe gleichsam kreist. Als Betriebsabfall ergibt sich die bei der Einwirkung des Kalkes auf die Chlorammoniumlauge entstehende, harmlose Chlorkalziumlauge.

Erwähnt sei schließlich die elektrolytische Sodabereitung aus Kochsalz (Anode) und Natronlauge (Kathode), wobei Chlor (siehe dieses) und Aetznatron entsteht, das, um Soda zu bereiten, mit Kohlensäure behandelt wird.

Vorkommen von Gesundheitsschädigungen durch gewerbliche Gifte und Vergiftungen in der Salzsäure-, Sulfat-, Soda- und Schwefelnatriumindustrie

Nach den Angaben Leymanns sind in der von ihm beschriebenen chemischen Großindustrie in der Betriebsabteilung für Rohsodadarstellung nach Leblanc und Erzeugung von Schwefelnatrium verhältnismäßig mehr Erkrankungen zu verzeichnen als zum Beispiel in der Schwefelsäure- und Salpetersäurefabrik.

In der Sulfatfabrikation bei der Arbeit am Muffelofen kommt die Möglichkeit der Gesundheitsstörung oder Vergiftung durch Salzsäure oder Schwefelsäure enthaltende Dämpfe in Betracht; bei der Erzeugung von Sulfat nach Hargreaves können die Arbeiter auch unter dem Einfluß der schwefligen Säure leiden. Salzsäure- und Schwefelsäure enthaltende Dämpfe können aus dem Muffelofen bei der Bedienung, ferner aus Undichtigkeiten desselben und vor allem beim Herausziehen des noch heißen Sulfates entweichen. Der heißen Masse entströmen insbesondere dann reichliche saure Dämpfe, wenn nicht reichlich Kohle beigegeben war und wenn nicht stark kalziniert wurde. Nach den Beobachtungen Jurischs leiden die Arbeiter am Sulfatofen, abgesehen von den durch die sauren Dämpfe bewirkten Schädigungen der Atemorgane, auch an schlechten Zähnen. Insbesondere soll bei den englischen Arbeitern, die bei der Arbeit am Ofen einen wollenen Lappen in den Mund nehmen, in der Meinung, sich so vor der Einwirkung der Dämpfe zu schützen, das Gebiß fast gänzlich zugrunde gehen, was auf die von Speichel absorbierte Salzsäure zurückgeführt wird. Gasförmige Salzsäure kann ferner aus dem Salzsäureabsorptionssystem entweichen, soweit es nicht gelingt, dasselbe dicht zu erhalten, ferner auch die Salzsäure gänzlich zu absorbieren, was, wie wir gehört, mit Schwierigkeiten verbunden ist und sich meist auch nicht auszahlt.

Immerhin sind, wie auch Ascher (in Dammers Handbuch der Arbeiterwohlfahrt) angibt, ausgesprochene akute gewerbliche Vergiftungen mit gasförmiger Salzsäure selten, wohl deshalb, weil der Arbeiter nicht dazu kommt, das Gas in konzentrierter Form einzuatmen.

Verätzungen mit der in Wasser absorbierten Säure können beim Einfüllen, Umfüllen und beim Transport, insbesondere in Glasballons, in Betracht kommen, doch sind dieselben, falls sofortiges Abwaschen erfolgt, sehr schwach im Vergleiche zu Verätzungen durch Schwefel-

oder Salpetersäure. Zu einer Schädigung der Gesundheit oder Belästigung der Arbeiter durch Schwefelwasserstoff könnte es allenfalls bei der Reinigung der Salzsäure mittelst Schwefelwasserstoff kommen. — Bei der Arbeit am Sodaschmelzofen mit Handbetrieb werden die Arbeiter durch die sich entwickelnden, Kohlenoxyd enthaltenden Dämpfe belästigt.

Bei der Erzeugung der kaustischen Soda kommen nicht selten schwerere Verätzungen vor. Leymann konstatiert auf je 100 Arbeiter der Betriebsabteilung für kaustische Soda 13,8 Verbrennungen und Verätzungen und macht darauf aufmerksam, daß beim Eintragen des Kalkes in die heiße Sodalauge es leicht vorkommen kann, daß der Inhalt des Gefäßes überschäumt. Heinzerling hebt das nicht seltene Vorkommen von Augenverätzungen bei der Darstellung kaustischer Soda hervor, welche durch das Verspritzen von Lauge und das Abspringen fester Teilchen bzw. Verstauben von Aetznatron hervorgerufen werden. Schwere, große Körperpartien betreffende Verätzungen und Verbrennungen können durch Ausgleiten und Hineinstürzen in die Schmelzkessel zustande kommen.

Die Sodarückstände geben, wie bereits erwähnt, zur Belästigung durch Schwefelwasserstoff Veranlassung. Bei der Schwefelregeneration und der Verarbeitung der Sodarückstände tritt Schwefelwasserstoff und schweflige Säure auf. Nach Leymann sind bei den mit dem Abbau der Sodaschlammhaufen und bei den Laugekästen beschäftigten Arbeitern häufig Entzündungen der Augen aufgetreten. Außerdem ist bei den mit der Aufarbeitung der Sodarückstände Beschäftigten ein relativ häufiges Vorkommen von Erkrankungen der Digestionsorgane zu konstatieren, welches Leymann auf das unvermeidliche Auftreten des giftigen Schwefelwasserstoffes zurückführt.

Auch bei der Fabrikation des Schwefelnatriums finden sich ähnliche Verhältnisse. In diesem Betriebe konstatiert Leymann überhaupt verhältnismäßig mehr Erkrankungsfälle wie in den übrigen Betriebsabteilungen der von ihm beschriebenen chemischen Fabrik. Insbesondere erscheinen die Erkrankungen der Digestionsorgane vermehrt. Leymann äußert die Vermutung, daß das Auftreten von Erkrankungen der Verdauungsorgane vielleicht durch Schwefelnatrium begünstigt wird, das als Staub verschluckt wird, oder daß hierbei der giftige Schwefelwasserstoff eine Rolle spielt. Außerdem können bei der Arbeit mit heißen ätzenden Laugen auch hier leicht Verätzungen und Verbrennungen vorkommen.

Bei der Erzeugung von Soda durch das Ammoniakverfahren nach Solvay kommt zwar Ammoniak und Kohlensäure in Anwendung, doch sind — soviel mir bekannt — Gesundheitsstörungen oder Vergiftungen, die auf gewerbliche Gifte zurückzuführen wären, bei den in den Solvay-Soda-Betrieben Beschäftigten nicht beschrieben worden; vielmehr stimmen die Anschauungen darin überein, daß dieses Fabrikationsverfahren mit den technischen Vorzügen auch den Vorteil verbindet, daß es gesundheitlich einwandfrei ist. Es ist, wie auch aus der oben gegebenen Beschreibung des Verfahrens hervorgeht, wohl keine Gelegenheit gegeben, daß die genannten Gase in die Betriebsräume entweichen.

Verwendung von Sulfat und Sulfid in der Industrie. Gesundheitsschädigungen durch gewerbliche Gifte hierbei. Ultramarin

Ultramarin wird aus einem Gemisch von Ton, Sulfat (Glaubersalz) und Kohle (Sulfatultramarin) oder Ton, Schwefel und Soda (Sodaultramarin) dargestellt. Diese Materialien werden zunächst zerkleinert und gemahlen, dann (in Muffelöfen) gebrannt und wiederum gemahlen und geschlemmt. Beim Erhitzen der Masse im Ofen entwickelt sich viel schweflige Säure bis 3,3 %, welche die Arbeiter und Umgebung belästigen und gefährden kann, wenn sie nicht sorgfältig abgeleitet und unschädlich gemacht wird.

Sulfonal $(CH_3)_2C(SO_2C_2H_5)_2$ Diäthylsulfondimethylmethan. Sulfonal, in der Medizin als Schlafmittel verwendet, wird im großen aus Merkaptan gewonnen, welches man durch Destillation von Aethylschwefelsäure mit Schwefelnatrium oder Schwefelkalium erhält. Merkaptan wird durch Azeton in Merkaptol überführt und dieses durch Oxydation mittelst Kaliumpermanganat auf Sulfonal verarbeitet. Das leichtflüchtige Merkaptan riecht im höchsten Grade ekelhaft — an Katzenexkrement erinnernd — und derart intensiv, daß der Geruch den Kleidern eines jeden, der sich in der Fabrik, wenn auch nur vorübergehend aufhält, noch lange Zeit danach anhaftet. (Leymann, Die Verunreinigung der Luft durch gewerbl. Betriebe, Sonderabdr. aus Suppl.-Bd. zu Weyls Hygiene, S. 78.) Naturgemäß wird die Arbeiterschaft durch solche Betriebe arg belästigt.

Dimethylsulfat $([C_2H_5]_2 \cdot SO_4)$. Das Dimethylsulfat, welches durch Einwirkung von Schwefelsäure auf Alkohol gewonnen wird, hat zu Vergiftungen Veranlassung gegeben. Klocke (Bochum) beschreibt derartige Vergiftungen (Zeitschr. f. Gewerbehygiene 1906, S. 562). Die Vergiftungen charakterisieren sich durch eine starke Verätzung der Atemorgane. Da Dimethylsulfat sich bei Gegenwart von Wasser in Schwefelsäure und Alkohol spaltet, liegt es — nach Klocke — nahe, an eine Aetzwirkung der Schwefelsäure zu denken. Auch die Annahme, daß das Molekül des Dimethylsulfats als solches ätzend wirkt, kann zutreffen (vgl. Weber, Ueber die Giftigkeit des Schwefelsäuremethylesters, Arch. f. exp. Pathol. 1901, Bd. 47).

Uebrigens erscheinen Todesfälle beim Hantieren mit Methylsulfat, dessen Giftigkeit damals noch unbekannt war, bereits in den Berichten der Beauftragten der chemischen Berufsgenossenschaft für 1901 (siehe Zeitschr. f. Gew.-Hyg. 1902, S. 62) beschrieben. Bei Laboratoriumsversuchen stieß ein Chemiker den Boden eines Glaskölbchens, in welchem sich ca. 40 ccm Dimethylsulfat befanden, durch; die Flüssigkeit ergoß sich über die Kleidung des Chemikers und drang durch dieselbe. Er arbeitete weiter und erlitt erst nach einiger Zeit Brandwunden; gleichzeitig traten Heiserkeit und Schmerzen im Rachen auf; er starb an hochgradiger Lungenentzündung. — In einem anderen Betriebe träufelte ein Arbeiter zum Methylieren eines Farbstoffes Dimethylsulfat auf die anfangs feste, später halbflüssige Masse unter Umrühren. Er war dabei den sich entwickelnden Dämpfen ausgesetzt und beklagte sich nach Beendigung der Arbeit über Heiserkeit und Augenschmerzen. Er starb an beiderseitiger

Lungenentzündung zwei Tage später. Dem Sektionsbefund, der die schwersten Verätzungen der Atemwege ergab, wird hinzugefügt, daß sich die eingeatmete Methylschwefelsäure im Innern des Körpers zersetzt habe. und als Schwefelsäure in statu nascendi die schweren Verbrennungen herbeigeführt habe. Der Betriebschemiker der betreffenden Abteilung, der bei dem beschriebenen Prozeß wiederholt nachsehen kam, wurde in der Nacht darauf von starker Heiserkeit befallen, kam jedoch ohne schwere Folgen davon.

Auch konstatiert Walther (in Weyl, Arbeiterkrankheiten, S. 666), daß Arbeiter in chemischen Fabriken, die den Dämpfen des Schwefelsäuredimethylesters ausgesetzt sind, häufig an Augenerkrankungen (Verätzungen) leiden.

Chlor, Chlorkalk, Chlorate

Die älteren Prozesse beruhen auf der Darstellung von Chlor und Salzsäure mittelst eines Oxydationsvorganges, bei welchem zur Oxydation entweder eine sauerstoffreiche Verbindung — und zwar meist der billige Braunstein (MnO_2 Pyrolusit) — oder aber der Luftsauerstoff bei Anwesenheit von erhitztem Kupferchlorid (als Kontaktsubstanz) verwendet wird. Das erstere Verfahren — der Weldon-Prozeß — ist, gegenüber dem letzteren — dem Deacon-Verfahren — und ferner der elektrolytischen Chlorgewinnung, sehr zurückgegangen.

Beim Weldon-Prozeß wird aus den restierenden Manganchlorürlaugen das Mangansuperoxyd regeneriert (siehe unten), und der so gewonnene „regenerierte Weldon-Schlamm“ wird, mit frischem Braunstein gemischt, zur Einleitung des Prozesses verwendet. Dieser vollzieht sich nach den Formeln:

$$MnO_2 + 4 HCl = MnCl_4 + 2 H_2O$$
$$MnCl_4 = MnCl_2 + Cl_2.$$

In die Chlorentwickler (etwa 3 m hohe aus Sandstein, Granit und Schamotte bestehende Gefäße) wird zunächst die Salzsäure eingelassen, dann der Weldon-Schlamm allmählich eingetragen, schließlich Wasserdampf zugelassen und zum Sieden erhitzt; Chlor entwickelt sich hierbei im gleichmäßigen Strom. Die Manganchlorürlauge wird unten nach dem Sammelbassin abgelassen. Die Regeneration der Manganchlorürlauge erfolgt in einer von Weldon angegebenen Apparatur, die aus eisernen Oxydationstürmen besteht, in welchen in die mit Kalkmilch versetzte und erhitzte Lauge Luft eingeblasen wird. Der gebildete schwarze Niederschlag „Weldon-Schlamm“ wird, wie oben geschildert, in den Betrieb wieder eingeführt, während die entstehende Chlorkalziumlauge abfällt.

Das Deacon-Verfahren besteht im Wesen darin, daß der aus einem Sulfatofen stammende Salzsäurestrom mit Luft gemischt erhitzt in einen Turm geleitet wird, in dem sich mit Kupferchlorid getränkte Ziegelsteine (oder Tonstücke) von Nußgröße befinden. Hierdurch entsteht Chlor nach der Formel:

$$2 HCl + O = 2 Cl + H_2O.$$

Wegen der Beimengungen der unmittelbar aus dem Sulfatofen kommenden Salzsäure (Schwefelsäure, Arsen u. a.) wird die Kontaktmasse zu früh unwirksam; daher absorbiert man die aus dem Ofen kommende Salzsäure — nach Hasenclever — zunächst in der üblichen Weise und treibt dann aus der konzentrierten Salzsäure das Gas zwecks der Chlorerzeugung nach Deacon mittelst Schwefelsäure aus, welch letztere durch Eindampfen regeneriert wird. Da bei dem Deacon-Prozesse nicht alle Salzsäure in Chlor umgewandelt wird, so

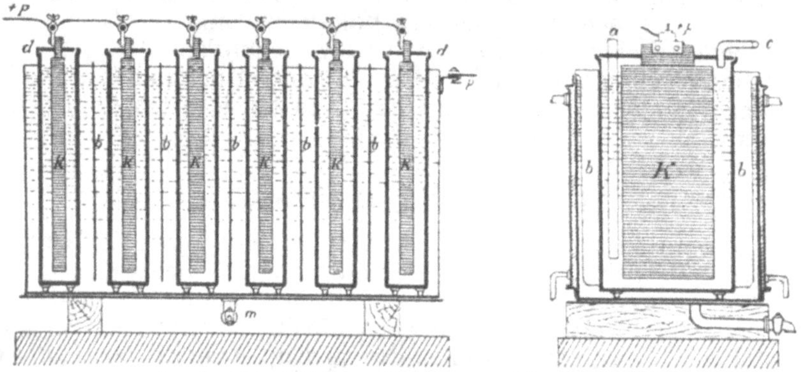

Fig. 6. Chlordarstellung, Diaphragmaverfahren (nach Ost)

wird der Chlorstrom gewöhnlich in einem angehängten Waschturm von unveränderter Salzsäure frei gewaschen.

Die immer größere Verbreitung findende elektrolytische Darstellung des Chlors unter gleichzeitiger Erzeugung von Aetzalkali beruht auf der Zersetzung von Chloralkalien (Chlorkali oder Chlornatrium) durch den elektrischen Strom, wobei das an der Anode sich entwickelnde Chlor und die an der Kathode entstehende Alkalilauge auseinandergehalten werden müssen, damit nicht durch sekundäre Vorgänge Hypochlorit und Chlorat (siehe unten) entstehe. Diese Trennung erfolgt im wesentlichen nach drei Verfahren. 1. Beim Diaphragmaverfahren (Chemische Fabrik Griesheim-Elektron) wird die Anode und Kathode in der Fig. 6 angedeuteten Weise durch Zementdiaphragmen getrennt. Die Anode besteht aus Retortengraphit, oder sie wird aus einer aus Holzkohle und Teer gewonnenen Mischung durch Pressen und Brennen hergestellt; sie liegt innerhalb des Diaphragmas. Das in der Anodenzelle gebildete Chlor entweicht durch ein Ableitungsrohr. Als Kathode dient das äußere Blechgefäß. Im außerhalb des Diaphragmas liegenden Kathodenraum sammelt sich das Alkali, welches, da es Chlorid enthält, erst durch Eindampfen (in Verdampfapparaten) und Kristallisieren als Aetzkali gewonnen wird. — 2. Beim

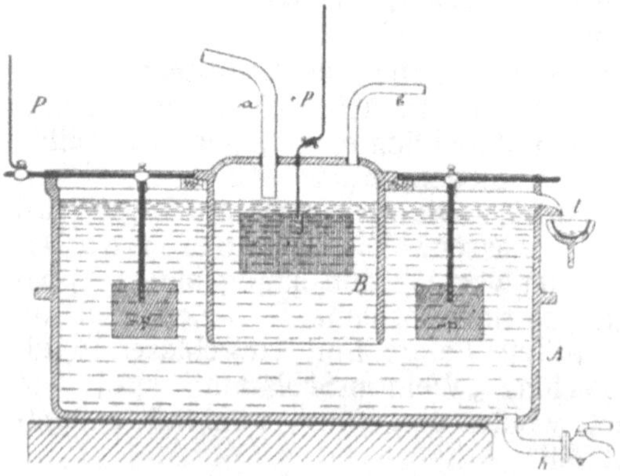

Fig. 7. Chlordarstellung, Glockenverfahren (nach Ost)

Glockenverfahren (Chemische Fabrik Aussig) wird die Anoden- und Kathodenflüssigkeit, die sich durch das verschiedene spezifische Gewicht trennt, durch eine Steinzeugglocke auseinandergehalten (siehe Fig. 7); die Pole bestehen hier aus Eisenblech bzw. Kohle. Das das Ganze umschließende Gefäß ist hier eine Steinzeugwanne. — 3. Beim Quecksilberverfahren (England) elektrolysiert man Chlornatrium ohne Diaphragma und verwendet Quecksilber als Kathode. Dieses nimmt das Natrium auf, welches nachher mittelst Wasser aus dem entstandenen Amalgam gewonnen wird.

Wenn man elektrolytisch Chlorat bzw. Hypochlorit darstellen will, arbeitet man zumeist mit den sehr widerstandsfähigen, aber teuren Platiniridiumelektroden ohne Diaphragma (siehe oben), wodurch das Chlor nicht frei, sondern an das entstandene Aetzkali gebunden wird. Die gleichfalls auf diese Weise gewonnene elektrolytische Bleichflüssigkeit macht dem Chlorkalk in der Bleicherei eine namhafte Konkurrenz.

Chlorkalk wird aus Weldon- oder Deacon-Chlor hergestellt. Die Darstellung von Chlorkalk beruht darauf, daß Kalkhydrat Chlor in der Kälte unter Bildung von Chlorkalk aufnimmt, nach der Formel:

$$2\,Ca(OH)_2 + 4\,Cl = Ca(ClO)_2 + CaCl_2 + 2\,H_2O.$$

Das entstehende Produkt, der Chlorkalk, enthält meist etwa 35—36 % Chlor, das bei Uebergießen mit Säuren abgegeben wird. (Chlorkalk hat übrigens eine komplizierte, noch immer nicht mit Sicherheit ermittelte Zusammensetzung.)

Die ursprüngliche Darstellung von Chlorkalk erfolgt in Chlorkalkkammern, die aus Blei- und Sandsteinplatten bestehen; der Kalk wird auf den Boden derselben ausgebreitet und Chlor eingeleitet. Mitunter wird der Kalk auch während des Prozesses umgeschaufelt.

Zur Fabrikation von Chlorkalk aus Deacon-Chlor hat Hasenclever einen besonderen Zylinderapparat (siehe Fig. 8) konstruiert, der aus mehreren horizontal übereinanderliegenden gußeisernen Zylindern besteht, in welchen sich Transportschnecken befinden, die den oben aufgegebenen Kalk weiterbefördern, während der Apparat in

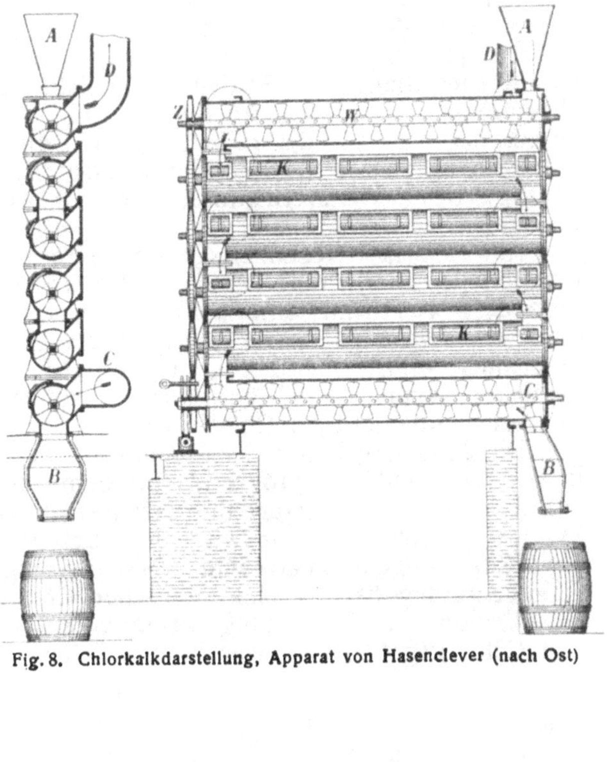

Fig. 8. Chlorkalkdarstellung, Apparat von Hasenclever (nach Ost)

entgegengesetzter Richtung von Chlorgas durchströmt wird. Dieser kontinuierlich und ohne Chlorverluste arbeitende Apparat ist jedoch nur für das stark mit Stickstoff und Sauerstoff verdünnte Deacon-Chlor (nicht für unverdünntes Weldon-Chlor) geeignet. Aus dem konzentrierten, fast reinen Weldon-Chlor läßt sich (durch Druck und Kühlung) flüssiges Chlor herstellen.

Kaliumchlorat, welches jetzt, wie oben angegeben, meist elektrolytisch hergestellt wird, gewann man früher durch Einleiten von Deacon-Chlor in Kalkmilch und Umsetzen des entstandenen Kalziumchlorates mittelst Chlorkalium.

Chlor und Chlorkalk werden als Bleichmittel verwendet; Chlor findet ferner in der Farbenindustrie Verwertung; Chlorkalk dient als Aetzbeize im Zeugdruck und zu Chloroformbereitung, Chlorate sind als Oxydationsmittel, auch bei der Gewinnung schwedischer Zünder u. a. im Gebrauch. Der Fabrikation organischer Chlorprodukte wird noch später gedacht.

Vorkommen von Gesundheitsschädigungen und Vergiftungen durch gewerbliche Gifte in der Chlor-, Chlorkalk- und Chloratindustrie

In diesen Industrien steht die Möglichkeit der Gesundheitsschädigung und Vergiftung durch Einatmen von Chlorgas im Vordergrund. Leymann stellt bei den bei der Chlor- und Chlorkalkerzeugung beschäftigten Arbeitern statistisch ein häufigeres Vorkommen von Erkrankungen der Respirationsorgane fest (17,8 % gegen 8,8 % bei sonstigen Arbeitern), was wohl zweifellos auf die schädliche Wirkung des Chlorgases zurückzuführen ist, welche sich, trotzdem es sich in dem von Leymann beschriebenen Fall um einen Musterbetrieb handelt, eben nur schwer vermeiden läßt. Uebrigens sei vorweggenommen, daß dieselbe Statistik auch beweist, wie mit der Vervollkommnung der Einrichtung und Ausgestaltung des Betriebes die Zahl der Erkrankungen stetig abgenommen hat. Auch sei hier erwähnt, daß Leymann in derselben Fabrik bei den mit der Erzeugung der organischen Chlorprodukte beschäftigten Arbeitern trotz der giftigen Eigenschaften des Chlors günstige Gesundheitsverhältnisse und nur wenige Chlorvergiftungen konstatiert.

Am meisten Gelegenheit zu Chlorvergiftungen ist bei einer unrationellen Einrichtung der Chlorkalkerzeugung gegeben, insbesondere wenn mit Chlorkalkkammern gearbeitet wird, die nicht dicht sind, wenn der Kalk während des Einleitens von Chlor umgeschaufelt wird, ferner bei zu frühzeitigem Betreten nicht genügend gelüfteter Kammern und bei unzweckmäßigem und unvorsichtigem Ausräumen des fertigen Chlorkalkes.

Die Möglichkeit der Schädigung ist natürlich bei dem konzentrierten Weldon-Chlor größer als bei dem verdünnten Deacon-Chlor, zumal da hier der Chlorkalk mit den geschlossenen Hasencleverschen Zylinderapparaten erzeugt wird, in welchem das Chlor wohl völlig vom Kalk aufgenommen wird. Noch geringer ist die Gefahr der Chlorvergiftung bei der elektrolytischen Chlorerzeugung, da hier bei einer rationellen Einrichtung keine Veranlassung zum Entweichen von Chlor gegeben ist. Das in den Zellen sich entwickelnde Chlor wird bei der Darstellung im großen mittelst Exhaustoren abgesaugt (Griesheim) und in einer geschlossenen Leitung zum Orte der Verwendung geleitet.

Ueber den Charakter der bekannten Hautkrankheit der Chlorarbeiter, der sog. Chlorakne, sind bereits vielfache Untersuchungen veröffentlicht worden, so insbesondere von Herxheimer, Hebra, Jakobi, Lehmann u. a. Russig behauptet auf Grund der von ihm wiederholt beobachteten Krankheitsfälle, daß Chlor mit dieser Krankheit nichts zu tun hat; er meint vielmehr, daß es sich um Teer- oder Paraffinkrätze (siehe diese) handelt (vgl. Chemikerzeitung, Repert. 1908, S. 192).

Eine Reihe von Autoren ist der Ansicht, daß hier eine kombinierte Chlor- und Teerwirkung oder doch wenigstens keine reine Chlorwirkung vorliege.

So äußert schon Bettmann (D. med. Wochenschr. 1901, Nr. 27), daß die Chlorakne der mit der elektrolytischen Chlorerzeugung beschäftigten Arbeiter nicht auf die unmittelbare Einwirkung des Chlors, sondern auf den Einfluß gechlorter Teerderivate zu beziehen sei.

Ein Beweis für die Richtigkeit dieser Anschauung dürfte darin zu sehen sein, daß nach den Berichten der Gewerbeinspektoren die in einigen chemischen Fabriken des Bezirkes Merseburg bei der Elektrolyse von Chloralkalien früher regelmäßig beobachtete Chlorakne verschwunden ist, seit nicht mehr präparierte Kohle, sondern Magnetit zur Herstellung der Anoden verwendet wird. Daraus dürfte man mit Recht erschließen, daß die früher beobachteten Erkrankungen der Zellenarbeiter tatsächlich auf die in der Kohle oder deren Bindemittel enthaltenen Stoffe zurückgeführt werden müssen (vgl. Neisser, Intern. Uebers. über Gew.-Hyg., S. 94, und Zeitschr. f. Gew.-Hyg. 1906, S. 280).

Auch Holtzmann (D. Vierteljahrsschr. f. öff. Ges.-Pfl. 1907, Bd. 39, S. 258) neigt zu dieser Anschauung hin. Er hat beobachtet, daß die Chlorakne nicht nur in solchen Betrieben vorkommt, in denen Chlor durch elektrolytische Zersetzung von Chloralkalien gewonnen wird, sondern auch bei Arbeitern auftritt, die längere Zeit mit dem Oeffnen und Reinigen von Behältern zu tun hatten, in denen chlorierte Produkte bei höherer Temperatur behandelt werden. Holtzmann glaubt, daß bei der Chlordarstellung ein chloriertes, bei höherer Temperatur noch flüchtiges Produkt entsteht oder bei der Gasentwicklung mitgerissen wird, das beim Abkühlen in den Anodenschlamm bzw. in den Schalen verbleibt und das den eigentlichen Erreger der Chlorakne darstellt. Er läßt unentschieden, ob es sich hierbei um gechlorte Teerprodukte oder sonstige Chlorverbindungen handelt, doch glaubt er, daß freies Chlor allein die Chlorakne nicht hervorrufe.

Aus derselben Quelle wie die Holtzmannschen Angaben dürften nachfolgende den Berichten der Gewerbeinspektoren in Baden (siehe Neisser, Intern. Uebers. über Gew.-Hyg. 1907, S. 95) entnommene Angaben stammen, in welchen auch die Art und Weise der Produktion in dem in Rede stehenden Fall näher beschrieben ist. Es heißt da: Die als Chlorakne bezeichnete Hauterkrankung der Arbeiter eines elektrotechnischen Betriebes in Baden tritt auch unter den Arbeitern einer großen chemischen, nicht nach elektrolytischem Verfahren arbeitenden Fabrik unter Bedingungen auf, welche die Annahme, daß die Krankheitsursache in Chlorteerverbindungen zu suchen sei, zu bestätigen scheinen. In dieser Fabrik zur Herstellung von Sulfat nach dem Hargreaveschen Verfahren werden zunächst Kochsalzkuchen hergestellt und zur Trocknung auf einem endlosen Metallbande durch einen Ofen hindurchgeführt. Um zu verhüten, daß auf dem Band Salzkrusten anwachsen, wird es mit Teer bestrichen. Die Salzkuchen werden in bekannter Weise durch schweflige Säure, Wasserdampf und Luftsauerstoff zersetzt und die abziehenden Salzsäuredämpfe durch Deaconsche Zersetzungstürme geleitet, in denen die Zerlegung der Salzsäure in Chlor und Wasser bei der für das Deacon-Verfahren charakteristischen Anwesenheit von Metallsalzen vor sich geht. Letztere sind auf kleinen Tonschalen aufgebracht, die periodisch ausgeräumt und erneuert werden müssen; bei den mit dieser Arbeit beschäftigten Personen sind wiederholt Fälle von Chlorakne beobachtet worden. Eine Erklärung dieser Erscheinung ist darin zu suchen, daß aus den Sulfatöfen der an den Salzkuchen haftende Teer abdestilliert und mit dem Chlor Verbindungen eingeht, die sich dann an den Tonschälchen kondensieren. Chemische Untersuchungen zu dem Zweck, womöglich den Krankheitserreger aus den den Tonschalen anhaftenden Verbindungen zu eliminieren, wurden angeregt; nachdem das Hantieren mit den Tonschälchen als Ursache der Erkrankung erkannt worden war, konnte ihr durch Aufwendung der größten Reinlichkeit beim Oeffnen und Zerlegen der Deaconschen Türme wirksam begegnet werden.

Auch Leymann (Concordia 1906, Nr. 8) stellt fest, daß die Erkrankungen an Chlorakne durch chlorierte Produkte, die sich bei der Elektrolyse in den Zellen aus dem dabei verwendeten Teer (siehe oben) bilden, hervorgerufen werden. Damit steht auch die Beobachtung im Einklang, daß die Erkrankungen viel leichter auftreten, wenn die Zellen entleert werden, solange ihr Inhalt noch heiß ist, dagegen viel seltener, wenn die Zellen stets erst nach dem Erkalten entleert werden.

Lehmann (Arch. f. Hyg., Bd. 46, S. 322) ist der Sache auf experimentellem Wege weiter nachgegangen und fand, daß es sich wahrscheinlich um gechlorte Teerderivate (chlorierte Phenole) handle, unter denen sich leichtflüchtige und dabei sehr giftige Stoffe finden. Lehmann und Roth sind der Ansicht, daß hier nicht äußerliche schädliche Einwirkungen durch Reizung der Haut, sondern die Aufnahme der giftigen Stoffe in den Körper und eine nachträgliche Ausscheidung durch die drüsigen Organe der Haut in Betracht kommen.

Erwähnt seien von Neisser (Intern. Uebers. über Gew.-Hyg. 1907, S. 95) angeführte Fälle von Chlorvergiftung aus der Schweiz; mehrere Arbeiter einer Chlorkalkfabrik erkrankten an Chlorakne. Ferner wird folgender Fall von Chlorvergiftung beschrieben. Zum Tünchen und Desinfizieren eines Kellers wurde heiße mit Chlorkalk versetzte Kalkbrühe unter ziemlichem Druck über die Mauerflächen zerstäubt. Ein in der Nähe zufällig schwer arbeitender Mann sog mit seinen tiefen Atemzügen den feinen Staub und das frei gewordene Chlorgas ein und erkrankte plötzlich an „akutem asthmaartigem Tracheobronchialkatarrh“.

Als Beispiele von akuter gewerblicher Chlorvergiftung seien noch folgende in den Berichten der Berufsgenossenschaft für chemische Industrie angeführte Fälle hervorgehoben: An einem Chlorreservoir war eine Flasche undicht geworden; das in demselben befindliche Chlor wurde durch den Druck herausgepreßt und verbreitete sich in weitem Umkreise, infolgedessen mehrere Arbeiter an Atmungsbeschwerden und Luftröhrenkatarrh erkrankten. Einer dieser Fälle wurde entschädigungspflichtig (Chem. Ind. 1907, S. 347). In einem anderen tödlich verlaufenen Falle übersah der mit einem Sauerstoffrespirationsapparate ausgerüstete Schlosser bei einer Ventilreparatur in einer Anlage mit Chlorkompression, den Druck abzustellen, wodurch beim Oeffnen des Ventils Chlor in einem starken Strome ausströmte. Von seinen Hilfsarbeitern dazu veranlaßt, verließ er mit diesen den Raum, betrat ihn aber dann wieder, um die Ventile nachträglich abzusperren. Unterdessen entleerte der Apparat die chlorgesättigte Drucksäure, welche dem wiedereingetretenen Schlosser über den Atmungshelm lief und diesen veranlaßte, zum zweitenmal den Rückzug anzutreten, hierbei blieb er unglücklicherweise in einer in Reparatur befindlichen Leitung mit dem Fuße hängen und stürzte zu Boden und konnte sich nicht mehr freimachen. Die außenstehenden Leute waren wegen der gewaltigen Sättigung der Atmosphäre mit Chlor nicht früher imstande, in den Raum einzudringen, bis ein zweiter Atemapparat herbeigeschafft war. Mittlerweile war der Verunglückte gestorben. Da erwiesen wurde, daß der Sauerstoffapparat keineswegs erschöpft war, ist anzunehmen, daß das Chlor unter den Helm drang.

Ueber eigentümliche gewerbliche Erkrankungen in Zündhütchen- und Patronenfabriken, welche auf (vielleicht mit bromsaurem Kali) verunreinigtes elektrolytisch erzeugtes Kaliumchlorat zurückzuführen sein dürften, wird in dem Kapitel über Zündwaren ausführlich berichtet.

Eine weitere Vergiftungsgefahr ist in der Weldon-Chlorindustrie durch die Verwendung des Braunsteins gegeben — die Gefahr der Manganvergiftung. Diese erst in neuerer Zeit durch Embden (Hamburg) bei Braunsteinmüllern (siehe die Kapitel über Mangan) beobachtete nervöse Erkrankung wurde durch Jaksch (Prag) bei Arbeitern festgestellt, die mit dem Trocknen von regenerierten Weldon-Schlamm beschäftigt waren. Es folgten weitere Beobachtungen, welche die giftige Wirkung des Mangans und seiner Verbindung außer Zweifel stellen (vgl. das Kapitel über die Giftwirkung des Mangans im II. Teil).

Der weiteren Schädigungen, die in der Chlorindustrie durch gewerbliche Gifte hervorgerufen werden können, wurde schon in den früheren Kapiteln gedacht, soweit es sich um die Erzeugung von Salzsäure (beim Deacon-Prozeß), die Verwendung von Schwefelsäure, von Sulfatöfen, die Darstellung von kaustischen Alkalien usw. handelt. Die Möglichkeit der Bleivergiftung ist hier (wie bei den Bleikammerlötern) bei dem mit der Herstellung der mitunter aus Bleiplatten bestehenden Chlorkalkkammern gegeben. Bei Anwendung von Quecksilberelektroden (bei der Elektrolyse von Chloralkalien) besteht die Möglichkeit der Quecksilbervergiftung.

Bei der Erzeugung von Chloraten und Hypochlorit, Bleichflüssigkeit usw. können sich, wie aus der oben geschilderten Darstellungsweise hervorgeht, durch Chlor bedingte Gesundheitsgefahren ergeben, welche den hinsichtlich der Chlorgewinnung (Elektrolyse) geschilderten naturgemäß völlig analog sind.

Sonstige Verwendung des Chlors, Gewinnung von Chlorverbindungen, ferner von Brom, Jod und Fluor und deren Verbindungen und das Vorkommen von gewerblichen Vergiftungen in diesen Industrien

Chlor wird zur Erzeugung einer Reihe organischer Chlorverbindungen, ferner bei der Darstellung von Brom und Jod verwendet; hierbei ergibt sich die Möglichkeit der Gesundheitsschädigung und Vergiftung durch Chlor; überdies sind zahlreiche der so dargestellten Stoffe selbst ätzend und reizend oder auch anderweitig giftig. Trotzdem können, wie wir bereits hervorgehoben haben, durch entsprechende Einrichtungen schwerere Vergiftungen und gesundheitsschädliche Einflüsse bei dieser Industrie fast gänzlich vermieden werden. In dem von Leymann (Concordia 1906, Nr. 9) beschriebenen Betriebe, in welchem täglich mehrere tausend Kilogramm Chlor auf organische Chlorprodukte verarbeitet werden, war unter der damit beschäftigten Arbeiterschaft ein relativ sehr günstiger Gesundheitszustand zu konstatieren. Allerdings geschieht die Verarbeitung des durch Elektrolyse gewonnenen Chlors in ganz geschlossenen und vorzüglich eingerichteten Apparaten, so daß Chlorgas überhaupt nicht entweichen kann. Nur bei Bruch von Leitungen und Apparaturen kann das Austreten von gasförmigem Chlor vorkommen. In diesem Falle jedoch werden die Zuführungsleitungen sofort abgesperrt und das Chlor in andere Apparate oder in die Chlorkalkfabrik geleitet.

Da nicht allenthalben so vollkommene Einrichtungen bestehen, bringen wir die wichtigsten der einschlägigen Industrien und die in denselben bekanntgewordenen Vergiftungen kurz zur Darstellung.

Phosphorchloride (Chlorphosphor). Bei Einwirkung von trockenem Chlor auf erhitzten überschüssigen amorphen Phosphor entsteht Phosphorchlorür (Phosphortrichlorid), PCl_3, eine scharf zu Tränen reizend riechende Flüssigkeit, die an der Luft raucht und mit Wasser in phosphorige Säure und Chlorwasserstoff zerfällt. Beim Erwärmen mit trockenen Oxydationsmitteln bildet es Phosphoroxychlorid (siehe unten); dieses wird zur Darstellung von Säurechloriden benutzt. Bei anhaltender Behandlung mit Chlor geht es in Phosphorpentachlorid (PCl_5) über, welches auch unmittelbar bei Einwirkung von überschüssigem Chlor auf Phosphor bzw. eine Lösung von Phosphor in Schwefelkohlenstoff übergeht; es ist kristallinisch, riecht scharf und greift Augen- und Atemorgane stark an. Mit viel Wasser zerfällt es in Phosphorsäure und Salzsäure, mit wenig Wasser gibt es Phosphoroxychlorid ($POCl_3$). Dieses wird im großen durch Reduktion von phosphorsaurem Kalk bei Gegenwart von Chlor mit Kohle oder Kohlenoxyd dargestellt. Auch Phosphoroxychlorid, eine farblose Flüssigkeit, raucht an der Luft und zerfällt mit Wasser in Phosphorsäure und Salzsäure.

Bei der Darstellung der Phosphorchloride kommt, abgesehen

von der schädlichen Wirkung des Chlorgases und der Salzsäure, die Giftwirkung des Phosphors und der Verbindungen desselben (siehe Phosphor), eventuell auch die Giftigkeit des Schwefelkohlenstoffes (als Lösungsmittel des Phosphors) und des Kohlenoxyds (bei Darstellung von Phosphoroxychlorid) in Betracht.

Die Halogenverbindungen des Phosphors wirken überdies selbst sehr heftig ätzend auf die Atemorgane und die Augen ein — ähnlich dem Chlorschwefel (siehe unten) —, indem sie sich auf den feuchten Schleimhäuten zersetzen, wobei sich Salzsäure und eine Oxysäure des Phosphors bildet. (Vgl. Egli, Unf. b. chem. Arb., Zürich 1902, S. 40, wo sich auch Beispiele von derartigen Vergiftungen im Laboratorium finden.)

Die mit der Darstellung der Phosphorchloride beschäftigten Arbeiter leiden daher, wenn nicht besondere Maßnahmen getroffen werden, oft nicht unbedeutend unter den entstehenden schädlichen Emanationen (Vaubel, Chemikerzeitung 1903).

Leymann (Concordia 1906, Nr. 7) erwähnt einen in der von ihm beschriebenen chemischen Fabrik vorgekommenen Vergiftungsfall mit Phosphorchlorid.

Rumpf (D. med. Wochenschr. 1908, Bd. 34, S. 1331) berichtet über drei Fälle von gewerblichen Vergiftungen mit Phosphoroxychlorid in einer Fabrik. Durch eine Störung in der Ablaßvorrichtung strömte das Phosphoroxychlorid in den Arbeitsraum. Es traten bei den in diesem Raum befindlichen Arbeitern sofort Vergiftungserscheinungen (Erstickungsgefühl, Beklemmung, Tränenfluß u. ä.) ein. Da weiteres Gas nachströmte, stürzten sie ins Freie. Trotzdem kam es bei den Arbeitern zu schweren Erkrankungen der Atemwege (Bronchialkatarrh und Lungenentzündung mit schaumig blutigem Auswurf u. ä. [vgl. auch Mediz. Klinik 1908, Bd. 4, S. 1367]).

Schwefelchloride. Durch Einleiten von getrocknetem, gewaschenem Chlor in geschmolzenen erhitzten Schwefel erhält man Chlorschwefel (Schwefelchlorür S_2Cl_2), welcher als braune, ölige, rauchende Flüssigkeit bei diesem Prozeß in eine gekühlte Vorlage hinüberdestilliert und durch abermaliges Destillieren von mitübergegangenem Schwefel gereinigt wird. Chlorschwefel ist imstande, viel Schwefel zu lösen, und dient, mit Schwefel gesättigt, zum Vulkanisieren des Kautschuks (siehe dieses), ferner verwandelt er Leinöl und Rüböl in sog. Faktis (Kautschukersatz). Chlorschwefel zersetzt sich mit Wasser in schweflige Säure, Salzsäure und Schwefel. Durch weitere Einwirkung von Chlor auf Schwefelchlorür entsteht Schwefelchlorid (SCl_2) und Schwefeltetrachlorid (SCl_4).

Bei der Gewinnung und Verwendung von Chlorschwefel (siehe auch Kautschukindustrie) kommt die schädliche Wirkung des Chlors, der Salzsäure und der schwefligen Säure in Betracht.

Chlorschwefel hat eine heftige Reizwirkung; daher werden die damit hantierenden Arbeiter mitunter in nicht unbedeutendem Maße belästigt. Leymann führt (Concordia 1906, Heft 7) eine Fabrikvergiftung mit Chlorschwefel an. Hervorzuheben wäre ein im Jahresberichte der Gewerbeaufsichtsbeamten für das Jahr 1897 angeführter Fall von tödlicher Vergiftung, die durch Chlorschwefel bewirkt wurde. Die Brustbekleidung eines Arbeiters wurde durch Bersten einer Flasche mit Schwefelchlorür übergossen. Diejenigen, die ihm Hilfe leisten wollten, begossen ihn mit Wasser, worauf die Vergiftungserscheinungen heftiger wurden und schließlich am anderen Tage den Tod herbeiführten. Hier wurde die Giftwirkung durch die obenerwähnte Zersetzung des Chlorschwefels mit Wasser jedenfalls noch verschlimmert.

Zinkchlorid (Chlorzink $ZnCl_2$) entsteht beim Erhitzen von Zink in Chlor, wird rein dargestellt, durch Lösen von reinem Zink in Salzsäure und Behandeln der Lösung mit Chlor. Im großen erhält man Chlorzink durch Lösen zinkischer Ofenbrüche (Zinkoxyd) in Salzsäure. Zinkchlorid wirkt ätzend. Es wird zum Imprägnieren von Holz als Beize usw. benutzt. Abgesehen von der möglichen Schädigung der Gesundheit durch Chlor und Chlorwasserstoff ist bei der Darstellung des Chlorzinks die Gefahr der Arsenwasserstoffvergiftung gegeben, wenn das verwendete Material (Ofenbrüche) arsenhaltig war. Eulenburg ist der Ansicht, daß sich beim Zinklöten arg belästigende Chlorzinkdämpfe ergeben können, wenn das zu lötende Metall zunächst mit Salzsäure bestrichen und sodann der heiße Lötkolben herangebracht wird.

Anhang: Steinsalz. Anhangsweise sei erwähnt, daß auch dem Kochsalz in Verbindung mit anderen Chloriden (Chlorkalzium, Chlormagnesium usw.) eine schädliche Wirkung zugeschrieben wird. Müller (Vierteljahrsschr. f. ger. Med. u. öffentl. Sanitätsw., III, Bd. 9, S. 381) beschreibt eigentümliche Geschwürbildungen und durchlöchernde Geschwüre an der Nasenscheidewand der Salzmüller und Verlader, die in einer mit Salzstaub erfüllten Atmosphäre arbeiten (vgl. auch Roth, Komp. d. Gewerbekrankh., S. 205). Diese Erkrankungen wären den bei Chrom und Chromatstaub beobachteten analog (siehe Chrom).

Organische Chlorverbindungen

Kohlenoxychlorid ($COCl_2$, Karbonylchlorid, Phosgen) wird durch direktes Zusammentretenlassen von Chlor mit Kohlenoxyd in Gegenwart von Knochenkohle dargestellt. Kohlenoxychlorid ist selbst ein sehr giftiges Gas, welches neben den giftigen Eigenschaften des Kohlenoxyds, auf die man bei der Fabrikation bedacht sein muß, auch noch reizend auf die Schleimhäute einwirkt. Es kommt in Toluol und Xylol gelöst in den Handel, aus welchen Lösungen es sich leicht durch Erwärmen austreiben läßt. Es dient zur Darstellung verschiedener Farbstoffe, wie Kristallviolett, Viktoriablau, Auramin u. a.

Ausführlichere Erwähnung verdient ein in den Jahresberichten der Berufsgenossenschaft für die chemische Industrie für das Jahr 1905 beschriebener durch Phosgengas hervorgerufener Todesfall in einer Fabrik (vgl. Gewerbl. techn. Ratgeber 1906, Bd. 6, S. 108). Das Phosgen wird in eisernen mit einem Ventil versehenen Flaschen auf 2,3 Atmosphären komprimiert verdichtet bezogen und im Bedarfsfalle das nötige Quantum entnommen. An einer dieser Flaschen war nun das Ventil undicht geworden, und das Gas strömte in den Arbeitsraum aus. Zwei Arbeiter versuchten, das Ventil zu dichten, was ihnen aber nicht gelang. Die Bombe wurde deshalb auf Anordnung des Betriebsleiters vom Reaktionsapparate entfernt und in eine Kältemischung gestellt, da Phosgen schon bei + 8° C siedet. Der betreffende Arbeiter, der das zu besorgen hatte, war mit einer Schutzmaske versehen worden, der aus der Preßluftleitung der Fabrik Luft zugeführt wurde. Da hierbei die Maske durch die mitgerissene Feuchtigkeit innen sich stark beschlug, so kam der Arbeiter nach etwa fünf Minuten wieder ins Freie. Nunmehr ging ein Aufseher, mit der gereinigten Maske versehen, zu der Bombe, die er $^3/_4$ Stunden lang mit Eis und Salz umgab, wodurch das Ausströmen des Gases aufhörte. Der erste Arbeiter hatte inzwischen ein mit verdünntem Alkohol getränktes Tuch vor den Mund genommen und betrat nochmals den Raum, um dem Aufseher einen Sack Salz zu bringen; nach $1^1/_2$ Stunden klagte er über starkes Unwohlsein, das sich während der Nacht derart verschlimmerte, daß am anderen Morgen der Tod eintrat. Es wird die Bemerkung hinzugefügt, daß, wenn auch anzunehmen ist, daß der Getötete gegen die schädliche Einwirkung des Gases besonders empfindlich war, doch der Beweis für die hohe Giftigkeit des Phosgens geliefert sei, das sich bei Gegenwart von Feuchtigkeit in Kohlensäure und Salzsäure zersetzt, welch letztere die Atemorgane im höchsten Grade angreift und eine tödliche Bronchitis erzeugt hat. — Auch hat sich gezeigt, daß die besagten Ventile mit Bleipfropfen versehen waren, welche vom Phosgen arrodiert worden waren.

Ferner erwähnt Klocke-Bochum (Zeitschr. f. Gew.-Hyg. 1906, S. 563), daß bis dahin — also bis 1906 — drei Fälle technischer Phosgenvergiftung bekannt geworden seien; näher beschreibt er einen Fall von schwerer Phosgenvergiftung, der sich am 24. Juni 1897 ereignete und mit blutiger Bronchitis und großer Dyspnoe nebst Herzschwäche verlief. Der Erkrankte wurde mit Erfolg mit Aether- und Sauerstoffinhalationen behandelt und genas — nach dem Bericht des Fabrikarztes — am 31. August.

Klocke meint, daß Phosgen entweder als Gesamtmolekül wirkt oder auch in einem solchen Maße eingeatmet werden kann, daß die Kohlenoxydkomponente in Betracht kommt.

Auch Sury-Bienz (Vierteljahrsschr. f. ger. Med. 1907, Bd. 34, S. 251) berichtet über einen Fall von gewerblicher Vergiftung durch Einatmung von Phosgengas. Der Fall verlief unter den Anzeichen einer starken Reizung der Atemwege und hochgradiger Atemnot. Der Erkrankte genas. Die Empfindlichkeit der Atemwege dauerte lange an.

Chlorkohlenstoffe (Aliphatische Reihe). Chlormethyl (CH_3Cl) oder Monochlormethan wird aus Methylalkohol und Salzsäure (mit Chlorzink) bzw. Methylalkohol, Kochsalz und Schwefelsäure dargestellt. In Frankreich erfolgt (nach Vincent) im großen die Darstellung aus Rübenzuckermelasse, deren Abdampfrückstand trocken destilliert wird. Dieser enthält (aus dem Betain der Rübe entstandenen) Methylalkohol, Trimethylamin und andere methylierte Amine; das Destillat wird mit Salzsäure erhitzt; das gewonnene Chlormethyl wird gereinigt, getrocknet und komprimiert; es wird zur Darstellung von reinem Chloroform (siehe unten), ferner in der Teerfarbenindustrie und in der Heilkunde (als örtliches Betäubungsmittel) verwendet.

Bei der Gewinnung von Chlormethyl kommt somit auch die Möglichkeit der Gesundheitsschädigung durch Methylalkohol, Trimethylamin usw. in Betracht. Chlormethyl selbst wirkt gleichfalls gesundheitsschädlich. Bezüglich der Schädlichkeit des dabei verwendeten Chlorzinks siehe dieses.

Methylenchlorid (Dichlormethan CH_2Cl_2) wird analog dem Methylchlorid hergestellt. Es ist stark giftig. In England wurden (nach Lewin) in 11 Jahren 10 tödliche Vergiftungen mit Methylenchlorid beobachtet (zit. nach Egli, Unf. b. chem. Arb., Zürich 1902, S. 58).

Tetrachlorkohlenstoff (Tetrachlormethan CCl_4) ist technisch von Bedeutung; er entsteht durch Einwirken von Chlor auf Methylchlorid. Er wird dargestellt, indem man in Schwefelkohlenstoff mit Antimonchlorid oder Aluminiumchlorid Chlor einleitet. Tetrachlorkohlenstoff, eine zum Extrahieren von Fett (auch zum „chemischen Putzen") geeignete Flüssigkeit, deren Vorzug in der Unbrennbarkeit liegt, ist in der Farbenindustrie zur Ausführung von Synthesen vorgeschlagen worden. Tetrachlorkohlenstoff ist hinsichtlich der Giftigkeit den übrigen Extraktionsmitteln (siehe Schwefelkohlenstoff, Benzin usw.) vorzuziehen; im übrigen wirkt er ähnlich betäubend wie Chloroform.

Bei der technischen Darstellung kommt, abgesehen von der schädlichen Wirkung des Chlors, die Giftigkeit des Schwefelkohlenstoffes in Betracht (siehe Schwefelkohlenstoff).

Chloräthyl (Aethylchlorid C_2H_5Cl) wird, analog dem Chlormethyl, durch Einwirkung von Salzsäure auf Aethylalkohol und Chlorzink gewonnen. Es wird in der Medizin zum Narkotisieren gebraucht.

Monochloressigsäure. Bei der Darstellung von Monochloressigsäure entsteht Salzsäure in großer Menge. Aus Monochloressigsäure und Anilinsäure wird (nach Heuman) unter Anwendung von Aetzkali künstliches Indigo erzeugt (siehe Anilinfarbstoffe).

Chloral (CCl_3CHO, dreifach chlorierter Azetaldehyd) wird durch Chlorieren von Alkohol erzeugt. Chloral wird zur Darstellung von reinem Chloroform (siehe unten) und (durch Addition von Wasser) zur Gewinnung von Chloralhydrat (Trichlorazetaldehydhydrat) dem bekannten Arzneimittel (Schlafmittel) verwendet.

Chloroform (Trichlormethan $CHCl_3$). Einige Arten, Chloroform rein darzustellen, wurden bereits erwähnt (siehe oben Chloralhydrat, Chlormethyl). Technisch wird es durch Destillation von Alkohol oder Azeton mit Chlorkalk gewonnen. Nach Ascher (Dammer, Handb. d. Arb.-Wohlf.) werden die mit Chloroform hantierenden Arbeiter durch dessen berauschende Dämpfe gefährdet. Ueberdies kommt die Schädigung durch Chlor (Verwendung von Chlorkalk) in Betracht. Hofbauer berichtete (in der Gesellsch. f. inn. Medizin in Wien am 5. Juni 1910) über einen Fall von gewerblicher Chloroformvergiftung, die ein Apothekerlehrling beim Umfüllen von Chloroform erlitt. Es kam zu Schwindel, Kopfschmerz, Unmöglichkeit zu gehen und zu stehen usw.

Chlorstickstoff (NCl_3), ein öliger, flüchtiger, sehr explosiver, stechend riechender Körper, reizt Augen und Nase sehr heftig, ist somit in jeder Beziehung gefahrbringend; er entsteht bei Einwirkung von Chlor oder unterchloriger Säure auf Salmiak. Es kommt daher auch die Schädlichkeit dieser Stoffe in Betracht. Zur Entstehung des gefährlichen Chlorstickstoffes kann es nach Guttmann (Dingler 250, Bd. 235) kommen, wenn bei der Erzeugung des Schießpulvers chlorhaltiger Salpeter verwendet wird.

Zyanchlorid (Chlorzyan $CNCl$) entsteht aus Zyanwasserstoffsäure oder Quecksilberzyanid und Chlor. Das Chlorzyan selbst ist ein äußerst giftiges und reizend wirkendes Gas; wie ersichtlich, sind auch die Stoffe, aus denen es gewonnen wird, sämtlich giftig. Nach Albrecht kann Chlorzyan entstehen, wenn bei der Darstellung des roten Blutlaugensalzes (das durch Einleiten von Chlorgas in eine Lösung von gelbem Blutlaugensalz erzeugt wird) die Lösung mit Chlor übersättigt wird; hierdurch können die Arbeiter schwer gefährdet werden (vgl. auch Weyl, Hygiene, Bd. 8, S. 894).

Chlorbenzol. Leymann führt in seiner Abhandlung „Erkrankungsverhältnisse in einigen chemischen Betrieben“ (Concordia 1906, Heft 7) drei Vergiftungen mit Chlorbenzol, eine Vergiftung mit Binitrochlorbenzol, ferner drei Verbrennungen durch Chlorbenzol und eine Verbrennung mit Benzoylchlorid (C_6H_5COCl) an. Letzteres entsteht beim Behandeln von Benzaldehyd mit Chlor, es reizt sehr heftig die Schleimhäute, indem es sich in Salzsäure und Benzoesäure zersetzt. (Erben, Handb. d. ärztl. Sachverst. 1910, Bd. 2, S. 266). Benzalchlorid ($C_6H_5CHCl_2$), ferner Benzotrichlorid ($C_6H_5CCl_3$) und Benzoylchlorid ($C_6H_5CH_2Cl$) werden durch Einwirkung von Chlor auf siedendes Toluol gewonnen. Die Dämpfe dieser leichtflüchtigen Stoffe wirken auf die Atemorgane reizend ein. Bei der Erzeugung kommt die schädliche Wirkung des Chlorgases und Toluoldampfes in Betracht (siehe Benzol, Toluol).

Leymann (Concordia 1902, Nr. 5, und Vierteljahrsschr. f. öff. Ges.-Pfl. 1902, Suppl. S. 371) berichtet über sechs von ihm beobachtete Vergiftungen bei Arbeitern eines Chlorbenzolbetriebes ausführlich; zwei von diesen Vergiftungen kamen durch Nitrochlorbenzol zustande (vgl. die Kapitel über Nitrobenzol, Nitrophenol, Dinitrobenzol usw.). Ferner beobachtete Mohr bei einem Arbeiter, der drei Wochen mit Chlorbenzol zu tun hatte, Vergiftungserscheinungen: Kopfschmerz, Zyanose, Ohnmachtsanfälle usw. (D. med. Wochenschr. 1902, Bd. 28, S. 73.)

Nach Lehmann dürfte es sich — wie oben angeführt — auch bei der Chlorakne, der bekannten Hauterkrankung der Chlorarbeiter, um eine Affektion durch Substanzen der Chlorbenzolgruppe (oder andere gechlorte Teerprodukte) handeln (vgl. Lehmann, Ueber Chlorakne, Arch. f. Dermatol. 1905, Bd. 77, S. 323).

Jod, Jodverbindungen. Jod wurde früher fast ausschließlich aus den sich durch Auslaugen von Seetangasche (Kelp, Varec) ergebenden Laugen gewonnen; jetzt sind die bei der Chilisalpeterindustrie und anderen Salzindustrien (Verarbeitung der Staßfurter Abraumsalze) fallenden Mutterlaugen die vornehmlichsten Jodquellen. Aus den entsprechend konzentrierten Laugen wird das Jod mittelst Chlor oder auch Sauerstoff abgebenden Substanzen und Gemengen freigemacht und durch Destillieren und Sublimieren gereinigt. Verwendet wird Jod zur Herstellung photographischer und pharmazeutischer Artikel, insbesondere Jodoform (Trijodmethan CHJ_3), welches durch Einwirkung von Jod und Kalilauge auf Alkohol, Aldehyd, Azeton u. ä. entsteht.

Abgesehen von der eventuellen schädlichen Wirkung des Chlors, wenn dasselbe bei der Darstellung von Jod benutzt wird, kommt bei den mit der Erzeugung und Verwendung von Jod beschäftigten Arbeitern die Möglichkeit der chronischen Jodvergiftung in Betracht. Nach Ascher (Dammer, Handb. d. Arb.-Wohlf., Bd. 1, S. 433) kommt es in Jodfabriken und bei der Verwendung von Jod zu Reizerscheinungen, nervösen Erscheinungen und auch Aetzwirkungen im Magen. Die stärksten Reizerscheinungen verursacht nach diesen Angaben das in der Photographie verwendete Bromjod (siehe auch Brom). Von ähnlichen Beobachtungen in Bromfabriken spricht Layet und in der älteren Literatur schon auch Chevallier (Ann. d'hyg. publ. 1842).

Der Bericht der eidgenössischen Fabrikinspektoren (1890/1891, S. 127) beschreibt zwei akute Fälle von Jodvergiftung in einer Fabrik, die organische Jodverbindungen herstellt; die eine der Vergiftungen endete tödlich (schwere Gehirnerscheinungen, Schwindel, Doppelsehen, Tobsucht); vgl. später Jodmethyl (Jodblei siehe Blei).

Brom, Bromverbindungen. Brom wird (völlig analog der Darstellung des Jods) vornehmlich aus den Mutterlaugen der Salzwerke (insbesondere des Staßfurter Salzlagers) durch Einwirkung von Chlor oder Sauerstoff (in statu nascendi) auf die in den Laugen enthaltenen Alkali- oder Erdalkalibromide gewonnen. — Brom und Bromverbindungen finden hauptsächlich in der Photographie (Bromsilber), ferner in der Medizin (Brompräparate, Bromkali usw.) und in der Teerfarbenindustrie ausgedehnte Anwendung.

Bei der Gewinnung und Verwendung von Brom ist die Gefahr der Bromvergiftung (insbesondere der chronischen) gegeben, doch sind positive Angaben über das Vorkommen gewerblicher Bromvergiftungen, insbesondere über das Auftreten von Bromakne unter der Arbeiterschaft der Bromindustrie nicht zu finden. Hingegen finden sich Vergiftungen mit Brommethyl beschrieben und ferner die schädliche Wirkung des Bromjods erwähnt (siehe oben).

Jodmethyl und Brommethyl. Methyljodid (Jodmethyl CH_3J), eine leicht verdampfende Flüssigkeit, wird durch Destillation von Holzgeist mit amorphem Phosphor und Jod erhalten; es dient zur Erzeugung methylierter Teerfarben und zur Darstellung verschiedenartiger Methylverbindungen.

Grandhomme (Die Fabriken der A. G. Farbwerke vormals Meister, Lucius & Brüning in Höchst a. M. in sanit. und soz. Beziehung, 3. Aufl., S. 88, Jahr 1893) beschreibt sechs Fälle von, zum Teil sehr schweren, Vergiftungen mit Jodmethyldampf bei Arbeitern, die mit der Herstellung von Antipyrin beschäftigt waren. Letzteres wird dargestellt durch Einwirkung von Azetessigäther auf Phenylhydrazin, Behandlung des so erhaltenen Pyrazolons mit Jodmethyl und Zersetzung des Produktes mit Aetznatron.

Jaquet (D. Arch. f. klin. Med. 1901, Bd. 71, S. 370) beschreibt einen Fall von Jodmethylvergiftung bei einem Fabrikarbeiter, der analoge Symptome, wie sie bei der Brommethylvergiftung vorkommen, zeigte, nur war die psychische Erregung viel stärker.

Schuler (D. Vierteljahrsschr. f. öffentl. Ges.-Pfl., Bd. 31, S. 696) beschreibt drei Fälle von Vergiftung mit Brommethyl (CH_3Br) bei Arbeitern, die Brommethyl mittelst Holzgeist und Schwefelsäure dargestellt hatten. Von diesen Vergiftungen verlief eine tödlich (vgl. auch Bericht d. eidgen. Gewerbeinspektoren 1898/99). Es wird allerdings angezweifelt, ob es sich in diesen Fällen tatsächlich um Brommethylvergiftungen gehandelt hat (Weyl, Arbeiterkrankheiten, S. 203). Da jedoch später wiederum gewerbliche Vergiftungen mit Brommethyl bekannt wurden, so steht wohl die Gefährlichkeit dieser chemischen Verbindung außer Zweifel. So bespricht der Jahresbericht der chemischen Berufsgenossenschaft pro 1904 nachfolgenden Vorfall: Zwei Arbeiter, die mit einer ätherischen Brommethyllösung zu arbeiten hatten, erkrankten unter rauschähnlichen Erscheinungen. Einer derselben verfiel in längeres Siechtum, das sich in Nervenüberreizung, Schwindelanfällen und Schlafsucht äußerte.

Jaquet (D. Arch. f. klin. Med. 1901, Bd. 71, S. 370) sah gleichfalls nach Einatmung von Brommethyldampf Vergiftungen mit schweren nervösen Erscheinungen, sogar mit Tobsuchtsanfällen entstehen.

Lediglich erwähnt sei hier im Anschlusse ein nicht aufgeklärter Fall von Gifteinwirkung beim Bromieren von Chinazolinen, der von Bogert als „seltener Vergiftungsfall" beschrieben wurde (Ann. chem. society New York Section, Sitzung 7. Dez. 1906). Bogert meint, daß beim Bromieren der verschiedenen Chinazoline durch Brom in Essigsäureanhydrid außer Wasserstoff und Bromwasserstoff noch ein besonders giftiges Gas frei wird, da die Hände der mit dieser Manipulation Beschäftigten furchtbar angegriffen wurden, so daß die Fleischteile bis auf den Knochen zerstört waren. Diese Erscheinungen traten nicht sofort, sondern erst nach 14—20 Tagen auf.

Ueber eigenartige Erkrankungen in Zündhütchen- und Patronenfabriken, welche vielleicht auf in elektrolytisch erzeugten Kaliumchlorat enthaltenes bromsaures Kali zurückzuführen sind, wird in dem Kapitel über Zündwaren ausführlich berichtet.

Fluorverbindungen. Fluorwasserstoff (Flußsäure HFl) kommt als wässerige Lösung in den Handel; die wässerige Flußsäure wird durch Zersetzung von pulverisiertem Flußspat mit Schwefelsäure in mit Bleihauben bedeckten gußeisernen Kesseln dargestellt. Die entweichenden Dämpfe fängt man in in bleiernen Vorlagen befindlichem Wasser auf; eventuell wird behufs Erzielung größerer Reinheit in Platingefäßen umdestilliert.

Fluorwasserstoff wird zur Darstellung von Antimonfluoriden verwendet, von denen das Antimonfluoridammoniumsulfat $SbFl_3(NH_4)_2SO_4$ als Ersatz für Brechweinstein in der Färberei unter dem Namen „Antimonsalz" einen ausgedehnteren Gebrauch findet. Es wird durch Lösen von Antimonoxyd in Fluorwasserstoffsäure unter Zusatz von Ammoniumsulfat (durch Konzentration und Kristallisation) erhalten.

Wässerige Fluorwasserstoffsäure wird zum Aetzen von Glas verwendet (siehe auch Glasindustrie).

In der Brauereiindustrie wird eine mit Kieselsäure, Tonerde, Eisenoxyd und Zinkoxyd verunreinigte Kieselfluorwasserstoffsäure, Montanin genannt, als Konservierungs- und Desinfektionsmittel verwendet.

Fluorwasserstoff- und Kieselfluorwasserstoffsäure (H_2SiFl_6) entstehen ferner in der Superphosphatindustrie bei Aufschließen der Phosphorite mittelst Schwefelsäure, wobei die Kieselfluorwasserstoffsäure auch als Nebenprodukt gewonnen wird (siehe auch Superphosphat-, Kunstdünger-Industrie). Die Fluorwasserstoffsäure und ihre Verbindungen können sowohl bei der Darstellung als bei der Anwendung derselben und in der Superphosphatindustrie die Gesundheit der Arbeiter gefährden.

Wenn Fluorwasserstoff oder dessen Verbindungen in die Betriebsatmosphäre eindringen, kommt es zur Schädigung der Atemorgane und zu Augenentzündungen (Walther); ferner werden bei den Arbeitern, die sich mit der wässerigen Flußsäurelösung beschäftigen, Hauterkrankungen (Geschwürbildungen) beobachtet.

Als Beispiele der schädlichen Einwirkung der Flußsäure seien hier einige von Egli (Unf. b. chem. Arb., Zürich 1902, S. 22 u. 45) angeführte Fälle erwähnt: Ein Arbeiter einer Kunstanstalt warf eine Flasche mit Flußsäure um und benetzte sich damit einen Finger der rechten Hand auf der Innenseite. Obgleich er sofort die Hände wusch, trat nach einigen Stunden eine schmerzhafte Entzündung mit Blasenbildung ein wie bei einer Verbrennung zweiten Grades. Dann infizierte sich die Blase und heilte sehr langsam mit Eiterung. Dieser Fall ist von Steiner-Zürich beschrieben. — Einen anderen ähnlichen Fall beschrieb Roth-Zürich. Ein Mann und eine Frau wollten mit Flußsäure die Schrift auf den Porzellanknöpfen von Bierflaschen entfernen. Der Mann nahm einen Tuchlappen in die drei ersten Finger der rechten Hand, befeuchtete ihn mit der Säure und rieb damit die Knöpfe ab, wodurch die Schrift leicht verschwand. Nach kurzer Zeit verspürte er ein gelindes Brennen und hörte deshalb auf. Die Frau, die einen alten Glacéhandschuh bei der Arbeit anhatte, erkrankte unter denselben Erscheinungen, die sich in der Nacht bei beiden zu unerträglichen Schmerzen steigerten; trotz rechtzeitiger ärztlicher Hilfe kam es zu Gangrän der angegriffenen Fingerkuppen. Die Heilung verlief unter Eiterung mit Abstoßung der Fingernägel.

Ueber Schädigungen der Atemorgane durch Fluorwasserstoffdampf wird mehrfach berichtet. Solche Erkrankungen sind im Bericht der preußischen Fabrikinspektoren (1900) angeführt und betreffen mehrere Arbeiter in Flußsäurefabriken. In einer dieser Fabriken war die Verbreitung der Flußsäuredämpfe so groß, daß alle Fenster bis auf 8 Meter vom Aufschließungsraum matt geätzt waren.

In den von mir durchgesehenen sanitären Berichten der Krankenkassen Böhmens der letzten Jahre sind mehrere Flußsäurevergiftungen verzeichnet. Im Jahre 1906 kamen 4 Vergiftungen durch Flußsäure vor, welche durch Einatmen von flußsäurehaltigen Dämpfen in einer Flußsäurefabrik hervorgerufen waren. Die Erkrankungen bestanden in einer Verätzung der Schleimhäute der Atemorgane. Im Jahre 1907 ereignete sich eine schwerere Flußsäurevergiftung beim Glasätzen (Rambousek, Gewerbekrankh. in Böhmen, Concordia 1910, Nr. 6).

Salpetersäure (Erzeugung und Verwendung)

Salpetersäure (HNO_3) wird durch Destillation von mit Schwefelsäure versetztem Chilisalpeter (Natronsalpeter) in liegenden gußeisernen, von Feuer umspülten Zylindern gewonnen nach der Formel: $NaNO_3 + H_2SO_4 = NaHSO_4 + HNO_3$. Die Kondensation erfolgt in tönernen Bombonnes mit anschließendem Koksturm in ähnlicher Weise, wie dies bei der Salzsäurefabrikation beschrieben wurde.

Statt der Kokstürme sind auch Plattentürme nach Lunge-Rohrmann in Verwendung. Zur Fortbewegung nitroser Gase bei der Salpeterfabrikation dienen — wie zur Fortbewegung saurer Gase überhaupt — Tonexhaustoren.

Um die Salpetersäure von der mitentstehenden Untersalpetersäure (nebst Chlor, Chlorverbindungen und anderen Verunreinigungen) zu befreien, wird in die heiße Säure Luft eingeblasen (Bleichen, Raffinieren). — Das in den Destillationszylindern zurückbleibende Gemisch von Natriumsulfat-Natriumbisulfat wird entweder durch Kochsalzzusatz auf Sulfat verarbeitet oder in der Glasfabrikation verwendet. Die erzeugte Salpetersäure wird entweder als

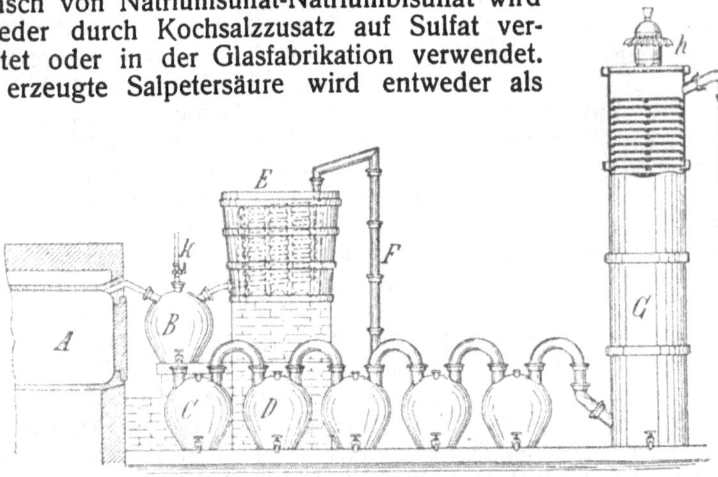

Fig. 9. Salpetersäuredarstellung (nach Ost)

solche oder gemischt mit Schwefelsäure (auch mit Salzsäure als „Königswasser") verbraucht.

Reines Salpetersäurehydrat läßt sich bei Atmosphärendruck nicht unzersetzt destillieren, färbt sich bei der Destillation und bei Beleuchtung rot, ist äußerst gefährlich zu handhaben, da es zum Beispiel Stroh bei längerer Berührung entzündet. Es muß daher besonders (in Kieselgur) verpackt und in Glasballons (nur mit Feuerzügen) versendet werden (Ost).

Die rote, rauchende Salpetersäure, eine rohe Salpetersäure, enthält reichlich Untersalpetersäure und salpetrige Säure. Erzeugt wird dieselbe, wenn bei der Salpetersäuredestillation weniger Schwefelsäure und höhere Temperatur angewendet oder (behufs Reduktion) Stärkemehl zugesetzt wird.

Erwähnt sei die in jüngster Zeit erfolgreich versuchte Darstellung von Salpetersäure aus der Luft (Verfahren von Birkeland und Eydn und der B. A. S. F.) durch elektrische Entladungen (Flammenbogen) in besonderen Oefen, aus denen die stickstoffoxydhaltige Luft in Türme geleitet wird, wo das Stickoxyd weiter (auf Tetroxyd) oxydiert wird, um schließlich durch Berührung mit Wasser zu Salpetersäure zu werden.

Die Salpetersäure wird zur Fabrikation von Phosphorsäure, Arsensäure und Schwefelsäure (siehe diese), Nitroglyzerin und Nitrozellulose, rauchlosem Schießpulver usw. (siehe diese Stoffe und das Kapitel über Sprengstoffe), zur Herstellung von Nitrobenzol, Pikrinsäure u. a. Nitroverbindungen (siehe Teerprodukte usw.) benutzt. Verdünnte Säure dient zum Lösen und Aetzen von Metallen, auch zur Herstellung von Nitraten, wie Quecksilber, Silbernitrat usw. (siehe Salpeter- und salpetrigsaure Salze).

Gesundheitsschädigungen und gewerbliche Vergiftungen in der Salpetersäureindustrie und bei der Verwendung von Salpetersäure (Vergiftungen durch „nitrose Gase")

Leymann (Concordia 1906, Heft 7 – 9) gibt an, daß die durchschnittliche Zahl der Erkrankungsfälle und Tage in der Salpetersäureindustrie im allgemeinen eine erhöhte ist; die Zunahme entfällt fast ganz auf die „äußeren Krankheiten" und insbesondere auf die Verbrennungen (Verätzungen), die sich bei einer so stark ätzenden Säure kaum ganz vermeiden lassen. Die Zahl der Verbrennungen (Verätzungen) beträgt nach der statistischen Zusammenstellung Leymanns fast 12 % (durchschnittlich 12 Verbrennungen auf je 100 Arbeiter), während bei den Verladern, Taglöhnern und Handwerkern dieser Industrie nur 1 % auf Verbrennungen kommt (je eine Verbrennung auf 100 Arbeiter). Von den inneren Erkrankungen zeigen die Erkrankungen der Respirationsorgane ein häufigeres Vorkommen (etwa 11,8 % gegen 8,8 % bei sonstigen Arbeitern), was wohl der reizenden und ätzenden Wirkung der nitrosen Gase und Säuredämpfe auf die Schleimhäute zuzuschreiben ist. — Das Auftreten von sauren Dämpfen bei der Salpetersäurefabrikation kann durch das Ausströmen saurer Gase aus Undichtigkeiten der Retorten, Leitungen usw. bedingt werden; auch können sich derartige gesundheitsschädliche Dämpfe im Arbeitsraum dadurch entwickeln, daß das aus den Retorten abgelassene Bisulfat noch saure Dämpfe ausstößt, was insbesondere dann der Fall ist, wenn mit Schwefelsäureüberschuß gearbeitet wird.

Fischer (in Dammer, Handbuch der Arbeiterwohlfahrt) hebt die Gefährlichkeit der salpetrigen (nitrosen) Gase besonders hervor, da deren Einwirkung schon zahlreiche Menschenleben zum Opfer gefallen sind und stetig noch zum Opfer fallen, weil man die Giftwirkung derselben vielfach noch unterschätzt. Die Giftigkeit dieser Dämpfe ist sehr groß, wie Fälle zeigen, in welchen schwere Vergiftungen allein dadurch bewirkt wurden, daß der Betroffene ein Gefäß mit rauchender Salpetersäure trug. Solche Vergiftungen wurden von Schmitz (Berl. klin. Wochenschr. 1884, Bd. 21, S. 428), Becker (Aerztl. Sachv.-Ztg. 1899, Bd. 5, S. 277) u. a. beschrieben.

Häufige Unglücksfälle durch Verätzung mit Säure oder auch durch Einatmen von sauren Dämpfen kommen — abgesehen von den erwähnten Gefahren bei der Salpetersäureerzeugung — beim Umfüllen, bei der Verpackung und der Versendung der Säure vor, insbesondere auch dann, wenn hierbei nicht zweckentsprechende Gefäße verwendet werden und es zum Zerbrechen oder Platzen derselben kommt. Von derartigen Unfällen wird mehrfach berichtet; so z. B. von Hermann (in Hirts Handb. d. Hyg. u. Gewerbekrankh., vgl. auch weiter unten mehrere Beispiele).

Ferner finden sich zahlreiche Angaben über schwere Vergiftungen durch nitrose Gase bei der Verwendung der Salpetersäure. Derartige Vergiftungen durch Einatmen nitroser Gase (salpetrige Säure, Stickoxyd, untersalpetrige Säure usw.) bedingen meist nicht unmittelbar schwere Erscheinungen bzw. den · Tod; die schweren Vergiftungssymptome stellen sich vielmehr meist erst später, nach einigen Stunden ein, wie die weiter unten angeführten Beispiele zeigen. Des Vorkommens solcher Vergiftungen in der Schwefelsäureindustrie wurde bereits bei Besprechung derselben Erwähnung getan. Auch in der Superphosphatindustrie sind durch zufälliges Entstehen von salpetriger Säure durch Zusammenkommen von Chilisalpeter mit sehr saurem Superphosphat (Pharm. Zentralbl. 1884, S. 439) Vergiftungen zustande gekommen, ferner durch Ueberlaufen eines Nachscheidegefäßes in einer Sprengölfabrik (tödliche Vergiftung [Amtl. Jahrbuch d. Gewerbeaufsichtsbeamten 1892, S. 174]), auch beim Verkauf von Salpetersäure in einem Blechgefäß (Weyl, Hygiene, VIII, S. 675) u. a.

Nicht selten kommt es ferner zu Vergiftungen mit nitrosen Gasen beim Beizen der Metalle (Gürtlerei, Gelbbrennen; vgl. das Kapitel über die Vergiftungen bei der Bearbeitung der Metalle). Ich hatte Gelegenheit, derartige Vergiftungen (in einer Devotionalienhandlung u. a.) aus den Berichten der Krankenkassen in Böhmen (vgl. Concordia 1910, Heft 6) zu konstatieren.

Besonders häufig kommen Vergiftungen mit nitrosen Gasen bei der Einwirkung von Salpetersäure auf organische Substanzen vor, wobei die niederen Oxydationsstufen der Salpetersäure, salpetrige Säure, Untersalpetersäure und Stickoxyd, entstehen. In der Industrie wird eine derartige Einwirkung von Salpetersäure oder einem Salpetersäure-Schwefelsäuregemisch auf organische Substanzen zur Nitrierung der letzteren benutzt (vgl. Nitrieren, Nitroglyzerin, Sprengstoffe, Nitrobenzol).

Bei ungenügender Vorsicht kann es daher in diesen Industrien zu derartigen Vergiftungen kommen. Ferner wird diese Gefahr durch zufälliges Zusammenkommen von ausfließender Säure mit organischen Substanzen (Holz, Papier und Leder usw.), insbesondere auch bei hierdurch bewirkten Bränden bedingt. Holtzmann (Concordia 1908, Heft 23, S. 498) beschäftigt sich eingehender mit derartigen Vergiftungen und beschreibt mehrere hierher gehörige Unfälle durch Vergiftung mit nitrosen Gasen, welche in Baden vorgekommen sind.

In einem Kellerraume befanden sich fünf große eiserne Fässer eines Gemisches von Schwefelsäure und Salpetersäure. Eines Morgens wurde bemerkt, daß eines der Fässer undicht geworden war. · Die Direktion ließ die vorhandenen Rauchmasken herbeiholen und wollte die Säure auspumpen lassen; zur Montierung der Pumpe stiegen zwei Schlosser in den Keller und verweilten dort etwa 25 Minuten.

Zum Schutze gegen die Dämpfe hielten sie sich Putzwolle und das Taschentuch vor, die Maske hatten sie nicht aufgesetzt. Der eine Schlosser erkrankte nur an Husten, während der andere noch an demselben Abend unter Erscheinungen schwerer Atemnot starb. Die Sektion ergab eine starke Entzündung und Schwellung der Schleimhaut des Kehldeckels, Kehlkopfes, der Luftröhre, ferner Veränderungen in der Lunge (Blutüberfüllung u. a.).

Zwei weitere Todesfälle, die Holtzmann beschreibt, ereigneten sich in der Nitrierhalle einer Fabrik. Der eine der beiden Arbeiter klagte schon wenige Stunden nach seinem Eintritt in die Fabrik über Brustschmerzen und Schwindel und starb zwei Tage später. Der andere Arbeiter starb am Tage nach seinem Eintritt in die Fabrik, wo er nur drei Stunden gearbeitet hatte. In beiden Fällen ergab die Sektion eine heftige Schwellung und Entzündung der Schleimhaut der Luftwege.

Holtzmann erwähnt ferner durch Manouvrier beschriebene Vergiftungen durch nitrose Gase beim Erhitzen eines Düngemittels, das aus einer Mischung von Salpeter, schwefelhaltiger Braunkohle und Wollabfällen bestand (Manouvrier, Bullet. de l'académie de médecine, 3. Serie, Bd. 37, S. 306). Schmieden berichtet über eine tödliche Vergiftung bei einem Arbeiter, der in die aus einem geplatzten Ballon ausgelaufene Salpetersäure Sägespäne gestreut hatte (Zentralbl. f. klin. Med. 1892, Nr. 11). Kockel (Vierteljahrsschr. f. ger. Med. 1898, 3. Folge, Bd. 15) beschreibt einen ähnlichen Fall. Künne (D. med. Wochenschr. 1897, Nr. 26) berichtet über eine Massenvergiftung durch Dämpfe, welche durch das Platzen eines Salpetersäureballons entstanden. Einige weitere Beispiele von Vergiftungen nitroser Gase entnehmen wir Eglis Abhandlung (Ueber Unf. b. chem. Arb., Zürich 1903, S. 52). Pears (Albany med. ann. ref. Zeitschr. f. angew. Chemie 1899, S. 180) beschreibt die tödliche Vergiftung eines Feuerwehrmannes, der bei einem durch Zerspringen eines Salpetersäureballons entstandenen Brande mehrere Leute, die durch Säure stark verätzt waren, aus dem mit nitrosen Dämpfen gefüllten Raume rettete. Die Geretteten erkrankten an Katarrhen der Luftwege, der Retter starb, unter schweren Erscheinungen der Entzündung der Luftwege und Lungenödem, 29 Stunden nach der Vergiftung. Bei einem Brande einer chemischen Fabrik erkrankten drei Offiziere und 57 Feuerwehrleute durch Einatmung nitroser Gase; eine Vergiftung verlief tödlich (Zeitschr. f. angew. Chemie 1897, S. 492).

In Elberfeld waren auf einem freien Platz ca. 50 Ballons starke Salpetersäure gelagert. Ein Ballon platzte, es brach Feuer aus; bei dem herrschenden starken Wind wurde die Feuerwehr von den massenhaften roten Dämpfen wenig belästigt. Bald darauf kam es an der gleichen Stelle zu demselben Vorfall, wobei etwa 50—60 Ballons vernichtet wurden. 15 Mann bekämpften erfolgreich das Feuer bei relativer Windstille. Die Feuersbrunst wurde binnen einer halben Stunde gelöscht. Die Löschmannschaft fühlte sich anfänglich wohl. Drei Stunden später stellten sich bei allen furchtbare Erstickungsanfälle ein, die bei einem Manne bald zum Tode führten, bei den übrigen mit einer schweren 9—10tägigen Erkrankung der Atemorgane ausgingen (Zeitschr. f. angew. Chemie 1897, S. 492).

Ueber einen ähnlichen Unglücksfall beim Brande einer Nitrozellulosefabrik berichtete der Bericht der Berufsgenossenschaft für die Chemische Industrie pro 1908 (Chem. Ind. 1909, Nr. 14, Beilage, S. 24). Von der bei diesem Brande tätigen Löschmannschaft erkrankten 22 Personen unter der Einwirkung der sich entwickelnden nitrosen Gase. Trotz der frühzeitig eingeleiteten ärztlichen Behandlung (unter Verwendung von Sauerstoffapparaten) konnten drei Personen nicht gerettet werden.

Aus den Berichten der Berufsgenossenschaft für die chemische Industrie seien noch einige weitere Beispiele, die sich in den letzten Jahren ereigneten, herausgegriffen:

In einer Denitrieranlage (vgl. Nitroglyzerin, Sprengstoffe) war ein Mann damit beschäftigt, schwache Salpetersäure aus einem Druckgefäß aus Steingut, welches in die Erde eingelassen war, auf die Rieseltürme mittelst Druckluft zu befördern. Als fast die gesamte Säure bereits hochgedrückt war, platzte plötzlich das Druckgefäß, zerschlug dabei einen Holzbottich mit gleichem Säureinhalt, der sich dabei unter plötzlicher Entwicklung roter Dämpfe (nitroser Gase) über den Boden ergoß. Der Mann atmete viel von den Gasen ein. Zunächst fühlte er außer Brustschmerzen keine wesentlichen Folgen und arbeitete sogar noch am zweiten Tage, am nächstfolgenden Abend starb er jedoch unter Erscheinungen schwerer Atemnot.

Ein weiterer derartiger Vergiftungsfall in der Denitrierung einer Dynamitfabrik ereignete sich gelegentlich der Reinigung des Vorratskessels für Abfallschwefelsäure; zu diesem Zweck wurde der Kessel mehrere Tage hintereinander wiederholt mit Wasser, welches durch ungelöschten Kalk alkalisch gemacht war, gründlich ausgespült. Alsdann bestiegen zwei Meister abwechselnd den Kessel, um den Kalk und Bleischlamm durch das Mannloch herauszuschöpfen, wobei fortwährend Preßluft in den Kessel geblasen wurde. Der Platzmeister blieb etwa eine Viertelstunde im Kessel und beendete die Reinigungsarbeit, ohne über Unwohlsein zu klagen. Am Abend stellten sich Beschwerden ein; die Vergiftung führte alsbald, trotz eingeleiteter Behandlung, am nächsten Tag zum Tode (Chem. Industrie 1907, S. 347).

Zwei weitere Todesfälle durch Einatmen von nitrosen Gasen bespricht der Bericht der Berufsgenossenschaft für die chemische Industrie für das Jahr 1904. In dem einen Fall war ein Arbeiter mit dem Waschen von Nitroxylol beschäftigt, als an dem Waschkessel eine Undichtigkeit entstand, infolgedessen der Inhalt desselben sich teilweise in eine unter dem Apparat befindliche Grube ergoß. Der Arbeiter stieg nun in die Grube hinab und schöpfte das ausgelaufene Nitroxylol in Krüge auf. Nach dieser Arbeit, die ungefähr $^3/_4$ Stunden währte, klagte er über Atemnot und Unwohlsein und starb an den Folgen nach Verlauf von ungefähr 36 Stunden (Chem. Ind. 1905, S. 444). In dem anderen Fall hatte ein Arbeiter einen Wechselhahn zu bedienen, welcher den Zufluß zu zwei großen Gefäßen regelte, die zum Abkühlen und Erwärmen von Nitrierflüssigkeit dienen. Beide Gefäße waren mit Wasserstandsanzeigern versehen und oben offen. Durch Unachtsamkeit des Arbeiters lief das eine Gefäß über, und anstatt den Raum nach Schließen des Zuflußhahnes zu verlassen, versuchte er, die

Spuren von Flüssigkeit, um seinen Fehler zu verheimlichen, zu entfernen, verblieb in dem mit Dämpfen erfüllten Raum und wurde vergiftet (Chem. Ind. 1905, S. 445).

Schließlich ist eine im Berichte der genannten Berufsgenossenschaft für das Jahr 1907 beschriebene Nitrosevergiftung dadurch bemerkenswert, daß sie in einem Kesselwagen für Milchsäure erfolgte, und zwar beim Entfernen einer kleinen Menge Schlammes, die sich, trotz zweimaligen Auswaschens, hinter einer Scheidewand festgesetzt hatte.

Des weiteren können sich Vergiftungsgefahren bei der Herstellung von salpeter- und salpetrigsauren Salzen und Verbindungen ergeben.

Herstellung von salpeter- und salpetrigsauren Salzen und Verbindungen

(Vorkommen von Vergiftungen hierbei)

Verschiedene salpetersaure Salze werden durch Auflösen der betreffenden hierzu nötigen Substanzen in Salpetersäure hergestellt, wobei salpetrige Säure und Untersalpetersäure entweichen können. In einzelnen Fällen wird auch Salpetersäure und Salzsäure zusammen zum Auflösen von Metallen, wie Platin und Gold, sowie zur Herstellung von Eisenoxydsalzen verwendet. Dabei entweicht neben Untersalpetersäure auch Chlor (Leymann). Erwähnt seien nachfolgende:

Salpetersaurer Baryt $Ba(NO_3)_2$ wird aus kohlensaurem Baryt oder Schwefelbarium und Salpetersäure als farblose kristallinische Substanz erhalten. Es findet Verwendung in der Pyrotechnik (Grünfeuer) und Sprengtechnik. Analog wird das gleichfalls farblose Kristalle bildende salpetersaure Strontian $Sr(NO_3)_2$ gewonnen, das auch in der Pyrotechnik (Rotfeuer) gebraucht wird.

Salpetersaures Ammoniak NH_4NO_3 (farblose kristallisierte Substanz) wird durch Neutralisation von Salpetersäure mit Ammoniak oder kohlensaurem Ammoniak gewonnen und entsteht auch beim Lösen von Eisen oder Zinn in Salpetersäure. Es wurde in der Sprengtechnik empfohlen.

Salpetersaures Blei $Pb(NO_3)_2$ (Bleinitrat, Bleisalpeter), eine farblose kristallinische Substanz, entsteht beim Lösen von Bleioxyd oder Bleikarbonat in Salpetersäure. Es dient in der Färberei und Zeugdruckerei, zur Darstellung von Chromgelb, anderen Bleipräparaten und gemischt mit Bleisuperoxyd (welches man durch Behandeln von Mennige mit Salpetersäure erhält) zur Herstellung von Zündhölzchen.

Abgesehen von der bei der Erzeugung in Betracht kommenden Möglichkeit der Gesundheitsschädigung durch Salpetersäure und salpetrigsaure Dämpfe, die, wie oben erwähnt, bei der Herstellung aller hier angeführten salpetersauren Salze mehr oder weniger in Betracht kommt, kann bei der Erzeugung und Verwendung von salpetersaurem Blei auch chronische Bleivergiftung eintreten.

Salpetersaures Eisen, Eisenoxydulnitrat, $Fe(NO_3)_2$, grünliche Kristalle bildend, wird durch Lösen von Schwefeleisen bzw. Eisen in (verdünnter) kalter Salpetersäure dargestellt. Das in der Färberei benutzte sog. salpetersaure Eisen besteht aus basischen Ferrisulfaten (in der Schwarzfärberei der Seide in großer Menge verbraucht). Auch das analog dargestellte salpetersaure Kupfer $Cu(NO_3)_2$, das dunkelblaue Kristalle bildet, findet in der Färberei Verwendung.

Eine größere gewerbehygienische Bedeutung hat das salpetersaure Quecksilber. Salpetersaures Quecksilberoxydul (Merkuronitrat) $Hg_2(NO_3)_2$ (farblose Kristalle) entsteht bei Einwirkung von kalter verdünnter Salpetersäure auf überschüssiges Quecksilber. Es dient zum Beizen der Haare (Hasenhaarschneiderei), in der Hutmacherei (Sekretage, siehe diese), zum Färben des Horns, zum Aetzen und Amalgamieren von Metallen, zur Erzeugung schwarzer Bronze auf Messing, in der Porzellanmalerei u. a.

Salpetersaures Quecksilberoxyd (Merkurinitrat) $Hg(NO_3)_2$ (gleichfalls farblos kristallinisch) entsteht durch Lösen von Quecksilberoxyd in Salpetersäure oder Behandeln von Quecksilber mit warmer Salpetersäure im Ueberschuß. Salpetersaures Quecksilber (sowohl das Oxydul als das Oxyd) wirkt stark ätzend und sehr giftig. Bei der Erzeugung kommt die Giftigkeit salpetrigsaurer Gase und die Giftwirkung des Quecksilbers in Betracht. Hinsichtlich der gewerblichen Vergiftung mit diesen Stoffen siehe auch Quecksilber und Hutmacherei.

Salpetersaures Silber (Silbernitrat) $AgNO_3$ wird durch Lösen von Silber in Salpetersäure erhalten und kommt als Aetzmittel in den bekannten kristallinischen Stängelchen (Höllenstein, Lapis) in den Handel. Durch Aufnahme in den Körper entstehen Ablagerungen von Silber in der Haut, die sog. Argyrie (vgl. auch Silber). Derartige chronische Vergiftungen wurden bei Höllensteinarbeitern von Lewin (Ueber lokale Gewerbeargyrose, Berl. klin. Wochenschr. 1886, Bd. 23, S. 417) beschrieben; ferner kommen dieselben bei Photographen und insbesondere bei Glasperlenversilberern vor, die in die Glasperlenschnüre eine Silbernitratlösung einsaugen (vgl. Lewin, zit. oben, und Schubert, Zeitschr. f. Heilkunde 1895, Bd. 16, S. 341).

Ich hatte selbst Gelegenheit, eklatante Fälle von kompletter Argyrie aus Nordböhmen zu sehen, wo die Glasperlenindustrie als Hausindustrie betrieben wird. Jetzt sind diese Fälle selten, weil das Einsaugen der Silberlösung nicht mehr mit dem Munde, sondern mit Apparaten geschieht.

Salpetrigsaures Natrium (Natrium-Nitrit, auch schlechtweg Nitrit) $NaNO_2$, kristallinisch farblos, gewinnt man durch Schmelzen von Chilisalpeter mit metallischem Blei (in bestimmtem Verhältnis) in gußeisernen Kesseln. Die Schmelze wird ausgelaugt und die Lösung zur Kristallisation eingedampft. Das hierbei entstehende Bleioxyd eignet sich besonders gut zur Mennigedarstellung, der es stets zugeführt wird (siehe Blei, Mennige). Bei der Nitritdarstellung kommen infolge der Verwendung des Bleies häufig Bleivergiftungen, mitunter solche schwerer Natur, zustande. Roth (Kompendium der Gewerbekrankheiten, S. 62) berichtet über eine Nitritfabrik, in der auf 100 Arbeiter in einem Jahre 211 Erkrankungen kamen. Auch mir ist das Vorkommen mehrerer Bleivergiftungen in einem derartigen Betriebe bekannt.

Amylnitrit (Salpetrigsäureamyläther) $C_5H_{11}NO_2$ wird durch Einleiten von Salpetersäuredämpfen in Isoamylalkohol und Destillation von Amylalkohol mit salpetrigsaurem Kali und Schwefelsäure erhalten. Es ist eine gelbliche Flüssigkeit, deren Dämpfe eingeatmet Blutandrang zum Kopfe und beschleunigten Herzschlag usw. erzeugen. Wie Literaturangaben zeigen, können Amylnitritdämpfe schwere Vergiftungen hervorrufen. (Cadvalladen, Med. rec. 1896, Bd. 2, S. 816.)

Anhangsweise sei die Zersetzung von salpetersauren Salzen zwecks Herstellung von Oxyden erwähnt. In dieser Richtung kommt vor allem Bariumsuperoxyd in Betracht. Die Zersetzung erfolgt durch Glühen der salpetersauren Salze, wobei salpetrige Säure und Untersalpetersäure entweichen und schädlich wirken können (Leymann).

Bezüglich weiterer Verbindungen der Salpetersäure siehe das folgende Kapitel über die Sprengstoffindustrie und ferner das Kapitel über Teerprodukte (Nitrobenzol, Nitrophenol usw.).

Gewinnung der Explosivstoffe und Vorkommen von Gesundheitsschädigungen und Vergiftungen durch gewerbliche Gifte in dieser Industrie

Zahlreiche Explosivstoffe werden unter Zuhilfenahme von Salpetersäure oder einem Salpetersäure-Schwefelsäuregemisch gewonnen, welche Säuren — insbesondere durch Entstehen von nitrösen Dämpfen — zu Gesundheitsschädigungen und Vergiftungen unter der Arbeiterschaft Veranlassung geben können. Ueberdies stellen einzelne der Explosivstoffe selbst gewerbliche Gifte dar, insbesondere diejenigen, welche als flüchtige oder staubförmige Stoffe Veranlassung zur Luftverunreinigung in der Betriebsstätte geben können.

Die wichtigsten derselben werden daher im einzelnen besprochen:

Knallquecksilber. Das Knallquecksilber $HgC_2N_2O_2$ ist vermutlich als das Quecksilbersalz der mit der Zyansäure isomeren Knallsäure $HO-N=N$ anzusehen. Es wird zur Anfertigung von Zündhütchen verwendet, welche zur Entzündung von Schieß- und Sprengstoffen („Initialzündung") dienen. Es wird dargestellt, indem man in Glasballons Quecksilber in Salpetersäure löst und Alkohol zusetzt. Die entstehenden schweren weißen Kristalle von Knallquecksilber werden abfiltriert und getrocknet. Bei der beschriebenen Reaktion entwickeln sich bedeutende Mengen von sehr gefährlichen, giftigen und entzündlichen Gasen und Dämpfen, welche Essigäther, Essigsäure, Salpetersäureäther, salpetrige Säure, flüchtige Blausäureverbindungen, Blausäure, Zyanäthyl, Zyansäure, enthalten; infolgedessen kann die Einatmung größerer Quantitäten dieser Dämpfe unmittelbar tödlich wirken. Das Knallquecksilber selbst ist gleichfalls giftig. Ueberdies kommt die Möglichkeit der Quecksilbervergiftung bei der Knallquecksilbererzeugung, insbesondere beim Filtrieren, Ausdrücken, Trocknen und Körnen des Knallquecksilbers in Betracht. Auch beim Füllen des Knallquecksilbers in die Zündhütchen kommen derartige Vergiftungen mitunter in großer Zahl vor. Hier wird (nach Heinzerling) das Entstehen von Quecksilberdämpfen in größerer Menge durch kleine Explosionen beim Pressen und Füllen begünstigt. In einer Nürnberger Fabrik sollen in einem Jahr 40 % der Arbeiterinnen an Quecksilbervergiftung erkrankt sein (Chemiker-Ztg. 1892, S. 1148).

Mehrere Fälle von Quecksilbervergiftungen in einer Knallquecksilberzünderfabrik bei Marseille werden von Neisser (Intern. Uebers. über Gew.-Hyg. 1907, S. 76) erwähnt.

Thisquen (Belgien) beschreibt eine schwere Quecksilberkachexie bei einem Arbeiter, welcher sich durch 12 Monate bei der Fabrikation von Zündhütchen mit Quecksilberfulminant beschäftigt hatte. Neisser (Intern. Uebers. über Gew.-Hyg. 1907, S. 77) bemerkt hierzu ausdrücklich, daß man bei der Herstellung dieses Salzes nicht nur die Gefahr der Quecksilbervergiftung, sondern noch mehr die außerordentlich schädliche Wirkung der salpetersauren Dämpfe in Rechnung ziehen müsse, welche bei dieser Fabrikation in großer Menge entstehen und sogar tödlich verlaufende Vergiftungen verursachen können.

Nitroglyzerin $C_3H_5(O-NO_2)_3$ (Dynamit, Sprenggelatine). Nitroglyzerin entsteht durch die Einwirkung von konzentrierter Salpetersäure oder einem Salpetersäure-Schwefelsäuregemisch auf wasserfreies Glyzerin. Der Fabrikationsvorgang (Fig. 10 u. 11) ist folgender: In Bleibottichen läßt man Glyzerin in die Säuremischung einfließen, worauf mittelst Preßluft gerührt wird, wobei man darauf achten muß, daß die Temperatur etwa 22° C betrage, da bei Temperaturen über 25° C Explosionsgefahr besteht. Dann wird die Flüssigkeit in den Scheidetrichter abgelassen, wo sie sich in zwei Schichten trennt: das leichte Nitroglyzerin schwimmt auf der schwereren Säureschicht. Glasfenster dienen zur Beobachtung. Das abgeschiedene Nitroglyzerin wird abgelassen, unter Mischen mit Preßluft gewaschen, dann

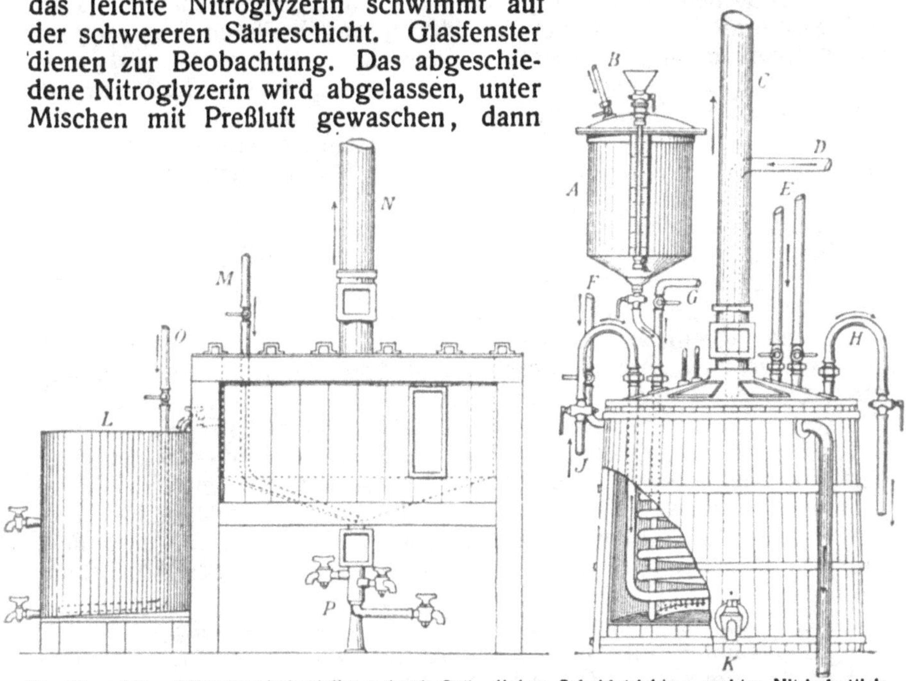

Fig. 10 und 11. Nitroglyzerindarstellung (nach Ost), links: Scheidetrichter; rechts: Nitrierbottich (nach Guttmann). *A* Glyzeringefäß. *D* Säurezufluß. *E*, *G* Preßluft. *J*, *H* Kühlschlangen. *C* Dunstrohr.

(mit Sodalösung) neutralisiert und wieder gewaschen, zuletzt in Kochsalz- oder Sodafiltern filtriert. Das im Scheidetrichter abgeschiedene Säuregemisch wird zunächst durch Stehenlassen sorgfältig nachgeschieden, indem das restliche in der Säure enthaltene Sprengöl nach oben steigt. Die von demselben befreite Abfallsäure wird in besonderen Anlagen regeneriert; man denitriert dieselbe zunächst durch Einblasen von Heißluft und Wasserdampf. Die nitrosen Gase werden zu Salpetersäure verdichtet. Die Schwefelsäure wird eingedampft.

Die Herstellung des Dynamits erfolgt meist durch Mischen vorher geglühter und gereinigter Infusorienerde mit Nitroglyzerin.

Sprenggelatine (Gelatinedynamit) wird durch Auflösung von Schießbaumwolle (Kollodiumwolle, Nitrozellulose, siehe unten) in Nitroglyzerin hergestellt.

Dynamit und Sprenggelatine werden mittels Hebelpressen patroniert.

Nitroglyzerin selbst stellt ein heftiges Gift dar, welches sowohl durch die Haut als auch durch Einführung in den Verdauungsweg aufgenommen wird und schon in geringen Mengen schwere Erscheinungen hervorrufen kann. Kobert berichtet über einen Fall von Nitroglyzerinvergiftung, welche durch Einreiben eines einzigen Tropfens von Nitroglyzerin in die Haut bewirkt wurde, dem ein zehnstündiges Unwohlsein nachfolgte; französische Offiziere, die längere Zeit mit Dynamit hantierten, zeigten gleichfalls Erscheinungen von Nitroglyzerinvergiftung (Kobert), desgleichen Arbeiter, welche mit dem Auswaschen von Nitroglyzerin aus Kieselgur beschäftigt waren und dabei mit bloßen Armen in dem sprengölhaltigen Waschwasser manipulieren mußten (Villaret). Wenn auch angegeben wird, daß sich die Nitroglyzerinarbeiter bis zu einem gewissen Grade an die Giftwirkung des Nitroglyzerins gewöhnen (vgl. auch Zeitschr. f. med. Beamte 1908, Bd. 21, Nr. 8), so kommen andererseits immer wieder in Sprengstoffabriken Vergiftungsfälle vor, die auf das Nitroglyzerin zurückzuführen sind.

Arbeiter, welche Dynamit mengen und sieben, bekommen unter den Nägeln und an den Fingerspitzen schlecht heilende Geschwüre und Ausschläge an den Händen (Erben, Handb. d. Sachv.-Tät. 1910, Bd. 7, I. Teil, zweite Hälfte, S. 99).

Ferner kommt es bei der Nitroglyzeringewinnung, insbesondere dort, wo nicht vollkommen geschlossene Apparate angewendet werden, zur Entwicklung von für die Arbeiter lästigen und gefährlichen Dämpfen von Untersalpetersäure, salpetriger Säure und Salpetersäure. Früher, wo im Nitrierhause noch in offenen Bottichen nitriert wurde, war die Gefahr hier eine sehr große. Seit die Nitrierapparate (meist mit Glasdeckeln) geschlossen und sorgfältig gedichtet sind, ist dieselbe auf das Säurescheidehaus, Waschhaus und besonders den Raum beschränkt, in welchem die Denitrierung der Abfallsäure stattfindet.

Ein tödlicher Unfall durch Einatmen von untersalpetersäurehaltigen Dämpfen in einer Nitroglyzerinfabrik wird in dem Jahresbericht der preußischen Gewerbeinspektoren pro 1902 angeführt. Das Nachscheidegefäß war infolge von Unachtsamkeit übergelaufen; ein Arbeiter versuchte, die übergelaufene Säure durch Bespritzen mit Wasser wegzuspülen, wodurch er sich den sich entwickelnden untersalpetrigsauren Dämpfen derart aussetzte, daß er nach 16 Stunden starb.

Weitere Unfälle durch Vergiftung mit nitrosen Gasen, welche sich in Denitrieranlagen zugetragen haben, wurden in dem Kapitel über Salpetersäure (Verwendung, am Schlusse) ausführlich beschrieben. Der eine dieser Unfälle betraf einen Mann, der in einer Denitrieranlage schwache Salpetersäure aus einem Druckgefäß aus Steingut auf die Rieseltürme mittelst Luftdruck zu befördern hatte. Das Druckgefäß platzte und zerschlug überdies einen Säurebottich. Der Arbeiter starb erst am nächstfolgenden Tage (Chem. Ind. 1908, S. 322). Ein weiterer derartiger Todesfall ereignete sich in der Denitrierung einer Dynamitfabrik beim Reinigen eines Vorratskessels mit Abfallschwefelsäure, trotz vorhergehender Durchspülung und Durchlüftung des Kessels (Chem. Ind. 1907, S. 347).

Ferner finden sich an der bereits erwähnten Stelle mehrere Vergiftungsfälle ausführlich dargestellt, welche durch Mischsäure hervorgerufen wurden.

Schießbaumwolle (Pyroxiline) und deren Verwendung. Pyroxiline ist der Sammelname für alle Produkte der Einwirkung von Salpetersäure auf Zellulose (Baumwolle und ähnliche Fasermaterialien); diese Produkte stellen Salpetersäureester der Zellulose dar (Nitrozellulose).

Schießbaumwolle entsteht durch Einwirkung von starker Salpetersäure auf Zellulose (Baumwolle). Sie wird gewonnen, indem man in gekühlten Gefäßen ein Schwefelsäure-Salpetergemisch auf vorher entfettete, gereinigte und getrocknete Baumwolle einwirken läßt, worauf Ausdrücken und Ausschleudern folgt. In den Nitrierzentrifugen (nach Selvig-Lange) wird beides auf einmal besorgt: zunächst werden Trommel und Gehäuse dieser Apparate mit Nitriersäure gefüllt, darauf wird Baumwolle eingetragen, die Säuredämpfe werden mittelst Tonexhaustoren abgesaugt, dann die Säure abgelassen und die Reste derselben durch die Zentrifuge entfernt; dann wird das nitrierte Material gewaschen, in Holländern zerrissen, nochmals gewaschen, mit kohlensaurem Kalk neutralisiert, nochmals geschleudert und sodann getrocknet. Nachdem das Trocknen in Trockenkammern eine große Explosionsgefahr bedingt, wird meist mit Alkohol entwässert und die zur Erzeugung von rauchlosem Schießpulver bestimmte Schießbaumwolle unmittelbar in die Gelatiniergefäße eingetragen (siehe unten rauchloses Pulver).

Schießbaumwolle wird, abgesehen von der Verwendung zur Erzeugung des rauchlosen Schießpulvers, in Prismen gepreßt, auch zum Füllen von Torpedos und Seeminen benutzt.

Kollodiumwolle ist eine niedrig nitrierte Zellulose. Die Kollodiumwolle wird im allgemeinen in der gleichen Weise hergestellt wie die Schießbaumwolle, nur unter Anwendung schwächerer Salpetersäure (schwächerer Nitrierung). Sie ist (im Gegensatz zur Schießbaumwolle) in Alkoholäther löslich. Die Lösung von Kollodiumwolle in Alkoholäther heißt Kollodium (in der Photographie, Chirurgie, zum Tränken von Auergeweben usw. verwendet). Mit Kampfer gemischt und erhitzt gibt Kollodium das Zelluloid.

Nach Chardonnet wird Kollodium auf künstliche Seide verarbeitet, indem dasselbe durch einen aus feinen Glasröhren bestehenden „Spinnapparat“ durchgepreßt und zu Fäden ausgezogen und versponnen wird. Die Alkoholätherdämpfe werden mittelst Ventilatoren abgesaugt, das Gespinst durch Schwefelammonium denitriert.

Rauchloses Pulver (Militärpulver) ist Schießwollpulver, d. h. es ist eine Schießbaumwolle, der die Brisanz dadurch benommen wird, daß sie in einen gelatinösen Zustand gebracht wird. Dies geschieht durch Gelatinierung der Schießwolle mit Alkoholäther oder Azeton (mitunter mit Zusätzen, wie Kampfer, Harz u. a.). Hierdurch ergibt sich ein Teig, der dann gewalzt, gewaschen, getrocknet und in Stäbe gepreßt oder in Blättchen zerschnitten wird.

Nobels Sprengölpulver (Geschützpulver) besteht zur Hälfte aus Nitroglyzerin und zur Hälfte aus Kollodiumwolle.

Bei der Erzeugung der Schießbaumwolle und Kollodiumwolle können die Arbeiter, analog wie bei der Nitroglyzerinfabrikation, durch salpetersaure und untersalpetersaure Dämpfe belästigt und gefährdet werden, wenn die Nitrierapparate nicht vollständig dicht sind. Daß die Arbeiter bei der Erzeugung von Schießbaumwolle Gesundheitsgefahren durch die sauren Dämpfe ausgesetzt waren, beweisen die Angaben von Vogt (D. Vierteljahrsschr. f. öffentl. Ges.-Pfl. 1899, Bd. 30, S. 155), welcher u. a. die Säurenekrose der Schneidezähne als bei diesen Arbeitern regelmäßig vorkommendes Gebrechen beschreibt. Seine Beobachtungen stammen aus einer deutschen Schießpulverfabrik. Bei Anwendung der neuen Nitrierapparate, insbesondere der schon erwähnten Nitrierzentrifugen, ist die Belästigung und Gefährdung der Arbeiter jedoch bedeutend reduziert.

Bei der Gewinnung von Kollodium, Zelluloid, künstlicher Seide kommen, insoweit diese mit der Erzeugung der Schießbaumwolle verbunden sind, die erwähnten gesundheitlichen Nachteile in Betracht. Ueberdies können hier die Dämpfe der Lösungsmittel, Aether, Alkohol, Azeton, Essigäther, ferner Kampfer, schädlich und belästigend einwirken. Allerdings finden sich — wie auch Heinzerling hervorhebt — in der Literatur hierfür keine Anhaltspunkte.

Sonstige Spreng- und Explosivstoffe werden, soweit sie aus Produkten hervorgehen, die der aromatischen Reihe angehören, bei den Teerprodukten besprochen (siehe insbesondere Pikrinsäure, Pikratpulver usw.).

Phosphor, Zündhölzchen und Zündwaren

Die Gesamtproduktion an Phosphor ist nicht groß. Früher wurde derselbe aus Knochenasche (gebrannten Knochen) oder auch aus Thomasschlacke dargestellt. Jetzt erfolgt die Darstellung aus Phosphorit, welcher, wie bei der Superphosphatfabrikation (siehe Kunstdünger), mittelst Schwefelsäure zerlegt („aufgeschlossen") wird, wodurch sich lösliches Phosphat und Gips ergibt; letzterer wird entfernt, die Lösung wird eingedampft, mit Kohlen- oder Kokspulver gemengt und aus Tonretorten in Galeerenöfen destilliert und unter Wasser aufgefangen.

Ferner wird Phosphor auf elektrochemischem Wege gewonnen, indem er mittelst des elektrischen Flammenbogens aus einem Gemenge von Trikalziumphosphat, Kohle und Kieselsäure destilliert, unter Wasser aufgefangen und aus Eisenretorten behufs Reinigung nochmals überdestilliert wird, um schließlich (unter Wasser) in Stangenform gegossen zu werden.

Der rote Phosphor (amorphe Phosphor) wird durch Erhitzen des gelben bei Luftabschluß (in emaillierten Eisenkesseln) gewonnen, worauf meist mit Schwefelkohlenstoff extrahiert wird.

Phosphorzündhölzchen werden hergestellt, indem zunächst gedämpftes Holz auf Draht und dann auf Hölzchen geschnitten, in Rahmen festgeklemmt und dann mit den Kopfenden zuerst entweder in Paraffin oder Schwefel getaucht wird, welche Stoffe als „Uebertragungsmasse“ (zur Uebertragung der Entzündung auf das Holz) zu dienen haben. Dann folgt das Tunken in die eigentliche Zündmasse, zu welcher Prozedur jetzt zumeist geeignete Tunkmaschinen verwendet werden. Bei Phosphorzündhölzchen besteht die Zündmasse aus gelbem Phosphor, ferner einem Oxydationsmittel (Bleisuperoxyd, Mennige, Bleinitrat, Salpeter oder Braunstein) und dem Bindemittel (Dextrin, Gummi, Leim), schließlich werden die Zündhölzchen (mitunter in Trockenmaschinen) getrocknet und verpackt.

Sicherheitszündhölzchen („Schwedische Zündhölzchen“) werden in analoger Weise hergestellt wie die Phosphorzündhölzchen, nur daß die Zündmasse hier ganz frei von Phosphor ist. Sie besteht aus Kaliumchlorat, Schwefel oder Schwefelantimon (Kaliumbichromat, Braunstein), Gummi- oder Dextrinlösung und indifferenten Beimischungen, wie Glaspulver, Umbra, Kolkothar usw. Ferner sind diese Zündhölzchen mit Paraffin bzw. Ammoniumphosphat getränkt. Zur Entzündung bedarf es einer besonderen Reibfläche, welche roten Phosphor, Schwefelantimon und Dextrin enthält. Durch die bei der Reibung entstehende Wärme verwandelt sich eine Spur roten Phosphors in gelben Phosphor, der sich entzündet.

Gesundheitsgefahren durch gewerbliche Gifte können sich bei der Erzeugung des Phosphors bei der Zersetzung der weißgebrannten Knochen mittelst Schwefelsäure ergeben, da sich hierbei schädliche Gase, wie Schwefelwasserstoff, Kohlensäure, Blausäure, Chlorwasserstoff und Fluorwasserstoff entwickeln (Sprenger und Albrecht). Wenn Phosphor aus Phosphorit dargestellt wird, so ergeben sich beim Zersetzen des Phosphorits mittelst Schwefelsäure und beim Eindampfen der Lösung die gleichen Gesundheitsgefahren für die Arbeiter wie bei der Gewinnung des Superphosphat-Kunstdüngers (siehe diesen), welche vor allem durch das Auftreten von Fluorwasserstoff- und Kieselfluorwasserstoffsäure beim Aufschließen des Phosphorits bedingt werden (vgl. auch Fluor und Fluorverbindungen). Beim Destillieren des Phosphors treten Phosphorwasserstoff und Phosphordämpfe, ferner Kohlenoxyd auf, die, wenn nicht genügend sorgfältig vorgegangen wird, entweichen und gefährlich werden können.

Aus den Vorlagen entweichen gefährliche phosphor- und arsenhaltige Gase, welche unschädlich gemacht werden müssen (Helbig in Weyls Hygiene, Bd. 8). Eine hochgradige Vergiftungsgefahr ergibt sich, wenn der gereinigte, unter Wasser geschmolzene Phosphor, um ihm die Stangenform zu geben, mit dem Munde in Glasröhren gesaugt wird. Diese Gefahr ist wohl meist durch die Anwendung von Saugvorrichtungen oder Gießapparaten beseitigt.

Ein größeres Interesse als die Phosphorerzeugung bietet hinsichtlich des Vorkommens gewerblicher Vergiftungen die Verwendung des weißen Phosphors in der Zündhölzchenindustrie, in welcher das Vorkommen der chronischen Phosphorvergiftung (Phosphornekrose, siehe diese) bereits im Jahre 1845 von Lorinser beobachtet und 1847 von Bibra und Geist genau beschrieben wurde. In früheren Jahren trat die Phosphornekrose ohne Zweifel in den Zündhölzchenfabriken ziemlich häufig auf, und es waren auch schwere Fälle dieser Erkrankung, die zum Tode führten, nicht selten. Dies gab frühzeitig zu weitgehenderen Schutzbestimmungen seitens der interessierten Staatsverwaltungen Veranlassung (siehe III. Teil), wodurch die Phosphornekrosefälle zwar seltener wurden, jedoch keineswegs gänzlich aufhörten.

Als besonders gefährlich ist das Bereiten der Zündmasse, das Tunken der Hölzchen in die Zündmasse, die Manipulationen beim Trocknen und Einfüllen der Zündhölzchen in die Schachteln anzusehen. Wir werden im III. Teil dieses Buches einige Details über die Versuche bringen, diesen Verrichtungen die Gefährlichkeit zu nehmen. An dieser Stelle wollen wir das Vorkommen der Phosphornekrose in jenen Staaten etwas eingehender betrachten, welche sich nicht so früh wie das Deutsche Reich zum Weißphosphorverbote entschließen konnten.

Nach den Berichten der Gewerbeinspektoren Oesterreichs kamen in den letzten Jahren in diesem Staat, in dem zurzeit ca. 4500 Arbeiter in der Zündhölzchenindustrie beschäftigt sein dürften, nachfolgende Zahlen von Phosphornekrosefällen zur Kenntnis: 1885 bis 1889: 41 Fälle, 1890—1894: 15 Fälle, 1895—1899: 37 Fälle, 1900—1904: 45 Fälle; ferner 1905: 2 Fälle, 1906: 8 Fälle, 1907: 5 Fälle, 1908: 14 Fälle.

Teleky (Die Phosphornekrose, ihre Verbreitung in Oesterreich usw., Wien 1907) stellt die Richtigkeit dieser Zahlen allerdings energisch in Abrede; er hat — nach seinen Angaben — hierüber auf eigene Faust Erhebungen angestellt, indem er auch durch die Arbeiterorganisationen, einzelne Männer aus der Arbeiterschaft, die Spitalverwaltungen und anderweitig Erkundigungen einzog. Hierdurch gelang es ihm angeblich festzustellen, daß in den Jahren 1896—1906 156 Fälle von Phosphornekrose in Oesterreich vorkamen, während die Berichte der Gewerbeinspektoren für diesen Zeitraum nur 75 Fälle ausweisen. Teleky hält jedoch selbst seine eigenen Angaben nicht für vollständig und genügend genau und glaubt zu dem Schlusse berechtigt zu sein, daß die Zahl der in ganz Oesterreich in den Jahren 1896—1905 vorgekommenen Nekrosefälle 350—400 betragen habe. Wenn auch diese beiläufige Annahme nicht genügend begründet sein dürfte (vgl. Chem. Ztg., Repert. 1908, S. 244, und Chem. Ztg. 1908, S. 554 u. S. 555), so muß doch betont werden, daß man in Oesterreich selbst durch strenge Maßnahmen, durch eine moderne hygienische Ausgestaltung der Fabriken, durch die Einführung mustergültiger Maschinen bei fast ausschließlicher Beschränkung der Weißphosphorzündhölzchenindustrie auf den Großbetrieb durchaus nicht imstande war, die Gefahr gänzlich zu bannen. Auch in Böhmen — wo ich über eigene Erfahrungen verfüge — ließen sich trotz aller behördlichen Anordnungen in den letzten Jahren immer wieder Fälle von Phosphornekrose feststellen. Es waren in den sanitären Berichten der Krankenkassen im Jahre 1906 Aufzeichnungen über drei Fälle von Phosphornekrose enthalten, wovon zwei Ausnehmerinnen in Zündhölzchenfabriken und einer einen Arbeiter in einer Zündhütchenfabrik betraf. Im Jahre 1907 konnten auf diesem Wege vier Fälle von Phosphornekrose in Zündhölzchen- und Zündhütchenfabriken festgestellt werden (vgl. Rambousek, Gewerbekrankheiten in Böhmen, Concordia 1910, Nr. 6). Den neuesten Aufzeichnungen der Krankenkassen in Böhmen über das Jahr 1908 entnahm ich das Vorkommen von zwei Fällen von Phosphornekrose in Böhmen.

Was das Vorkommen der Phosphornekrose in Ungarn betrifft, entnehmen wir sehr wertvolle und umfassende Angaben einer Publikation Friedrichs „Ueber die durch Phosphor verursachten Erkrankungen, mit besonderer Rücksicht auf die Verhältnisse in den ungarischen Zündwarenfabriken". (A törvényes munkásvédelem magyarországi egyesületének kiadványa; Arb. d. ung. Ver. f. ges. Arbeiterschutz 1908, Bd. 4, S. 1—176; vgl. auch Referat in Chem. Ztg., Repert. 1908, S. 659.) Zurzeit bestehen in Ungarn 16 Fabriken mit 1882 Arbeitern. Verfasser schildert die schlechten hygienischen Verhältnisse in dieser Industrie in Ungarn; 30 % der Arbeiterschaft stehen in den Jugendjahren; auch Kinder werden beschäftigt. Die technische Einrichtung der Betriebe ist primitiv; hygienische Einrichtungen sind fast nirgends getroffen. Bei diesen schlechten Vorbedingungen fällt es auf, daß Verfasser, der eine große Zahl von Arbeitern selbst untersuchte, im ganzen nur 14 voll entwickelte Fälle von Phosphornekrose, ferner 2 beginnende und 15 abgelaufene, zusammen 31 solcher Erkrankungsfälle vorfand (neben 55 weiteren Fällen, die anderweitige pathologische Veränderungen im Munde aufwiesen). Im ganzen konnte Friedrich 93 Fälle von Phosphornekrose konstatieren, die seit 1900 in Ungarn vorgekommen waren. Verfasser hält in Anbetracht der schlechten materiellen Lage der meisten Zündhölzchenfabriken in Ungarn die Durchführung von entsprechenden Abhilfsmaßnahmen für untunlich und tritt für die Erlassung des Weißphosphorverbotes in Ungarn ein.

Ueber das Vorkommen der Phosphornekrose in England geben uns die Berichte der englischen Gewerbeinspektoren Aufschluß (vgl. Wilke, Concordia 1909, S. 105). In England dürften über 4000 Arbeiter in der Zündhölzchenindustrie beschäftigt sein. An Phosphorvergiftungen wurden gemeldet: 1899: 8 Fälle, 1900: 3, 1901: 4, 1902: 1, 1903: kein Fall; 1904: 1, 1905: 3 Fälle; 1906: kein Fall und ein Fall mit tödlichem Verlauf im Jahre 1907. Es zeigt sich im allgemeinen eine bedeutende Abnahme, die entschieden den verbesserten Einrichtungen, der genauen Durchführung der Spezialvorschriften und vor allem der streng durchgeführten ärztlichen und zahnärztlichen Ueberwachung zuzuschreiben ist. Wilke bemerkt, daß dies insbesondere aus dem Absinken von 8 Erkrankungen im Jahre 1899 auf 3 im Jahre 1900 hervorgeht, wo die verschärften Sonderbestimmungen vom 31. März und 10. Oktober in Kraft traten. Von den seit dieser Zeit gemeldeten Fällen ereigneten sich 5 beim Eintauchen der Hölzer in die Zündmasse, 4 beim Füllen der Schachteln. Von den 3 Fällen des Jahres 1905 verlief einer tödlich und betraf eine Frau, die bereits 13 Jahre mit Phosphor gearbeitet hatte. Sie hatte keine frühere Vergiftung erlitten und erkrankte infolge des Einfüllens von angeblich durchaus trockenen Hölzern in die Schachteln. Die erwähnte tödliche Phosphorvergiftung im Jahre 1907 betraf einen 60jährigen Arbeiter, der seit Jahren in der Phosphorindustrie beschäftigt war, im Jahre 1902 einen unheilbaren Beinbruch (wahrscheinlich infolge fragilitas ossium) erlitten hatte, der zur Amputation führte; infolgedessen konnte er von seiner Beschäftigung am Eintauchtische nicht so oft weggehen, um die Hände zu waschen; überdies kaute er Tabak, so daß sich zur Aufnahme des Giftes in den Körper viel Gelegenheit bot. Weitere Details über einzelne Fälle von Phosphorvergiftung in England finden sich auch in Neisser, Intern. Uebers. über Gew.-Hyg. (Berlin 1907, S. 64—69) wiedergegeben. — Bei Neisser (zitiert oben, S. 59—61) findet sich auch eine Uebersicht über das Vorkommen der Phosphornekrose in Deutschland vor dem Inkrafttreten des Weißphosphorverbotes; die Zusammenstellung betrifft das Jahr 1905. Es wurden festgestellt: in Preußen ein Fall (überdies mehrere bedenkliche Zahnfleischentzündungen bei Arbeiterinnen einer Fabrik im Bezirke Lüneburg); in Bayern, Württemberg und Hessen gleichfalls je ein Fall; in Sachsen und den kleineren deutschen Bundesstaaten wurden Fälle von Phosphornekrose in dem Berichtsjahr nicht festgestellt.

Uebrigens ist die Phosphornekrose nicht die einzige Erscheinung der gewerblichen Phosphorvergiftung, was v. Jaksch (Handb. d. ärztl. Sachv.-Tät. 1909, Bd. 7, I. Teil, erste Hälfte, S. 239) ausdrücklich betont. Lesser (Vierteljahrsschr. f. ger. Med. 1898, Bd. 15, S. 261) und Levai (W. klin. Rundsch. 1900, Bd. 14, S. 33) fanden bei den Phosphorzündhölzchenarbeitern chronische Bronchitis, Anämie usw. nebst auffallender Fragilität der Knochen (vgl. auch Dreaden, British med. journ. 1899, Bd. 1, S. 92).

Aus dem Gesagten ist ersichtlich, daß durch die Schutzmaßnahmen gegen die Phosphorvergiftung im allgemeinen ein voller Erfolg, d. h. die gänzliche Verdrängung der Phosphornekrose, nicht erzielt wurde; und so mußten sich die beteiligten Kulturstaaten Europas allmählich alle zum Weißphosphorverbot entschließen. (Die Geschichte des Weißphosphorverbotes siehe auch III. Teil.) — Demnach dürfte die chronische Phosphorvergiftung bald zu den gewerblichen Vergiftungen zählen, die für uns nur ein historisches Interesse haben.

In den Anlagen zur Herstellung schwedischer (sog. „giftfreier") Zündhölzchen werden durch die Verwendung von Chromsalzen (insbesondere Kaliumdichromat) zur Bereitung der Zündmasse Vergiftungsgefahren bedingt. Wodtke (Vierteljahrsschr. f. ger. Med. und öffentl. Sanitätsw., Bd. 18, S. 325) und auch Roth (Komp. d. Gewerbekrankh. S. 94) haben auf das häufige Vorkommen von Chromerkrankungen unter der Arbeiterschaft der Fabriken auf schwedische Zündhölzchen aufmerksam gemacht. Der Zündmasse der schwedischen Zünder wird nach diesen Angaben 3—6 % Chromsalz zugesetzt, so daß auf ein Zündhölzchen ca. $^1/_2$ mg Chromat entfällt. Wodtke fand unter 84 Arbeiterinnen einer Fabrik auf Sicherheitszündhölzchen in 13 Fällen frische Durchlöcherungen und Geschwüre der Nasenscheidewand und in 4 weiteren Fällen Narben nach derartigen Erkrankungen. Auch starke Ekzeme wurden, wie der Bericht der hessischen Gewerbeinspektoren pro 1905 mitteilt, in einer solchen Fabrik in Darmstadt beobachtet und auf eine innere Vergiftung mit chromsaurem Kali zurückgeführt. (Neisser, Intern. Uebers. über Gew.-Hyg. S. 93, vgl. Chrom und Chromate.) Es gehört daher die Erzeugung von Sicherheitszündhölzchen bei Verwendung von Chrom gleichfalls zu den giftgefährlichen Betrieben.

Ferner sei auf die Angaben von Kobert und Nasse sowie Lauenstein aufmerksam gemacht, nach welchen auch der rote Phosphor als nicht ungiftig bezeichnet wird. Villaret (Albrechts Gewerbehygiene S. 108) verweist auf Angaben von Ris (W. klin. Wochenschr. 1892, Nr. 42) über ein zur Kachexie führendes Allgemeinleiden, welches er bei Arbeitern in nur mit rotem Phosphor arbeitenden Fabriken beobachtete und auf die Aufnahme von chlorsaurem Kali (Kaliumchlorat) in den Organismus infolge von Verunreinigung der Hände zurückführte.

Erwähnt seien noch die auffallenden gewerblichen Erkrankungen in einer Zündhütchen- und Patronenfabrik, welche auf Kaliumchlorat bzw. dessen Verunreinigungen zurückzuführen sein dürften. Diese Erkrankungen wurden seitens des Gewerbeinspektors in Barmen beobachtet (Zeitschr. f. Gew.-Hyg. 1909, S. 376) und bestanden in Entzündungen der Haut, die mit Rötung derselben, Anschwellen des Gesichtes, Wundwerden der Finger einhergingen. Die Erscheinungen erinnern an die in den Jahresberichten der Kgl. Preuß. Regierungs- und Gewerberäte für 1906 erwähnten Erkrankungen, werden aber von der Betriebsleitung nicht, wie dort angenommen, auf das dem Sprengsalz beigemischte Knallquecksilber zurückgeführt, sondern auf die Qualität des verwendeten Kaliumchlorates. Den Beweis hierfür erblickt die Fabrik in der Tatsache, daß trotz ihres 50jährigen Bestehens und der dauernden Verwendung von Knallquecksilber unter sonst gleichen Umständen derartige Hauterkrankungen bisher nicht beobachtet wurden, sondern erst von der Zeit an auftraten, wo chlorsaures Kali elektrochemischen Ursprungs Verwendung fand. Auch eine andere Barmer Fabrik bestätigt, daß zu der Zeit, als sie noch chlorsaures Kali elektrochemischen Ursprungs verwendete, die Arbeiterinnen, welche damit in Berührung kamen, Hautrisse an den Händen erlitten. Seitdem derartiges Kaliumchlorat nicht mehr verwendet wird, haben auch diese Krankheitserscheinungen aufgehört. Daß die elektrolytisch hergestellten Handelschlorate gewisse Verunreinigungen gegenüber dem alten Fabrikationsprodukt zeigen, ist mehrfach behauptet worden. Gartenmeister-Elberfeld stellt in der Chemikerzeitung (1908, S. 677; Ueber die neue Verunreinigung der Handelschlorate) die Vermutung auf, daß das elektrolytische Produkt eine noch nicht näher bekannte, in ihren Eigenschaften aber zwischen der Chlorsäure und der chlorigen Säure stehende Chlorsauerstoffsäure enthalte. Auf diese zurzeit noch hypothetische Beimengung führt Gartenmeister auch die Neigung des elektrolytisch erzeugten Chlorats zur Selbstentzündung zurück. Klopstock-Aussig (Die aktive Substanz der Chlorate, Chemikerzeitung 1901, S. 21) hat anschließend an die Veröffentlichungen Gartenmeisters weitere Untersuchungen in dieser Richtung angestellt und gibt an, daß er die hypothetische Verunreinigung als bromsaures Kali ermittelt habe, welches sich aus dem bei der Chromkaliumelektrolyse freiwerdenden Brom bildet und mit dem chlorsauren Kali als isomorphes Gemisch ausfällt. Bei der Wichtigkeit, welche die Klärung der Frage sowohl für die Unfallverhütung als auch für den Gesundheitsschutz der Arbeiter besitzt, wurde die Fabrik seitens der Gewerbeinspektion in Barmen veranlaßt, eine Probe des von ihr als gefährlich bezeichneten Kaliumchlorats elektrolytischer Herkunft an die Zentralstelle für wissenschaftliche Untersuchungen in Neubabelsberg zu senden. Die Untersuchungen dürften noch nicht abgeschlossen sein. (Zeitschr. f. Gew.-Hyg., zit. oben.)

Sonstige Verwendung des Phosphors. Phosphorverbindungen. (Vorkommen von gewerblichen Vergiftungen hierbei)

Zu erwähnen ist, daß in Zündhölzchen- und Patronenfabriken auch Phosphorvergiftungen vorkommen. Ich hatte Gelegenheit, eine solche festzustellen. (Concordia 1910, Nr. 6.)

Bei der Erzeugung von Phosphorbronze wurden vereinzelte Fälle von Phosphorvergiftung beobachtet. Phosphorbronze besteht aus etwa 90 Teilen Kupfer, 9 Teilen Zinn und 0,5—0,75 Phosphor, der behufs vollständiger Reduktion der in der Bronze vorhandenen Oxyde in Form von Phosphorkupfer oder Phosphorzinn eingeführt wird.

Bei der Herstellung von Phosphorpillen kommt es nach den Angaben von Rohn (Vierteljahrsschr. f. ger. Med. 1899, Bd. 17, S. 132) bei den Arbeitern zur vorübergehenden Reizung der Verdauungsorgane.

Schwefelphosphor (Phosphorsulfide P_2S_5, P_4S_3 und P_2S_3) wird durch Zusammenschmelzen von rotem Phosphor und Schwefel gewonnen. Schwefelphosphor dient bei der Erzeugung der Zündhölzchen als Ersatz für den giftigen, gelben Phosphor. Nach den Angaben Koberts ist Schwefelphosphor als ungiftig anzusehen, dagegen entwickelt es belästigenden und giftigen Schwefelwasserstoff. Leymann (Concordia 1906, Nr. 7) erwähnt unter den in den Jahren 1902 und 1903 in der von ihm beschriebenen chemischen Fabrik vorgekommenen Vergiftungsfällen zwei Vergiftungen mit Schwefelphosphor.

Die Verbindungen zwischen Chlor und Phosphor wurden bereits bei Chlor besprochen (siehe Phosphorchloride).

Phosphorwasserstoff (PH_3) gibt selten zu gewerblichen Vergiftungen Veranlassung. In geringen Mengen kann Phosphorwasserstoff bei der Darstellung von Azetylengas (siehe dieses) und bei der Darstellung und den Manipulationen mit weißem Phosphor auftreten. Kobert gibt an, daß Wolf in aus amerikanischem Kalziumkarbid entwickeltem Azetylen 0,04 % Phosphorwasserstoff fand und daß Azetylen, das aus schweizerischem Kalziumkarbid bereitet wurde, 0,02 % Phosphorwasserstoff enthielt; Lunge und Cederkreutz fanden sogar ein Azetylen, das 0,06 % Phosphorwasserstoff enthielt. Diese Mengen können, wenn das Gas in geschlossenen Räumen sich verbreitet, Vergiftungen veranlassen. Eine Phosphorwasserstoffvergiftung bei einem Arbeiter wurde von Dietz beschrieben. Leider findet sich bei Kobert, der dies erwähnt, keine nähere Angabe darüber, wie diese Vergiftung zustande kam.

Ferner werden durch Ferrosilizium bedingte Vergiftungen auf Phosphorwasserstoff zurückgeführt (vgl. Gray und Wilson, Zeitschr. f. Gew.-Hyg. 1909, S. 181); das Nähere hierüber siehe unter Ferrosilizium.

Erwähnt sei schließlich der Tod eines Arbeiters in einer chemischen Fabrik bei der Manipulation mit Phosphorsäure, welche mit Gaswasser abgesättigt wurde. Hierbei entwickelt sich außer Kohlensäure auch Schwefelwasserstoff. Ein Arbeiter hatte sich in der Abwesenheit des die Arbeit überwachenden Vorarbeiters offenbar an dem Gefäß etwas zu schaffen gemacht und die aus der Flüssigkeit sich entwickelnden Gase eingeatmet. Wenige Schritte von dem Gefäße wurde er bewußtlos aufgefunden und starb trotz eingeleiteter Rettungsversuche (Zeitschr. f. Gew.-Hyg. 1909, S. 242).

Superphosphat und Kunstdünger überhaupt

Superphosphat, ein künstliches Düngemittel, wird aus verschiedenen Rohmaterialien dargestellt, die einen hohen Gehalt an unlöslichem, basisch phosphorsaurem Kalk (Trikalziumphosphat) aufweisen, welcher durch Behandeln mit Schwefelsäure in löslichen sauren phosphorsauren Kalk (Monokalziumphosphat) übergeführt wird, wobei sich Gips (schwefelsaurer Kalk) bildet. Als Ausgangsmaterial dienen Phosphorite, Koprolithen, Guano, Knochenasche, abgenutzte Knochenkohle usw. Zum Aufschließen wird Kammersäure oder auch Pfannensäure benutzt, mitunter auch die Abfallschwefelsäure von der Nitrobenzoldarstellung oder von der Reinigung des Petroleums. Die Rohmaterialien werden staubfrei zerkleinert und in mit Blei ausgeschlagenen hölzernen Kasten oder gemauerten Behältern, auch besonderen Apparaten mit mechanischem Rührwerk (siehe III. Teil) mit Schwefelsäure gemischt. Sodann wird das Produkt bis zur Vollendung der Reaktion in Kellern gelagert, getrocknet und (in Desintegratoren) vermahlen.

Bei der Kunstdüngerfabrikation aus Knochen (Darstellung von Knochenmehl) geht dem Vermahlen und eventuellen Aufschließen mit Schwefelsäure das Entfetten der Knochen mittelst Benzin oder Schwefelkohlenstoff voran.

Eine weitere Quelle für Kunstdünger stellt die Thomasschlacke dar; die Thomasschlacke ist das Futter der Bessemerbirne nach dem basischen Bessemerprozeß, dem Thomas-Gilchrist-Verfahren (Entphosphoren des Roheisens; siehe Eisen und Stahl); sie enthält im Durchschnitt 10—25 % Phosphorsäure, die überwiegend zitratlöslich ist. Daher braucht die Thomasschlacke nur sehr fein vermahlen zu werden, um ein geeignetes Kunstdüngemittel zu erhalten.

Vergiftungen und Gesundheitsstörungen durch gewerbliche Gifte können bei der Kunstdüngergewinnung vor allem durch die beim Aufschließen sich entwickelnden schädlichen Gase und Dämpfe zustande kommen. Bei der unter starker Erhitzung verlaufenden

Reaktion während der Mischung des pulverisierten Rohmaterials mit Schwefelsäure entwickeln sich (insbesondere beim Aufschließen der Phosphorite) Fluorwasserstoff- und Kieselfluorwasserstoffsäure in größeren Mengen (siehe Fluor), ferner Kohlensäure, Chlorwasserstoffsäure, auch schweflige Säure und Schwefelwasserstoff. Diese Gase können — insbesondere die stark fluorhaltigen Dämpfe —, wenn nicht entsprechend für dichte Apparaturen und Abfuhren und Unschädlichmachen derselben gesorgt ist, zu schwerer Belästigung und Schädigung der Arbeiterschaft Veranlassung geben. — Außerdem kommen Verätzungen beim Hantieren mit der Säure vor.

In der Zeitschrift für Gewerbehygiene (1908, S. 19) wird ein Fall beschrieben, in welchem ein beim Trocknen von Kieselfluornatrium beschäftigter Arbeiter eitrige Geschwüre an den Genitalien bekam. Die Erkrankung wurde wahrscheinlich durch Berührung mit verunreinigten Händen hervorgerufen. Nach Verwendung von Handschuhen bei der Arbeit verschwand die Affektion.

Erwähnt sei ein von Heinzerling besprochener Fall einer Vergiftung bei der Erzeugung von Kunstdünger, die dadurch zustande kam, daß man Chilisalpeter mit einem wahrscheinlich sehr sauren Superphosphat mischte. Hierbei entwickelte sich salpetrige Säure in größerer Menge, durch deren Einatmung die Vergiftung hervorgerufen wurde.

Bei der Herstellung von Kunstdünger aus Knochen können, wenn bei der Extraktion Benzin oder Schwefelkohlenstoff verwendet werden, diese Extraktionsmittel zu Vergiftungen Veranlassung geben (siehe Benzin, Schwefelkohlenstoff).

Außerdem sei erwähnt, daß sich beim Lagern der Knochen und beim Kochen derselben schädliche Dünste entwickeln. In Knochenlagerräumen kann sich infolge der Verwesung des Materials bei ungenügendem Luftzutritt reichlich Kohlensäure ansammeln und für die, welche diese Räume betreten oder darin manipulieren müssen, gefährlich werden.

Der beim Vermahlen von Thomasschlacke entstehende feine Staub hat, wenn er eingeatmet wird, eine gefährliche Aetzwirkung für die Schleimhäute der Atemwege; nach der Ansicht Villarets, welche allerdings von Roth (siehe unten) bestritten wird, ist diese Aetzwirkung auf den hohen Gehalt des Staubes an Aetzkalk (ca. 50%) zurückzuführen. Tatsächlich finden sich bei Thomasschlackenmüllern zahlreiche kleine Geschwüre an den Schleimhäuten, auch kommen Ulzerationen des Lungengewebes vor. Villaret und Enderlen sind der Anschauung, daß es sich hier nicht nur um eine einfache Staubwirkung, infolge der scharfen äußeren Beschaffenheit des Staubkorns (eckige, splittrige Bestandteile), wie bei den sonstigen Staubinhalationskrankheiten handelt, sondern daß bei dem Thomasschlackenstaub die chemische, verätzende Wirkung hinzukommt. Villaret beruft sich auf die Beobachtungen von Olive (Epidémie de pneumonie chez les ouvriers d'une usine, où l'on pulverise des scories de déphosphoration. Revue d'hygiène 1888). Olive teilt mit, daß in einer Fabrik in Nantes, die vor allem Thomasschlackenmehl erzeugte, in kurzer Zeit dreizehn Fälle von schwerer Pneumonie auftraten. Olive behauptet den Zusammenhang zwischen der Krankheit und der

Beschäftigung zwar nicht bestimmt, doch verweist er auf ähnliche Erkrankungen, die in einer Thomasschlackenmehlfabrik in Middlesborough in größerer Zahl beobachtet wurden und welche daher für diesen Zusammenhang sprachen. Für diese Anschauung sprechen mehrere in den Berichten der Fabrikinspektoren für die Jahre 1887, 1889 und 1892 erwähnte Beobachtungen über das Vorkommen von zahlreichen, zum Teil tödlichen Lungenaffektionen bei Thomasschlackenmüllern, auf welche Fälle Heinzerling aufmerksam macht. Nach einer umfassenden Statistik des Kais. Gesundheitsamtes erkrankten in den Jahren 1892, 1893 und 1894 in 18 bzw. 21 bzw. 24 Thomasschlackenmühlen 91,1 % bzw. 108,9 % und 91,3 % der Arbeiter, wovon 56,4 % bzw. 54,4 % und 54,3 % auf Erkrankungen der Atemorgane entfielen. Von den jährlichen 21 bzw. 16 Todesfällen unter dieser Arbeiterschaft entfielen 19 bzw. 15 auf Erkrankungen der Atemorgane. Zu diesen Angaben fügt Roth (Kompendium der Gewerbekrankheiten, S. 138) einen selbst beobachteten Fall von heftiger Lungenentzündung bei einem Arbeiter, dem das Thomasschlackenmehl beim Ausstreuen durch den Wind entgegengeweht worden war, und macht auf einen ähnlichen Fall, der von Bornträger (Aerztl. Sachv.-Ztg. 1904, Nr. 3, S. 50) berichtet wurde und der mit einem tödlichen Glottisödem ausging, aufmerksam. Roth zieht die erwähnte Anschauung, daß es sich hier um eine Wirkung des hohen Aetzkalkgehaltes der Thomasschlacke handle, in Zweifel, da auch längere Zeit gelagerte Schlacke, in der aller Aetzkalk in kohlensauren Kalk umgewandelt ist, in gleicher Weise schädigend wirkt und ferner, weil bei Kalkofenarbeitern ähnliche Erscheinungen nicht beobachtet werden. Allerdings gibt Roth keine andere befriedigende Erklärung für das Auftreten der beschriebenen Erkrankungen. Wahrscheinlich dürften mechanische Momente mit ausschlaggebend sein (Wutzdorff, Arb. a. d. Kais. Ges.-Amte 1899, Bd. 15, S. 487).

Lewin beschreibt in der Aerztlichen Sachverständigen-Zeitung (1907, Bd. 13, S. 221) einen Fall, in welchem es bei einem Arbeiter beim Ausstreuen einer Mischung von Thomasschlackenmehl und Ammoniumsuperphosphat zunächst zur Geschwürbildung kam, welcher durch Kratzen seitens des Patienten eine allgemeine tödliche Blutvergiftung durch bakterielle Wundinfektion folgte. Auf Grund seiner Untersuchungen kam Lewin zu dem Schluß, daß die den Tod herbeiführende Krankheit als Folge des Düngerstreuens anzusehen ist.

Mayer sah bei der Beschäftigung der Arbeiter mit Kunstdünger Pustelbildung einer kontusionierten Hautstelle (Aerztl. Sachv.-Ztg. 1907, Bd. 13, S. 241), ferner schwere Entzündungen der Bindehaut des Auges und des Lides.

Chromverbindungen und deren Verwendung

Chromatfabrikation. Natrium- und Kaliumbichromat

Chromeisenstein, Aetzkalk und Soda werden vermahlen und innig vermischt, um dann in Flammöfen oxydierend geröstet zu werden, wodurch neutrales Natriumchromat entsteht; dieses wird ausgelaugt und sodann durch Zusetzen von Schwefelsäure in Natrium-Bichromat ($Na_2Cr_2O_7$) übergeführt. Hierauf wird durch Eindampfen konzentriert, wobei ausfallende Nichtchromsalze abgesoggt werden; die konzentrierte Lauge wird in schmiedeeisernen Kasten zur Kristallisation gebracht. Die Kristalle werden geschleudert, getrocknet und verpackt.

Das Kaliumchromat wird entweder analog dem Natriumsalz dargestellt oder — wie meistens der Fall — aus dem letzteren und aus Chlorkalium gewonnen.

Die Chromate, von welchen jetzt das Natriumsalz mehr fabriziert wird, dienen zur Darstellung und zu Oxydationen von Chromfarben, ferner finden sie ihre hauptsächliche Verwendung in der Färberei und Zeugdruckerei (siehe später) zum Bleichen des Palmöles, zum Reinigen von Holzessig und Branntwein, in der Zündhölzchenindustrie (Erzeugung von „schwedischen" Zündhölzchen, siehe diese), ferner bei der Erzeugung des Glases (siehe Glasindustrie), in der Photographie, in galvanischen Batterien, beim Gerben (siehe unten und Gerberei), zum Unlöslichmachen des Leimes, ferner zur Oxydation von Anthrazen zu Anthrachinon.

Chromsaures Blei (Bleichromat) und Chromfarben

Chromgelb ist neutrales Bleichromat ($PbCrO_4$). Es wird durch Fällung einer Lösung von Kaliumbichromat mit Bleiazetat oder Bleinitrat oder durch Digerieren der Bichromatlösung mit Bleisulfat (das beim Zeugfärben abfällt) oder auch mit Chlorblei oder Bleiweiß gewonnen und als Farbe für die Zimmer- und Kunstmalerei, Buch-, Tapeten- und Zeugdruckerei verwendet. Mit Pariser- (oder Berliner-) Blau entsteht Chromgrün (Seidengrün). Durch Zusatz von konzentrierter Lauge oder Kalkmilch bei der Fällung des Gelbs (bei Siedetemperatur) erhält man Chromrot (Chromorange), d. i. basisches Bleichromat $PbCrO_4 \cdot Pb(OH)_2$.

Chromkupferschwarz wird durch Glühen von chromsaurem Kupferoxyd bei Luftzutritt und Behandeln der geglühten Masse mit kochender Salzsäure gewonnen.

Chromschwarz erhält man durch Glühen von Chromoxyd mit wechselnden Mengen von Eisenoxyd; es wird in der Porzellanmalerei verwendet.

In der Färberei und Druckerei finden Chromoxydsalze und chromsaure Salze ausgedehnte Anwendung, und zwar einerseits als Beize (Chromoxydsalze und chromsaure Salze), anderseits auch als Oxydationsmittel und als Farbstoff (Chromgelb, Chromorange). Beim Beizen der Wolle mit Chromkali wird dieselbe mit der Chromkalilösung mit Zusatz von Säuren, wie Schwefelsäure, Milchsäure, Oxalsäure oder Weinstein gekocht.

Beim Färben mit Chromgelb wird zum Beispiel nachfolgender Vorgang geübt: Baumwolle wird mit Bleinitrat oder Bleiazetat getränkt und getrocknet, durch Kalkwasser, Ammoniak oder Natriumsulfat genommen und in einer Lösung von Kaliumbichromat warm ausgefärbt. Das Gelb läßt sich durch nachträgliche Passage durch Kalkmilch in Chromorange verwandeln.

Chromgerberei. Die in Amerika zuerst eingeführte und patentierte Herstellung von Chromleder erfolgt entweder nach der Zweibad- oder der Einbadmethode.

Bei der Zweibadmethode (sog. Schultz-Verfahren) wird das Material zunächst in eine angesäuerte Bichromatlösung gelegt und dann (zur Reduktion) mit einer sauren Thiosulfatlösung (unterschwefligsaures Natron, Antichlor) bis zur völligen Reduktion der Chromsäure behandelt. Der Prozeß vollzieht sich selbst bei den stärksten Häuten in 2—3 Tagen.

Bei der Einbadmethode werden zur Gerbung basische Chromsalze (bas. Chromchlorid, -sulfat, Chromsalze organ. Säuren) in hochkonzentrierter Form verwendet, die unter verschiedenen Bezeichnungen, wie Corin, Chromalin, Tanolin u. ä., in den Handel kommen. Bei dieser Methode zieht man die in üblicher Weise vorbehandelten Blößen in der anfangs verdünnten, später verstärkten Lösung um. Auch hier ist der Gerbprozeß bald vollendet.

Gesundheitsstörungen durch gewerbliche Gifte und Vergiftungen bei der Gewinnung und Verwendung von Chromverbindungen

In der von Leymann (Concordia 1906, Nr. 7—9) beobachteten Chromatfabrik, welche in gesundheitlicher Hinsicht vorzüglich eingerichtet ist, ist die durchschnittliche Zahl der Erkrankungsfälle und Krankentage überhaupt höher gewesen wie bei sonstigen Arbeitern und den übrigen Abteilungen derselben chemischen Fabrik. Etwas höher als bei den von Leymann zum Vergleich herangezogenen Arbeitergruppen ist auch die Zahl der Erkrankungen der Respirationsorgane und Digestionsorgane. Ferner sind viele Verbrennungen ein besonderes Zeichen des Chromatbetriebes; dieselben führen zur Bildung von Geschwüren, die sehr schwer und langsam heilen. Hierdurch wird die obenerwähnte erhöhte allgemeine Morbidität in diesem Betriebe hauptsächlich bedingt. Die Zahl der „Verbrennungen" (Verätzungen) macht bei der Chromatfabrik bereits 35% der Gesamterkrankungen aus, während bei sonstigen Arbeitern der Fabrik nach Leymann nur ca. 1—2% und auf die Arbeiter anderer chemischer Abteilungen derselben Fabrik kaum mehr wie 10% auf „Verbrennungen" entfallen, selbst wenn es sich — wie bei der Industrie der Säuren — um solche Betriebe handelt, bei denen Verätzungen und Verbrennungen häufig vorkommen. Die bekannte Geschwürbildung an der Nasenscheidewand, die zur Durchlöcherung derselben führt, ohne daß besondere nachteilige Folgen für den Gesamtgesundheitszustand hierdurch bedingt würden, wurde von Leymann bei allen Arbeitern der von ihm untersuchten Chromatfabrik konstatiert. Dies ist in voller Uebereinstimmung mit den Angaben der übrigen Autoren, die das Auftreten von Chromatgeschwüren und insbesondere die Durchlöcherung der Nasenscheidewand als eine außerordentlich häufige Erkrankung der Arbeiter der Chromatindustrie hinstellen. Derartige Beobachtungen stammen von Hermanni (Münchn. med. Wochenschr. 1901, Nr. 14), ferner von Wodtke (Vierteljahrsschr. f. ger. Med. u. öffentl. Sanitätsw., III, Bd. 18, S. 325), der das Vorkommen der Chromgeschwüre bei den Arbeitern der Fabriken auf schwedische Zündhölzchen beschrieb. Dieser Fabrikerkrankungen wurde bereits bei der Besprechung der Zündhölzchenerzeugung Erwähnung getan.

Hermanni stellte eine Statistik über 257 Chromatarbeiter auf, bei welchen er 107 mal Geschwüre und 87 mal Perforation der Nasenscheidewand feststellte. Analoge Angaben stammen von Röpke und Rudloff. In Rußland hatte Phipson (Ann. d'hygiène 1883) Gelegenheit zu konstatieren, daß 50% der Arbeiter in den Chromatfabriken zerstörte Nasenhöhlen besitzen.

Einen Fall von schädlicher Beeinflussung des Auges durch Chrom beschreibt Koll (Ein Fall von Braunfärbung der Hornhaut durch Chrom; Zeitschr. f. Augenheilk., Bd. 13, 1905, S. 220).

Nach Lewin, der sich mit der Giftigkeit der Chromverbindungen eingehend befaßte, können die Chromstoffe auf zwei Arten schaden: 1. an allen Körperstellen, wo sie zuerst hinkommen, so insbesondere an der Haut und an den Schleimhäuten (Nase, Mund, Augen); auch können sie beim Verschlucken den Magen und beim Einatmen den Kehlkopf schädigen. 2. Wenn die Chromstoffe, von den Stellen, wo sie zuerst hingekommen sind, in das Blut übergehen, so können innere Körperteile, insbesondere auch die Nieren Schaden nehmen (Chemikerzeitung 1907, S. 1076).

Die Beobachtung, daß dem Chrom außer der lokalen Wirkung auch eine innere Wirkung zukomme, wird auch von anderen Autoren, so von Wodtke, Hermanni und insbesondere auch Leymann bestätigt, der über einen Fall von schwerer gewerblicher Chromvergiftung berichtet, die mit Nephritis einherging und bei einem Arbeiter beobachtet wurde, der beim Reinigen eines Fasses viel Chromatstaub eingeatmet und jedenfalls auch verschluckt hatte. Dort, wo — wie in Deutschland — zu gesetzlichen Verfügungen zum Schutze der Arbeiter in den Chromatfabriken geschritten wurde (siehe III. Teil), sind diese Chromleiden seither seltener geworden. So wird in dem Bericht der Gewerbeinspektion für den Regierungsbezirk Kassel für das Jahr 1905 festgestellt, daß die in den früheren Jahren regelmäßig beobachteten Durchlöcherungen der Nasenscheidewand bei den Chromatarbeitern seit der Durchführung der Schutzmaßnahmen aufgehört haben (Concordia 1908, S. 273). Auch hat ein Fabrikarzt in Kassel die Beobachtung gemacht, daß auch früher besonders Neulinge diesen Erkrankungen unterworfen waren (Neisser, Intern. Uebers. üb. Gew.-Hyg. 1907, S. 92).

Uebrigens ist andererseits der Erfolg der erwähnten Maßnahmen kein vollständiger zu nennen, denn der Bericht für den Regierungsbezirk Düsseldorf für das Jahr 1905 stellt fest, daß in der Chromatabteilung einer chemischen Fabrik, die mit den Chromsalzen in Berührung kommenden Arbeiter an den Chromoxydglühöfen stark angegriffene, meist schon völlig durchlöcherte Nasenscheidewände hatten. Unter 10 Arbeitern fanden sich bei 5 Durchlöcherungen und bei 3 Geschwürbildungen in der Nasenscheidewand. In diesem Fall dürfte das Vorkommen der Erkrankungen wohl auf eine mangelhafte Befolgung der Vorschriften zurückzuführen sein (Concordia 1908, S. 273).

Bezüglich der Herkunft der durch Chrom hervorgerufenen Erkrankungen (Vergiftungen, Geschwüre) muß darauf hingewiesen werden, daß nicht alle Chromverbindungen gleich giftig sind. Entgegen den älteren Anschauungen von Delpech und Hillaret (Ann. d'hyg. publ. 1876), welche auch den Chromeisenstein für giftig hielten, erklären Wutzdorff, Heise, Ascher u. a. Chromeisenstein für ungiftig. Viron (Contrib. à l'étude phys. et tox. de quelqu. prep. chromées, Paris 1885), ferner Pander, Kunkel und Kobert stellen fest, daß das Kalium- und Natriumdichromat weitaus die giftigsten Chromverbindungen sind, während die neutralen chromsauren Salze und das Chromoxyd nur wenig giftig sind. Pander fand, daß die Chromsäure und deren Salze (die Bichromate) hundertmal so giftig sind wie die löslichen Chromoxydverbindungen, und Kunkel meint, daß die eventuelle Giftwirkung der Oxydsalze nur auf eine spurweise Oxydation derselben zu Chromsäure zurückzuführen sei.

Lewin hingegen erklärt in seinem „Belehrungsblatt für Chromarbeiter in chemischen Zündhölzchenfabriken, für Färber, Walker, Gerber, Holzbeizer, Zeugdrucker, Tapetendrucker, Maler usw." (Chemikerzeitung 1907, S. 1076, und Zeitschr. f. Gew.-Hyg. 1908, S. 161) nachfolgendes hinsichtlich der Giftigkeit der Chromverbindungen:

Alle Chromstoffe sind giftig. So die Verbindungen des Chroms mit Kalium und Natrium, mit Eisen (Sideringelb, Chromschwarz), mit Barium (Barytgelb, Douglasgrün), mit Kupfer (Chrombraun, Chromkupferschwarz), mit Zink (lichtes Gelb, Zinkgelb, violetter Lack, Marigolt Tint, Smaragdgrün), mit Quecksilber oder mit Blei (französisches Chromgelb, Parisergelb, Leipzigergelb, Kölnergelb, Hamburgergelb, Altenburgergelb, Kahlaergelb, Zwickauergelb, Baltimoregelb, amerikanisches Gelb, Königsgelb, Kaisergelb, Bleigelb, Zitronengelb, Hautgelb, Neugelb, Ultramaringelb). Ein bestimmtes Chromblei heißt auch Chromzinnober, österreichischer Zinnober, Chromorange, Chromrot, Derbyrot, amerikanisches Vermillon. Giftige Verbindungen von Chromblei mit Berlinerblau heißen Elsners Grün, grüner Zinnober, Laubgrün, Viktoriagrün, Preußischgrün, Myrtengrün, Seidengrün, Deckgrün. Giftig ist die Verbindung mit Chlor (Chrombronze, Permanentbronze), mit Fluor, Bor oder Phosphor (Arnaudons Grün) und auch die Verbindungen des Chroms mit Sauerstoff (Guigents Grün), Plessys Grün, Schnitzers Grün, Mittlers Grün, Türkisgrün, Gothaergrün sowie der Chromalaun und die Chromsäure.

Alle die Stoffe wirken — nach Lewin — giftig, gleichgültig ob sie in Stückchen, als Pulver oder mit Wasser vermischt oder in Wasser gelöst an den Körper des Menschen oder in den Körper des Menschen kommen. Auch Dinge, an welchen giftige Chromstoffe haften, wie z. B. Baumwolle, Wolle, Leinwand, Papier, Leder, Holz, können giftig werden.

Ferner führt Lewin nachfolgende Möglichkeiten der gewerblichen Vergiftung mit Chrom an: die Arbeit in chemischen Fabriken, die Chromstoffe erzeugen, insbesondere auch das Pulverisieren, Verpacken und weiteres Verarbeiten des Chroms. Ferner kann es zu Chromvergiftungen kommen: in Anilin- und Alizarinfabriken, bei Chromgerbern, beim Beizen von Holz mit Chromstoffen, bei Färbern, Walkern, Zeugdruckern (durch Anwendung chromhaltiger Stoffe zum Beizen, Aetzen und Färben), bei Malern, beim Erzeugen und Verpacken von Sicherheitszündhölzchen, bei der Anwendung von Chromleim, bei der Entfuselung von Branntwein und Holzessig, beim Zinkdruck, beim Hantieren mit chromhaltigen Stoffen, wie Garnen, Tapeten, Möbelstoffen usw.

In der Chromindustrie, wo die häufigsten Chromvergiftungen beobachtet werden, ist Gelegenheit zur Gesundheitsschädigung durch Chromverbindungen einerseits durch die Staubentwicklung, mehr jedoch noch durch die Dampfbildung beim Uebergießen der Schmelzen mit Wasser behufs Auslaugung derselben gegeben, wobei Chrompartikelchen mitgerissen werden. Beim Umfüllen, beim Eindampfen der Chromatlaugen, bei der Herstellung des Bichromats, beim Kristallisationsprozesse (Ausbrechen der Kristalle), beim Trocknen und Verpacken des Bichromats kommen die Arbeiter mit dem Bichromat und den bichromathaltigen Laugen in Berührung, außerdem entsteht bichromathaltiger Staub, wodurch die Gesundheitsgefahren bedingt werden. So finden sich in der Chromatfabrik die Chromgeschwüre hauptsächlich bei den Arbeitern im Kristallisationsraum und an den Kufen, weniger bei der Ofenmannschaft (Zeitschr. f. Gew.-Hyg. 1910, S. 26).

Wutzdorff und Heise (Arb. a. d. Kais. Ges.-Amt, XIII) fanden bei ihren Untersuchungen in einer Chromatfabrik in dem Raume, wo das Chromat zerkleinert wird, in 1 cbm Luft in Kopfhöhe etwa 3,30—6,30 mg Chromatstaub, in den Räumen, wo verpackt wird, in 1 cbm Luft 1,57 mg Chromatstaub; ferner konnten sie auch in den aus den heißen Chromlaugen entweichenden Dämpfen Chrom bzw. Chromat nachweisen, was die oben geäußerte Anschauung hierüber bekräftigt.

Zu erwähnen wäre noch, daß beim Ansäuern der Lösungen des neutralen Chromats mitunter Chlor entweichen und gesundheitlich nachteilig auf die Arbeiter einwirken kann, weil den zur Schmelze verwendeten kohlensauren Alkalien oft auch Chlornatrium beigemengt ist.

Noch sei hier zweier Chromvergiftungsfälle gedacht, die Galtier und Dusserley beschrieben und welche dadurch zustande kamen, daß Butterbrot, welches auf mit Kaliumbichromat bestäubten Säcken gelegen hatte, gegessen wurde (vgl. Burghardt, Charit. Ann. 1898, Bd. 23, S. 189).

Die bei der Verwendung von Chromfarben beobachteten Vergiftungen sind zum Teil auf Blei zu beziehen. In diesem Sinne äußern sich Schuchardt und Wehling (Korr. d. a. ä. V. v. Thüringen 1893, Bd. 22, S. 145), die Chromblei-(Blei-)Vergiftungen beschrieben, die durch den Gebrauch von gelbgefärbten Maßstäben hervorgerufen waren. Schuler hatte Gelegenheit, derartige Vergiftungen bei Arbeitern zu sehen, die gelbe Briefmarken herstellten, worauf Lehmann (Arch. f. Hyg., Bd. 16, S. 115), ferner auch Weyl nachwiesen, daß bei solchen Vergiftungen das Chrom gegenüber dem Blei als Giftstoff zurücktritt.

Zu Chrombleivergiftungen ist ferner bei der Verwendung von gefärbten Nähgarnen Gelegenheit gegeben. Gazaneuve fand in solchen Garnen bis 10%, in Fadenwolle 18%, im Staube der Lokalitäten, in denen solche Garne verarbeitet werden, bis 44% Bleichromat (Zeitschr. f. öffentl. Ges.-Pfl. 1894).

Auch bei Nähterinnen, die sich mit solchen Garnen beschäftigten, sind bereits Bleivergiftungen nachgewiesen worden.

Doch kommt es wiederum bei der Verwendung von Chromfarben, Chrombeizen und anderweitigen Chromverbindungen auch zu Erkrankungen, welche mit Sicherheit auf die Giftwirkung des Chroms zurückzuführen sind. Mir sind folgende dies bestätigende Fälle aus der neueren Zeit bekannt geworden: In einer Stockfabrik in Znaim (Mähren) wurden von Blum bei Drechslern, die mit einer Beize zu tun hatten, welche 10% von doppeltchromsaurem Natrium enthielt, Chromgeschwüre in der Nase beschrieben (Wiener klin. Wochenschr. u. Zeitschr. f. Gew.-Hyg. 1901, S. 109).

Beobachtungen über vereinzeltes Vorkommen von durch Chrom hervorgerufenen Hauterkrankungen in einer Färberei und einer Zementwarenfabrik wurden seitens der Gewerbeinspektion des Bezirkes Oberfranken gemacht (Neisser, Intern. Uebers. über Gew.-Hyg. 1907, S. 93). Sie waren auf die Beschäftigung mit Farbflotten zurückzuführen, welche mit chromsaurem Kali angesetzt waren.

Chromvergiftungen zogen sich ferner 5 Arbeiter beim Ausklopfen eines Kessels zu, dessen Speisewasser einen Zusatz von Chromat als Kesselsteinverhütungsmittel erhalten hatte. Der Kesselstein, der schon durch seine gelbe Färbung auffallend war, enthielt nach der chemischen Analyse nicht weniger als 19,8% Chromsäureanhydrid (Zeitschr. f. Gew.-Hyg. 1902, S. 331).

In Frankreich wurden durch Verwendung von Chrom- und Phosphorsäure beim Aetzen der Zinkplatten in einer Metalldruckerei in Nantes schwere Chromgeschwüre beobachtet. Von 45 Arbeitern wurden 7 von der Krankheit ergriffen (Intern. Uebers. über Gew.-Krankh. 1907, S. 94).

Aus England stammt ein Bericht über von Gewerbeinspektor Bruns in Edinburg beobachtete Vorkommen von mit Hauterkrankungen einhergehenden Chromvergiftungen beim Pigment- oder Kohledruck. Der Pigment- oder Kohledruck ist ein photographisches Kopierverfahren, bei dem Chromgelatinepapier Verwendung findet, wobei der Gelatine Pigment (früher Kohlepulver, daher die Bezeichnung „Kohledruck") zugesetzt wird. Ein solches Papier wird durch Baden in einer Lösung von doppeltchromsaurem Kali lichtempfindlich gemacht. Das Verfahren wird besonders in Deutschland und England vielfach angewendet, und es muß hierbei auf die Vergiftungsgefahr unbedingt Rücksicht genommen werden, da manche Individuen besonders dafür prädisponiert sind (Zeitschr. f. Gew.-Hyg. 1904, S. 536).

Nochmals sei auch an dieser Stelle auf das häufige Vorkommen von Chromerkrankungen bei der Verwendung von Chromaten in der Sicherheitszündhölzchenindustrie (siehe früheres Kapitel Zündhölzchenindustrie) hingewiesen.

Ueber das Vorkommen von Chromvergiftungen in Chromgerbereibetrieben finden sich Angaben bei Neisser (Intern. Uebers. über Gew.-Hyg. 1907, S. 92).

Ermittlungen über Erkrankungen von Arbeitern in Chromgerbereien des Bezirkes Schleswig haben ergeben, daß mehrfach Hautausschläge und Entzündungen auch mit eitrigen Wunden an den Händen und Unterarmen vorgekommen sind. In Gerbereien des Aufsichtsbezirkes Koblenz, in welchen die Arbeiter nur zeitweise oder wenig mit Chromaten zu tun haben, sind Chromerkrankungen fast gar nicht vorgekommen oder nicht von Bedeutung gewesen. Dagegen sind in einer großen Lederfabrik, welche zurzeit über 300 Arbeiter ständig in der Chromgerberei beschäftigt, in den Jahren seit Einführung des Chromverfahrens 19 Fälle von Chromgeschwüren zu verzeichnen gewesen. In einer Gerberei des Bezirkes Trier, welche die Chromgerbung unter Anwendung des Zweibadverfahrens betreibt, ist die Erfahrung gemacht worden, daß beim Lösen des Chromates in erhitztem Wasser durch die sich entwickelnden Dämpfe gesundheitsschädliche Wirkungen hervorgerufen werden. — Auch in zwei Kalblederfabriken des Bezirkes Oberpfalz, welche Boxcalfleder nach dem Zweibadverfahren mit Chrom zu gerben begannen, ist eine größere Anzahl von Arbeitern erkrankt.

Nach den von mir in Böhmen aus den sanitätsstatistischen Angaben der Krankenkassen in den letzten Jahren gesammelten Daten über gewerbliche Vergiftungen (siehe Concordia 1910, Nr. 6) wurden in den Jahren 1907 und 1908 mehrere Chromerkrankungen (Durchlöcherung der Nasenscheidewand) in böhmischen Glasfabriken beobachtet (siehe Glasindustrie).

Manganverbindungen. Vorkommen der Manganvergiftung

Das Rohmaterial der Manganindustrie ist der Braunstein (Mangansuperoxyd MnO_2). Derselbe wird (hauptsächlich im Rheinland, im Thüringer Wald und im Fichtelgebirge) bergmännisch gewonnen und dann einem Zerkleinerungsprozeß unterworfen, wobei das Manganerz zunächst durch Hämmern von Beimengungen befreit und durch die sog. „Klaubearbeit“ in den oft sehr primitive Hütten darstellenden „Scheidestuben“ sortiert wird, um dann in den gleichfalls oft sehr schlecht eingerichteten „Braunsteinmühlen“, welche mitunter mit der Braunsteinwäsche verbunden sind, gesiebt, fein gemahlen, gewaschen und getrocknet zu werden.

Der so rein gewonnene gemahlene Braunstein findet mehrfache Verwendung in der chemischen Industrie, und zwar vor allem bei der Chlorgewinnung nach Weldon (siehe diese) und der Erzeugung von übermangansaurem Kali, welches durch Schmelzen von Braunstein mit Aetznatron und chlorsaurem Kali oder Salpeter, Auslaugen und Einleiten von Kohlensäure erzeugt oder besser durch Behandeln mit Ozon gewonnen wird (Ost). Auch erfolgt die Darstellung auf elektrolytischem Wege.

Ferner wird Mangan zur Erzeugung von Manganfarben verwendet. Manganbraun, Bister, wird durch Behandeln von Mangankarbonat durch Chlorkalk gewonnen. Auch die natürliche und künstliche (kölnische) Umbra enthalten Mangan. In Glashütten wird Braunstein zum Entfärben des Glases verwendet; es dient aber auch bei der Erzeugung farbiger Gläser, Glasuren, bei der Fabrikation von Kachelöfen, der Herstellung von „Sikkativen“ in der Firnis-, Oel- und Lackfabrikation.

Gefährlich werden Mangan und die Manganverbindungen in Staubform, in welcher sie in den Körper gelangen.

Couper hat bereits im Jahre 1837 nervöse Störungen bei Arbeitern beschrieben, welche behufs Erzeugung von Bleichpulver Braunstein zerrieben (Journal de chimie, Bd. 3, Serie II).

Seither war die Krankheit in Vergessenheit, bis Jaksch im Jahre 1901 in Prag als der Erste wiederum mehrere derartige Fälle demonstrierte (Münchn. med. Wochenschr. 1901, S. 612) und über die Erkrankung genauere Studien und Feststellungen machte; diese kamen in einer großen chemischen Industrie in Böhmen vor, und zwar bei Arbeitern, die mit dem scharfen Trocknen und Verarbeiten von Weldon-Schlamm beschäftigt waren. Embden hat darauf im gleichen Jahre (D. med. Wochenschr., Bd. 27, S. 795, und Münchn. med. Wochenschr. 1901, S. 1852) drei derartige Fälle, die Hamburger Braunsteinmüller betrafen, und einen weiteren Fall aus einer Thüringer Braunsteinmühle beschrieben.

Jaksch beobachtete dann 1902 neuerdings eine derartige Erkrankung; er berichtet ferner, daß, als in der betreffenden Fabrik, wo es die Manganerkrankungen gab, die Gefährlichkeit dieses Materials bekannt wurde, die „Manganangst" (Manganophobie) unter den Arbeitern ausbrach und offenbar auf hysterischer Basis beruhende Erkrankungsfälle hervorrief, welche die Symptome einer echten Manganerkrankung vortäuschten (Münchn. med. Wochenschr. 1907, S. 969). Nach einem zusammenfassenden Vortrage, den Hauk (auf dem XIV. Intern. Kongresse für Hygiene und Demographie 1907 in Berlin) hielt, sind im ganzen ungefähr zwanzig Fälle von echter gewerblicher chronischer Manganvergiftung bekannt geworden. Die Anschauung Roths (Komp. d. Gewerbekrankh., S. 82), daß in chemischen Fabriken die Manganvergiftung nicht vorkomme, ist mit den Erfahrungen Jakschs, die sämtlich Arbeiter einer chemischen Industrie betreffen, nicht im Einklang.

Jaksch hält in Uebereinstimmung mit Hauk dafür, daß der an Manganoxydulsalzen reiche Manganstaub allein gefährlich sei, da, wenn der zu vermahlende Schlamm mit Salzsäure vorbehandelt wird, durch welche Behandlung diese niederen Oxydationsstufen entsprechenden Salze extrahiert werden, im Betriebe keine Erkrankungen vorkommen. Als die vor allem schädlichen Verbindungen wären demnach MnO und Mn_3O_4, Manganoxydul und Manganoxyduloxyd, anzusehen.

Friedel, der schon früher (Zeitschr. f. med. Beamte, Bd. 16, S. 614) über Manganvergiftung berichtete, gibt einen kurzen historischen Ueberblick über die Frage der chronischen Manganvergiftung und beschreibt (in der D. med. Wochenschr. 1909, S. 1292) einen weiteren charakteristischen Fall von gewerblicher Manganvergiftung, den er ätiologisch auf eine über Monate ausgedehnte Einatmung des Staubes niederer Manganverbindungen im Braunsteinmühlenbetrieb zurückführt.

Zum Zwecke der Feststellung der Braunsteinmüllerkrankheit wurde ferner im Königreich Sachsen in Begleitung des medizinischen Beirates der Kreishauptmannschaft Chemnitz seitens der Gewerbeaufsichtsbeamten eine Besichtigung einer Mosaikplattenfabrik des Inspektionsbezirkes Annaberg vorgenommen, welche Braunstein, der in gemahlenem Zustand bezogen wurde, in geringen Mengen als Farbstoff verwendet. Bei der Besichtigung fiel zwar das blasse Aussehen sehr vieler Arbeiter und Arbeiterinnen auf, über die Einwirkung des Staubes im Gewerbebetriebe hatten aber von den beschäftigten

Personen (etwa 200) nur zwei zu klagen. Ein Farbenmischer und Sieber, der in der Fabrik im ganzen schon etwa 13 Jahre beschäftigt war, klagte über nervöse Erscheinungen (Mattigkeit, Schwäche, Kopfschmerzen, Schwindel, Ohnmacht, Schmerzen im Kreuz und in den Extremitäten usw). Der medizinische Beirat nahm an, daß bei diesem Manne der Manganstaub vergiftend eingewirkt haben mochte, zumal er die Nase mit Watte fest zugestopft hatte und durch den Mund atmete. Hier dürfte der Digestionsapparat die Eingangspforte für das Gift abgegeben haben. Ferner war in dem Betrieb eine Arbeiterin wiederholt an Nervenentzündung und Lähmung erkrankt, doch konnte nach dem medizinischen Gutachten in diesem Falle nicht unbedingt ein Zusammenhang der Erkrankung mit der Manganvergiftung nachgewiesen werden (Neisser, Intern. Uebers. über Gew.-Hyg., S. 78).

Erdöl- (Petroleum-) Industrie, Benzin und die Verwendung von Petroleum und Benzin

Das Rohpetroleum (Rohöl, Erdöl) tritt aus Bohrlöchern infolge des auf ihn lastenden Gasdruckes entweder spontan zutage, oder es wird mittelst Pumpen gefördert; auch wird es — wie in Amerika und Rußland — mittelst oft mehrere hundert Kilometer langer Druckleitungen nach den Hafenplätzen geleitet und von dort aus durch eigene Tankdampfer weiterbefördert. Das rohe Erdöl ist eine meist dunkel (gelb bis schwarz) gefärbte Flüssigkeit, welche beim pennsylvanischen Erdöl im wesentlichen aus einem Gemenge von Kohlenwasserstoffen der Paraffinreihe, oder — insbesondere bei dem Bakuöl — aus solchen der Naphthenreihe besteht. Außerdem sind in dem Rohöle Petrolsäuren, Schwefelverbindungen, Olefine, Pyridin u. a.

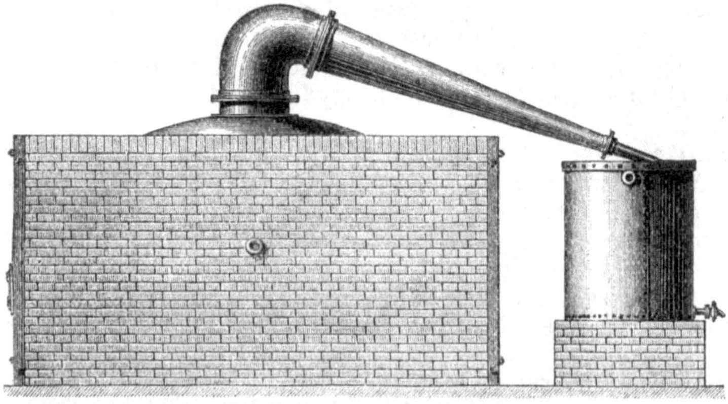

Fig. 12. Erdöldestillationsapparat (aus Weyl, Handb. d. Hyg.)

enthalten. Das Rohöl ist zum Leuchten nicht geeignet und wird einem Destillationsprozeß unterworfen. Es wird zunächst durch eine einmalige Destillation in drei Fraktionen zerlegt, und zwar: a) in die Benzine (bis 150° Siedepunkt), b) in das Leuchtöl (Siedepunkt 150 bis 300°); bei der Temperatur von 300° wird die Destillation abgebrochen, so daß c) die über 300° siedenden Rückstände bleiben.

Die Destillation erfolgt (in Amerika) in großen Kesseln, sog. Waggonkesseln, welche durch mehrere Feuerungen oder durch Feuerrohre beheizt werden, wobei man periodisch Benzin und Leuchtöl bis 300° abdestilliert und die Rückstände abläßt. In Baku bestehen auch kontinuierlich arbeitende Batterien von sog. Walzenkesseln, in die das Rohöl einströmt. In den ersten Kesseln der Batterie, deren Temperatur bis 150° steigt, wird das Benzin abdestilliert, aus den folgenden, die bis 300° erwärmt werden, geht das Leuchtpetroleum (Cherosin) über; die Rückstände fließen kontinuierlich ab.

Die Erdölrückstände („Masut") werden als solche als „flüssiger Heizstoff" verheizt. Die Heizung mit Erdölrückständen, welche früher meist nur in Rußland geübt wurde, gewinnt jetzt an Verbreitung, insbesondere für Kesselfeuerungen, in welche der flüssige Brennstoff meist durch Strahlapparate (Düsen) eingeblasen wird. Die Verbrennung gestaltet sich bei richtiger Heizanlage ökonomisch und auch rauchschwach bis rauchfrei. Die amerikanischen Oelrückstände, die paraffinreich sind, werden destilliert, das Destillat gekühlt und durch Pressen in festes Paraffin und flüssiges Oel getrennt. Letzteres bzw. bei paraffinfreien russischen Erdölrückständen die Erdölrückstände als solche finden eine weitere Verwendung als Schmieröle. Bei der Schmierölerzeugung werden die Rücktsände bei niederer Temperatur (im Vakuum oder mit überhitztem Wasserdampf) destilliert und durch fraktionierte Abkühlung in verschiedene Sorten getrennt, mit Schwefelsäure gereinigt und mit Sodalösung nachgewaschen.

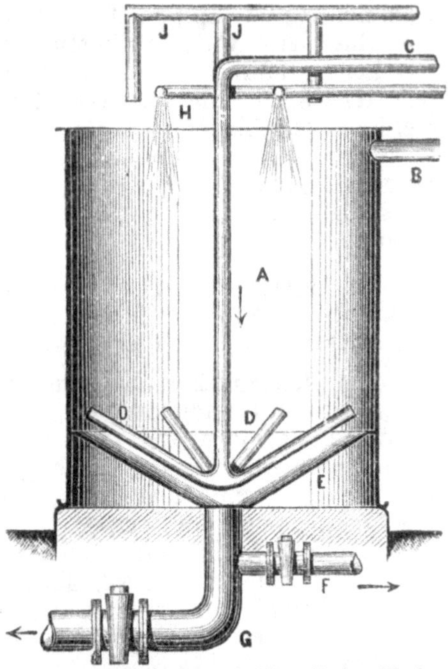

Fig. 13. Luftmischer nach Nawratil (aus Weyl, Handb. d. Hyg.). *A* Blechzylinder. *B* Petroleumzufluß. *C* Luftrohr. *D* Rührwerk. *H* Schwefelsäurezufluß. *F*, *G* Ausfluß

Zur Herstellung von Vaseline werden die (amerikanischen oder galizischen) Erdölrückstände nicht destilliert, sondern nur mit rauchender Schwefelsäure gereinigt und mit Knochenkohle u. a. entfärbt (Ost).

Das Leuchtöl wird zunächst einem Reinigungsprozeß („Raffination") unterworfen; hierbei wird es zumeist erst mit Schwefelsäure versetzt und mit Preßluft durchgerührt, die mit den Verunreinigungen beladene Säure unten abgelassen und das Oel durch Waschen mit Natronlauge entsäuert und mit Wasser nachgewaschen. Dann wird am Sonnenlicht gebleicht. Bei besonders feinen und feuersicheren Petroleumsorten (Kaiseröl usw.) wird das Oel einer nochmaligen Destillation und abermaligen Schwefelsäurereinigung unterworfen.

Die niedrig (unter 150°) siedende Fraktion des Rohpetroleums kommt als Petrolnaphtha oder Rohbenzin in den Handel. Sie wird als Fleckenwasser, zur Extraktion von Fett und Oel (aus Knochen, Palmkernen usw.), auch für Benzinmotoren u. a. benutzt.

Vielfach wird das Rohbenzin einem neuen Reinigungsprozeß und der Zerlegung in weitere Fraktionen in Benzinraffinerien unterworfen. Die Reinigung erfolgt mittelst Schwefelsäure und Natronlauge, worauf durch indirekten Dampf meist in drei Fraktionen und den in der Blase zurückbleibenden Rückstand zerlegt wird. Diese Fraktionen sind: a) Petroläther (Gasolin, Canadol, Rhizolin genannt) geht zwischen 40—70° über, dient zum Karburieren (von Wassergas und anderen Gasarten), als Lösungsmittel für Harz, Oel und Kautschuk u. ä.; b) gereinigtes Benzin (70—120°) auch „Autol" genannt, wird für Motoren und Automobile, ferner in chemischen Waschanstalten (siehe unten) verwendet; c) Ligroin (120 bis 135°), welches in Ligroinlampen zu Beleuchtungszwecken gebraucht wird; d) der Destillationsrückstand (über 135°) dient zum Putzen von Maschinen, insbesondere zum Lösen von Schmieröl, bei der Erzeugung von Lacken, Firnissen und Oelfarben (anstatt Terpentin) u. a.

In chemischen Waschanstalten wird das Benzin zum Reinigen von Kleidern in geschlossenen Waschapparaten (Waschtrommeln) und Spülgefäßen verwendet, worauf die Kleider nach Ausschleudern in Zentrifugen getrocknet werden. In Anbetracht der Feuergefährlichkeit dieser Manipulationen — welche hauptsächlich durch die Bildung von Reibungselektrizität bedingt wird — werden verschiedene Zusätze zu dem in Waschanstalten verwendeten Benzin empfohlen; von diesen Mitteln ist das von Richter vorgeschlagene „Richterol" (auch Antibenzinpyrin genannt), das aus wasserhaltigem ölsauren Natron oder Magnesia besteht, das bekannteste.

Gesundheitsschädigungen durch gewerbliche Gifte und gewerbliche Vergiftungen in der Petroleum-(Benzin-) Industrie und bei Verwendung von Petroleum und Benzin

Die gewerblichen Vergiftungen in der Petroleumindustrie sind vor allem auf Einatmen von sich aus dem Rohpetroleum oder dessen Produkten entwickelnden Gasen, auch auf Einatmen von Naphthastaub zurückzuführen. Derartige Vergiftungen kommen hauptsächlich bei der Gewinnung des Rohpetroleums bei den Naphthaquellen und Naphthafontänen vor, ferner bei der Lagerung und dem Transport der Naphtha (z. B. beim Betreten nicht genügend gelüfteter Tanks in Schiffen und auf Lagerplätzen und beim Einsteigen in Behälter für Petroleum), ferner auch in der Raffinerie beim Reinigen der Petroleumkessel, Mischgefäße, Ausräumen der Rückstände der Destillation u. a.

Weiter kommen — wenn auch nicht häufig — Vergiftungen durch Benzingase bei der Verwendung des Benzins (in der Benzinwäscherei usw.) zustande.

Die wichtigsten der beobachteten Vergiftungsfälle durch Einatmung von Erdöl-, Petroleum- und Benzindämpfen werden weiter unten besprochen.

Außer diesen Vergiftungen sind auch noch schädliche Wirkungen des Petroleums und seiner Bestandteile auf die Haut in Betracht zu ziehen; eine Benetzung der Haut mit diesen Stoffen kann sowohl bei der Gewinnung des Rohöls als in der Raffinerie erfolgen; in letzterer hauptsächlich beim An- und Abschrauben der Schläuche an die Tanks und Mischgefäße, bei der Reinigung derselben u. a.

Uebereinstimmend wird angegeben, daß die durch Erdöl bedingten Erkrankungen der Haut vor allem auf die hochsiedenden Anteile des Petroleums, insbesondere auf die Petroleumrückstände zurückzuführen sind. (Vgl. auch Paraffin.)

Goldschmidt (in Weyls Handbuch der Hygiene, Bd. 8) erklärt die Zahl der Vergiftungen in der Petroleumindustrie für gering. Nach einer amtlichen in Preußen aufgestellten Statistik ist auch der allgemeine Gesundheitszustand der Petroleumarbeiter günstig. Diese das Deutsche Reich betreffende Statistik erstreckt sich auf 1380 Arbeiter, von denen nur 43 Personen Leiden zeigten, die auf den Einfluß des Petroleums zurückzuführen waren, worunter nur 9 eigentliche Petroleumvergiftungen waren, während die übrigen sich auf durch Petroleum verursachte Hautleiden (Petroleumakne) bezogen. Es ist allerdings in Betracht zu ziehen, daß diese Verhältnisse, welche die deutsche Industrie anlangen, sich wohl lediglich auf — meist gut eingerichtete — Raffinerien beziehen.

Auch in französischen Raffinerien scheinen die Verhältnisse analog günstig zu liegen. Eine sich auf die Jahre 1890—1903 erstreckende Zusammenstellung berichtet nur über 18 Fälle von „Petroleumkrätze", wovon 11 Fälle sich auf Arbeiter beziehen, die beim Paraffinpressen beschäftigt waren; 5 Fälle betreffen Ausräumer von Destillationsrückständen und 2 Arbeiter, die Fässer füllten.

In der russischen Petroleumindustrie liegen die Verhältnisse offenbar ungünstiger. Ueber das Vorkommen von Vergiftungen bei den russischen Petroleumarbeitern und die Gesundheitsverhältnisse derselben danken wir Berthenson eingehende Angaben („Die Naphthaindustrie in sanitärer Beziehung", Vortrag, gehalten auf dem XII. Internationalen Aerztekongreß in Moskau 1897; D. Vierteljahrsschr. f. öffentl. Ges.-Pfl. 1898, Bd. 30, S. 315). Aus dieser hinsichtlich des Vorkommens der Petroleumvergiftung grundlegenden Arbeit entnehmen wir zunächst die wichtigsten Angaben in dieser Beziehung.

Berthenson und auch Korshenewsky (Wratsch 1887, Nr. 7) geben an, daß die Arbeiter an den Naphthafontänen zunächst an akuten und dann chronischen Erkrankungen der Atemorgane leiden. Korshenewsky beobachtete sogar einen Fall von akuter tödlicher Vergiftung unter den Erscheinungen einer schweren Reizung der Atemorgane. Am meisten leiden in dieser Hinsicht auch diejenigen Arbeiter, welche die Fontänen mit schweren gußeisernen Platten bedecken, wodurch der Abfluß der Naphtha reguliert und dieselbe in die Speicher und Reservoire abgeleitet wird. Hierbei atmen die Arbeiter eine große Menge von Naphthastaub ein. Einen schweren, meist tödlichen Verlauf nimmt auch die Phthise bei solchen Arbeitern.

Burenin („Die Naphtha und deren Verarbeitung in sanitärer Beziehung", Petersburg 1888) konnte allerdings derartige schädliche Einflüsse der Naphtha nicht konstatieren. — Hingegen stimmen die

Angaben Berthensons und Korshenewskys mit den Erfahrungen einer Reihe anderer Autoren überein. Lewin („Ueber allg. und Hautverg. durch Petroleum“, Virchows Archiv, Bd. 112, S. 35) beschreibt Fälle von schwerer Vergiftung, mitunter mit tödlichem Ausgange bei amerikanischen Arbeitern, die Petroleumtanks betraten. Ein Mann, der einen Abzugskanal untersuchen wollte, zeigte schon nach zwei Minuten Vergiftungserscheinungen. Weinberger (Wien. med. Halle 1863) berichtet über eine schwere Vergiftung von zwei Arbeitern, welche mit dem Auswaschen eines Fasses beschäftigt waren, welches Naphthareste enthielt.

Jessner (Draches Bibliothek f. med. Wissenschaft) und Weinberger erklären, daß die Einatmung größerer Mengen von Naphthagasen Vergiftungsfälle hervorrufen, die an die Grubengasvergiftung erinnern.

Interessant sind Bielczyks Angaben „Ueber den Einfluß der Petroleumausdünstungen auf die Gesundheit der Arbeiter der Petroleumminen in den Karpathen“ (refer. in Wratsch 1886, Nr. 28, S. 520). Bielczyk weist darauf hin, daß bei diesen Arbeitern Krankheiten der Respirationsorgane selten sind, daß hingegen Vergiftungen, die mit Betäubung und Gehirnerscheinungen usw. einhergehen, häufiger beobachtet werden. — Weist schon diese Erfahrung über die Giftigkeit der österreichisch-ungarischen Naphtha im Zusammenhang mit den Berichten Berthensons und Korshenewskys über die Vergiftungen bei russischen Naphthaarbeitern darauf hin, daß zwischen den einzelnen Naphthasorten hinsichtlich der Giftigkeit Differenzen bestehen, so wird diese Anschauung durch die Angaben Sharps (The poisonous effects of petroleum, News. 1888) bestätigt. Sharp betont ausdrücklich, daß zwischen verschiedenen amerikanischen Petroleumsorten Unterschiede in bezug auf Beeinflussung der Gesundheit der Arbeiter bestehen; was ja bei der chemisch sehr unterschiedlichen Zusammensetzung der Rohnaphtha leicht begreiflich ist. Aus Berthensons angeführter Literaturübersicht entnehmen wir hierüber nachfolgende Angaben: In Westvirginien, wo natürliches schweres Oel gewonnen wird, kommen Asphyxien durch Gase nicht vor, sondern höchstens vorübergehender Schwindel und Kopfschmerz, während in Ohio, wo leichtes Paraffinöl gewonnen wird, Erstickungsanfälle nicht selten sind, wozu der Umstand beiträgt, daß man die Petroleumbehälter überbaut. Auch Felix (Hygien. Studien über Petroleum und seine Destillate, D. Vierteljahrsschr. f. öffentl. Ges.-Pfl. 1872) weist ausdrücklich darauf hin, daß einige Naphthaprodukte die Atemwege reizen, während andere Gehirnerscheinungen hervorrufen.

Weitere Fälle von Allgemeinvergiftungen von Arbeitern in den Petroleumtanks und Naphthagruben beschreibt Samuel (Berl. klin. Wochenschr. 1904, Bd. 41, S. 1017).

Hinsichtlich des Vorkommens von Vergiftungsfällen in Naphtharaffinerien sind ferner die Angaben von Burenin (zit. oben) und Petkewitsch (angeführt bei Berthenson, siehe oben) beachtenswert; beide berichten über Vergiftungsfälle in Raffinerien, die auf die Einatmung von Dämpfen leichter Oele, hauptsächlich Benzin und Gasolin, zurückgeführt werden. Betroffen werden hauptsächlich die in den sog. „Empfangsräumen“ (den Räumen, in welchen die Destillationsprodukte die Apparate verlassen und „empfangen" werden) beschäftigten Arbeiter. In schlecht eingerichteten Empfangsräumen hat man Todesfälle infolge von Vergiftung mit Naphthagasen beobachtet. Bei den Arbeitern, die in Empfangsräumen längere Zeit beschäftigt sind, entwickeln sich auch chronische Vergiftungszustände, eine Art wiederkehrender Berauschung, die von den Arbeitern mitunter gesucht wird. (Aehnliches wird übrigens auch von mit Benzin beschäftigten Arbeiterinnen berichtet.) Oft beobachtet man — nach Petkewitsch — Berauschung durch Naphthagase bei den Arbeitern, welche die Zisternenwaggons zu reinigen haben, in welchen das Masut, die Mineralöle und das Petroleum transportiert werden.

Foulerton (Lancet 1886, S. 149) beschreibt einen Fall, wo ein Arbeiter, der in ein Petroleumbassin eingestiegen war, schwer vergiftet wurde, Leidy (Ther. Gaz. 1889, S. 443) einen analogen Fall, der tödlich ausging. Mabille, Duany und Tronchel (Revue d'hygiène, Bd. 18, Nr. 3) besprechen schwere Vergiftungen von zwei Arbeitern, die beim Auspumpen eines zwei Tage nicht durchlüfteten Petroleumtanks beschäftigt waren.

Die Berichte der Gewerbeinspektoren Englands pro 1908 enthalten Angaben über zwei Fälle von Vergiftungen beim Reinigen von Naphthatanks, welche von den Certifying surgeons gemeldet wurden (Concordia 1909, S. 105).

Der Bericht für die Berufsgenossenschaft für die chemische Industrie in Deutschland für das Jahr 1905 bespricht zwei tödliche Vergiftungsfälle durch Naphthagase; sie ereigneten sich beim Befahren eines Extraktionsgefäßes und einer Naphthadestillationsblase. Daran wird die Bemerkung geknüpft, daß derartige Unfälle fast ausschließlich nur dann möglich seien, wenn die zu reinigenden Gefäße einer Gruppe angehören, welche an einen gemeinsamen Rezipienten angeschlossen ist und wenn bei ungenügendem Abschluß der Blase gegen das weitere Rohrsystem irrespirable Destillationsgase in die geöffnete Blase zurücktreten und die Bedienungsperson erreichen können. Gewöhnlicher Hahn- oder Ventilabschluß ist dafür, wie zahlreiche Unfälle mit Verlust von Menschenleben bewiesen haben, nicht ausreichend sicher (Gewerbl. techn. Ratgeber 1906, S. 108).

Der Bericht der preußischen Gewerbeinspektion für das Jahr 1904 bringt einen weiteren Beleg hierfür bei: Mehrere Arbeiter, die mit der Reparatur eines Destillationskessels in einer Erdöldestillation beschäftigt waren, wurden durch Gase, welche von den danebenliegenden im Betriebe befindlichen Destillationskesseln her zu ihnen drangen, betäubt; nur durch sofortige Anwendung eines Sauerstoffapparates war es noch möglich, die Leute zu retten.

Noch sei hier ein nicht ganz klarer Fall von Vergiftung mit Petroleumgasen (toxischer Pseudomiastemie) erwähnt. Gowers (London) beschreibt nämlich einen Fall von chronischer Vergiftung infolge von häufiger Einatmung von beim Betriebe eines Petroleummotors sich entwickelnden Petroleumgasen. Die Krankheitserscheinungen bestanden in Sprachstörung, bedeutenden Schlingbeschwerden und einer Schwäche der Gesichtsmuskeln (Schließmuskeln des Auges und der mimischen Gesichtsmuskulatur). Gowers glaubt sich zu dem Schlusse, es handle sich in diesem Falle um eine Petroleumgasvergiftung, um so mehr berechtigt, als der Kranke, wie er der Schädigung entzogen wurde, bald genas, die Erscheinungen aber neuerlich zum Ausbruche kamen, als er seine Beschäftigung bei dem Motor wieder aufnahm. Gowers hält insbesondere die bei der unvollständigen Petroleumverbrennung auftretenden gasförmigen Produkte für schädlich (Ramazzini 1908, Bd. 2, S. 226).

Beachtet zu werden verdient die Entwicklung von belästigenden und gesundheitsschädlichen schwefligsauren Dämpfen in der Petroleumraffinerie beim Behandeln des Rohöles mit Schwefelsäure. Bei der Verwendung des Benzins, als Lösungsmittel und bei der Benzinwäsche, kommen Vergiftungen durch Benzingase zustande. Ascher (in Dammer, Handb. f. Arb.-Wohlf.) und Roth weisen darauf hin, daß sich diese Vergiftungen wohl meist der Beobachtung entziehen und somit häufiger vorkommen dürften, als man annimmt. Dennoch finden sich einige derartige Vergiftungsfälle in der Literatur beschrieben. Die Jahresberichte der Gewerbeinspektoren wissen von solchen Benzinvergiftungen zu berichten (z. B. Bericht 1897, S. 131). Hewelke (Warschau) und auch Rosenthal (Inn. Cbl. 1894 S. 241), beschreiben Benzinvergiftungen bei Mädchen, die mit dem Waschen von Handschuhen beschäftigt waren; Dorendorf berichtet über analoge Vergiftungen bei Kautschukarbeitern (Zeitschr. f. klin. Med. 1901, S. 42). Weitere gewerbliche Benzinvergiftungen beschreiben: Galian (Spitalul 1904), Siemon (Betäubung eines Drogistenlehrlings, Mon. f. Unf.-Heilk., Bd. 3, 1896, S. 366), Foulerton, Leidy (siehe oben), Finlayson-Davidson (British med. journ. 1903, S. 546); über Vergiftungen mit Automobilbenzin bei Chauffeuren und in Autogaragen berichten Burgi (Korr. f. Schweiz. Aerzte 1906, Bd. 36, S. 350), Box und Petrie (British med. journ. 1908, S. 807).

Nach den Angaben in der neuesten Literatur dürfte die Zahl der gewerblichen Benzinvergiftungen mit dem wachsenden Benzinkonsum zugenommen haben. So schreibt die Zeitschrift für Gewerbehygiene im Jahre 1907 (S. 157): Benzinvergiftungen waren früher sehr selten; bei der immer steigenden Verwendung, die das Benzin heute als eine Kraftquelle zum Antrieb aller Art von Motoren erfährt, namentlich bei der Ausdehnung der Automobilindustrie, ist die Benzinvergiftung immer häufiger geworden. Ein Arbeiter, der in einen großen, leeren Benzinbehälter stieg, wurde vergiftet. Ein anderer, der in einer Automobilfabrik beschäftigt war, hatte längere Zeit an leerlaufenden Automobilen zu tun; plötzlich wurde er ohnmächtig, der Puls wurde klein, und sein Gesicht färbte sich angeblich blau; er erholte sich aber nach einigen Tagen wieder. Aehnlich erging es einem anderen Arbeiter, der in einem Automobilmagazin zu tun hatte, das mit Benzindämpfen angefüllt war. Es wird hierbei auch den niedrig siedenden Kohlenwasserstoffen, mit denen das Benzin verunreinigt war, die Mitschuld an der Vergiftung zugeschrieben.

Hierher gehört ferner ein Fall von Benzinvergiftung, der sich im Jahre 1906 in einer Paraffinfabrik ereignete. Ein Arbeiter, der in eine offene Destillierblase gestiegen war, um sie nach Aufweichen der an den Wänden haftenden Krusten mit Benzin durch Abkratzen zu reinigen, wurde betäubt in der Blase vorgefunden und starb wenige Stunden später. Der Arbeiter hatte, wie die Untersuchung ergab, viele Stunden in der Blase zugebracht, indem er darin eingeschlafen und nicht mehr zum Bewußtsein gekommen war (Zeitschr. f. Gew.-Hyg. 1906, S. 515).

Eine Benzinvergiftung kam Ende 1907 in dem Benzinlagerkeller einer größeren chemischen Wäscherei vor. Ein Arbeiter wollte verschüttetes Benzin vom Fußboden durch Aufwischen entfernen, wobei er das Bewußtsein verlor (Zeitschr. f. Gew.-Hyg. 1908, S. 333).

Die Berichte der Gewerbeinspektoren enthalten gleichfalls Angaben über mehrere Benzinvergiftungen. So entnehmen wir den Berichten der preußischen Gewerbeinspektion aus den Jahren 1904 und 1905 folgende Fälle: Durch Benzindämpfe wurde in der Nachtschicht der Bedienungsmann einer Knochenextraktion getötet. Er hatte sich nach dem Oeffnen des Hahnes für direkten Dampf, anstatt den Gang des Prozesses weiter zu beobachten, auf einer Bank niedergesetzt und war dort eingeschlafen. Durch die andauernde Dämpfung wurde das Benzinsystem so warm, daß die Lötstelle einer Verschlußschraube am Sicherheitsgefäß undicht wurde. Aus der entstandenen Oeffnung traten nun, außer dem durch das Luftrohr ins Freie entweichendem Benzindampf, noch so viel Dämpfe in den Extraktionsraum, daß der Arbeiter vergiftet wurde; er wurde am nächsten Morgen tot aufgefunden. Benzindämpfe bewirkten ferner eine Vergiftung von drei Arbeitern in einer Teppichreinigungsanstalt, wo große Mengen von Benzin für eine Reinigungsmaschine verwendet wurden und im Arbeitsraume verdunsteten. Die Leute wurden besinnungslos am Boden liegend aufgefunden, aber durch Sauerstoffinhalationen bald wieder zum Bewußtsein gebracht.

Einen zusammenfassenden Bericht über Benzinvergiftungen erstattete in jüngster Zeit Wichern-Leipzig (Zeitschr. f. Gew.-Hyg. 1909, Nr. 3 und Nr. 4, Beilage, Fabrikfeuerwehr, S. 10 ff.), wobei er Beispiele von gewerblichen Benzinvergiftungen anführte, welche zum Teil bereits von uns erwähnt wurden. Hier sei daher nur einer von diesen Fällen wiedergegeben, den Wichern ausführlich beschreibt. Der Arbeiter einer Leipziger chemischen Fabrik sollte eine Retorte, aus der etwa 2500 Liter Benzin destilliert werden konnten, reinigen. Dieselbe enthielt noch Reste der früheren Benzineinfüllung. Als der Mann durch die enge Oeffnung des Behälters eingestiegen war, wurde ihm sofort schlecht, er glitt hinab und fiel mit dem Gesicht in das Benzin; tief bewußtlos wurde er herausgezogen und ins Krankenhaus gebracht; er zeigte Erbrechen, spastische Kontraktion der Extremitäten, Zyanose, schwachen Puls, Reflexlosigkeit; erst nach 1½ Stunden erlangte er das Bewußtsein.

Hinsichtlich des Vorkommens von Hauterkrankungen bei den Arbeitern der Naphthaindustrie wollen wir zunächst den zusammenfassenden Angaben Berthensons (zit. oben) in dieser Richtung folgen.

Petkewitsch hat bei den Arbeitern und Laboranten, die mit dem Masut oder den ungereinigten Mineralölen zu tun haben, einen charakteristischen Hautausschlag beschrieben. Ueber analoge Beobachtungen berichten Korshenewsky (zit. oben) und Dankwerth (Ueber die Wirkung des Petroleums auf die in den Raffinerien beschäftigten Arbeiter, Pharm. Centralhalle, 1868, S. 118) hinsichtlich der Wirkung des Staubes an den Naphthafontänen und der Arbeit in den Raffinerien; Burenin (zit. oben) führt diese Hauterkrankungen vor allem auf die mit Schwefelsäure und Alkalien vermischten Verunreinigungen der Naphtha zurück. Bestätigt wird das Vorkommen von Ausschlägen bei Naphthaarbeiten durch Bielczyk (zit. oben), Chevallier (Ann. d'hyg. 1864), Allen und Lewin (Virchows Archiv 1888, 112, 35); Mitschell (Med. News, LIII, S. 152) sah Ausschläge besonders bei den Arbeitern, die mit dem Auspressen (siehe oben) beschäftigt waren. Guerville und Guermonprez sahen Hautgeschwülste (Papillome) bei Arbeitern, die mit der Reinigung von Destillationsapparaten beschäftigt waren (Ann. d'hyg. publ. 24, S. 500, ferner Annal. derm. 1890, S. 369). Weitere Angaben über einen schädlichen Einfluß der Naphtha auf die Haut stammen von Arlidge (The hygiene, diseases mortality of occupations, London 1892), Brémont (Note sur les ouvriers employés dans les raffineries de Pétrole, Revue d'hygiène 1895, S. 166) und Ogston (Aberdeen), der spezielle Untersuchungen über die Naphthaausschläge gemacht hat.

Ueber das Vorkommen von durch Petroleum verursachte Hautleiden bei den Arbeitern in deutschen und französischen Industrien wurden bereits am Anfang dieses Abschnittes einige statistische Angaben gemacht; es folgen weitere Belege aus der neueren Zeit; dieselben sind zum Teil den Berichten der Gewerbeinspektoren entnommen (nach Neisser, Intern. Uebers. über Gew.-Hyg. 1907, S. 96 ff.). Im Jahre 1905 wurde Petroleumkrätze in den Bezirken Pfalz und Oberfranken (Bayern) bei der Revision einer Schamottefabrik und Zementwarenfabrik festgestellt. Die betreffenden Arbeiter hatten die Steine aus Formen zu entnehmen, die nach jeder Pressung mit Petroleum angestrichen werden mußten. Es zeigten sich mehr oder minder starke Ausschläge an den inneren Handflächen der Erkrankten, so daß dieselben teilweise die Arbeit aufgeben mußten. Ueber das Vorkommen von Paraffinkrätze in demselben Jahre berichteten ferner die österreichischen Gewerbeinspektoren in Czernowitz, Troppau und Stanislau; der letztgenannte Berichterstatter schreibt hierüber: In Naphthafabriken wurden bei den mit dem Pressen des Paraffins beschäftigten Arbeitern wiederholt Hautkrankheiten (pockenartige Ekzeme) beobachtet. Diese ungefährliche Krankheitserscheinung stellt sich schon nach einigen Tagen ein, wenn die Arbeiter es versäumen, die mit Mineralöl verunreinigten Körperteile zu reinigen. In gleichem Sinne äußert sich der Gewerbeinspektor von Troppau, welchem mehrere Fälle von „Paraffinkrätze" aus der Paraffinfabrik einer Petroleumraffinerie zur Kenntnis kamen, trotzdem in der genannten Fabrik nur solche Arbeiter verwendet wurden, die zu dieser Krankheit angeblich nicht inklinierten. Der Inspektor ist der Ansicht, daß das Auftreten der Paraffinkrätze in dieser Fabrik wahrscheinlich dem Mangel an einem Arbeiterbade zuzuschreiben sei.

Auf dieselbe Ursache wurde auch zurückgeführt, daß fast sämtliche Arbeiter der im Bezirk Czernowitz gelegenen 3 Raffinerien mit Paraffinkrätze behaftet waren.

Der französische Aufsichtsbeamte in Rouen meldet im gleichen Jahre eine der größeren Vorsicht und Sorgfalt der Arbeiter zu dankende Abnahme der Paraffinkrätze, welche hauptsächlich in Petroleumraffinerien vorkommt.

Auch in den von mir selbst gesammelten Erfahrungen über Arbeiterkrankheiten in Böhmen (1906—1908) finden sich Belege für das Vorkommen von Hautkrankheiten (Akne und Furunkulosis) in Petroleumraffinerien und Paraffinfabriken (Concordia 1910, Nr. 6).

Schwefelgewinnung (und Verwendung)

Gesundheitsschädigungen durch gewerbliche Gifte hierbei

Der hauptsächlich in Sizilien (auch in Spanien, Amerika und Japan) in der Natur vorkommende Schwefel wird aus dem Schwefelgestein durch Ausschmelzen gewonnen. In Sizilien geschieht dies meist in sehr primitiver Weise, indem das Gestein in den meilerartigen „Calcaroni" aufgehäuft, mit Erde bedeckt und angezündet wird. Etwa ein Drittel des Schwefels verbrennt und entweicht als schweflige Säure, der übrige Schwefel wird durch die bei der Verbrennung entstehende Wärme geschmolzen und fließt unten an der geneigten Sohle ab. Der auf diese außerordentlich unökonomische Art gewonnene Rohschwefel wird behufs Reinigung aus gußeisernen Retorten, die mit direktem Feuer beheizt werden, destilliert. Der gereinigte raffinierte Schwefel kommt in Stangen-, in Band- oder Fadenform oder als Schwefelblumen in den Handel.

Auch durch Rösten von Kies in Kiesöfen (vgl. Schwefelsäure und Metallurgie) kann Schwefel gewonnen werden.

Als weitere Quellen der Schwefelgewinnung sind zu nennen: Die Leblanc-Sodarückstände (vgl. Sodaerzeugung), aus denen der Schwefel nach den Verfahren von Schaffner-Mond oder Chance-Klaus wieder gewonnen wird, ferner die bis 40% enthaltende Gasreinigungsmasse, aus welcher der Schwefel mittelst Schwefelkohlenstoff extrahiert werden kann (vgl. Leuchtgasindustrie: Gasreinigungsmasse).

Die Gesundheitsverhältnisse der sizilianischen Schwefelarbeiter sind zwar überaus ungünstig, doch dürfte dies weniger auf eine schädliche Einwirkung der bei dem primitiven Calcaroneverfahren massenhaft entweichenden, die Vegetation der Umgebung schwer schädigenden schwefligen Säure, sondern vielmehr auf die elende materielle Lage und Ueberanstrengung sowie Unterernährung bei diesen Arbeitern zurückzuführen sein. Im übrigen wird von einigen Autoren dem Schwefelstaub eine Reizwirkung auf die Augen zugeschrieben, welche Tränenfluß, Lichtscheu, Schmerzen in den Augen und Entzündungen hervorrufen kann (Eulenberg, Handb. d. öffentl. Ges.-Wesens, Berlin 1881), was auch bei den mit dem Schwefeln der Reben (zur Vertreibung des Oïdium Tuckeri) beschäftigten Arbeitern beobachtet wird.

Bedeutungsvoller sind die Gesundheitsgefahren, die bei der Gewinnung des Schwefels aus den Sodarückständen durch Auftreten von Schwefelwasserstoff und schwefliger Säure bedingt werden können (siehe Aufarbeitung der Sodarückstände), und ferner die Giftigkeit des Schwefelkohlenstoffes, die bei der Extraktion des Schwefels aus der Gasreinigungsmasse in Betracht kommt (siehe Schwefelkohlenstoff).

Ueber das Vorkommen von Schwefelwasserstoffvergiftungen in Schwefelgruben siehe das nächste Kapitel über Schwefelwasserstoff.

Schwefelwasserstoff

(Vorkommen, Verwendung und Gesundheitsschädigungen durch Schwefelwasserstoff; Schwefelbariumgewinnung; ferner Vergiftungen bei Kloakenarbeitern)

Schwefelwasserstoff wird in der chemischen Industrie und insbesondere auch bei der Metallgewinnung zur Ausfällung von Kupfer, bei der Nickel- und Kobaltindustrie (siehe Metallurgie), zur Herstellung von Zündhölzchen mit metallisch glänzendem Kopf (siehe Zündhölzchenindustrie), ferner zur Entfernung von Arsen aus Säuren (siehe Salz- u. Schwefelsäureindustrie), zur Reduktion der Chromsäure in der Lederfabrikation u. a. verwendet. Ueberdies entsteht er, zum Teil als Zersetzungsprodukt, in verschiedenen Industrien, und zwar vor allem in der Leblanc-Sodaindustrie (siehe Leblanc-Soda, Sodaäscher), bei der Herstellung von Antimonchlorür und von Barytverbindungen, namentlich beim Zersetzen von Schwefelbarium; dieses erhält man durch Glühen von Schwerspatpulver (schwefelsaurem Baryt) mit Kohle. Das Präparat ist weiß und bildet an feuchter Luft unterschwefligsauren kohlensauren Baryt und Schwefelwasserstoff; Schwefelwasserstoff entsteht ferner bei der Verarbeitung der Gaswässer (Gewinnung von Ammonsulfat, siehe Leuchtgas), bei der Schwefelkohlenstofferzeugung, er findet sich in den Hochofengasen, er entwickelt sich in Bergwerken (insbesondere in ersoffenen pyrithaltigen Gruben), bei der Teerdestillation, der Verwendung von Gaskalk in der Gerberei, der Verarbeitung und Verwendung von Schwefelnatrium; größere Schwefelwasserstoffmengen kommen ferner bei der Fäulnis schwefelhaltiger organischer Substanz zustande, so bei der Leimsiederei, in Knochenmagazinen (siehe diese), bei der Aufbewahrung grüner Häute (siehe Gerberei), desgleichen bei der Zersetzung von Abfallwässern der organischen Industrie (Zuckerfabrikation, Bierbrauerei usw., siehe diese), bei der Flachsrotte, insbesondere aber in Kloaken und Unratskanälen.

Es sind chronische und akute gewerbliche Vergiftungen bzw. Gesundheitsschädigungen durch Schwefelwasserstoff im Gewerbe beschrieben worden.

Eine größere Anzahl von Vergiftungen mit Schwefelwasserstoff werden in der chemischen Industrie verzeichnet.

Dem Bericht der Aufsichtsbeamten der Berufsgenossenschaft der chemischen Industrie im Jahre 1907 entnehmen wir nachfolgende Vorfälle:

Drei Schlosser, die in einer chemischen Fabrik auf Nachtschicht beschäftigt waren, hatten sich in der Werkstatt schlafen gelegt und wurden 2 Stunden später tot bzw. sterbend aufgefunden. In dem Werke wird in einer Reihe größerer Saturationskessel Schwefelbariumlauge durch eingetriebene natürliche Kohlensäure in kohlensauren

Baryt umgesetzt; der hierbei sich entwickelnde Schwefelwasserstoff wird in einem Gasometer gesammelt, verbrannt und dann zu Schwefelsäure verarbeitet. An den Saturationskesseln befinden sich Probierhähnchen, bei deren Oeffnen sich durch den Geruch sicher feststellen läßt, ob sämtlicher Schwefelwasserstoff ausgetrieben ist, worauf der Inhalt des Kessels mittelst Kohlensäure in ein Zwischengefäß fortgedrückt und dann der Kessel von neuem mit Schwefelbariumlauge gefüllt wird. Aus diesen Zwischengefäßen wird der Barytschlamm mittelst Pumpen in Filterpressen gedrückt, während ein Ventilator oder Schornstein die letzten Reste von Schwefelwasserstoff aus dem Zwischengefäß absaugen soll. Zwischengefäß und Ventilator befanden sich vor den Fenstern der Reparaturwerkstätte. In der betreffenden Nacht beging ein Arbeiter die Unachtsamkeit, den Inhalt eines Saturationskessels fortzudrücken, ohne daß der Schwefelwasserstoff vollständig beseitigt war, was sich aus der gelblichen Farbe und dem Geruche des Inhaltes des Zwischengefäßes feststellen ließ. Ferner wurde festgestellt, daß der Riemenantrieb des Ventilators gerissen war. So drang der aus dem Zwischengefäß entweichende Schwefelwasserstoff durch das Fenster in die Werkstätte und hatte sich dort am Fußboden angesammelt, wo die drei Verunglückten schliefen, die somit das Opfer des Zusammenwirkens verschiedener unglücklicher Umstände wurden.

In derselben Fabrik kam bald darauf ein vierter Arbeiter um, der bei der Riechprobe unvorsichtigerweise, statt — wie vorgeschrieben — die Hand vor das Probierhähnchen zu halten und diese dann zu beriechen, das Gas direkt mit der Nase einsaugte. Die Wiederbelebungsversuche waren erfolglos.

In einer anderen chemischen Fabrik trugen zwei Arbeiter bei der Chlorbariumanlage durch ausströmenden Schwefelwasserstoff schwere Vergiftungen davon. Die Chlorbariumanlage besteht aus einer geschlossenen Zersetzungsbütte, welche außer dem Zufluß Schwefelbariumlauge einen Salzsäurezufluß und einen Abzugskanal für den entstehenden Schwefelwasserstoff hat, in diesen Kanal ist ein Dampfstrahlgebläse eingeschaltet, überdies endet er in einen Kamin. Infolge eines Defektes mußte die Anlage vorübergehend stillgestellt werden, wobei sich der Abzugskanal durch Gefrieren verstopfte. Dadurch strömte beim Wiederinbetriebsetzen der Schwefelwasserstoff zum Teil aus der Säurezuflußöffnung aus. Die beiden Arbeiter, welche abhelfen wollten, wurden vergiftet. Der eine von ihnen blieb zwei Tage lang bewußtlos (Chem. Ind. 1908, S. 323—324).

Der Bericht der Berufsgenossenschaft für die chemische Industrie für das Jahr 1905 meldet folgenden Fall:

In einem Rührwerkbottich, in welchem bei der Einwirkung von Säure auf Lauge nebenher Schwefelwasserstoff frei und durch Ventilation abgesaugt wird, war durch Schaufelbruch das Rührwerk zum Stillstand gekommen. Der Zufluß von Säure und Lauge wurde unterbrochen, der Deckel des Bottichs wurde zur Hälfte entfernt; der ausgeschiedene Schlamm sollte zunächst ausgeworfen werden, um das Rührwerk freizulegen. Der obere Raum des Bottichs wurde mit Wasser ausgewaschen, und weil nun die Schwefelwasserstoffentwicklung betriebsmäßig nicht mehr eintreten konnte, mit dem Auswerfen des

Schlammes begonnen. Nachdem mehrere Karren Schlamm bereits abgefahren waren, wurde der im Bottich arbeitende Mann betäubt und verschied trotz schneller Hilfe. Der Vorgang dürfte so zu erklären sein, daß zwei im Schlamm entstandene kleine Nester von Säure und Lauge durch den Spatenstich so geöffnet wurden, daß ihr Inhalt, sich vereinigend, aufs neue Schwefelwasserstoff entwickelte, welcher, von dem Arbeiter unvermittelt in die Atmungsorgane aufgenommen, eine tödliche Gasvergiftung zur Folge hatte.

Unter dem Titel: Schwefelwasserstoff und seine Gefahren für Sielarbeiter bespricht Pfeifer (D. Vierteljahrsschr. f. öffentl. Ges.-Pfl. 1904 und Zeitschr. f. Gew.-Hyg. 1904, S. 314) mehrere Fälle, in welchen Sielarbeiter durch die aus Abgängen von Industrien sich entwickelnden Gase, welche Schwefelwasserstoff enthielten, betäubt wurden. In dem einen Fall handelte es sich um eine Fabrik, welche ihre aus der Zyangewinnung herstammenden Abwässer dem städtischen Siel zuführt. Allerdings muß unentschieden bleiben, ob es sich hier nicht um Einwirkung von Blausäure gehandelt hat. Im zweiten Fall handelte es sich um eine Lederfabrik, welche nach dem Schnellgerbeverfahren arbeitet. Hierbei entsteht, falls Schwefelsäure mit Schwefelnatrium zusammenkommt, Schwefelwasserstoff in nicht unbedenklicher Menge.

Beim Reinigen eines Siels in der Nähe der Ausmündungsstelle eines Gerbereizuflusses wurden zwei Arbeiter bewußtlos; einer davon konnte erst nach zweistündigen Wiederbelebungsversuchen zum Leben zurückgebracht werden und mußte längere Zeit im Krankenhause verbringen. Als Beweis dafür, daß es sich um eine Schwefelwasserstoffvergiftung handelte, wird die Schwärzung des Bleiweißanstriches eines nachbarlichen Hauses, ferner das Wahrnehmen des charakteristischen Geruches angeführt.

Ueber das Vorkommen von Schwefelwasserstoffvergiftungen bei der Fabrikation von Ammoniumsalzen berichtet Eulenberg (Lehre v. d. schädl. u. gift. Gasen, S. 274, zit. nach Egli, Unf. b. chem. Arb. 1903, 2. Hälfte). In einer Fabrik auf Ammoniumsalze stürzten die Arbeiter beim Operieren mit Schwefelwasserstoff oft wie tot hin, obgleich diese Arbeiten im Freien gemacht wurden. Aus dem Bereiche des Gases gebracht, erholten sie sich bald und gaben an, bloß geträumt zu haben.

Weitere gewerbliche Vergiftungen durch Schwefelwasserstoff, welche in England beobachtet wurden, werden von Wilke (nach den Berichten der englischen Gewerbeinspektoren, Concordia 1909, S. 103) angeführt. Ueber Schwefelwasserstoffvergiftungen bei der Paraffinfabrikation (Destillation) berichtet Römer (Münchn. med. Wochenschr. 1897, Bd. 44, S. 851), ferner auch Casper-Liemann (Zehn Vergiftungen und mehrere Todesfälle); auch wurden Schwefelwasserstoffvergiftungen bei Caissonarbeitern beobachtet; Oliver (Lancet 1, 1903, S. 225) erwähnt einen Fall, in welchem beim Ausschachten eines Docks in 6 Wochen 4 Arbeiter starben; das Wasser enthielt 12 Volumprozent Schwefelwasserstoff, welche aus faulenden Abfallstoffen einer Fabrik stammten. Bei Arbeitern in Schwefelgruben kommt es gleichfalls mitunter zum Auftreten gehäufter Schwefelwasserstoffvergiftungen. Einen derartigen Vorfall, bei welchem fünf plötzliche Todesfälle und viele leichte Erkrankungen zustande kamen, beschreibt Blumenstock (Przeglad Lekarski 1880, zit. nach Erben, Vergiftungen, I, S. 127).

Bekannt ist das nicht seltene Vorkommen von Vergiftungen durch giftige Gase bei Kloakengasarbeitern; in städtischen Kanälen befindliche Gase stellen ein Gemisch von Sauerstoff, Stickstoff, Kohlensäure, Sumpfgas, Schwefelwasserstoff, Ammoniak u. a. dar.

Für die Kanalgasvergiftungen dürfte der Schwefelwasserstoff wohl kaum allein verantwortlich zu machen sein.

Auch die chronischen Vergiftungsformen bei Kanalarbeitern, die sich in verschiedenen Reizerscheinungen der Schleimhäute (Bindehautentzündung, Katarrhen der Atemorgane), ferner allgemeiner Blässe, Herabgekommenheit usw. (siehe II. Teil) bemerkbar machen, sind wohl nicht allein auf Schwefelwasserstoff zurückzuführen. Derartige chronische Vergiftungen wurden in Frankreich (dort „la mite" genannt) beobachtet.

Heinzerling beschreibt solche Erkrankungen insbesondere bei den Pariser Kloakenarbeitern, ferner sind solche Fälle in größerer Zahl in England beobachtet worden.

Schwere Vergiftungen bei Sielarbeitern wurden ferner, wie oben erwähnt, durch Pfeifer beschrieben (zit. oben), doch handelt es sich, wie ersichtlich, in diesem Falle nicht um Kloakengase, die sich aus städtischen Abgängen entwickelten, sondern um Giftgase, die in industriellen Abgängen ihren Ursprung hatten. Auch mir sind anläßlich von regelmäßigen Erhebungen über das Vorkommen von Gewerbekrankheiten in Böhmen Kloakengasvergiftungen bekannt geworden, doch konnte ich die näheren entscheidenden Umstände hierbei nicht ermitteln (Concordia 1910, Nr. 6, und Der Amtsarzt 1910, Nr. 7).

Schwefelkohlenstoff, Gewinnung und Verwendung

(Extraktion, Vulkanisation, Gummiindustrie)

Schwefelkohlenstoff wird durch Einwirkung von Schwefeldampf auf möglichst reine, trockene, in gußeisernen Retorten, in welche Schwefelstücke eingetragen werden, zum Glühen erhitzte Kohle erzeugt. Der rohe Schwefelkohlenstoff ist durch Schwefel, Schwefelwasserstoff und leichtflüchtige organische Schwefelverbindungen verunreinigt und wird daher meist durch Waschen mit Kalkwasser und nachfolgender Destillation gereinigt.

Verwendung findet der Schwefelkohlenstoff besonders zum Extrahieren von Fett und Oel aus Knochen und ölhaltigen Samen (Palmkern, Oliven, Raps u. a.) und zum Vulkanisieren von Kautschukwaren und Lösen von Kautschuk. Auch wird Schwefelkohlenstoff zur Extraktion des Schwefels aus Gasreinigungsmasse (siehe diese), ferner zur Darstellung verschiedener chemischer Substanzen (Xanthogensaure Salze, Sulfozyanammonium usw.) sowie zum Vertilgen von Ungeziefer (Reblaus, Ratten usw.) verwendet.

Die Extraktion von Fett und Oel aus vegetabilischen Materialien, Knochen usw. erfolgt mittelst Schwefelkohlenstoff, Benzin (siehe dieses) oder Aether, wobei die Gefäße, um Verdunstung zu vermeiden, luftdicht verschlossen und in der Regel für kontinuierlichen Betrieb eingerichtet werden. So wird zum Beispiel die Entfettung von Palmkernen, Olivenpreßkuchen, Oelkuchen (nach Ost) folgendermaßen ausgeführt: Das Rohmaterial wird durch Walzenapparate zermahlen und in einer Batterie von sechs Zylindern mit Schwefelkohlenstoff kalt ausgewaschen. Der Schwefelkohlenstoff durchfließt die sechs Zylinder der Reihe nach langsam von oben nach unten und verläßt die Batterie mit etwa 50% beladen. Die erschöpften Zylinder werden ausgedämpft, die entwickelten Schwefelkohlenstoffdämpfe kondensiert. Die Fettlösung wird dann aus einer Kupferblase mit Doppelboden und Heizschlangen zunächst durch indirekte Erwärmung mittelst Dampf, dann durch direkten Dampf abdestilliert. Die Dämpfe gehen gleichfalls zur Kondensation, welche aus einem System von langen, gut gekühlten Röhren besteht. — Die Extraktion mit Aether, Benzin usw. unter Anwendung von Wärme erfolgt zum Beispiel nach folgendem Prinzip: Man versieht ein zylinderförmiges, aufrechtstehendes, luftdicht verschlossenes Gefäß in halber Höhe mit einem Siebboden, auf den die zu extrahierende Substanz geschüttet wird, während die Extraktionsflüssigkeit sich in dem unteren durch Doppelboden mit Dampf beheizten Raum befindet. Die hier entwickelten Dämpfe gelangen durch ein weites Rohr, das die Mitte des Siebbodens durchsetzt, in den Raum über der zu extrahierenden Substanz, werden hier mittelst eines von kaltem Wasser durchströmten Schlangenrohres und auch am gut gekühlten Deckel des Gefäßes kondensiert; von hier tropft die Extraktionsflüssigkeit auf die zu extrahierende Masse herab, durch die sie, das Fett aufnehmend, in den darunter befindlichen Raum dringt, um hier neuerdings zu verdampfen, während das gelöste Fett zurückbleibt. Rationell arbeiten Apparate, die nach dem Prinzip des Soxhletschen Extraktionsapparates eingerichtet sind. Ein behufs kontinuierlichen Betriebes mit zwei auf diese Art konstruierten Entfettern arbeitender, sehr verbreiteter Entfettungsapparat wurde von Wegelin & Hübner in Halle a. S. u. a. konstruiert.

Die Vulkanisation des Kautschuks erfolgt im wesentlichen durch Beimengen von Schwefel zu Rohkautschuk (Rohgummi), wobei sich der Schwefel mit dem Kautschuk verbindet und dadurch elastisch wird (vulkanisierter Kautschuk, Weichgummi). Die Vulkanisation geschieht entweder mittelst Chlorschwefel, Schwefelbarium, Schwefelkalzium, Goldschwefel (Schwefelantimon) und anderen schwefelhaltigen Präparaten in der Wärme und unter Druck oder auf kaltem Wege durch Eintauchen der fertiggeformten Gegenstände in eine Mischung von Schwefelkohlenstoff und Schwefelchlorür (siehe dieses). Der Fabrikationsvorgang ist hierbei, kurz geschildert, folgender: Die Rohware wird zuerst durch heißes Wasser unter gleichzeitigem Kneten in Walzwerken aufgeweicht und gründlich gewaschen. Der gewaschene und getrocknete Gummi wird dann auf Walzmaschinen mit verschiedenen Zusätzen vermengt, so mit Zinkweiß, Kreide, Bleiweiß, Bleiglätte, Zinnober, Graphit, Gummisubstituten (sog. Faktis, hergestellt aus geschwefelten vegetabilischen Oelen durch Kochen mit Hilfe von Chlorschwefel), Gummiabfällen usw. Bei der Heißvulkanisation kommt noch der nötige Schwefel oder die entsprechenden schwefelhaltigen Verbindungen hinzu. Die Vulkanisation mit Schwefel allein ist nur unter Dampf und mechanischem Druck möglich und erfolgt je nach den herzustellenden Artikeln verschieden, so zum Beispiel nach Auswalzen in Plattenform mittelst Kalanders durch die mit Dampf geheizte Vulkanisierpresse oder in eisernen Vulkanisierkesseln, in die man gespannten Dampf leitet, u. a.

Bei der Vulkanisation auf kaltem Wege werden die bereits vorgeformten Waren in eine Mischung von Schwefelkohlenstoff und Schwefelchlorür getaucht (je nach der Stärke nur wenige Sekunden oder Minuten) und hierauf im warmen Luftstrome (tunlichst rasch) getrocknet.

Statt Schwefelkohlenstoff wird jetzt — in Anbetracht der Giftigkeit desselben — vielfach Benzin verwendet. Es ist möglich, bei der Kautschukvulkanisation auf kaltem Wege auf Schwefelkohlenstoff ganz zu verzichten und eine Lösung von Chlorschwefel in Benzin zu verwenden.

Statt Benzin können auch andere Lösungsmittel in Anwendung kommen, wie z. B. Chlorsubstitutionsprodukte des Methans (Dichlormethan, Tetrachlorkohlenstoff).

Bei der sonstigen Verwertung von Kautschuk werden vielfach Kautschuklösungen hergestellt. Als Lösungsmittel für Kautschuk kommen unter anderem Azeton, Schwefelkohlenstoff, Terpentinöl, Petroleumbenzin, Aether, auch Benzol in Betracht.

Kautschuklösungen (Kautschukfirnis) werden zum Herstellen wasserdichter Gewebe (Imprägnieren) und anderen Zwecken gebraucht.

Analog der Herstellung und Verwertung von Kautschukwaren ist die von Guttapercha. Wie Kautschuk kann man Guttapercha auch vulkanisieren, wodurch sie die Eigenschaft, bei 40—60 °/₀ zu erweichen, verliert. Besser als die bei Kautschuk angewendeten Methoden eignet sich jedoch hier die Vulkanisation mittelst der unterschwefligsauren Salze des Bleis und des Zinks.

Vorkommen von Vergiftungen durch Schwefelkohlenstoff und die sonstigen Vergiftungsgefahren bei der Extraktion von Fetten und in der Gummiindustrie

Bei der Gewinnung von Schwefelkohlenstoff, ferner bei der Fett- und Oelextraktion durch Schwefelkohlenstoff und Benzin kommen Vergiftungen mit diesen Stoffen selten vor, da zum Verdampfen derselben in größerer Menge hier wenig Gelegenheit gegeben ist. Insbesondere ist bei der Extraktion, wenn das Extraktionsverfahren in sich abgeschlossen ist und bei kontinuierlichem Betriebe (wie oben beschrieben), die Gefahr auf ein Minimum reduziert, zumal auch im Hinblick auf die Feuersgefahr und im Interesse der Betriebsökonomie Verluste an Extraktionsflüssigkeit sorgsam vermieden werden.

Ein Fall von Schwefelkohlenstoffvergiftung, der sich in einer Berliner Oelfabrik beim Reinigen eines Schwefelkohlenstoffreservoirs ereignete, wird von Flies beschrieben. Die Publikation ist allerdings älteren Datums (Berl. klin. Wochenschr. 1866, S. 321). In der Gummiindustrie kommen mehrere Stoffe als gewerbliche Gifte in Betracht. Abgesehen von der Giftigkeit des Schwefelkohlenstoffes, auf die wir noch weiter unten etwas näher eingehen, ist auch die Schädlichkeit des Benzins (vgl. Petroleumbenzin) und des Chlorschwefels (vgl. Schwefelchloride) zu berücksichtigen. Wenn Bleiverbindungen der Kautschukmasse beigemengt werden, dann kommt auch die Gefahr der Bleivergiftung zustande. Schließlich kann, wenn Benzol als Lösungsmittel verwendet wird (Kautschukfirnis), auch dieses gesundheitsschädlich werden.

Die Bleivergiftung kam bei Gummiarbeitern nach Bulowsky (Arch. f. Hyg., Bd. 15, S. 125—141), auch Goldschmidt und Weyl, insbesondere früher nicht selten vor.

Die Benzinvergiftung spielt in der Gummiwarenindustrie entschieden eine untergeordnete Rolle. Schwerere Vergiftungen durch Benzin sind wohl nicht bekannt. Leichtere Gesundheitsstörungen infolge von Benzineinatmen bei Gummiwarenarbeitern sind beschrieben. So berichtet Dorendorf, daß zwei Kautschukarbeiter eine vorübergehende Benzinvergiftung erlitten (Zeitschr. f. klin. Med. 1901, Bd. 43, S. 42).

Für keinen Fall reicht die Vergiftungsgefahr bei Verwendung von Benzin in Gummiwarenfabriken an die heran, welche durch Schwefelkohlenstoff bedingt wird.

Benzolvergiftungen in Gummiwarenfabriken wurden von Santesson (Skand. Arch. f. Physiol., X., 1900, S. 1—36, und Arch. f. Hyg., Bd. 31, S. 336) beschrieben. In einer derartigen Fabrik in Upsala sind neun junge Weiber, die bei der Anfertigung von Pneumatikringen für Fahrräder beschäftigt waren, an Benzolvergiftung schwer erkrankt und vier davon dieser Vergiftung erlegen. Weyl (Arbeiterkrankheiten, S. 203) meint, daß es sich in diesen Fällen wohl um Vergiftungen mit „benzolhaltigem Benzin“ gehandelt hat. Diese Bemerkung spricht für die Unklarheit der Provenienz der von Santesson angeführten Fälle, welche übrigens im Kapitel „Benzol“ eingehender besprochen werden. Es sei bemerkt, daß es wundernehmen muß, daß in der Literatur zwei so gänzlich verschiedene Körper wie Benzol und Benzin mitunter miteinander verwechselt werden. Diese recht fatale Verwechslung dürfte darauf zurückzuführen sein, daß das Benzol zuweilen „Steinkohlenteerbenzin“ genannt wird.

Daß in der Gummiindustrie tatsächlich Benzolvergiftungen zustande kommen können, beweisen folgende der Literatur der jüngsten Zeit entnommene Fälle: An einer Spreading-Maschine wurde der in Benzol gelöste Kautschuk in der gewöhnlichen Weise aufgetragen. Von den drei Arbeitern, die bei dieser Maschine beschäftigt waren, wurde einer bewußtlos und erlag der Vergiftung (Chem. Ind. 1905, S. 442). In einer Gummiextraktionsanlage wurde ein Arbeiter beim Befahren einer Benzoldestillierblase durch Benzoldämpfe betäubt; ebenso zwei andere Arbeiter, die ihn retten wollten. Nur einer der Arbeiter kam mit dem Leben davon (Fabrikfeuerwehr 1909, S. 43). Näheres über diese und andere ähnliche Fälle siehe bei „Benzol“.

Ferner kommen beim Extrahieren von Gummi Anilinvergiftungen vor. Ueber derartige Fälle berichtet die Zeitschrift für Gewerbehygiene (1908 und 1909): Unter schweren Vergiftungserscheinungen erkrankte in einer Gummiwarenfabrik ein mit der Extraktion von rohem Gummi mittelst Anilin beschäftigter Arbeiter (Zeitschr. f.

Gew.-Hyg. 1908, S. 384). In der Betriebsabteilung einer Gummifabrik, in welcher aus ausländischem Baumharz roher Gummi mittelst Anilin extrahiert wird, erkrankten im Juli und August von den beschäftigten 17 Arbeitern 11 zum Teil recht schwer an Anilinvergiftung. Die Erkrankungen hatten eine Erwerbsunfähigkeit von 1—19 Tagen zur Folge (Zeitschr. f. Gew.-Hyg. 1909, S. 602 und 603); vgl. auch Kapitel „Anilin".

Chlorschwefel gibt vermöge seiner Eigenschaften und Zersetzlichkeit (siehe Schwefelchloride) oft Veranlassung zu einer nicht unwesentlichen Belästigung der Arbeiter in Gummiwarenfabriken; selten wohl kommt es zu schwereren Vergiftungen mit Chlorschwefel. (Das Nähere über deren Vorkommen siehe gleichfalls bei den Schwefelchloriden.)

Auf Gesundheitsgefahren, die bei der Verwendung von Goldschwefel (Schwefelantimon, Antimonpentasulfid) durch Entwicklung von Schwefelwasserstoff eintreten können, macht Roth (Komp. d. Gewerbekrankh., S. 208) aufmerksam.

Crzellitzer hat auf eine auffallende Augenschädigung bei Arbeitern hingewiesen, die mit dem Zerkleinern (Feinmahlen) von Hartgummiabfällen beschäftigt waren (Ophth. Ges. 1906); wie weit diese Erkrankung von toxischen Einflüssen abhängig war, sei dahingestellt.

Eine größere Bedeutung kommt der mehrerwähnten chronischen Schwefelkohlenstoffvergiftung in der Gummiwarenindustrie zu. Eine Reihe von Forschern hat über die Giftigkeit des Schwefelkohlenstoffes experimentelle Untersuchungen angestellt. (Nähere Angaben hierüber im II. Teil, Toxikologie des Schwefelkohlenstoffes.) Maßgebend sind die von Lehmann (Arch. f. Hyg., XX., S. 74) und seinen Schülern Rosenblatt und Hertel angestellten Versuche am Menschen. Nach diesen Experimenten erzeugt ein Gehalt von 0,5 bis 0,7 mg Schwefelkohlenstoff im Liter Luft keine wesentlichen Erscheinungen; bei 1,0—1,2 mg im Liter Luft kommen leichte Erscheinungen bei vorübergehendem, schwerere bei mehrstündigem Aufenthalt vor; 1,5 mg Schwefelkohlenstoff erzeugt bereits bald schwerere Erscheinungen. Die Giftigkeitsgrenze scheint also bei 1,0 mg im Liter Luft zu liegen, insbesondere dürfte ein dauernderer Aufenthalt in einer solchen Atmosphäre, zu welchem ja der Arbeiter gegebenenfalls gezwungen ist, imstande sein, eine chronische Giftwirkung zu bedingen.

Diese Grenze wird in Vulkanisierwerkstätten, wenn nicht besondere Schutzmaßnahmen (Ventilationsvorkehrungen) getroffen sind, mitunter erreicht, mitunter auch überschritten.

Mehrere verläßliche Angaben über den Schwefelkohlenstoffgehalt der Betriebsluft in Vulkanisierräumen stammen von Laudenheimer („Die Schwefelkohlenstoffvergiftung der Gummiarbeiter", Leipzig, Veit & Comp. 1899). In Leipziger Fabriken fand Laudenheimer nachfolgende Verhältnisse: In dem Raume, wo Schläuche und Platten vulkanisiert werden, ergab sich ein Gehalt von 0,9—1,8 mg Schwefelkohlenstoff im Liter Luft; einen halben Meter von den Vulkanisiertöpfen entfernt waren 0,5—2,4 mg Schwefelkohlenstoff im Liter Luft; in den Räumen, wo Präservative, Pessare, Bälle vulkanisiert wurden, wurde ein Schwefelkohlenstoffgehalt von 0,13—1,21 mg, im Saugersaale von 0,18—0,27 mg im Liter Luft aufgefunden.

Aus diesen Angaben folgt, daß in moderneren Fabriken die Grenze der Giftigkeit hinsichtlich des Schwefelkohlenstoffgehaltes nicht wesentlich überschritten werden dürfte, wenn halbwegs günstige Lüftungsverhältnisse vorliegen.

Erwähnt seien ältere von Sprenger herstammende Luftanalysen in Berliner Gummiwarenfabriken, die weit ungünstigere Verhältnisse aufwiesen. Hier ergab sich ein Schwefelkohlenstoffgehalt von 2,9 bis 5,6 mg in der Luft der Vulkanisierräume — somit sehr hohe, die Giftigkeitsgrenze überschreitende Werte.

Ueber das Vorkommen von Schwefelkohlenstoffvergiftungen in der Gummiindustrie und die Pathologie der Schwefelkohlenstoffvergiftung existiert eine sehr reiche Literatur (siehe II. Teil).

Dennoch darf man die Häufigkeit des Vorkommens von Vergiftungen mit Schwefelkohlenstoff und von durch dieses Gift eventuell bedingten Gesundheitsstörungen (nervösen Erkrankungen und Geisteskrankheiten) in Gummiwarenfabriken nicht überschätzen, insbesondere wenn es sich um moderner eingerichtete Vulkanisierbetriebe handelt. Laudenheimer (zit. oben) hat eine Statistik über die Gesundheitsverhältnisse der Arbeiter in den Leipziger Gummiwarenfabriken und über das Vorkommen von Schwefelkohlenstoffvergiftungen, ferner Nerven- und Geisteskrankheiten unter der Arbeiterschaft derselben zusammengestellt. Diese Fabriken beschäftigten im Jahre 1897 zusammen 728 Arbeiter, von denen 219 beim Vulkanisieren tätig waren. Seit dem Bestande der Fabriken (1874) bis zum Jahre 1908 kamen hier 31 Fälle von Geisteskrankheiten und 19 Fälle von Nervenkrankheiten, also zusammen 50 Erkrankungsfälle, vor, die Laudenheimer als sichere (von Aerzten oder in Krankenhäusern behandelte) Vergiftungen mit Schwefelkohlenstoff bezeichnet; hierbei macht er auf das entschiedene Abnehmen der psychischen Morbidität bei den Gummiarbeitern in den letzten Jahren aufmerksam, welche innerhalb eines Jahrzehntes auf nahezu den siebenten Teil herabgesunken ist. Trotzdem ist nach Laudenheimer der Prozentsatz der geistigen und nervösen Erkrankungen unter den Gummiarbeitern immer noch ein auffallend hoher, wenn man damit andere Industriezweige vergleicht, die ähnliche Arbeitsbedingungen haben und auch vorwiegend junge Mädchen beschäftigen. In den von Laudenheimer beobachteten Fabriken der Gummibranche ließen sich in den Jahren 1896—1898 durchschnittlich 1,95 % nervöser und 0,22 % geistiger Erkrankungen konstatieren, während in der Textilbranche im Jahre 1898 nur 0,92 % nervöser und 0,03 % geistiger Erkrankungen vorkamen. Aber auch abgesehen von jeder Statistik glaubt dieser Autor nach seinen Erfahrungen behaupten zu können, daß fast alle Arbeiter, die überhaupt mit Schwefelkohlenstoff vulkanisieren, gewisse Beschwerden und Nachteile von ihrer Beschäftigung haben, wenn sie auch selten so hochgradig sind, daß ärztliche Hilfe aufgesucht wird. Aehnliche Angaben sind den Berichten englischer und auch deutscher Gewerbeaufsichtsbeamten zu entnehmen. Insbesondere sollen sich bei der Aufnahme der Beschäftigung in den Vulkanisierräumen regelmäßig Beschwerden einstellen, welche Laudenheimer u. a. beim vorübergehenden Aufenthalte in den Räumen auch an sich selbst beobachten konnte. Einer neueren von Harmsen (Vierteljahrsschr. f. ger. Med. usw., 3. Folge, Bd. 30, S. 149, Jahrg. 1905) aufgestellten Statistik zufolge, die sich auf 7 Gummiwarenfabriken in Köln erstreckt, sind hingegen die allgemeinen Gesundheitsverhältnisse der in diesen Fabriken durchschnittlich jährlich beschäftigten 220 Arbeiter nicht ungünstig zu nennen. In einem Jahre (1901) erkrankten von diesen Arbeitern 102, d. i. 46,3 %, welche Zahl die durchschnittliche Morbidität der bei den Krankenkassen versicherten Arbeiter (die zum Beispiel in Böhmen nach meinen Erfahrungen ca. 50 % beträgt) nicht überschreitet. Auch die Zahl der nervösen Erkrankungen, die in der Statistik von Harmsen mit nur 0,98 % angegeben wird, ist keine außerordentliche. Weyl macht darauf aufmerksam, daß dieselbe zum Beispiel die Zahl der bei der Leipziger Textilkrankenkasse (von Laudenheimer) angegebenen Morbidität an Nervenkrankheiten (0,92—0,95 %) nicht überschreitet.

Während ich dieses Kapitel bearbeite, kommt mir die vom Kaiserlichen Statistischen Amt in Berlin herausgegebene, in bezug auf die Sichtung des Urmateriales mustergültige Statistik über die „Krankheits- und Sterblichkeitsverhältnisse in der Ortskrankenkasse für Leipzig und Umgebung“ (Heymanns Verlag 1910) zu. Nach dieser Statistik ergibt sich für die Gummiwarenfabriken: Unter 2228 Arbeitern kamen 1041 Krankheitsfälle mit 20 Todesfällen im Jahre vor; Erkrankungen des Nervensystems gab es 63, Vergiftungen 32. Danach betrug die Gesamtmorbidität 46,7 %, die Mortalität 0,898 %; die Morbidität an Nervenkrankheiten 2,83 % und an Vergiftungen 1,40 %. Danach wäre die Morbidität an Nervenkrankheiten und Vergiftungen als gesteigert anzusehen.

Wir wollen hier nicht alle Einzelheiten der Literaturangaben über das Vorkommen von Schwefelkohlenstoffvergiftungen in Gummiwarenfabriken zur Darstellung bringen. In dieser Richtung sei auf die erschöpfenden historischen Zusammenstellungen von Roeseler (Vierteljahrsschr. f. ger. Med. usw. 1900, 3. Folge, Bd. 20, S. 293) und von Laudenheimer (zit. oben) hingewiesen. Hier seien nur die wichtigsten Punkte hervorgehoben.

Angaben über die Gesundheitsschädlichkeit des Schwefelkohlenstoffes und über Vergiftungen mit demselben stammen schon aus den Jahren 1851—1860 von Payen, Duchenne, Beaugrand, Piorry u. a., somit sämtlichst aus Frankreich, wo das Parkessche Verfahren der „Patentgummi“-Vulkanisation (auf kaltem Wege mittelst Schwefelkohlenstoff-Chlorschwefel) zunächst eingeführt wurde. Von Delpech (Nouvelles recherches sur l'intoxication spéciale que détermine le sulfure de carbon, Paris 1860, und Ann. d'hyg. publ. 1863, 2 sér., vol. 19) rührt die erste zusammenfassende Arbeit her. Delpech berichtet über 24 Fälle von schweren Schwefelkohlenstoffvergiftungen in Gummiwarenfabriken, die zum Teil tödlich verliefen, wobei er die pitoyablen hygienischen Zustände in den damaligen Vulkanisierräumen schildert. Auch hat er nachgewiesen, daß in diesen Fällen nicht der Chlorschwefel, sondern der Schwefelkohlenstoff an den Vergiftungen schuld trage.

Aus Deutschland stammen gleichfalls mehrere ältere Publikationen von Hermann, Hirt und Lewin, ferner von Eulenberg, die jedoch mehr theoretischen Charakter tragen. Eulenberg (Lehre von den schädlichen Gasen usw. 1865) hielt dafür, daß die Schwefelkohlenstoffvergiftung auf durch Zersetzung des Schwefelkohlenstoffes gebildeten Schwefelwasserstoff zurückzuführen sei, eine Anschauung, die später auch durch Sapelier (1885) gestützt, heute gänzlich widerlegt ist. Erwähnenswert ist eine Arbeit von Pierre Marie, in der die nervösen Erscheinungen und Psychosen, welche infolge von Schwefelkohlenstoffvergiftung auftreten, auf Grund der bei einigen Fällen gemachten Erfahrungen zum Großteil für Hysterie erklärt oder wenigstens auf eine hysterische, nervöse Prädisposition des Arbeiters zurückgeführt werden (Pierre Marie, Sulfure de Carbone et hysterie, Bull. et mem. de la soc. méd. des hôpit. de Paris 1888). Diese Anschauung wird von den neueren Autoren Hampe, Laudenheimer u. a. bestritten.

Eine systematische Zusammenstellung von 17 Krankheitsgeschichten über Schwefelkohlenstoffvergiftungen bei Leipziger Gummiwarenfabrikarbeitern stammt von Hampe (Dissertation 1895). Ergänzt wurden diese ausführlichen, für die Pathologie der Schwefelkohlenstoffvergiftung maßgebenden Beobachtungen durch Laudenheimer (in der oben zitierten Publikation, Leipzig, Verlag Veit 1899), welcher die Hampeschen Fälle revidiert und neue hinzuzufügen Gelegenheit hatte. In dieser Veröffentlichung werden im ganzen 14 Krankengeschichten über Schwefelkohlenstoffvergiftungen aus Leipziger Gummiwarenfabriken ausführlich zur Darstellung gebracht. (Näheres hierüber auch im II. Teil unter Schwefelkohlenstoff.)

Meine Nachforschungen über das Vorkommen von gewerblichen Vergiftungen in Böhmen innerhalb der letzten Jahre (vgl. Concordia 1910, Nr. 6) haben mir 4 Vergiftungen zur Kenntnis gebracht; dieselben ereigneten sich insgesamt in einer Gummiwarenfabrik, welche seither überhaupt keinen Schwefelkohlenstoff mehr benutzt.

Ferner sei noch der üblen Einwirkungen Erwähnung getan, welche die beim Extrahieren von Fett und beim Vulkanisieren verwendeten Flüssigkeiten auf die Haut nehmen sollen. Vor allem wird eine solche Wirkung dem Benzin und dem Schwefelkohlenstoff zugeschrieben. Perrin schreibt (nach Layet) diesen Stoffen (außer der allgemeinen Wirkung auf das zentrale Nervensystem) eine lokale Wirkung auf die Hände und Arme zu, die damit fortgesetzt benetzt werden, welche sich in lästigen Gefühlen (Ameisenkriechen, Steifheit usw.) äußert; Perrin erklärt dies teils durch die Wärmeentziehung, teils durch die Auflösung des Hautfettes, wodurch ein sehr unangenehmes Gefühl der Trockenheit und ein förmliches Zusammenschrumpfen der Haut hervorgerufen wird.

Angaben über ähnliche Beobachtungen hat mir auch der Leiter einer hiesigen Gummiwarenfabrik gemacht.

Schließlich sei hier noch ein Vergiftungsfall angeführt, welcher in einer großen elektrisch betriebenen Fabrik zur Beobachtung kam, wo ein Arbeiter mit der Auflösung einer Isoliermasse in Schwefelkohlenstoff und mit Eintauchen von Holzstücken in diese Lösung beschäftigt war. Zunächst stellte sich ein rauschähnlicher Zustand ein, sodann traten Schwindel, Schwäche in den Gliedern, Benommenheit, krampfartige Schmerzen in den Waden, Sinken der Körpertemperatur und Verlangsamung des Pulses hinzu. Die Vergiftung, welche nach einiger Zeit mit Genesung des Erkrankten endete, wurde von dem behandelnden Arzte auf Einatmung von Schwefelkohlenstoff zurückgeführt (Zeitschr. f. Gew.-Hyg. 1901, S. 325).

Gewinnung von Leuchtgas

Das Leuchtgas wird durch die trockene Destillation der Steinkohle gewonnen. Das Destillationsprodukt wird in der Leuchtgasfabrik selbst mehreren Reinigungsprozessen durch Kühlung (Kondensation), durch feuchte und trockene Reinigung unterworfen, bei welchen sich wertvolle Nebenprodukte (wie Teer, Ammoniak, Zyanverbindungen usw.) ergeben. Das gereinigte Leuchtgas kommt in Gasbehälter und enthält (nach Ost) durchschnittlich etwa 49 % Wasserstoff, 34 % Methan, etwa 8 % Kohlenoxyd, etwa 1 % Kohlensäure, 4 % Stickstoff und etwa 4 % schwere Kohlenwasserstoffe (Aethylen, Benzoldampf, Azetylen nebst deren Homologen), welchen es fast ausschließlich die Leuchtkraft verdankt.

Die wichtigsten technischen Vorgänge bei der Leuchtgasgewinnung seien kurz beschrieben (siehe Fig. 16, schematische Uebersicht): Die Destillation erfolgt in zylindrischen (meist liegenden) Schamotteretorten, die in einem gemeinsamen Retortenofen (Fig. 14) eingesetzt sind, welcher früher durch Rostfeuerung mit Koks beheizt wurde, während in modernen Betrieben die Beheizung stets mittelst Gasfeuerung (vgl. später Gasheizung, Regeneratorheizung) erfolgt. Das Aufgeben der Kohlencharge und das Entleeren der entgasten Kohle (Koks) aus den Retorten wiederholt sich etwa alle 4 Stunden und geschieht mitunter auch durch mechanisch bewegte Lade- und Ziehmaschinen.

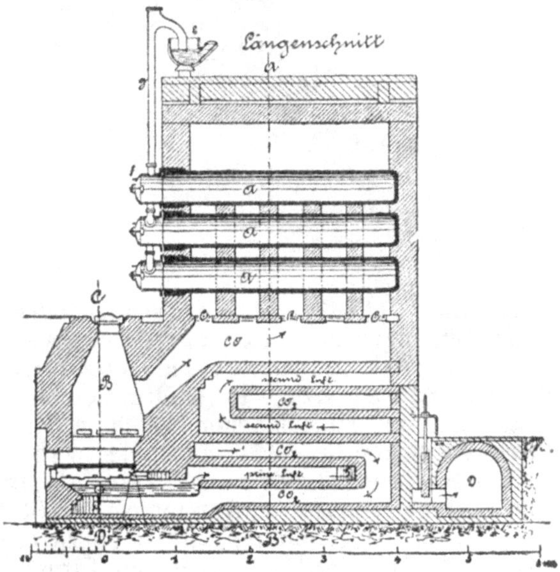

Fig. 14. Leuchtgaserzeugung, Retortenofen mit Gasheizung (nach Ost)

Aus den Retorten (*A*) führen eiserne Ableitungsrohre (*g*) die Destillationsprodukte zunächst in die dem ganzen Ofen oder einer Ofenreihe gemeinsame Hydraulik (Vorlage, *b*), ein trogartiges Gefäß, in dem sich ein Teil des Teers und des ammoniakhaltigen Gaswassers verdichtet. Da die Steigrohre der Retorten mit absteigenden Rohrstutzen unterhalb der Teeroberfläche münden, werden sie durch die angesammelte Flüssigkeit gegen die Hauptgasleitung abgeschlossen. Während die Flüssigkeit aus der Hydraulik in Zisternen abfließt, gelangt das Gas in die Kühler oder Kondensatoren; diese bestehen in hohen Eisenzylindern, in welchen unter Anwendung von Luft- und auch Wasserkühlung sich ein weiterer Teil des teer- und ammoniakhaltigen Gaswassers niederschlägt. Behufs weiterer Befreiung von suspendierten Teertröpfchen passiert das Gas den Teerscheider (von Pelouze & Audonin), eine dreifache durch Wasser abgeschlossene Siebglocke mit gegeneinander versetzten Schlitzen, durch welche Anordnung die Teertröpfchen an die Glockenwand prallen und so zurückgehalten werden. Der zurückbleibende Teer fließt durch ein Rohr nach der Zisterne. Vom Teerscheider geht das Gas nach den Skrubbern (Fig. 15), in denen das Gas behufs Befreiung von Ammoniak, Schwefelwasserstoff, auch Kohlensäure und Schwefelkohlenstoff mit Wasser gewaschen wird. Die Skrubber sind turmartige Behälter, mit Koks- oder Holzrosten gefüllt, welche das Gas von unten nach oben durchströmt, während ihm durch eine Brause oder dergleichen verteiltes Wasser über die Füllung entgegenrieselt

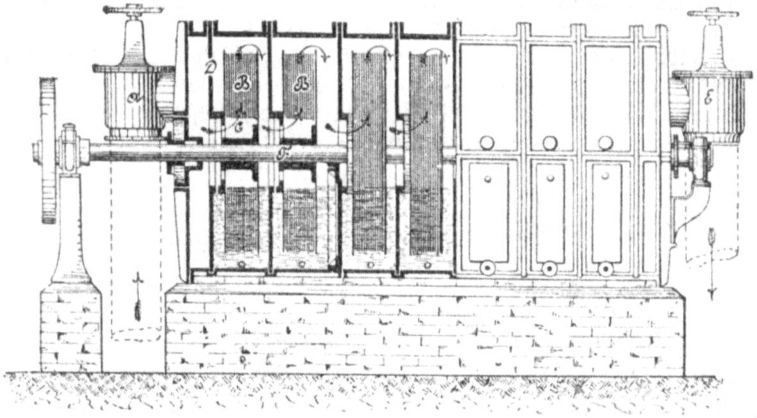

Fig. 15. Wäscher (Skrubber [nach Ost])

und unten abfließt. Man verwendet meist mehrere Skrubber nacheinander, in welchen sich das Wasser stets mehr mit Ammoniak anreichert. Viel benutzt werden auch mechanische Skrubber, sog. Standardwäscher; es sind rotierende, horizontale Zylinder mit mehreren mit Holzstäbchen gefüllten Kammern, die zur Hälfte in Wasser tauchen (Fig. 15); auch hier wird das Gegenstromprinzip angewendet, so daß das dem Wasser entgegenströmende Gas bis auf die letzten Spuren von Ammoniak befreit wird.

Durch die erwähnten und noch zu erwähnenden vom Gasstrom passierten Apparaturen werden dem Strom nicht unbedeutende Widerstände entgegengesetzt. Wenn das Gas genötigt wäre, dieselben durch den in den Retorten entwickelten eigenen Druck zu überwinden, dann würden Gasausströmungen aus nicht vermeidlichen Fugen (auch Rissen in der Retortenwand usw.) erfolgen, auch wäre die zu lange Berührung des Gases mit der heißen Retortenwand für dessen Qualität nachteilig. Daher werden in das System Gassauger eingeschaltet, die den Gasdruck in den Retorten auf das zulässige Maß herabsetzen und das Gas weiterdrücken. Diese Apparate können entweder Flügelradexhaustoren oder Dampfstrahlinjektoren sein (vgl. später im III. Teil: Ventilatoren, Gebläse, Exhaustoren, Injektoren).

Auf die Reinigung des Gases in den Skrubbern folgt die trockene Reinigung, welche vor allem den Zweck hat, Schwefel- und Zyanverbindungen, wie Schwefelwasserstoff, Schwefelkohlenstoff, Zyanwasserstoff, Rhodanverbindungen, auch Kohlensäure aus dem Gas zu entfernen. Hierzu dienen mehrere Reinigungskasten, niedrige Behälter, deren Deckel meist mit hydraulischem Verschluß versehen sind, in welchen auf Horden (aus Weidengeflecht und ähnlichem Material) die Reinigungsmasse ausgebreitet ist. Die Kasten werden in der Weise eingeschaltet und umgeschaltet, daß das Gas zuerst auf schon fast gesättigtes und zuletzt auf ganz frisches Reinigungsmaterial stößt, so daß sich dasselbe mit Schwefel- und Zyanverbindungen immer mehr anreichert. Als Gasreinigungsmasse wurde früher gelöschter Kalk verwendet, ferner Lamingsche Masse, die aus Eisenhydroxyd, Kalziumsulfat und überschüssigem Aetzkalk besteht. Da, wie sich gezeigt hat, der Kalk entbehrlich ist, wird nunmehr nur Raseneisenstein oder künstliche Massen, die wesentlich auch aus Eisenhydroxyd bestehen, verwendet, so zum Beispiel der Abfall aus den bei der Anilinerzeugung zur Reduktion des Nitrobenzols verwendeten Eisenfeilspänen (vgl. Anilin) oder sog. Luxmassa, alkalisiertes Eisenhydroxyd, das man durch Fritten von feingemahlenem Eisenerz (Bauxit) mit Soda im Flammofen und nachträgliches Behandeln mit Wasser erhält. Die Masse wird mit der gleichen Menge Sägespäne vermengt. Die gesättigte Gasreinigungsmasse wird durch Ausbreiten an der Luft und häufiges Umschaufeln durch Sauerstoff regeneriert, wobei sich die Masse erwärmt. Nach etwa zehnmaliger Regeneration und Wiedergewinnung enthält die Masse bis 50% Schwefel und 13—14% Ferrozyan.

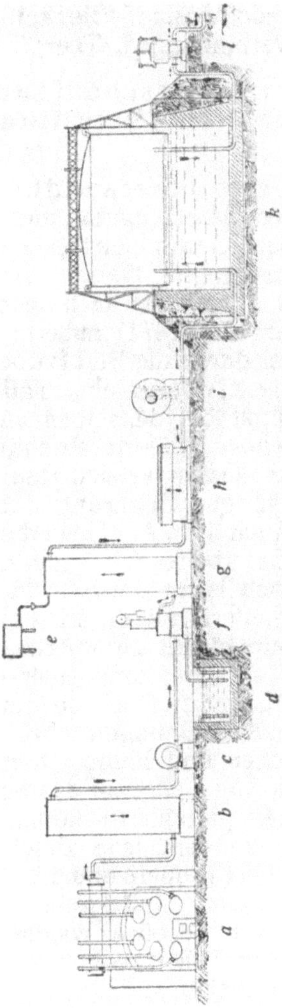

Fig. 16. Leuchtgasfabrikation (schematische Uebersicht) nach Lueger
a Retortenofen mit Vorlage. *b* Kühler. *c* Gassauger. *d* Zisterne. *e* Wasserbehälter. *f* Teerwäscher
g Gaswäscher. *h* Reiniger. *i* Stationsgasmesser. *k* Gasbehälter. *l* Druckregler

In Leuchtgas enthaltenes Naphthalin scheidet sich nicht im Kondensator ab und wird deshalb in besonderen Apparaten meist durch Waschen des Gases mit schwerem Steinkohlenteer abgeschieden.

Das in der beschriebenen Weise gereinigte Gas wird in einer Gasuhr gemessen und sodann in den Gasbehältern, den sog. Gasometern, aufgespeichert. Dies sind aus Eisenblech zusammengenietete Glocken, die in mit Wasser (sog. Sperrwasser) gefüllten gemauerten Behältern hängen und durch den Druck des durch die Zuleitungsröhre einströmenden Gases gehoben werden. Aus dem gefüllten Gasometer strömt das Gas nach dem Abschließen der Zuleitungsröhre unter dem Drucke des Gewichtes der Glocke durch die Ableitungsröhre, nachdem es noch einen Druckregler behufs Reduktion des Druckes auf das erforderliche Maß passiert hat, in das nach den Konsumstellen führende Röhrennetz.

Hinsichtlich der Art der Weiterverarbeitung der Nebenprodukte der Leuchtgasindustrie sei auf die betreffenden Kapitel (Ammoniak, Zyanverbindungen, Teer, Teerprodukte, Benzol usw.) verwiesen.

Gesundheitsschädigungen durch gewerbliche Gifte und gewerbliche Vergiftungen bei den Leuchtgasarbeitern und Gasarbeitern

Ueber die Gesundheitsschädlichkeit der Beschäftigung bei der Gaserzeugung und über den Einfluß, den gewerbliche Gifte auf den Gesundheitszustand der Gasarbeiter nehmen, sind die Ansichten geteilt. Diese divergenten Anschauungen finden wir sowohl in der älteren als auch in der neueren Literatur. Hirt (Krankheiten der Arbeiter 1871) äußert, daß die Erkrankungshäufigkeit der Gasarbeiter durch die Berufsarbeit nicht erhöht werde. Auch gibt er an, daß diese Arbeiter ein relativ hohes Alter erreichen, und beziffert die Mortalität bei denselben auf ca. 0,5—1,0 %; diese Ziffer ist keineswegs hoch (die durchschnittliche Mortalität der gesamten bei den Krankenkassen versicherten Arbeiter in Böhmen beträgt nach meinen mehrjährigen Erfahrungen 1 %).

Auch Layet (Gewerbepathologie 1877, S. 197 ff.) bemerkt, daß die Gasarbeiter ein „geringes pathologisches Kontingent liefern". Dennoch ist er der Ansicht, daß eine Reihe von Affektionen bei den Gasarbeitern auf die Einatmung schädlicher Gase zurückzuführen sei. Er meint damit chronische, gastrointestinale Störungen und Anämie, die er als Symptome einer allmählichen Alteration des Blutes ansieht. Nach Layet stellen sich bei den Gasarbeitern auch plötzliche Intoxikationserscheinungen ein, die sich durch akuten Magenkatarrh mit Erbrechen und Fieber charakterisieren. Der Arbeiter fühlt sich nach Layets Angaben „auf das tiefste erschöpft und versinkt, jedoch selten, in einen plötzlichen komatösen Zustand". Nach der Ansicht dieses Autors müssen jene Erscheinungen „auf die Einwirkung empyreumatischer Produkte und die Kohlenwasserstoff- und Schwefelwasserstoffemanationen" zurückgeführt werden. Nach unserer Anschauung dürfte — soweit die etwas vagen Angaben für verläßlich zu halten sind — in diesen Fällen vor allem auch der Einfluß von Kohlenoxyd mitgewirkt haben.

Im Gegensatz zu Hirt und Layet fand Petersen (Hyg. meddelelser og Botratiniger 1872, VII, Kopenhagen, auch Ann. d'hyg. publ. 2 avril 1874), daß die Morbidität der Gasarbeiter eine bedeutend — etwa um das Doppelte — erhöhte sei.

In der neueren Literatur erklärt Goldschmidt (in Weyls Handb. d. Hyg. 1894, Bd. 8), die Fabrikation von Leuchtgas sei an und für sich kein gefährliches oder ungesundes Gewerbe, und gibt an, daß spezifische, gerade der Leuchtgasfabrikation zukommende Krankheiten unter den Arbeitern nicht beobachtet wurden. Allerdings weist er auch, wie Layet, darauf hin, daß die im Kondensations- und Reinigerhaus beschäftigten Arbeiter sich beständig in einer mehr oder minder gasreichen Atmosphäre befinden und unter deren gesundheitlichen Nachteilen leiden. Auch führt er an, daß die bei dem Entleeren der Gasreinigungsmasse aus den Kasten und beim Regenerieren derselben beschäftigten Arbeiter häufig an Augenentzündungen, heftigen Katarrhen und Entzündungen der Respirationsorgane leiden, da sich, wenn die Gasreinigungsmasse mit der Luft in Berührung kommt, Zyanwasserstoff und Schwefelzyanwasserstoff, ferner auch Karbolsäure, Butter- und Baldriansäure enthaltende Dünste entwickeln, welche die Arbeiter in bedeutendem Maße belästigen.

Auch Sprenger und Albrecht (in Albrechts Gewerbehygiene 1896) weisen auf die gesundheitlichen Nachteile bei den Manipulationen mit der Gasreinigungsmasse hin; Fischer (in Dammer, Handb. d. Arb.-Wohlf. 1902) macht auf die sich beim Kokslöschen entwickelnden gesundheitsschädlichen Dämpfe aufmerksam. Im übrigen jedoch sind diese Autoren insgesamt der Ansicht, daß die Gesundheitsverhältnisse der Gasarbeiter günstig zu nennen sind und daß Vergiftungen, insbesondere solche mit Kohlenoxydgas bei diesen Arbeitern selten vorkommen, ohne jedoch für diese Anschauungen zahlenmäßige Belege zu bringen. Solche finden sich in den Abhandlungen von Jehle (Hygiene der Gasarbeiter, Zeitschr. f. Gew.-Hyg., Wien 1901, Heft 14 und 15, S. 245—247 und S. 261 – 264) und Schütte (Krankheiten der Gasarbeiter in Weyls Arbeiterkrankheiten 1908, S. 239 ff.), doch stehen diese beiden Abhandlungen hinsichtlich der Schlußfolgerungen auf den Gesamtgesundheitszustand und die Schädlichkeit der Beschäftigung der Arbeiter gewissermaßen im Gegensatz. Jehle hat die mehrjährigen Krankenkassenberichte eines großen (wahrscheinlich Wiener) Etablissements in Betracht gezogen, in welchem ca. 2400 Arbeiter beschäftigt wurden. Nach diesen Berichten betrug die durchschnittliche Erkrankungshäufigkeit (Erkrankungsprozentsatz) bei den Gesamtgasarbeitern 48,7 % (exkl. Verletzungen). Jehle tritt der Anschauung entgegen, daß die Gesundheitsverhältnisse der Gasarbeiter günstig zu nennen wären. Er weist ferner darauf hin, daß die Erkrankungen der Atem- und Verdauungsorgane (mit 12,8 und 10,16 % auf je 100 Arbeiter gerechnet) bei diesen Arbeitern unverhältnismäßig häufig vorkommen und daß die Sterblichkeit der Gasarbeiter (1,56 %) eine größere sei wie bei anderen Arbeiterkategorien. Er hält die stete Einatmung der mit schädlichen Gasarten geschwängerten Luft für die Ursache dieser Erscheinungen. Als besonders gesundheitsschädliche Beschäftigungen nennt er, in Uebereinstimmung mit dem früher Angeführten, die Manipulationen an den Retorten, das Kokslöschen und die Arbeit im Reinigerhaus.

Schütte (zit. oben) kommt auf Grund einer Statistik, die den Krankenlisten der Gasarbeiter der Stadt Magdeburg entnommen ist, zu analogen, eher höheren Zahlen als Jehle. Die Gesamtmorbidität der Gasarbeiter beträgt nach Schütte 68,5 %, wovon 18,0 % auf Krankheiten des Verdauungsapparates und 20,5 % auf Krankheiten der Atemorgane und 1 % auf Vergiftungen entfallen. Leider ist nicht gesagt, um welche Vergiftungen es sich handelt; auch fehlen bei Schütte Angaben über die Mortalität. Hinsichtlich der Vergiftungen meint Schütte, daß Kohlenoxydvergiftungen nicht allzu selten sind. Er hebt ferner die mehrerwähnte schädliche Wirkung der Arbeit mit der Gasreinigungsmasse hervor und fügt hinzu, daß in Leuchtgasfabriken vereinzelt auch Vergiftungen durch Ammoniakeinatmung beobachtet wurden. — Trotzdem die von Schütte angeführten statistischen Daten durchweg höhere Morbiditätszahlen enthalten als die in den Angaben Jehles vorkommenden entsprechenden relativen Zahlen, macht Schütte, dem Jehles Arbeit sichtlich nicht bekannt war, aus seiner Statistik keine so ungünstigen Rückschlüsse auf die Gesundheitsschädlichkeit des Aufenthaltes in Gasfabriken wie Jehle. Es muß zugestanden werden, daß die von Jehle angegebenen Morbiditätsprozente der mittleren Erkrankungshäufigkeit der bei den Krankenkassen versicherten Arbeiter 50% ungefähr gleichkommen, somit von diesem Standpunkt aber auch im Vergleich zu den Verhältnissen anderer chemischer Industrien nicht ungünstig zu nennen sind, da zum Beispiel nach den Angaben Leymanns die Morbidität in gut eingerichteten chemischen Betrieben etwa zwischen 65—80% schwankt.

Nach der mir soeben zugekommenen, bezüglich der Sichtung des Materials, wie bereits erwähnt, mustergültigen Statistik „über die Krankheits- und Sterblichkeitsverhältnisse in der Ortskrankenkasse für Leipzig und Umgebung" (Heymanns Verlag 1910, bearbeitet im Kais. Stat. Amt in Berlin) ergibt sich für die Leuchtgasindustrie: Unter 3028 Gasarbeitern kommen 2046 Krankheitsfälle, ferner 20 Todesfälle und im ganzen 4 Fälle von Vergiftung im Jahre vor. Danach beträgt die Gesamtmorbidität 67,57% die Gesamtmortalität 0,66%; die Morbidität an Vergiftungen 0,13%; ferner betrug im besonderen die Morbidität an Erkrankungen der Atemorgane 10,63%, der Verdauungsorgane 10,87%, der Bewegungsorgane 13,10%, an Muskel- und Gelenkrheumatismus 11,10%. — Auch in dieser Statistik finden wir somit keine abnorm hohen Werte, welche auf gesundheitlich ungünstige Verhältnisse in dieser Industrie schließen ließen, insbesondere aber findet sich eine verhältnismäßig geringe Zahl von Vergiftungen darin verzeichnet.

Das relativ seltene Vorkommen von Gasvergiftungen in Leuchtgasfabriken ergibt sich ferner auch aus einer Uebersicht über 15 Antworten auf 19 Anfragen, welche an Gasanstalten großer Städte gerichtet worden waren (Concordia 1905, S. 314).

Immerhin finden sich in der neueren Literatur gewerbliche Vergiftungsfälle in Gasanstalten verzeichnet. Die wichtigsten derselben seien angeführt: In dem Kellerraum einer Zwischenstation der Spandauer Gasanstalt waren 6 Leute damit beschäftigt, in einem Gaszuführungsrohre einen neuen Schieber einzusetzen, und dies zu dem Zweck, um eine Anlage herzustellen, durch welche die Gasfüllung von Luftschiffen bewerkstelligt werden sollte. Hierbei platzte eine Regulierblase, und das Gas konnte aus einem 40 cm im Durchmesser messenden Rohre ungehindert austreten. 5 Arbeiter wurden betäubt. Bei einem davon waren die Wiederbelebungsversuche (Sauerstoffinhalationen) erfolglos; er erlag der Vergiftung. Bei den Reparaturarbeiten kamen noch zwei weitere Vergiftungsfälle vor (Zeitschr. f. Gew.-Hyg. 1909, Nr. 12, Beilage, Fabrikfeuerwehr, S. 46).

Dem Bericht der preußischen Gewerbeinspektion für das Jahr 1904 entnehmen wir folgenden Fall: Beim Entleeren eines Reinigerkastens in einer Gasanstalt wurde ein Arbeiter durch ausströmendes Gas getötet. Die Untersuchung ergab, daß er das Gasabsperrventil nicht fest geschlossen hatte (Gewerbl. techn. Ratgeber 1906, Heft 17, S. 297).

In einem in dem Bericht der Berufsgenossenschaft für die chemische Industrie für das Jahr 1904 beschriebenen Falle hatte ein Heizer in einer Gasanstalt eigenmächtig die Brause in einem Skrubber gereinigt, ohne diesen, wie erforderlich gewesen wäre, gänzlich auszuschalten; er wurde tödlich vergiftet (Chem. Ind. 1905, Nr. 14, S. 442).

Gelegentlich der in Böhmen eingeleiteten systematischen Erhebungen über Gewerbekrankheiten und gewerbliche Vergiftungen wurden, abgesehen von mehreren Gasvergiftungen bei Installationsarbeiten (Legen von Gasröhren), auch Leuchtgasvergiftungen in Gasanstalten (im Jahre 1907 und 1908) festgestellt (Rambousek, Concordia 1910, Nr. 6, und Amtsarzt 1910, Nr. 7).

Außer Leuchtgasvergiftungen sind auch gewerbliche Vergiftungen in Gasanstalten beschrieben, welche — wenigstens zum Teil — auf Ammoniak zurückzuführen sein dürften. So ist im Bericht der preußischen Gewerbeinspektion für das Jahr 1904 angeführt, daß ein Arbeiter in der Ammoniakwassergrube einer Gasanstalt bewußtlos wurde, so daß er im Abwasser ertrank (Gewerbl. techn. Ratgeber 1906, S. 298).

Von einem weiteren Fall erfahren wir durch den Bericht der Berufsgenossenschaft der chemischen Industrie für das Jahr 1904: In einer Anlage zum Konzentrieren von Gaswasser war der Meister mit einem anderen Arbeiter während der Nachtschicht damit beschäftigt, aus einem Wäscher die Sublimate mittelst heißen Wassers zu entfernen. Zu diesem Zweck ward der Deckel abgehoben, doch entgegen der Weisung wurde es versäumt, die Dampfleitung vorher abzustellen. Durch die plötzlich in großer Menge austretenden Ammoniakdämpfe wurden beide Beschäftigte betäubt und im bewußtlosen Zustande erst von den morgens zur Arbeit Kommenden aufgefunden. Der Arbeiter erholte sich nach einiger Zeit. Der Meister starb am gleichen Tage im Krankenhaus (Chem. Ind. 1905, S. 442).

Egli (Ueber die Unf. b. chem. Arb. 1903, Zürich) beschreibt folgende Vergiftung: In einer Gasfabrik wurde bei der Herstellung von Ammoniumsulfat, wahrscheinlich infolge zu starken Dampfdruckes, anstatt der Ammoniakgase Gaswasser in den Schwefelsäurebottich getrieben. Das hierdurch veranlaßte Aufwallen bewirkte ein Ueberlaufen des Bottichs und ein Entweichen von Ammoniakgas, das den Wärter und zwei ihm zu Hilfe geeilte Arbeiter betäubte. Zwei konnten gerettet werden, der dritte starb (Egli, zit. oben, II, S. 48). (Hierzu vgl. ferner die Kapitel über Erzeugung und Verwendung von Ammoniak.)

Bemerkt sei hier anschließend, daß das Leuchtgas auch außerhalb der Gasanstalten zu Vergiftungen bei der Verwendung von Leuchtgas in gewerblichen Betrieben Veranlassung geben kann. Der Bericht der preußischen Gewerbeinspektoren für das Jahr 1905 besagt, daß die Arbeiterinnen einer Parfümeriefabrik, in der sog. Gasschnellheizer verwendet wurden, einer allgemeinen Leuchtgasvergiftung ausgesetzt waren (Gewerbl. techn. Ratgeber 1906, S. 96).

Nach den Berichten der Certifying Surgeons kamen zum Beispiel in England im Jahre 1907 im ganzen 16 Fälle von Leuchtgasvergiftungen in gewerblichen Betrieben vor (Concordia 1909, S. 105).

Bei den in Böhmen eingeleiteten systematischen Erhebungen über Gewerbekrankheiten und gewerbliche Vergiftungen wurden in den Jahren 1906—1908 mehrere gewerbliche Leuchtgasvergiftungen konstatiert; hiervon betrafen 3 Büglerinnen, die bei ihrer Beschäftigung Gasbügeleisen verwendet hatten; bei den übrigen Vergiftungen handelte es sich zum Teil um Installationsarbeiten (Legen von Gasröhren), zum Teil um die schon erwähnten Vergiftungen in Gasanstalten selbst (Rambousek, Concordia 1910, Nr. 6, und Amtsarzt 1910, Nr. 7).

Kokereien

(Gesundheitsgefahren, Vergiftungen in denselben)

Koks wird zum Teil als Rückstand in den Retorten bei der Leuchtgaserzeugung gewonnen. Diese sog. Gaskokse sind insbesondere zu metallurgischen Zwecken (für Hochöfen usw.) wenig geeignet. Weit größere Mengen von Steinkohlen als in den Leuchtgasfabriken werden, vor allem zwecks Gewinnung von für metallurgische Prozesse brauchbarem Hüttenkoks, in „Kokereien" der trockenen Destillation unterworfen; daher werden diese gern in der Nähe von Hochöfen angelegt. Die älteren Koksöfen, die sog. „Meileröfen", arbeiteten sehr unrationell nach Art der Kohlenmeiler, wobei alle Nebenprodukte verloren gingen. Die jetzt gebräuchlichen Koksöfen bestehen aus geschlossenen Kammern mit Außenbeheizung. Die Koksöfen kann man (nach Widmaier in Luegers Lexikon, Bd. 5, dessen Darstellung wir im wesentlichen folgen) in Koksöfen ohne und mit Gewinnung der Nebenprodukte einteilen. Die Nebenprodukte, welche bei der Verkokung der Steinkohle gewonnen werden können, sind dieselben wie die bei der Leuchtgasfabrikation in Betracht kommenden: Teer, Ammoniak, Benzol und dessen Homologe, Zyan usw. Die Koksöfen, bei welchen man auf diese Nebenprodukte verzichtet, heißen auch Koksflammöfen (siehe Fig. 17 und 18). Hierbei treten die aus den Öfen beim Verkoken entweichenden Gase und Teerdämpfe in die Heizkanäle ein, wo sie mit zugeleiteter Luft verbrennen und zugleich den Ofen heizen, sogar weil im Ueberschuß vorhanden, zum Teil noch ungenutzt zur Esse hinausbrennen (Ost).

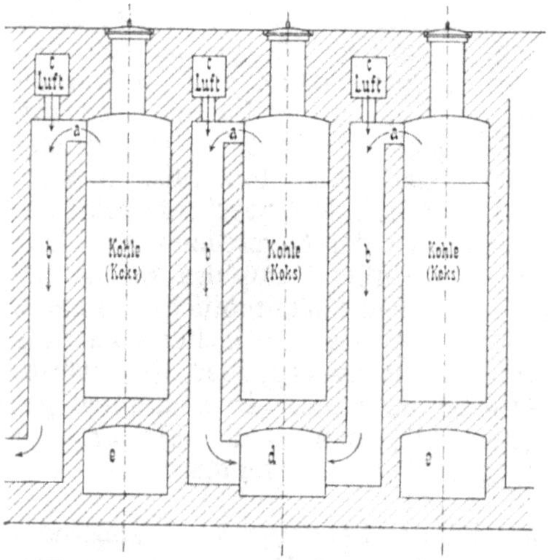

Fig. 17. Destillationskoksofen (nach Lueger)

Die modernen, rationeller arbeitenden Oefen mit Gewinnung der Nebenprodukte heißen Destillationskoksöfen. Bei diesen gelangen die aus der Kohle entweichenden Gase unter möglichst vollständigem Luftabschluß durch Steigröhren *a* in die Sammelleitung (Vorlage, *b*); sie werden dann abgekühlt, wobei der in den Gasen enthaltene Teer nebst Wasser und einem Teil des Ammoniaks sich niederschlagen; darauf passieren die Gase die Waschapparate zur möglichst vollständigen Gewinnung des Ammoniaks und eventuell des Benzols. Die gereinigten Gase werden nun wieder zu den Oefen zurückgeleitet und in die zwischen zwei Oefen befindlichen Verbrennungskammern *c* eingeführt und unter Luftzutritt verbrannt. Zumeist werden diese Koksöfen so eingerichtet, daß sie sowohl als Flammöfen, insbesondere für die Inbetriebsetzung, als auch als Destillationsöfen betrieben werden können (Widmaier).

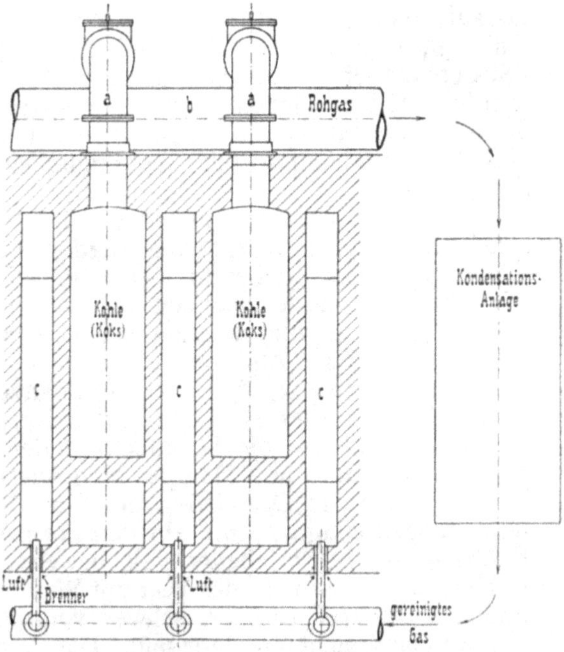

Fig. 18 a. Destillationskoksofen (nach Lueger)

Die Kohle wird in die Oefen durch die Füllöffnungen in der Ofendecke aufgegeben und von der Hand oder mit Maschinen in die Kammern eingeebnet. Das Herausschieben des Koksblockes nach Vollendung der Verkokung geschieht mittelst Koksausdrückmaschinen durch ein an einer Zahnstange befestigtes Schild. Sodann werden die Kokse mit Wasser abgelöscht.

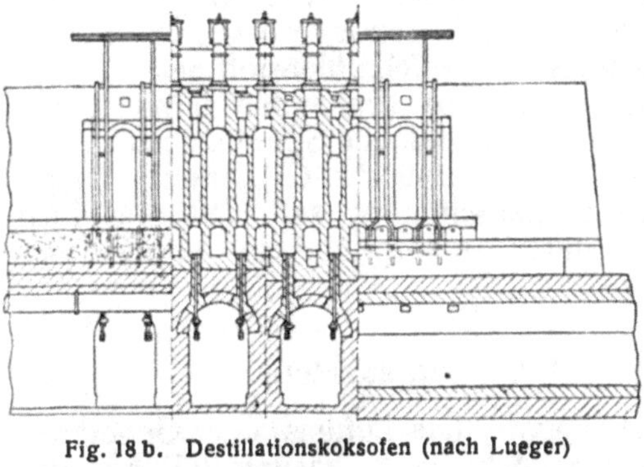
Fig. 18 b. Destillationskoksofen (nach Lueger)

Die erwähnte Gewinnung von Nebenprodukten bei Koksdestillieröfen erfolgt nach Art der als Reinigung des Leuchtgases (siehe dieses) beschriebenen Prozesse zuerst durch Kondensation, mit Luft- oder Wasserkühlung, dann durch direktes Waschen mit Wasser (meist in Skrubbern), wodurch Teer und Ammoniakwasser (vgl. Teerdestillation und Gewinnung von Ammoniak) gewonnen wird. Die Gewinnung des Benzols und seiner Homologen (vgl. später Benzol usw.) beruht darauf, daß die von Teer und Ammoniak befreiten Koksofengase mit sog. Waschölen, das sind höher siedende Steinkohlenteeröle (Siedepunkt 250—300 ° C), in möglichst innige Berührung gebracht werden. Hierzu dienen entweder mehrere Waschapparate oder Rieseltürme. Das mit Benzol angereicherte Waschöl wird in Blasen, entweder intermittierend oder kontinuierlich, abgetrieben und wieder verwendet.

Die Gesundheitsgefahren, die bei der Kokerei durch gewerbliche Gifte hervorgerufen werden können, sind den bei der Leuchtgasfabrikation beschriebenen im allgemeinen analog.

Es liegt die Möglichkeit der Vergiftung mit Kohlenoxyd enthaltendem Gase vor, welches aus Undichtigkeiten in der Apparatur entweichen kann. Als weitere schädlich und giftig wirkenden Stoffe kommen Ammoniak, Zyan- und Rhodanverbindungen und Benzol in Betracht (vgl. später die betreffenden Kapitel).

Auch wird auf die Schädlichkeit der beim Löschen des Kokses auftretenden Gase und Dämpfe hingewiesen.

Auch bei der Destillation des Waschöles können sich schwere Vergiftungen ereignen, wie ein von Hesse (Concordia 1909, Bd. 16, S. 254—257) beschriebener Fall beweist, in welchem zwei Männer in einer Destillation, in der Teer mit Waschöl destilliert wurde, tödlich und ein weiterer Arbeiter schwer vergiftet wurde. Die Details des Vorfalles sind nicht uninteressant. Die Vergiftung geschah am Abtritt. Wie ermittelt wurde, waren die Gase aus dem Abwasserkanal durch den in der nächsten Nähe des Abortes gelegenen Reinigungsschacht ausgetreten. Die Gase stammten von der Destillation des Teer-Waschölgemisches her, die bei vermindertem Luftdruck mittelst Luftpumpen bewirkt wird, wobei die nicht kondensierbaren Gase normalerweise in den Schornstein getrieben werden. Am Tage des Unglückes standen die Pumpen jedoch still, und die Abgase wurden durch Dampfstrahlinjektoren in den Abwasserkanal getrieben. Die Analyse der Gase ergab, daß sie sehr reich an Schwefelwasserstoff sind. Absorbierte man diesen, so hinterblieb ein durch Anwendung von Kälte kondensierbares Gas, das Brom absorbierende Kohlenwasserstoffe vom Charakter des Zyklopentadiens, Schwefelkohlenstoff und Kohlenwasserstoffe unbekannter Zusammensetzung (Benzole?) enthielt; von Zyan und Rhodan ließen sich nur unbedeutende Spuren nachweisen. Das physiologische Experiment zeigte, daß die Giftwirkung hauptsächlich dem Schwefelwasserstoff zuzuschreiben sei, daß aber auch noch nach dessen Entfernung durch Absorption ein giftiges Gas zurückblieb.

Andere Nutz- und Leuchtgasarten

Luftgas oder Generatorgas. Die Luftgas- oder Generatorfeuerung besteht im Wesen darin, daß die Vergasung (Glühen des Brennstoffes) von der Verbrennung der entstandenen Gase getrennt wird, indem man den Verbrennungsprozeß nicht in einer Flamme geschehen läßt, sondern zum Brennmaterial nur so viel Luft (Primärluft) hinzubringt, als zur Vergasung nötig ist, die übrige Luft (Sekundärluft) aber erst an der Stelle zuführt, wo die Verbrennung stattfinden soll, (Herd); diese Sekundärluft und das im Gaserzeuger erzeugte Luftgas müssen jedoch vor der Verbrennung im Herd vorgewärmt werden. Dies geschieht dadurch, daß die erzeugten Verbrennungsgase durch Siemenssche Wärmespeicher streichen, deren es vier gibt. Es werden stets je zwei angewärmt, und je zwei dienen zum Anwärmen des Luftgases bzw. der Sekundärluft, was durch Umschaltung (mit Hilfe von Klappen oder durch Drehventile mit Wasserverschluß) bewirkt wird. — Eine Luftgasfeuerung besteht somit aus dem Gaserzeuger, ferner dem Gaskanal, der zum Ofen (Herd) führt, aus dem Wärmespeicher (Regenerator, Rekuperator) und der Esse. — Der Gaserzeuger ist ein mit Kohle gefüllter Schacht; in ihm wird die Kohle in hoher Schicht verbrannt. Es gibt Generatoren mit senkrechtem Schacht und Planrost, ferner Treppenrostgeneratoren (siehe Fig. 19, 20). Die Siemensschen Wärmespeicher sind Kammern, die mit feuerfesten Steinen gitterartig ausgesetzt sind und paarweise zusammengehören (s. Fig. 21). Gehen die Gaserzeuger heiß, so verwendet man statt der 4 Kammern besser zweiräumige Lufterhitzer (sog. Rekuperativfeuerung), wobei die heißen Abgase des Ofens durch ein System dünnwandiger, aber gasdichter Schamotteröhren streichen, an deren Wandungen sie ihre Wärme abgeben; die zum Ofen eintretende Sekundärluft wird an diesen Röhren außen vorbeigeleitet und so indirekt erhitzt. Das Vorwärmen des Luftgases ist hierbei nicht erforderlich, die Wechselklappen (Ventile) entfallen, weil die drei Gasströme stets denselben Weg nehmen.

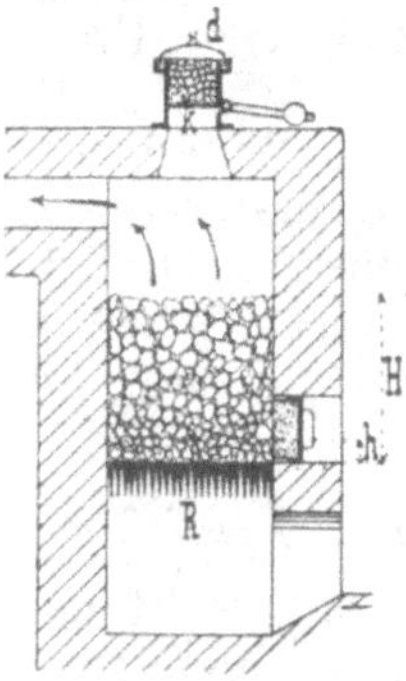

Fig. 19. Planrostgenerator (nach Lueger)

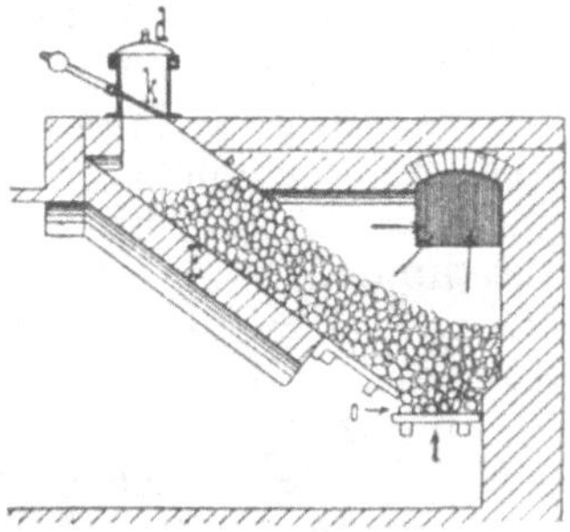

Fig. 20. Treppenrostgenerator (nach Lueger)

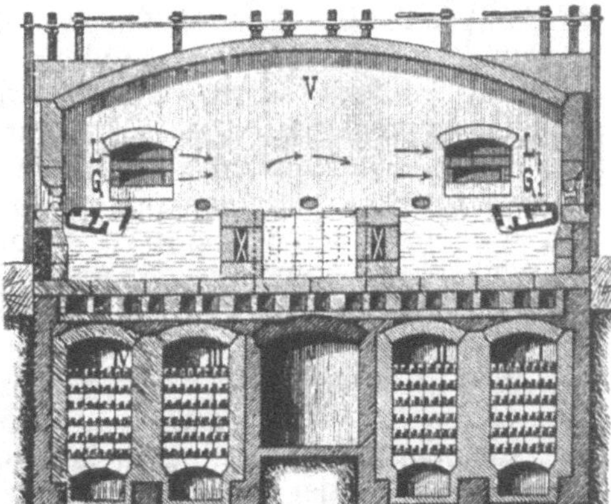

Fig. 21 a. Regeneratorfeuerung nach Siemens

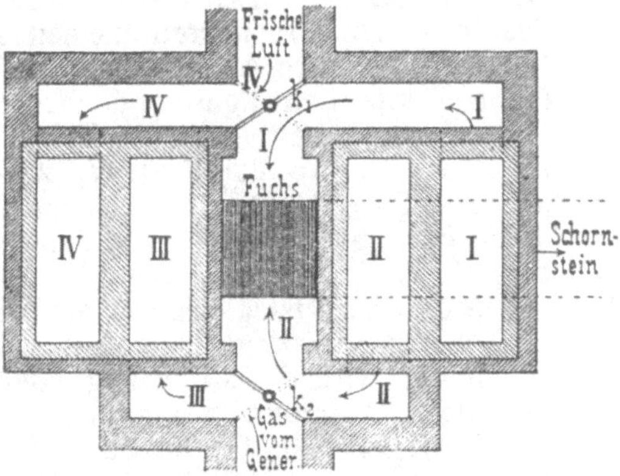

Fig. 21 b. Regeneratorfeuerung nach Siemens

Derartige Luftheizungsanlagen sind für die Retortenöfen in den Gasfabriken (siehe Leuchtgas), für die Glasschmelzöfen in den Glashütten (siehe Glas) und anderweitig allgemein im Gebrauch und bieten technisch und hygienisch viele Vorteile. Aus Koks erzeugtes Generatorgas enthält (nach Edelmann) durchschnittlich 34 Gew.-Proz. Kohlenoxyd, 0,1 % Wasserstoff, 1,9 % Kohlensäure und 64 % Stickstoff.

Gichtgas, Hochofengas. Das Gichtgas der Hochöfen entsteht unter ähnlichen Bedingungen, wie sie in den Generatoren gegeben sind, und ist daher dem Luftgas oder Generatorgas ähnlich zusammengesetzt, enthält jedoch mehr Kohlensäure (etwa 10 %). Näheres über dieses Gas und die Verwendung desselben folgt im Kapitel über Metallurgie (siehe Eisen, Hochöfen).

Wassergas. Wassergas wird durch Einwirkung von Wasserdampf auf glühende Kohlen erzeugt (nach der Formel $C+H_2=CO+2H$). Der eiserne mit feuerfesten Steinen ausgekleidete Gaserzeuger ist mit Anthrazit oder Koks gefüllt und wird zunächst durch Heißblasen (Einblasen von Luft) erhitzt, wobei Luftgas (siehe oben) entweicht, dann wird Wasserdampf eingeblasen, Kaltblasen, wobei Wassergas entweicht, welches Wasserstoff und Kohlenoxyd zu je 45—50 %, ferner Kohlensäure und Stickstoff zu je 2—6 % und etwas Sumpfgas (Methan) enthält. Das Heißblasen und Kaltblasen, somit die Erzeugung von Wassergas und Luftgas erfolgt abwechselnd, und beide Gasarten werden (durch Ventilstellung) getrennt abgeleitet und gesondert aufgefangen; das Wassergas wird jedoch vorher noch in Skrubbern, Kondensatoren und Reinigern (vgl. Leuchtgas) gereinigt. Es dient zur Erzeugung hoher Temperaturen (Schweißen und Schmelzen von Metallen), ferner dient es karburiert (siehe unten karburiertes Gas) oder auch sorgfältig gereinigt, nicht karburiert, zu Beleuchtungszwecken (im letzteren Fall für Gasglühlicht, Auerlicht). Das gleichzeitig erzeugte Luftgas wird verheizt (meist in der Kesselfeuerung).

Mischgas, Dowsongas. Mischgas wird gewonnen, indem man die beim Wassergaserzeugungsprozeß getrennt erzeugten Gasarten gemeinsam darstellt und auffängt. Unter den Rost der gleichfalls mit Koks oder Anthrazit gefüllten und mit feuerfesten Steinen ausgekleideten schmiedeeisernen Gaserzeuger wird zu diesem Zweck durch Dampfstrahlinjektoren (nach Körting, siehe Ventilatoren, Dampfstrahlinjektoren) ein Gemisch von Luft und Wasserdampf eingeblasen, das in einem besonderen kleinen Dampfkessel erzeugt wird. Das Gas wird vor dem Auffangen in Gasbehälter einem Reinigungsprozeß (ähnlich wie Leuchtgas und Wassergas, siehe diese) unterworfen. Das Mischgas besteht aus 1 Vol. Wassergas und 2 - 3 Vol. Luftgas mit etwa 10—15 Vol.-Proz. H, 22—27 Vol.-Proz. CO, 3—6 % CO_2 und 50—55 % N (Ost). Es ist ein vorzügliches „Kraftgas“ zum Betriebe von Gasmotoren. Eine derartige Druckgasanlage ist in Fig. 22 dargestellt.

Mondgas ist gleichfalls ein Mischgas, welches durch Einblasen von viel überhitztem Dampf in Kohlen bei niedriger Temperatur gewonnen wird. Man erzeugt dabei gleichzeitig Ammoniak (vgl. Leuchtgas, Ammoniakgewinnung).

Sauggas. Im Gegensatz zu den Dowsonschen Druckgasanlagen, bei welchen die Luft mit Wasserdampf gemischt durch den Dampfstrahlinjektor, wie oben geschildert, in den Erzeuger gedrückt wird, werden bei den Sauggasanlagen Luft und Dampf von der betriebenen Maschine selbst durch den Generator gesaugt. Während bei der Druckgas- (Dowsongas-) Erzeugung sämtliche Apparate und Leitungen unter einem gewissen, wenn auch geringen inneren Druck stehen, befindet sich bei der Sauggasanlage die ganze Apparatur während des Betriebes im Zustande des geringen Unterdruckes. Ein besonderer Dampfkessel ist nicht erforderlich, weil der nötige Dampf in einem besonderen oder in dem die Ummantlung des Generators bildenden Wasserbehälter durch Hitze der abziehenden Heizgase bzw. durch die strahlende Wärme des Generators erzeugt wird. Das Inbetriebsetzen der Anlage erfolgt durch Anfachen des Feuers im Generator durch einen Ventilator.

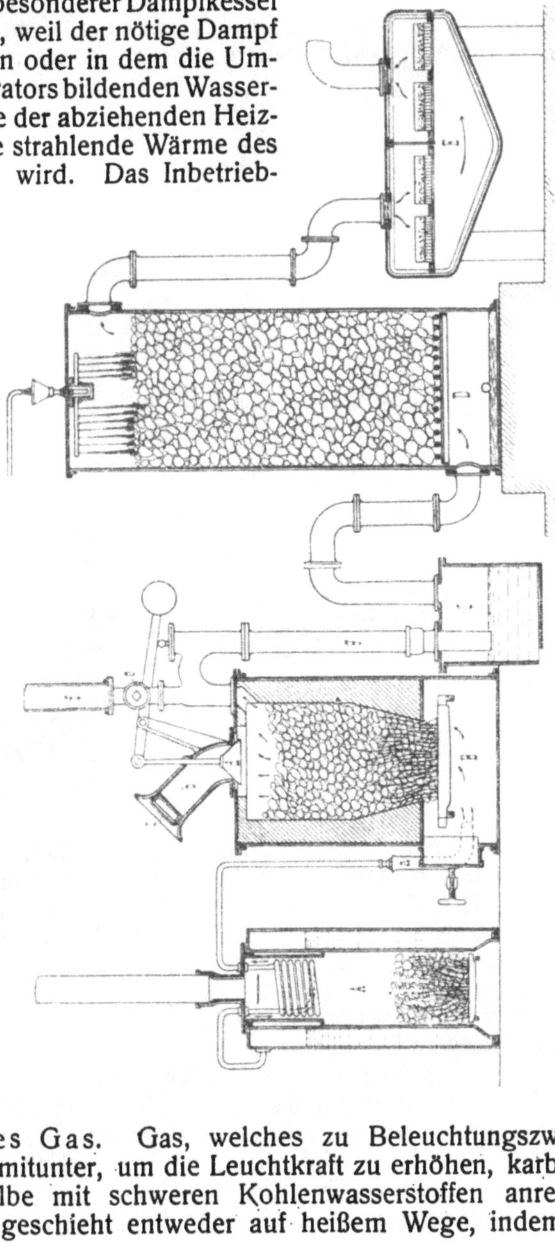

Fig. 22. Druckgasanlage (nach Lueger).
A Dampfkessel. *a* Strahlgebläse. *B* Ofen. *b* Fülltrichter. *c* Deckel. *d* Ventil. *e* Hahn. *f* Schornstein. *g* Rohr. *C* Wäscher. *D* Koksturm (Regenapparat). *E* Sägespänereiniger

Die Fig. 23 zeigt eine Sauggasanlage der Fabrik Deutz. *B* stellt den Ventilator dar. Ueber dem Generator *A* befindet sich eine den unteren Teil des Fülltrichters umschließende Verdampfungsschale *C*, über deren Wasserspiegel die bei *e* angesaugte Luft hinstreicht, um dann durch das Rohr *f* in den Aschenkasten *g* zu gelangen und die glühende Brennstoffschichte zu durchdringen. Das entwickelte Gas wird im Skrubber *D* gereinigt und gelangt durch ein Rohr zum Saugtopf *E* und zum Motor.

Karburiertes Gas. Gas, welches zu Beleuchtungszwecken bestimmt ist, wird mitunter, um die Leuchtkraft zu erhöhen, karburiert, indem man dasselbe mit schweren Kohlenwasserstoffen anreichert. Die Karburierung geschieht entweder auf heißem Wege, indem man

Erdöl oder andere Oele durch Destillation vergast und dem zu karburierenden Gase beimischt, oder auf kaltem Wege, indem man das Gas durch kaltes Benzol oder Benzin streichen läßt und es auf diese Weise mit Benzol- oder Benzindampf sättigt. Sowohl Steinkohlen- als auch Wassergas werden dem Karburierungsprozeß unterzogen. Uebrigens wird auf die Leuchtkraft des Leuchtgases jetzt weniger Gewicht gelegt, da bei der Beleuchtung mit Gas das Glühlicht immer mehr in Betracht kommt.

Oelgas. Durch trockene Destillation von Braunkohlenteeröl (aus der Paraffinindustrie), selten anderen Oelen und Fetten, wird das

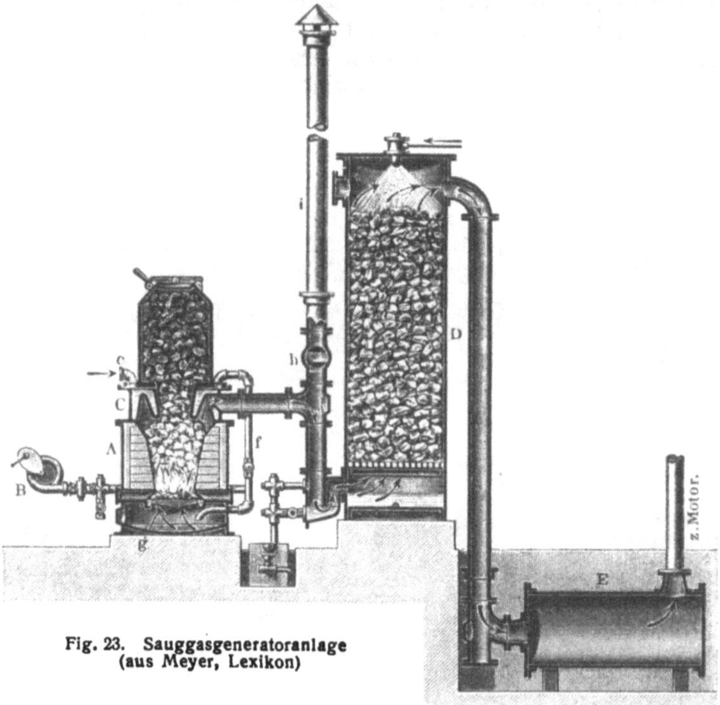

Fig. 23. Sauggasgeneratoranlage (aus Meyer, Lexikon)

Oelgas gewonnen. Das Braunkohlenteeröl läßt sich in verhältnismäßig einfachen Apparaten vergasen und liefert viel an Benzol reiches Leuchtgas. Es wird in konsumiertem Zustand meist mit Azetylen gemischt, in die unter den Waggons befindlichen Zylinder eingeführt und zur Beleuchtung der Eisenbahnzüge benutzt.

Azetylen, Kalziumkarbiderzeugung. Azetylen wird aus Kalziumkarbid hergestellt, welches, mit kaltem Wasser in Berührung gebracht, Azetylen entwickelt.

Kalziumkarbid wird auf elektrochemischem Wege hergestellt, indem ein Gemisch von gebranntem Kalk und Koks vermahlen, bei sehr hoher auf elektrothermischem Wege hervorgerufener Temperatur zusammengeschmolzen wird, wobei eine starke Kohlenoxydentwicklung zustande kommt nach der Formel: $CaO + 3C = CaC_2 + CO$. Die bei der Herstellung von Kalziumkarbid benutzten Oefen haben verschiedene Konstruktion. Meist sind es Lichtbogenöfen, welche entweder als Tiegelofen für periodischen oder als Schachtofen für kontinuierlichen Betrieb eingerichtet sind. Außerdem gibt es Widerstandsöfen, bei denen die Wärme durch den von geschmolzenem Kalziumkarbid dem Strome entgegengesetzten Widerstand erzeugt wird. Die Kohlenoxydentwicklung bedingt bei der Karbiderzeugung unter anderem Schwierigkeiten. Das Kohlenoxyd wird bei manchen Ofenkonstruktionen verbrannt oder auch zur Heizung benutzt.

Das erzeugte Kalziumkarbid enthält an Verunreinigungen Siliziumkarbid, Ferrosilizium (siehe diese), ferner Schwefelkalzium und Phosphorkalzium u. a.

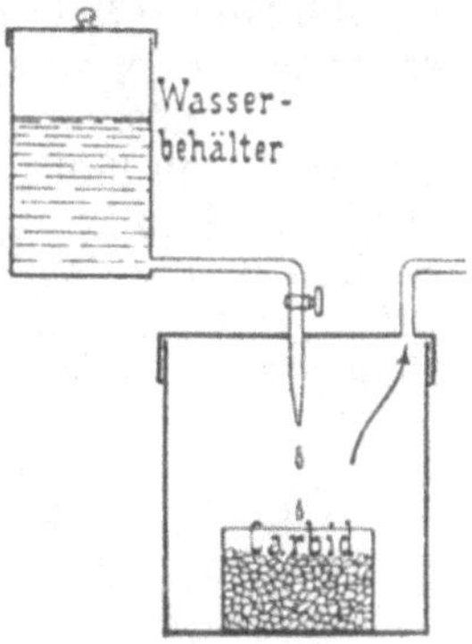

Fig. 24 a

Das durch Zersetzung von Kalziumkarbid mittelst Wasser ($CaC_2 + 2H_2O = Ca[OH]_2 + C_2H_2$) entstehende Azetylen ($C_2H_2$) liefert als Leuchtgas verbrannt ein Licht von großer Leuchtkraft und Schönheit, vorausgesetzt, daß das Azetylen rein ist. Die Herstellung von Azetylen ist verhältnismäßig einfach. Es dienen zu diesem Zweck: Tropfapparate, in denen Wasser auf das Kalziumkarbid tropft, Saugapparate, in denen das Karbid in das Wasser taucht und sich automatisch durch die Gasentwicklung entfernt, Versenkapparate, wo das Karbid vollständig in Wasser versenkt ist, oder Einwurf- und Einfallapparate, bei welchen das Karbid in einzelnen Portionen ins Wasser geworfen wird. Diese Systeme sind in den Fig. 24 *a* bis *d* schematisch dargestellt.

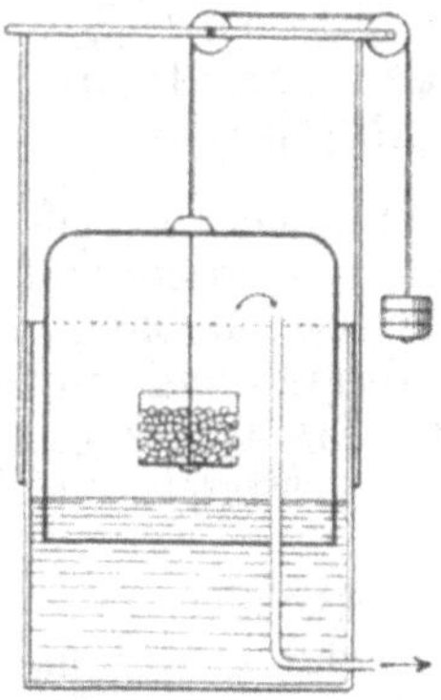
Fig. 24 b

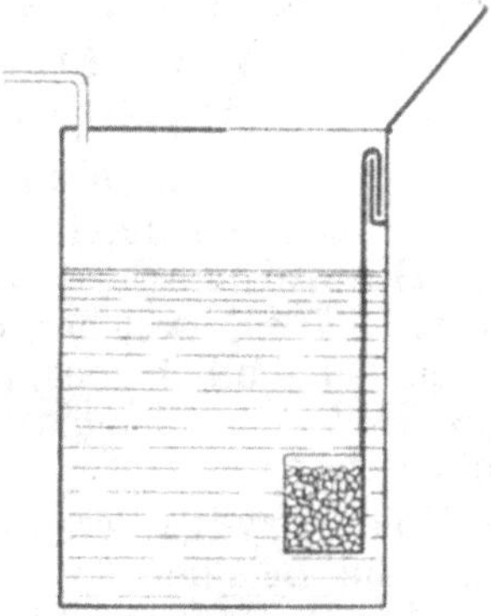
Fig. 24 c

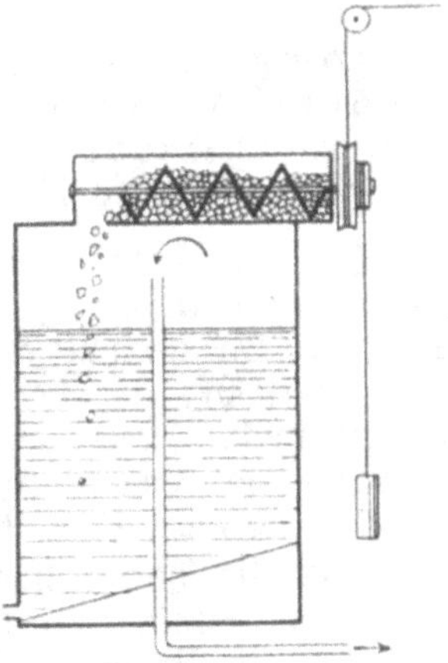
Fig. 24 d

Azetylenapparate (schematisch, nach Lueger)
a) Tropfapparat. b) Tauchapparat. c) Versenkapparat. d) Einwurfapparat

Die erwähnten Verunreinigungen des Kalziumkarbids bedingen Verunreinigungen des Azetylens, deren bedeutungsvollste Ammoniak, Schwefelwasserstoff, Phosphorwasserstoff sind. Das Azetylen wird daher vor der Benutzung einem Reinigungsprozeß unterworfen. Hierbei werden mehrere Wege eingeschlagen. Nach Wolf wird das Gas durch einen Wäscher (behufs Beseitigung von Ammoniak und Schwefelwasserstoff) und darauf durch einen mit Chlorkalk und chromsauren Salzen beschickten Reiniger geleitet. Nach Frank passiert das Gas zunächst ein System von Gefäßen mit salzsaurer Kupferchloridlösung und sodann einen Wäscher. Ullmann wendet bei der Reinigung eine essigsaure oder schwefelsaure Chromsäurelösung an. Auch Chlorkalk mit Holzstoff und Sägemehl werden als Reinigungsmittel verwendet. Schließlich wird das Gas in Gasbehältern gesammelt und von da zur Konsumstelle geleitet (siehe Fig. 25).

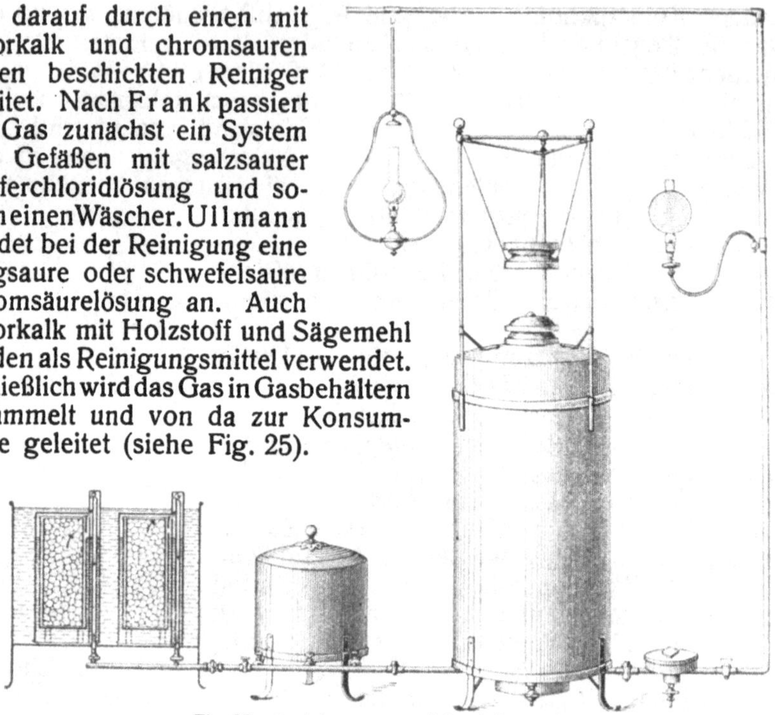

Fig. 25. Azetylengasapparat (nach Lueger)

Vorkommen von gewerblichen Vergiftungen und Gesundheitsschädigungen bei der Gewinnung und Benutzung verschiedener Nutz- und Leuchtgasarten, ferner gewerbliche Kohlenoxydvergiftungen überhaupt

Die durch kohlenoxydhaltige Gasarten hervorgerufenen Vergiftungen werden naturgemäß größtenteils durch das giftige Kohlenoxyd bewirkt. So enthält nach Buchbinder (Vierteljahrsschr. f. öffentl. Ges.-Pfl. 1907, Bd. 39, S. 669—705), welcher die Vergiftungen mit kohlenoxydhaltigen Gasarten ausführlich bespricht, das Wassergas ca. 41 %, das Generatorgas 35 %, das Sauggas, Halbwassergas und Dowson-Gas ca. 25 % Kohlenoxyd.

Daß die gewerbliche Kohlenoxydgasvergiftung tatsächlich nicht selten vorkommt, beweisen zum Beispiel die Berichte der Certifying Surgeons in England (Concordia 1909, S. 105). Nach diesen Berichten erlitten in England im Jahre 1906 im ganzen 55 Arbeiter Kohlenoxydgasvergiftungen, von denen 4 Personen starben. Im Jahre 1907 kamen 81 derartige Fälle zur Anzeige, davon gingen 10 tödlich aus. Von den im Jahre 1906 gemeldeten Fällen waren 20 durch Einatmen von Gicht-, Mond- und Sauggas hervorgerufen; 16 durch Leuchtgas, das in mehreren Fällen karburiertes Wassergas enthielt; in 17 Fällen entstammen die Gase Gebläseschachtöfen, und je ein Fall entstand durch Gase aus einem mit Holzkohle gefüllten Glühkorb und beim Reinigen eines Oelgasbehälters.

Als Ursachen der Gasvergiftungen wurden bei Sauggas festgestellt: 1. Ungeeigneter Platz der Anlage im Keller oder Erdgeschoß, wobei sich Gas ansammeln oder nach den oberen Räumen entweichen konnte. 2. Fehlerhafte Armaturen. 3. Anlassen der Sauggasanlage mittelst Ventilator bei geschlossenem Schornsteinschieber. 4. Reinigungs- und Reparaturarbeiten. 5. Schadhafte Gasometer.

Von den durch Gebläseschachtöfen verursachten Fällen entstanden 6 durch Ausströmen von Gas aus einem zu Reinigungszwecken geöffneten Zuge, von wo das Gas durch den Wind in einen benachbarten Maschinenhausschuppen getrieben wurde, 2 beim Beschicken von Kupolöfen, 2 beim Betreten des Hochofens und 4 beim Reinigen der Züge. Ungefähr dieselben Ursachen ergaben sich bei den im Jahre 1907 konstatierten Fällen. In beiden Jahren trat noch eine Reihe von Leuchtgasvergiftungen hinzu (siehe Leuchtgas).

Bei den in Böhmen vorgenommenen Erhebungen über Gewerbekrankheiten und gewerbliche Vergiftungen (Rambousek, Concordia 1910, Nr. 6, und Amtsarzt 1910, Nr. 7), wie zum Teil bereits im Kapitel über „Leuchtgas" ausgeführt wurde, konnte gleichfalls eine größere Zahl von gewerblichen Kohlenoxydgasvergiftungen konstatiert werden, von welchen mehrere auf Leuchtgas, ein Teil auf Hochofengas (Putzen von Gasleitungen), ferner Generatorgas (in Glasfabriken) u. a. zurückzuführen war.

Ueber das Vorkommen und die Ursachen gewerblicher Gasvergiftungen seien aus der Literatur der letzten Jahre nachfolgende Angaben angeführt:

Mehrere Fälle von gewerblicher Wassergasvergiftung, welche sich in einem Hüttenwerk ereigneten, werden in der Zeitschrift für Gewerbehygiene (1906, S. 250) beschrieben. Die Vergiftung kam beim Ingangsetzen einer durch Wassergas betriebenen Gebläsemaschine zustande. Durch vorzeitiges Oeffnen des Gasschiebers wurden zwei unterhalb der Maschine in einer Grube beschäftigte Arbeiter infolge Einatmens der Gase betäubt. Dem Monteur, der den Schieber geöffnet hatte, gelang es zwar, diese beiden Leute wieder aus der Grube hervorzuholen; als er aber einen bei dem Rettungswerk beteiligten in die Grube gestürzten dritten Arbeiter zu retten versuchte, stürzte er mit diesem betäubt in die Grube zurück. Dasselbe Schicksal erlitten der inzwischen herbeigeeilte Oberingenieur und sein Assistent. Alle Versuche, die vier Personen durch angeseilte Rettungsmannschaften hervorzuholen, scheiterten, weil nacheinander acht Mann — Beamte und Arbeiter — bewußtlos wurden. Nachdem Atemapparate herbeigeschafft waren, gelang die Bergung der Verunglückten, doch blieben die Wiederbelebungsversuche erfolglos. — Weiter wird die Giftigkeit des Wassergases in der Zeitschrift für Beleuchtungswesen 1904, Nr. 6, S. 131, eingehender besprochen (Holländische Maßnahmen).

Durch Sauggas wurde ein in einer Mühle beschäftigter Arbeiter zufällig auf dem Abtritte getötet. Es ergab sich, daß bei der einige Zeit vorher erfolgten Einrichtung einer Sauggasanlage das zwischen Reiniger und Motor befindliche Gasableitungsrohr statt über Dach am Fußboden seitlich hinausgeführt worden war; dies wurde später nicht beachtet und gerade darüber der Abtritt angelegt. (Zeitschr. f. Gew.-Hyg. 1909, S. 297.)

Den Berichten der preußischen Gewerbeinspektoren entnehmen wir Mitteilungen über mehrere Sauggasvergiftungen. Eine derartige Vergiftung wurde dadurch veranlaßt, daß der Maschinist einen zwischen Generator und Motor befindlichen Dreiweghahn, den er zwecks Reinigung und Reparatur herausgenommen hatte, nicht richtig, d. h. um 180° verdreht, wieder einsetzte, was zur Folge hatte, daß der Motor nicht in Gang gesetzt werden konnte, weil er nur Gas, aber keine Luft ansaugte. Man suchte die Ursache in einem mangelhaften Funktionieren des Motors und drehte so lange an dem Gebläse, bis das in übermäßiger Menge erzeugte Gas durch die Dichtungen und Flanschenverbindungen der Rohrleitungen herausdrang und bei den um den Motor beschäftigten Arbeitern Vergiftungserscheinungen hervorrief. (Zeitschr. f. Gew.-Hyg. 1906, Nr. 1, S. 19.) Ueber weitere Vergiftungen bei der Bedienungsmannschaft von Sauggasanlagen macht Glaunig Angaben. (Hygienische Rundschau 1904, Nr. 18, S. 882.)

Für wesentlich gefährlicher als Sauggasanlagen, bei denen ein Ausströmen von Gas beim normalen Gange nicht vorkommt, werden die mit Druck betriebenen Anlagen erklärt. Eine solche wurde von einer Berliner Wäschefabrik zum Heizen der Plätteisen verwendet. Die Einrichtungen waren auf das beste getroffen. In Digestorien, aus denen die Abgase abgesaugt wurden, befanden sich die Brenner. Das aus Holzkohle hergestellte Gas enthielt 13 % Wasserstoff, war also sehr heizkräftig. Eine Untersuchung hatte ergeben, daß die Luft im Plättsale keine Spur von Kohlenoxyd enthielt. Nach monatelangem, ungestörtem Betriebe wurde aber eines Tages die mechanische Ventilation versehentlich abgestellt. Infolgedessen erkrankten zwölf Arbeiterinnen unter heftigen Erscheinungen von Kohlenoxydgasvergiftung. Durch Anwendung eines in der Fabrik bereitstehenden Sauerstoffapparates konnte weiteren Folgen vorgebeugt werden; nur eine Arbeiterin war längere Zeit krank. Die Wäschefabrik hat seither wieder Leuchtgas verwendet. Aus dem Vorfall wird deduziert, daß Anlagen für Heizgas mit Vorsicht zu behandeln sind (Gewerbl. techn. Ratgeber 1906, 5. Jahrgang, S. 297).

Wie bereits erwähnt, werden öfter gewerbliche Vergiftungen durch Hochofengas herbeigeführt. Nottebohm (Sozialtechnik 1907, Bd. 7, S. 80) berichtet über eine tödliche Gasvergiftung zweier Arbeiter im Gebäude der Gaswaschapparate für Hochofenbetriebsgas. Die beiden fanden im Einsteigschachte zu den Abwasserkanälen ihren Tod. Die hierbei festgestellte Gasvergiftung beweist, daß auch noch die Abwässer so viel Gas führen, daß ihre Emanationen tödlich wirken können. In einem anderen Falle fiel ein Arbeiter, der in das Gasverteilungsrohr drei Stunden nach dessen Außerbetriebsetzung einstieg, einer Gasvergiftung durch das Aufrühren der in der Leitung angesammelten Staubablagerungen zum Opfer; ein Beweis, daß diese Ablagerungen tödlich wirkende Gasmengen lange Zeit hindurch einschließen können. Es wird hinzugefügt, daß drei Stunden vorher, abgesehen von der erfolgten Außerbetriebsetzung, auch durch Schieberabschluß und durch Oeffnen der Deckel des Verteilungsrohres alle Maßnahmen getroffen waren, um Gaseintritt in die betreffende Leitungsstrecke zu verhindern und dieselbe zu ventilieren.

Angaben über weitere Vergiftungsfälle durch Hochofengas entnehmen wir den Berichten der Gewerbeinspektoren. So wird im Bericht der preußischen Gewerbeinspektoren für das Jahr 1904 mitgeteilt, daß eine Anzahl von Arbeitern in mehreren Bezirken durch das Einatmen von Hochofengas den Tod gefunden haben. Beim Auspumpen eines Rohrschachtes auf einem Hüttenwerke verunglückten vier Personen tödlich durch Hochofengas, das auf nicht aufzuklärende Weise in den Rohrschacht gedrungen war. Zwei von ihnen fanden den Tod bei dem ohne ausreichende Vorsicht und mit ungenügender Ausrüstung unternommenen Versuch, die in dem Schacht befindlichen beiden anderen Leute herauszuholen. Ein anderer tödlicher Unglücksfall ereignete sich beim Reinigen einer Hochofengasleitung. Die Leitung war $1^1/_2$ Stunden lang durch Oeffnen sämtlicher Mannlöcher, Staubsäcke und Kopfplatten entlüftet worden. Der Meister fand den Verunglückten mit dem Gesicht im Flugstaub liegen; er sowohl wie ein Vorarbeiter wurden bei den Rettungsarbeiten betäubt, doch erholten sie sich bald wieder (Gewerbl. techn. Ratgeber 1906, 5. Jahrg., S. 297).

Berichte über ähnliche Vorfälle stammen gleichfalls aus den letzten Jahren. In einer Maschinenfabrik eines Eisenwerkes waren sechs Arbeiter mit dem Putzen der zur Reinigung des Hochofengases dienenden Apparate beschäftigt. Vor Beginn der Arbeit wurde das Gaszuleitungsrohr durch den sonst tadellos funktionierenden Wasserverschluß abgesperrt, die Leitungen und Apparate entgast und durchlüftet. Während des Putzens, und zwar gerade in einem Augenblick, wo sich zwei Arbeiter im Innern der Apparate befanden, drang plötzlich Hochofengas ein. Die vier draußen befindlichen Arbeiter wollten ihren Genossen Hilfe bringen, wurden jedoch alsbald ohnmächtig. Die sofort eingeleiteten Wiederbelebungsversuche blieben bei den zwei aus den Apparaten herausgezogenen Arbeitern erfolglos. Die nähere Untersuchung des Vorfalles ergab, daß die unten am Wasserverschlußkasten befindliche Wasserablaßklappe zur kritischen Zeit nicht genügend wasserdicht schloß, so daß ein Wasserverlust im Wasserkasten und hierdurch eine Unterbrechung des Gasabschlusses zustande kam. (Zeitschr. f. Gew.-Hyg. 1909, S. 603.)

Weitere analoge Angaben über Hochofengasvergiftungen entnehmen wir den englischen Berichten und meinem Bericht über das Vorkommen gewerblicher Vergiftungen in Böhmen in den letzten Jahren (Concordia 1910, Heft 6 [vgl. ferner das spätere Kapitel über Eisenverhüttung]).

Generatorgasvergiftungen wurden eingehender von Finkelstein (Jahrb. f. Psych. 1897, Bd. 15, S. 116) beschrieben. Ein Arbeiter, der in ein Reservoir, welches Generatorgas enthielt, gestiegen war, starb nach 10 Minuten, ein anderer war 10 Tage bewußtlos und 14 Tage lang geistig gestört, stumpfsinnig und gedächtnisschwach (zit. nach Erben, Vergiftungen, I, S. 85). Auch in den von mir gesammelten Nachweisen über gewerbliche Vergiftungen in Böhmen (vgl. oben) finden sich mehrere Generatorgasvergiftungen (bei Glashüttenarbeitern) erwähnt (siehe auch das Kapitel über Glasindustrie).

Die Giftigkeit des Azetylens an sich ist gering. Bedenklich können seine Verunreinigungen werden, abgesehen von Ammoniak,

Schwefelwasserstoff, Kohlenoxyd, von welchen das Azetylen insgesamt etwa 1—2 % enthält, kommt als gefährliche Verunreinigung insbesondere Phosphorwasserstoff in Betracht. Dieser entsteht regelmäßig bei der Zersetzung von Phosphormetallen und ist daher zumeist im Azetylen enthalten. Amerikanisches Kalziumkarbid liefert nach Jokote (Arch. f. Hyg. 1904, Bd. 49, S. 275) Azetylen, welches 0,04 % Phosphorwasserstoff enthält; im Schweizer Azetylen sind bis 0,02 % enthalten; Lunge und Cederkreutz fanden bis 0,06 % Phosphorwasserstoff im Azetylen (vgl. früher das Kapitel Phosphorwasserstoff).

Ammoniak, Ammoniumverbindungen (Gewinnung, Verwendung)

Das Ammoniak und die Ammoniumsalze werden jetzt wohl ausschließlich als Nebenprodukt der trockenen Destillation der Kohle, und zwar aus dem Ammoniakwasser der Gasanstalten und als Nebenprodukt der Koksbereitung gewonnen (siehe früher Leuchtgaserzeugung und Kokerei).

Das Ammoniakwasser der Gasanstalt enthält etwa 2—3 % Ammoniak, das sich zum Teil durch Kochen austreiben läßt, zum Teil aber in nicht flüchtigen Verbindungen enthalten ist, welche daher bei der Gewinnung zersetzt werden müssen. Als Hauptbestandteil des Ammoniakwassers kommt von flüchtigen Verbindungen kohlensaures Ammoniak, in kleinerer Menge Schwefelammonium und Zyanammonium in Betracht; als nicht flüchtige Ammoniumsalze sind im Ammoniakwasser Schwefelzyanammonium, Chlorammonium, Sulfat, Thiosulfat, Sulfit u. a. enthalten. An weiteren bemerkenswerten Stoffen sind im Ammoniakwasser vorhanden: Pyridin, Pyrrol, Phenole, Kohlenwasserstoffe und teerige Bestandteile.

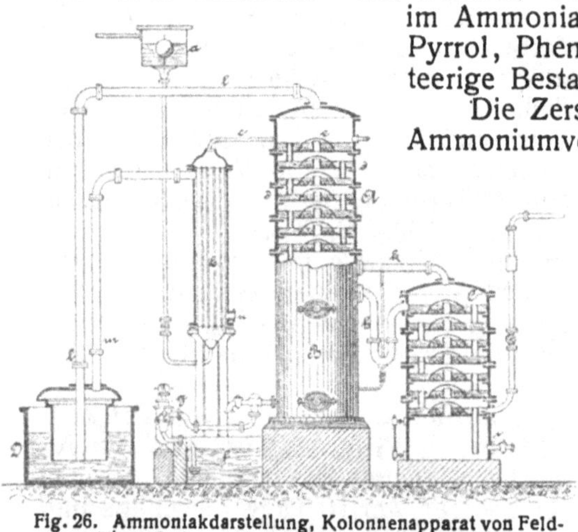

Fig. 26. Ammoniakdarstellung, Kolonnenapparat von Feldmann (nach Ost). — *A, B, C* Kolonnen. *a* Zuflußregler. *b* Vorwärmer. *f* Kalkmilch. *g* Pumpe. *D* Schwefelsäuregefäß

Die Zersetzung der nicht flüchtigen Ammoniumverbindungen erfolgt mittelst Aetzkalk. Daher wird das Ammoniakwasser im gleichen Apparat zunächst allein, dann mit Kalk destilliert, das Destillat wird in etwa 50 gradiger Schwefelsäure aufgefangen, so daß Ammoniumsulfat entsteht. Man benutzt hierbei Destillierapparate, welche nach dem Prinzip der in der Spiritusindustrie gebrauchten Rektifikationsapparate kontinuierlich arbeiten; das Ammoniakwasser fließt in diese Apparate oben ununterbrochen ein und wird durch den aufsteigenden Dampf von den flüchtigen Ammoniumverbindungen befreit; erst weiter unten tritt Kalkmilch hinzu, die das in nicht flüchtigen Verbindungen gebundene Ammoniak austreibt. Derartige Apparate wurden von Grüneberg, ferner von Feldmann konstruiert (siehe Fig. 26).

Von den Ammoniumsalzen seien erwähnt:

Ammoniumsulfat $(NH_4)_2SO_4$, welches zur Darstellung anderer Ammoniaksalze dient. Es scheidet sich bei dem obenbeschriebenen Verfahren in dem Schwefelsäurekasten ab und wird meist ausgeschleudert.

Chlorammonium (Salmiak NH_4Cl) entsteht, indem die bei dem beschriebenen Prozeß sich entwickelnden Ammoniakdämpfe in Salzsäure eingeleitet werden. Das so gewonnene Rohsalz wird durch Umkristallisieren oder Sublimieren gereinigt.

Ammoniumphosphat $(NH_4)_2HPO_4$ wird analog durch Einleiten des Ammoniaks in konzentrierte Phosphorsäure gewonnen. Es stellt einen guten Kunstdünger dar.

Ammoniumkarbonat (Hirschhornsalz $[NH_4]HCO_3$) wird durch Zusammenleiten der Ammondämpfe mit Kohlensäure oder durch Sublimation von Ammonsulfat mit kohlensaurem Kalk gewonnen. Es ist sehr flüchtig. Die verdichteten Dämpfe werden in Bleiapparaturen (Bleikammern) aufgefangen und gereinigt.

Aetzammoniak (Salmiakgeist) wird entweder aus dem rohen Gaswasser selbst oder gewöhnlich aus Ammoniumsulfat durch Destillation mit Aetzkalk in Apparaten mit ununterbrochenem Betriebe dargestellt.

Verwendung des Ammoniaks

Das Ammoniak findet in Waschanstalten und Bleichereien, ferner in der Färberei und Wollwäsche Verwendung. Vor allem aber dient es zu der beschriebenen Darstellung von Ammonsalzen, zur Darstellung von Soda nach dem Solvay-Verfahren (siehe früher Sodaerzeugung, Solvay-Verfahren) und in der Kälteerzeugung (in Eismaschinen).

Weiter wird Ammoniak auch bei der Indigoherstellung, in der Lack- und Farbenfabrikation und zum Extrahieren von Chlorsilber u. a. gebraucht.

Bei der Gewinnung und Verwendung von Ammoniak und Ammonium-Verbindungen vorkommende gewerbliche Vergiftungen und Gesundheitsschädigungen

Gewerbliche Ammoniakvergiftungen dürften im allgemeinen zu den Seltenheiten zählen und sind die hier in Betracht kommenden Industrien gewiß nicht gefährlich zu nennen. Die meisten auf Ammoniak zurückgeführten Vergiftungen dürften sich wohl in Gasanstalten ereignen (vgl. früher Leuchtgasindustrie); auch wurden Vergiftungen bei der Verwendung von Ammoniak, und zwar vor allem bei der Erzeugung von Ammoniaksalzen (Ammoniumsulfat und Phosphat) beschrieben. Die Arbeiter, welche kohlensaures Ammonium sublimieren (siehe oben), sind durch Ammoniakdampf besonders gefährdet. Im übrigen handelt es sich bei den bei der Darstellung von Ammonsalzen vorkommenden Vergiftungen oft nicht um die Giftwirkung des Ammoniaks, sondern um die beim Eintreten der Ammoniakdämpfe in die Säure (Schwefelsäure bzw. Phosphorsäure u. a.) entweichenden übelriechenden Gase, welche Schwefelwasserstoff und Zyanverbindungen enthalten. Diese können belästigend und auch giftig wirken.

Bei der sonstigen Verwendung von Ammoniak, wie bei der Kälteerzeugung durch Undichtwerden von Teilen der Eismaschinen, beim gelegentlichen Platzen von Ammoniakballons und ähnlichen Zufällen, sind vereinzelte Ammoniakvergiftungen bekannt geworden.

Wir führen einige Beispiele von Ammoniakvergiftungen aus der neuesten Literatur an.

Hinsichtlich des Vorkommens von Ammoniakvergiftungen in Leuchtgasanstalten sei auf die in dem Kapitel über die Leuchtgasindustrie ausführlich beschriebenen Fälle hingewiesen, der wir hier nur kurz Erwähnung tun wollen:

Ein Arbeiter wurde in einer Ammoniakwassergrube bewußtlos und ertrank (Ber. pr. Gew.-Insp. pro 1904). In einer Anlage zum Konzentrieren von Gaswasser wurden zwei Arbeiter durch Ammoniakgas vergiftet, einer davon starb (Ber. d. Berufsgen. f. chem. Ind. 1904). Ein weiterer Unfall ereignete sich beim Herstellen von Ammoniumsulfat in einer Gasfabrik, wo wahrscheinlich infolge zu starken Dampfdruckes mit dem Ammoniakgas auch Gaswasser in den Schwefelsäurebottich hinübergetrieben wurde. Es wurden drei Arbeiter vergiftet; einer der Vergifteten starb. (Egli, Unf. b. chem. Arb. 1903, Heft 2, S. 48).

Wie aus dem früher Gesagten hervorgeht, dürften hier wohl auch die Schwefelwasserstoff- und Zyanverbindungen mitgewirkt haben.

Eulenberg (Lehre v. d. schädl. u. gift. Gasen, S. 274) macht Angaben über das Vorkommen von Schwefelwasserstoffvergiftungen bei der Erzeugung von Ammoniumsalzen. Er führt an, daß hierbei die Arbeiter wie tot hinstürzten, obgleich die betreffenden Arbeiten im Freien gemacht wurden. Wenn die Arbeiter rechtzeitig aus dem Bereich des Gases gebracht wurden, erholten sie sich nach Eulenbergs Angaben meist rasch.

Ueber einen (den Berichten der Gewerbeinspektoren entnommenen) tödlichen Vergiftungsfall bei der Erzeugung von Ammoniumphosphat berichtet die Zeitschrift für Gewerbehygiene (1909, S. 242): In einem ziemlich großen Raum einer chemischen Fabrik wurde in einem eisernen ausgebleiten Gefäße Phosphorsäure mit Gaswasserammoniak abgesättigt (siehe oben Ammoniumphosphat-Erzeugung), indem letzteres durch ein Bleirohr eingeleitet wurde. Hierbei entwickelten sich Kohlensäure und etwas Wasserstoffgas, aber in so geringen Mengen, daß es in dem großen Raum kaum bemerkbar war. Ein Arbeiter, welcher in diesem Raum nicht beschäftigt war, hatte sich in einem nicht überwachten Moment offenbar an dem Gefäß etwas zu schaffen gemacht und die sich aus der Flüssigkeit entwickelnden giftigen Gase eingeatmet. Wenige Schritte von dem Gefäß wurde er bewußtlos am Boden liegend aufgefunden und ins Freie geschafft; doch die Wiederbelebungsversuche waren erfolglos.

Lewin beschreibt in einem dem Reichsversicherungsamt erstatteten Obergutachten einen Fall von tödlicher Vergiftung (mit nachfolgender Lungenentzündung), die sich der betreffende Arbeiter durch Einatmen von Ammoniakgas beim Reinigen der Ammoniakapparate einer chemischen Fabrik zugezogen hatte. Der Arbeiter war zwei Tage hindurch einige Stunden mit dem Reinigen von zwei Ammoniakkesseln beschäftigt gewesen. Am Abend des zweiten Tages erkrankte er unter schweren katarrhalischen Erscheinungen, unter welchen er fünf Tage später verschied. Lewin nahm in einem über diesen Fall erstatteten Gutachten eine akute Ammoniakvergiftung an. (Gelsenkirchener Ztg. 1908; Berl. klin. Wochenschr. 1908; Sozialtechnik 1908, Bd. 7, S. 371.)

Ueber das Vorkommen von Ammoniakvergiftungen in Walkereien sind dem Bericht der Berufsgenossenschaft für die chemische Industrie für das Jahr 1904 Angaben zu entnehmen.

Da in den Walkereien auch häufig Ammoniak verwendet wird, so bilden sich nach dem Zusatz von Schwefelsäure in den Klärbassins Ammoniakgase, welche sich auf dem Boden des Bassins ablagern, daher ist das Einsteigen in die Bassins ohne Vorsichtsmaßregeln meist streng verboten, und zwar insbesondere am Montag, da durch das Stillstehen der Fabrik am Sonntag sich in den Bassins größere Quantitäten giftiger Gase bilden, welche sich infolge ihrer Schwere am Fußboden lagern. Trotzdem stieg ein Arbeiter am Montag in ein solches Bassin ein und bückte sich, um einen herabgefallenen Gegenstand herauszuholen; er wurde sofort bewußtlos; ein Arbeiter, der dem Verunglückten zu Hilfe eilte und auch hinabstieg, verlor gleichfalls sofort das Bewußtsein und konnte nicht mehr zum Leben zurückgerufen werden. Der zuerst eingestiegene Arbeiter wurde gerettet, doch blieb er angeblich infolge von zurückgebliebenen Lähmungserscheinungen dauernd erwerbsunfähig. (Chem. Ind. 1905, S. 445.)

Daß auch bei der Verwendung von Ammoniak in der Kälteindustrie gelegentlich von Betriebsstörungen — wenn auch selten — sich Vergiftungsfälle durch Austreten von Ammoniak ereignen können, beweisen Angaben von Edel (Aerztl. Sachv.-Ztg. 1900, S. 153) und ferner ein bei den Erhebungen über Gewerbekrankheiten in Böhmen (Rambousek, Concordia 1910, Nr. 6, und Amtsarzt 1910, Nr. 7) angeführter Fall von Ammoniakvergiftung bei der Kälteerzeugung (im Jahre 1907).

Erwähnt seien die von Lewin-Guellery (Die Wirkungen von Arzneimitteln und Giften auf das Auge, 1905, Bd. 2, S. 810) beobachteten durch Ammoniakdampf veranlaßten gewerblichen Erkrankungen des Auges. Es handelt sich nach diesen Autoren um Erkrankungen der Hornhaut (Hornhauttrübung, Hornhauterweichung), denen Reizzustände, ähnlich wie bei der Einwirkung anderer giftiger Gase, vorangehen.

Die akuten und chronischen gewerblichen Vergiftungen, welche bei Kloakenarbeitern vorkommen, sind wohl vorwiegend auf Schwefelwasserstoff und nur zum geringen Teil auf Ammoniak zurückzuführen. Die mehr Ammoniak und wenig Schwefelwasserstoff führenden Kloakengase gelten mit Recht als weniger giftig. Nach Erben (Vergiftungen 1909, Bd. 1, S. 292) sind die sich aus Abtritten der Behausungen wohlsituierter Leute sich ergebenden Kanalgase für die Kloakenarbeiter gefährlicher wie diejenigen, welche sich aus den Unratskanälen entwickeln, die aus den Wohnungen kärglich sich ernährender Leute stammen, so aus Waisenhäusern, Proletarierhäusern, Nonnenklöstern, Gefängnissen u. a. Schließlich sei hier auf die

Möglichkeit der Bleivergiftung aufmerksam gemacht, die bei den Arbeitern zustande kommen kann, wenn bei der Darstellung von Ammonsalzen Bleiapparaturen verwendet werden (siehe oben die Darstellung von Ammoniumkarbonat usw.).

Zyanverbindungen (Verarbeitung der Gasreinigungsmasse)

Zyanverbindungen werden. mitunter noch (nach der ursprünglichen Methode) durch Glühen von stickstoffhaltigen tierischen Abfällen (Blut, Leder, Horn, Haare u. a.) mit Pottasche und Eisenfeilspänen erzeugt; es entsteht aus Stickstoff, .Kohle und Kali Zyankalium, das sich beim Auslaugen der Schmelze mit dem vorhandenen Eisen und dem Schwefel der Tierstoffe leicht in Ferrozyankalium (gelbes Blutlaugensalz K_4FeCN_6) und Schwefelkalium umsetzt und beim Eindampfen auskristallisiert. Diese ungiftige Verbindung bildet den Ausgangspunkt der Darstellung vieler zum Teil sehr giftiger Zyanverbindungen.

In großen Mengen werden die Zyanverbindungen aus der bei der Leuchtgaserzeugung sich ergebenden Gasreinigungsmasse dargestellt (siehe Leuchtgaserzeugung). Die gesättigte, ausgebrauchte Gasreinigungsmasse enthält neben 30—40% Schwefel 8—15% Zyanverbindungen und 1—4% Rhodanammonium; der Zyangehalt kann bis 25% betragen.

Durch Auslaugen mit Wasser werden die löslichen Ammoniaksalze aus der Gasreinigungsmasse extrahiert. Diese Lösungen liefern die Schwefelzyanverbindung Rhodanammonium, aus diesem werden dann die übrigen Rhodanverbindungen erzeugt, welche eine geringere Bedeutung haben (Verwendung beim Zeugdruck). Die Verarbeitung der Gasreinigungsmasse auf Ferrozyankali wird durch den Gehalt an Schwefel erschwert; der Schwefel kann aus der Masse durch Schwefelkohlenstoff extrahiert werden, worauf durch Behandlung mit Aetzkalk und Chlorkali Ferrozyankali gewonnen wird; oder die Masse wird zunächst mit Aetzkalk gemengt, in geschlossenen Kästen mit Dampf erhitzt, wobei sich etwas Ammoniak entwickelt; sodann wird mit Wasser ausgelaugt und mit Chlorkalium versetzt, hierdurch scheidet sich Ferrozyankaliumkalzium in Kriställchen aus, welches, mit Pottasche behandelt, Ferrozyankalium ergibt. Der den Schwefel enthaltende Rückstand wird durch Abrösten des Schwefels in der Schwefelsäureindustrie verwertet.

Durch Versetzen mit Eisenchlorid oder Eisenoxyd oder Oxydulsalzlösung gibt Ferrozyankalium bekanntlich den ungiftigen Farbstoff Berlinerblau.

Zyankalium (*KCN*) wird nach den ursprünglichen Methoden aus Ferrozyankalium hergestellt; wenn letzteres bei Luftabschluß geglüht wird, entsteht Zyankali, das sich jedoch schwer gänzlich von den übrigen kohlenhaltigen Eisen trennen läßt. Leichter wird aus dem Ferrozyankalium alles Zyan durch Schmelzen mit Pottasche und einen Zusatz von metallischem Natrium als Zyankalium-Zyannatrium gewonnen.

Aus Zyankalium und Zyannatrium entwickelt sich beim Zusammenkommen mit Säuren die sehr giftige Blausäure (*HCN* Zyanwasserstoff); kleine Mengen dieses giftigen Gases werden schon beim bloßen Stehen von Zyankalium oder -natrium an der Luft frei. Der zunehmende Bedarf von Zyankalium und Zyannatrium veranlaßte zur Ermittlung von Verfahren, bei welchen diese Stoffe synthetisch, unmittelbar aus den Rohprodukten ohne die Erzeugung von gelbem Blutlaugensalz gewonnen werden.

Eine Methode beruht darauf, daß Zyankalium durch Glühen von Pottasche und Kohle in einem Strom von Ammoniak erzeugt wird. Holzkohlenklein wird entlüftet mit Pottaschelösung getränkt, bei Luftabschluß getrocknet und in stehenden eisernen Zylindern auf 100° erhitzt, während ein Strom von Ammoniak durchzieht (Staßfurter chemische Fabrik).

Ferner wird Zyannatrium aus Ammoniak, Natrium und Kohle hergestellt, indem man in geschmolzenes Zyannatrium eine bestimmte Menge Natrium und Kohlenpulver einträgt und Ammoniak durchleitet. Aus der angereicherten und im Vakuum eingeengten Lösung der Schmelze kristallisiert Zyannatrium in der Kälte aus (Frankfurter Scheideanstalt).

Die Dessausche Methode der Zyannatriumgewinnung ist der eben beschriebenen analog, nur werden statt Ammoniak die an Aminen reichen Abgase der Schlempekohle verwendet.

Verwendung von Zyaniden, Auftreten von Zyanwasserstoff

Zyankalium (Zyannatrium) wird vornehmlich zur Gewinnung des Goldes (siehe Metallurgie), zur galvanischen Vergoldung und Versilberung (Bildung von Bädern) ferner in der Photographie, auch zum Löten (es reduziert Oxyde und schafft reine metallische Oberflächen), zur Darstellung anderer Zyanverbindungen, zum Entfernen von Höllensteinflecken u. a. benutzt.

Der Zyanwasserstoff kommt (abgesehen von der Leucht- und Nutzgas- und Zyangewinnung selbst) in der Galvanoplastik, Photographie, in Hüttengasen, in der Gerberei (beim Enthaaren der Häute mittelst Gaskalk) u. a. vor.

Vorkommen von gewerblichen Vergiftungen bei der Gewinnung und Verwendung (und durch das Auftreten) von Zyanverbindungen

Die gewerbliche Zyanvergiftung ist offenbar selten. Weyl (Handb. d. Hyg., Bd. 8, S. 897) konstatiert, daß in den bis 1897 vorliegenden 20. Jahrgängen der Berichte deutscher Fabrikinspektoren, ferner in ungefähr 25 Bänden von Berichten preußischer, österreichischer, Schweizer, englischer, französischer und holländischer Aufsichtsbeamten kein Fall von Vergiftung durch Blausäure oder Zyankalium aufzufinden war. Nahezu dasselbe resultiert aus der von mir durchmusterten neueren Literatur. Ueber die Seltenheit der gewerblichen Zyanvergiftung äußert sich auch Ascher (in Dammers Handb. d. Arb.-Wohlf., I, S. 462), ferner Erben (Vergiftungen, II, S. 203).

Diesen Angaben stehen die Behauptungen früherer Autoren über die großen Gefahren und Schädlichkeiten, welchen die mit Zyanverbindungen Arbeitenden ausgesetzt sein sollen, gegenüber. Diese — mit keinerlei Tatsachen belegten — also offenbar nur aus der Möglichkeit der Vergiftung geschlossenen Angaben finden sich zum Beispiel bei Eulenberg (Handb. d. öffentl. Ges.-Wesens) und werden von Sprenger und Albrecht (Albrechts Gew.-Hyg. 1896, S. 868) als stichhaltig zitiert.

Von den spärlichen Angaben über das Vorkommen von gewerblichen Zyanvergiftungen sei das Bemerkenswerte angeführt.

Merzbach (Verh. d. Ges. f. öffentl. Ges.-Pfl. in Berlin, Hyg. Rundsch. 1899, Nr. 1) beschreibt einen Fall von — angeblich chronischer — Blausäurevergiftung. Es handelt sich um einen Arbeiter, der 13 Jahre hindurch zumeist bei der galvanoplastischen Versilberung von Kupferplatten, einige Jahre auch bei der Handversilberung tätig war. Bei dieser Arbeit wurden die Kupferplatten in eine Zyansilberlösung getaucht und sodann abgebürstet. Zwei Jahre nach dem Beginn seiner Tätigkeit begann der Arbeiter zu kränkeln; es stellten sich allgemeine Beschwerden (Erbrechen, Uebelkeit, Herzklopfen, Mattigkeit usw.) ein. Das Leiden verschlimmerte sich, führte zur Aufnahme ins Krankenhaus und schließlich zum Tode (zit. nach Roth, Arbeiterkrankheiten 1909, S. 117). Ein ähnlicher Fall wurde früher von Martin (Fr.-Bl. 39, 1888) beschrieben.

In dem Jahresbericht der preußischen Gewerbeinspektoren vom Jahre 1899 (S. 435) wird ein Fall von Vergiftung beim Vergolden und Versilbern in galvanischen Bädern erwähnt; auch im Jahresbericht für 1904 finden sich Angaben, welche auf gewerbliche Vergiftungen, die durch Zyankalium bewirkt wurden, schließen lassen.

In der Vierteljahrsschrift für öffentliche Gesundheitspflege (1904) schildert Pfeifer einen Fall von Vergiftung durch aus Abgängen der Zyangewinnung stammende Kanalgase. Doch dürfte hierbei der in diesen Gasen vorhandene Schwefelwasserstoff die Hauptrolle gespielt haben (vgl. das Kapitel Schwefelwasserstoff, wo dieser Fall auch dargelegt ist).

Stritt (Zeitschr. f. Hyg. 1909, Bd. 62, S. 169) sucht festzustellen, daß die als Düngemittel verwendeten Zyanverbindungen und ihre Zersetzungsprodukte den Menschen, die beruflich täglich mit diesen Verbindungen zu tun haben, unter Umständen schädlich werden können.

Tatham (British med. journ. 1884, S. 409) berichtet über die schädliche Einwirkung von Blausäure auf Arbeiter, die Zyankali zum Reinigen von Goldspitzen verwenden (siehe oben).

Niewerth (Zeitschr. f. med. Beamte 1907, Bd. 20, S. 825) berichtet über einen plötzlichen Todesfall, welcher dadurch zustande kam, daß ein Arbeiter in einer Zyannatriumfabrik eine durch Undichtwerden eines Abzugrohres mit Blausäure gemischte Luft einatmete, die aus einem Kellerraum stammte, wo sich das schadhafte Rohr befand. Die Fabrik stellte Zyannatron und Ammoniumsulfat aus den Rückständen der Melasseentzuckerung dar (modernes Dessausches Verfahren siehe oben). Dies ist der einzige Fall von sicher festgestellter akuter Zyanvergiftung in einer Fabrik auf Zyanverbindungen, welchen ich in der Literatur auffinden konnte. Ich glaube, bei den modernen Einrichtungen dieser Fabriken, in welchen das ganze Fabrikationssystem unter Unterdruck steht (vgl. III. Teil) dürften Vergiftungen durch Austreten von zyanhaltigen Gasen fast gänzlich ausgeschlossen sein.

Aus der älteren Literatur sei erwähnt, daß Martius (Bay. Intell.-Blatt 1872, S. 135) bereits Vergiftungen mit „Argentine" (Zyankali und Zyansilber) beim Versilbern von Gegenständen beobachtet hat. (zit. nach Erben, Vergiftungen, II, S. 204).

Erwähnt sei, daß sich Blausäuredämpfe auch beim Verbrennen von Zelluloid entwickeln, wodurch beim Brand einer Zelluloidfabrik acht Menschen getötet wurden (Kockel, Vierteljahrsschr. f. ger. Med. 1903, Bd. 26).

Ferner wird über Hautleiden durch Berührung von Zyanverbindungen enthaltenden Flüssigkeiten insbesondere bei Galvaniseuren berichtet. Blaschko (Die Berufsdermatosen der Arbeiter, D. med. Wochenschr. 1889, S. 915) berichtet über einige auf diese Weise hervorgerufene, teils umschriebene, teils über den ganzen Körper sich erstreckende Hautentzündungen (Ekzeme).

Erben (zit. oben) führt aus, daß bei Arbeitern, welche mit Zyanverbindungen enthaltenden Lösungen manipulieren, auch durch die Haut, insbesondere wenn Hautaufschürfungen bestehen, für eine Vergiftung genügende Mengen dieser Verbindungen aufgenommen werden können. Solche Vorkommnisse wurden bei Arbeiterinnen, die Goldspitzen mit Blausäure reinigen (Tatham, zit. oben), beschrieben. Sonvers (Phil. med. times 1878, Bd. 8, S. 345) und Mac Kelway (Amer. journ. of med. science 1905, Bd. 129, S. 684), ferner Wilkes (Lancet 1904; 1058) beobachteten derartige Fälle. Bei Galvaniseuren kommt noch hinzu, daß dieselben durch die Verwendung von Soda häufig an tiefgehenden Schrunden und Rissen an der Haut der Hände leiden, so daß die Vergiftung durch die Haut um so leichter möglich ist.

Erwähnt sei schließlich die Möglichkeit der Vergiftung durch Schwefelkohlenstoff, falls dieser bei der Verarbeitung der Gasreinigungsmasse (zum Extrahieren des Schwefels) verwendet wird.

Steinkohlenteer und die Gewinnung der Teerprodukte und deren Verwendung (Pech, Asphalt, Pappe, Imprägnierung und andere; Teerdestillation)

Unter den Produkten der Leuchtgasindustrie hat wohl der Teer die größte Bedeutung gewonnen. Steinkohlenteer findet als solcher in der Industrie verschiedenartige Verwendung; eine weit größere Bedeutung kommt den durch die fraktionierte Destillation aus dem Teer gewonnenen Produkten zu, so dem Benzol, Toluol, Naphthalin, Anthrazen, der Karbolsäure, dem Pyridin und anderen Bestandteilen des Teeres, zumal eine Reihe derselben das Ausgangsmaterial zu der so ausgedehnten Industrie der Teerfarbstoffe bildet. Insbesondere nimmt der Konsum an Benzol gewaltig zu. Der Benzolkonsum in Deutschland allein ist in den letzten 10 Jahren von etwa 20000 auf 70000 t gestiegen.

Dies ist wohl zum Teil darauf zurückzuführen, daß man bei dem in schneller Zunahme befindlichen Benzinkonsum und den hohen Preisen des Benzins genötigt war, nach einem billigeren Ersatzstoffe zu suchen, den man — in vieler Beziehung — im Benzol fand (weiter unten Näheres über Benzol).

Neben dem Benzol und dem homologen Toluol sind insbesondere Anthrazen und Naphthalin wertvoll. Anthrazen dient zur Alizarinerzeugung, Naphthalin wird zur Darstellung des künstlichen Indigos und der Azofarbstoffe gebraucht. Karbolsäure (Phenol) und die homologen Kresole dienen nicht nur als Desinfektionsmittel, sondern auch zur Herstellung von zahlreichen Farbstoffen, zur Darstellung von Pikrinsäure (Explosivstoff) und Salizylsäure. Ferner wird aus den Bestandteilen des Teeres bekanntlich eine Reihe von Arzneipräparaten, ferner Saccharin u. v. a. dargestellt.

Die wesentlichen Bestandteile des Teeres sind:

1. Kohlenwasserstoffe der Methanreihe, Paraffine, Olefine; Kohlenwasserstoffe der aromatischen Reihe: Benzol und Homologe, Naphthalin, Fluoren, Anthrazen, Phenanthren usw.;
2. Phenole (Kresole, Naphthole);
3. Sulfide: Schwefelwasserstoff, Schwefelkohlenstoff, Merkaptan, Thiophen;
4. Stickstoffverbindungen: Ammoniak, Methylamine, Anilin, Pyridin u. a.;
5. 50—60% des Teeres werden vom Pech oder Asphalt gebildet, der ein nicht ohne Zersetzung destillierbares Gemisch der mannigfaltigsten Stoffe darstellt.

Rohteer, d. h. der Teer, welcher sich bei der trockenen Destillation der Steinkohle abscheidet als solcher, findet Verwendung zur Konservierung von Baumaterialien aller Art, zur Teerung von Straßen, als Pflasterkitt, als Desinfektionsmittel, zur Herstellung von Dachpappe, Dachfilz, Ruß, Briketts u. a.

Dachpappe und Dachfilz werden erzeugt, indem Filz oder Pappe durch heißen Teer durchgezogen und mit Sand bestreut wird; hierbei sowie bei der Herstellung von Pflasterkitt durch Zusammenschmelzen von Teer und Pech mit anderen Materialien entwickeln sich große Dampfmengen.

Die Rußherstellung erfolgt durch unvollständige Verbrennung von Teer oder Teeröl, indem man dieselben auf heiße Eisenplatten tropfen oder unter möglichst gehemmtem Luftzutritt verbrennen läßt; die mit feinen Kohlenteilchen beladenen Verbrennungsgase ziehen durch mehrere Kammern oder Säcke, in denen sich der Ruß absetzt.

Briketts werden hergestellt, indem man Kohlenklein (Kohlenstaub) mit Teer oder Pech zu einem Brei „bindet", dann in Formen preßt und trocknet.

Die Trennung und Gewinnung der wertvollen Bestandteile aus dem Teer erfolgt durch fraktionierte Destillation desselben. Die fraktionierte Destillation des Teeres, die bekanntlich in der Erhitzung bei allmählich ansteigender Temperatur, besteht, erfolgt in abgeschlossenen schmiedeeisernen Blasen mit nach innen gewölbtem Boden und gußeisernem Helm (Fig. 27) oder in liegenden Kesseln von etwa 20—30 t Inhalt mit direkter Feuerung. Der Teer wird vor Inangriffnahme der Destillation (durch Lagern) entsprechend entwässert. Beim allmählichen Ansteigen der Temperatur in den Blasen entweichen zunächst die leichtflüchtigen Bestandteile des Teeres, das sog. „Leichtöl", und später gehen die immer schwerer flüchtigen Bestandteile des Teeres (Mittelöl, Anthrazenöl) über. Die vergasten Bestandteile werden, in Fraktionen getrennt, aufgefangen. In den Destillierblasen bleibt als Rückstand das Pech zurück. Große Mengen von Steinkohlenteer werden nicht gänzlich zerlegt. Man destilliert oft nur die Leichtöle oder nur einen Teil der Schweröle ab; es bleibt dann „Weichpech" oder, wenn etwa nur ein Viertel übergetrieben wurde, Asphalt zurück. Mitunter wird bei der Destillation gleichzeitig evakuiert. Das Destillat wird in eisernen oder bleiernen Kühlröhren gekühlt, die von kaltem Wasser umspült werden. Die Vorlagen, in welchen das Destillat aufgefangen wird, werden, während die Destillationstemperatur allmählich gesteigert wird, bei gewissen Temperaturstufen ausgewechselt. Wenn fünf Fraktionen übergetrieben werden, so heißen dieselben: 1. Vorlauf, 2. Leichtöl bis 170°, 3. Mittelöl (Karbolöl) bis 230° und 4. Schweröl bis 270° übergehend, schließlich Anthrazenöl, welches bei über 270° destilliert; das zurückbleibende dickflüssige Pech wird aus der Blase durch eine am Boden derselben befindliche Oeffnung abgelassen.

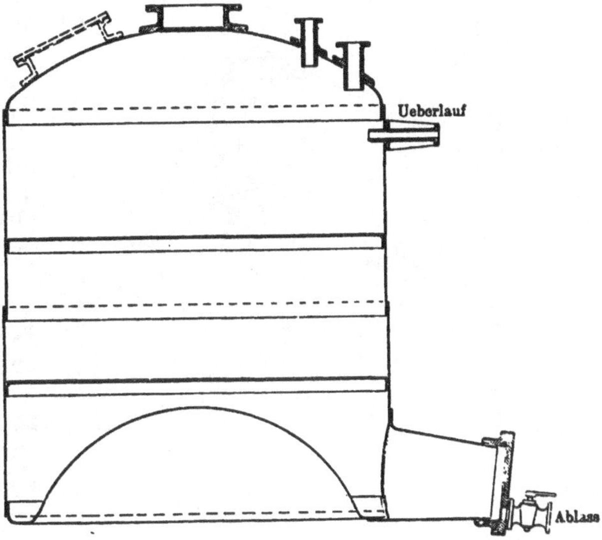

Fig. 27a. Teerdestillationsblase (nach Krämer)

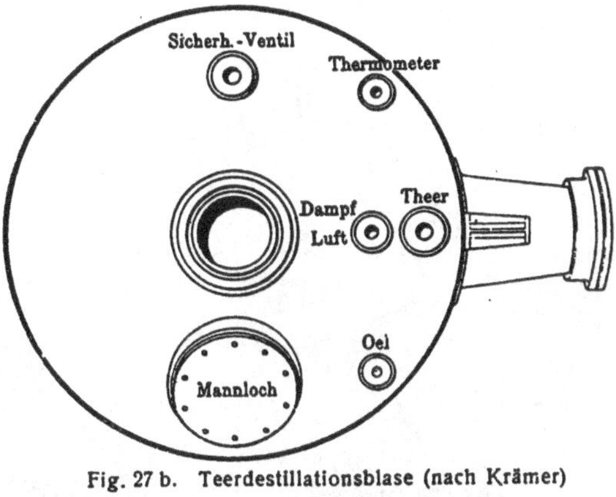

Fig. 27b. Teerdestillationsblase (nach Krämer)

Wir wollen nun kurz die weitere Verarbeitung und Verwertung dieser Fraktionen, soweit die Kenntnis der wesentlichsten Vorgänge hierbei für unseren Zweck notwendig ist, darlegen, wobei wir im wesentlichen der Darstellung in Osts Chemischer Technologie folgen.

1. Die Leichtöle (bis 170° übergehend) werden nochmals destilliert, dann in gußeisernen, verbleiten Holzkästen mit Schwefelsäure längere Zeit gereinigt. Die dunkelgefärbte Reinigungssäure wird auf Ammoniumsulfat verarbeitet, oder die Säure wird mit Wasser

verdünnt, worauf sich Teer abscheidet und die wässerige Säure wieder eingedampft wird; die basischen Bestandteile der Leichtöle, durch die Schwefelsäure extrahiert und durch Kalk wieder in Freiheit gesetzt, liefern das Pyridin C_5H_5N und die homologen Pyridinbasen, deren Gemisch zum Denaturieren des Spiritus dient. Nach erfolgter Neutralisation mit verdünnter Natronlauge, wodurch Phenole entfernt werden, wird das gereinigte Waschöl durch abermalige fraktionierte Destillation in a) Vorlauf, b) Rohbenzol (70—130°) und c) Auflösungsnaphtha (Solventnaphtha, Siedepunkt 130—170°) zerlegt.

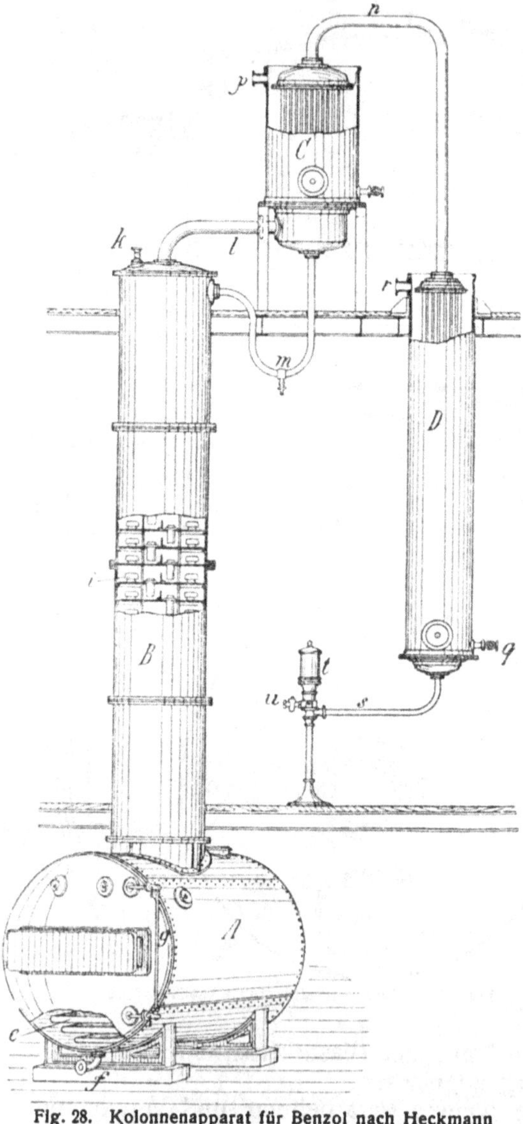

Fig. 28. Kolonnenapparat für Benzol nach Heckmann (aus Ost). — *A* Benzolblase. *B* Kolonne. *C* Kondensator. *D* Röhrenkühler

Das Rohbenzol (70 bis 140°) besteht im wesentlichen aus Benzol und Toluol und wird in besonderen Rektifizierapparaten in die einzelnen Bestandteile zerlegt. Zu dieser Darstellung von Reinbenzol (Siedep. 80—82°) und Reintoluol (Siedep. 110°) dienen Kolonnenapparate (Fig. 28).

Die gebräuchlichen Handelsprodukte, welche durch die fraktionierte Destillation des Leichtöls gewonnen werden, sind*):

a) Das 90er Benzol (Rohbenzol), so genannt, weil bei der Destillation des Produktes 90% bis 100° C übergehen sollen. Es besteht aus etwa 80—85% Benzol, 13—15% Toluol, 2—3% Xylol, ferner enthält es als Verunreinigungen Olefine, Paraffine, Schwefelkohlenstoff und andere Stoffe.

b) Das 50er Benzol enthält 50%—100° C und 90% bis 120° C flüchtige Bestandteile; es ist ein sehr unreines Produkt mit nur 40—50% Benzol.

c) Die Solventnaphtha (siehe oben), so genannt, weil sie früher zum Reinigen von Rohanthrazen diente, ist frei von Benzol, dagegen

*) Wir folgen hier den treffenden Ausführungen Schaefers über die Verwendungsart und die schädigende Wirkung einiger Kohlenwasserstoffe (Hamburg, 1910).

enthält sie Xylol, Mesitylen, Pseudokumol und andere unbekannte Kohlenwasserstoffe.

Die Verwendung des Benzols ist eine sehr ausgedehnte. Das 90er Benzol, auch Handelsbenzol I genannt, wird in großer Menge in der chemischen Industrie verwendet. Hier dient es zur Darstellung von Farbstoffen, pharmazeutischen Präparaten, Riechstoffen usw. In anderen Industrien kam es als Ersatz des Benzins und gleichzeitig auch als Terpentinölersatz zur Verwendung und dies besonders in der Anstrichmittelindustrie, da es schnell verdunstet und Harze leicht löst. So wird es zur Herstellung von schnelltrocknenden Schiffsfarben (Patentfarben), Rostschutzmitteln und Kesselsteinschutzmitteln, Isolierlacken (säurefesten Farben), für die Industrie elektrischer Apparate, für die Erzeugung von Decklacken und als Lösungsmittel für Harze verwendet.

Wie wir hören werden, ist diese Verwendungsart des Benzols in der Anstrichindustrie durchaus nicht ungefährlich, da Benzol giftig ist. Viel unschädlicher, wenn nicht ganz unschädlich, ist die Verwendung der benzolfreien Solventnaphtha — doch diese verdunstet natürlich nur langsam, kann daher das Benzol nicht ersetzen.

Ferner dient das Benzol als Extraktionsmittel, z. B. von Fleischgrieben und Fischrückständen in Düngerfabriken und bei der Extraktion des Koffeins aus Kaffeebohnen.

Benzol wird ferner zur Erzeugung von Kraft in Explosionsmotoren (Automobilen usw.) verwendet.

Die obenerwähnte über 140° siedende Auflösungsnaphtha (Solventnaphtha) bzw. die gesamten Leichtöle dienen als Fleckwasser, zum Putzen in chemischen Wäschereien, ferner zum Lösen von Kautschuk (vgl. Kautschukfabrikation).

Die Solventnaphtha bzw. die gesamten Leichtöle werden auch Steinkohlenteerbenzin oder im Handel schlechtweg „Benzin" genannt, was leider oft zu Verwechslungen dieses „Benzins" mit dem Petroleumbenzin in der Literatur führt (vgl. das Kapitel Petroleum), wodurch auch in der toxikologischen Literatur oft Unklarheiten oder Irrtümer in dieser Richtung zustande kommen (vgl. später).

2. Zwischen ca. 150 und 200° geht Mittelöl über, aus welchem beim Erkalten Naphthalin ($C_{10}H_8$) herauskristallisiert und abgepreßt mit Lauge und Säuren gewaschen, destilliert und nochmals gepreßt und überdestilliert wird. Die übrige Flüssigkeit ergibt, mit Natronlauge extrahiert, Phenol („Karbolsäure" C_6H_5OH), welches mit Schwefelsäure oder Kohlensäure aus der Lösung gefällt und dann erst — meist in besonderen Fabriken — durch Destillation mit Hilfe von Kolonnenapparaten und besonderen Reinigungsprozessen rein dargestellt wird.

Aus dem Natriumsalz der Karbolsäure (Phenolnatrium) erhält man durch Vereinigung mit komprimierter Kohlensäure (bei 150°) glatt das Natriumsalz der Salizylsäure ($C_6H_4 \cdot OH \cdot COONa$). — Durch Behandeln des Phenols mit einem Schwefelsäure-Salpetergemisch (Nitrieren) erhält man Pikrinsäure (Trinitrophenol $C_6H_2OH \cdot [NO_2]_3$). Die ausgeschiedenen gelben Kristalle dieses Sprengstoffes werden sorgfältig gewaschen, umkristallisiert, ausgeschleudert und getrocknet.

3. Die bei 200—300° C übergehenden Schweröle, enthaltend Kresole, Naphthole, Naphthalin, Chinolinbasen, viel flüssige Paraffine usw., werden selten weiter zerlegt. Aus solchen Fraktionen gewinnt man die Desinfektionsmittel Lysol, Sapokarbole usw.

Das Schweröl dient vielfach zum Imprägnieren von Holz (Pfählen, Eisenbahnschwellen, Bauholz), das man vor Fäulnis bewahren will. Dies geschieht in besonderen Imprägnierungsanstalten, in denen das Holz zunächst gedämpft und evakuiert wird, worauf das Schweröl eingepreßt wird. Diese Art der Imprägnierung des Holzes mit Schweröl hat sich besser bewährt wie die analog gehandhabte Imprägnierung mit Chlorzink (siehe dieses).

4. Das bei 300—400° C übergehende Anthrazenöl oder „Grünöl" enthält das wertvolle Anthrazen, welches auskristallisiert, in Filterpressen ausgepreßt und behufs Reinigung in eisernen Kesseln mit Pyridin oder schwefliger Säure u. a. behandelt wird; es dient zur Fabrikation der Alizarinfarbstoffe (siehe später). Rohes Anthrazenöl kommt überdies als Anstrichmittel unter dem Namen Karbolineum in den Handel; es dient für konservierende Anstriche von Holz u. a.

5. Das in den Retorten zurückbleibende Pech dient (ähnlich wie Teer) auch zur Herstellung von Firnissen und Lacken, ferner zur Gewinnung von Steinkohlenbriketts und Dolomitsteinen (Auskleidung der Bessemerbirnen bei der Stahlerzeugung) u. a. Für uns bedeutungsvoll ist die Verwendung des Pechs zur Herstellung von schwarzem „Eisenlack", welcher auf Metallen usw. festhaftet und sie vor Oxydation schützt; zu diesem Zwecke wird Pech mit Schwerölen zusammengeschmolzen oder für dünne Firnisse in Solventnaphtha gelöst.

Die flüchtigen Stoffe daraus verdampfen nach dem Anstrich.

Vorkommen von Vergiftungen und Gesundheitsschädigungen durch Steinkohlenteer, ferner bei der Gewinnung und Verwendung von Teerprodukten (Teer, Teerdestillationsprodukte, Benzol)

Durch die Manipulationen und die Verwendung von Teer als solchen dürfte es wohl kaum zu schwereren Gesundheitsschädigungen oder gar gewerblichen Vergiftungen durch die sich aus dem Teer entwickelnden Teerdämpfe kommen (vgl. Goldschmid in Weyls Handb. d. Hyg., Bd. 8, S. 820, und Roth, Komp. d. Arb.-Krankh., 2. Aufl., S. 244).

Dennoch dürfte das Einatmen von großen Mengen von Teerdampf ohne Zweifel nachteilig sein, da eine Reihe giftiger Stoffe in diesen Dämpfen enthalten ist; zu einer derartigen starken Teerdampfentwicklung kommt es in Schwelereien, Holzimprägnierungsanstalten, bei der Dachpappenerzeugung, insbesondere wenn hierbei offene Kessel verwendet werden (vgl. Heinzerling in Weyls Handb. d. Hyg., Bd. 8, S. 821), und anderen der früher erwähnten Verwendungsarten des Teeres. Auch kann das auf dem Teer sich ansammelnde Ammoniakwasser durch seinen Gehalt an Schwefelverbindungen die Arbeiter durch unangenehm riechende Dünste belästigen, insbesondere wenn es mit saurem Wasser (Abwässern) zusammenkommt, so daß sich Schwefelwasserstoff entwickelt (Roth).

Doch war es mir nicht möglich, tatsächlich nachgewiesene Fälle von Vergiftungen, welche durch die Emanationen des Teeres bei der Verwendung von Teer als solchem vorgekommen wären, in der Literatur zu finden. Zu erwähnen sind jedoch an dieser Stelle die durch Teer bewirkten Hauterkrankungen.

Bei den mit Teer hantierenden Arbeitern kommt es zu Entzündungen der Haut, der sog. Teerkrätze, mitunter auch zu krebsartigen Erkrankungen der Haut, welche nach Art des bekannten Schornsteinfegerkrebses nicht selten am Skrotum ihren Sitz haben. Bei Rußarbeitern, welche den Ruß mit den Füßen in Fässern feststampfen, werden die Hautleiden namentlich an den unteren Extremitäten, insbesondere an den Zehen, beobachtet.

Neuere Beobachtungen über Teerkrätze stammen unter anderem vom belgischen Medizinalinspektor Buysse (Neisser, Intern. Uebers. über Gew.-Hyg. 1907, S. 99). Diese Erkrankungen ähneln der sog. Paraffinkrätze (vgl. Paraffin); wie weit sie auf die Giftigkeit der in Betracht kommenden Stoffe zurückzuführen sind, sei dahingestellt.

Bei der Teerdestillation und bei der Erzeugung und Verwendung von Benzol kommen gewerbliche Vergiftungen öfter zur Beobachtung; eine Reihe derartiger Vorfälle findet sich in der Literatur beschrieben; zum Teil ist die unmittelbare Ursache der Vergiftung nicht ganz klar, d. h. es ist zweifelhaft, wodurch die Vergiftung zustande kam. Daher ist es oft schwer, die Vergiftungsfälle systematisch zu ordnen. Doch handelt es sich hier mehr darum, einen tunlichst vollständigen Ueberblick über die Vergiftungsmöglichkeit zu geben und die Vergiftungsfälle in ihren Einzelheiten zur Darstellung zu bringen.

Am zahlreichsten sind die auf die Erzeugung und Verwendung von Benzol zurückgeführten Vergiftungen. Ueberdies ereignen sich bei der Teerdestillation auch Vergiftungen, die durch andere Substanzen, wie Schwefelwasserstoff, auch Kohlenoxyd u. a., bewirkt werden. Auch bei der Darstellung von Antipyrin, Aspirin u. a., ferner bei der Erzeugung und Verwendung von Anthrazen sind Gesundheitsstörungen bei der Arbeiterschaft bekanntgeworden, welche auf Anthrazen zurückzuführen sein dürften.

Aus der Reihe der bekanntgewordenen Fälle dieser Vergiftungen seien die bemerkenswertesten unter vornehmlicher Berücksichtigung der neuesten Literatur hervorgehoben.

Der Bericht der preußischen Gewerbeinspektoren für das Jahr 1904 schildert folgende Vorkommnisse: Beim Reinigen einer Retorte in einer Teerdestillation wurden zwei Arbeiter durch das Einatmen giftiger Gase getötet. Die Art der Gase ist nicht mit Sicherheit festgestellt worden. Am nächsten lag die Annahme, daß der in die Saugleitung zwischen die Retorten eingeschaltete Hahn undicht war und daher, als das Vakuum der Nachbarretorte nach beendeter Destillation abgestellt wurde, giftige Gase und Dämpfe übergetreten sind.

In einer chemischen Fabrik wurden ein Meister und ein Arbeiter beim Reinigen eines Hochbehälters für Schweröl, in den sie eingestiegen waren, bewußtlos. Bei Anwendung des Sauerstoffapparates erholten sie sich bald wieder (Gewerbl. techn. Ratgeber 1906, Heft 17, S. 298).

Die gewerbliche Benzolvergiftung kommt insbesondere in der jüngsten Zeit nicht selten vor, was jedenfalls auf den erwähnten stetig steigenden Benzolkonsum zurückzuführen ist. Von den beschriebenen Benzolvergiftungen verlief ein großer Teil tödlich. Von den in der Literatur der letzten Jahre verzeichneten Fällen von gewerblicher Benzolvergiftung seien nachfolgende, nach den Entstehungsursachen ungefähr geordnet, angeführt:

Bei der Destillation von Benzol vergaß der Arbeiter den Hahn für das Kühlwasser zu öffnen, so daß nicht aller Benzoldampf verdichtet wurde; der Arbeiter starb an der Vergiftung. (Zeitschr. f. angew. Chemie 1896, S. 675, zit. nach Egli, Unf. b. chem. Arb. 1903, S. 58.)

Ein ganz analoger Fall wird in dem Bericht der Berufsgenossenschaft für die chemische Industrie für das Jahr 1905 mitgeteilt: Ein Arbeiter, welcher auf Nachtschicht die Benzoldestillation zu beaufsichtigen, die Dampfzuleitung und Kühlung zu regulieren hatte, wurde gegen Morgen vor dem Gebäude liegend tot aufgefunden. Die Untersuchung ergab, daß der Verunglückte ein Ventil, welches das Destillat in die dafür bestimmten Kessel abfließen läßt, nicht geöffnet hatte; die Folge war, daß die Vorlage überlief; es fehlten 8000 l Benzol (Chem. Ind. 1906, S. 398).

In einer Gummiextraktionsanlage wurde ein Arbeiter beim Befahren einer Benzoldestillierblase durch Benzoldämpfe betäubt; er hatte die Betriebsvorschrift, vor dem Einsteigen in die Destillationsblase erst Wasserdampf durch sie strömen zu lassen und beim Befahren einen Mann als Wache vor der Einsteigöffnung aufzustellen, nicht befolgt. Ebenso erging es zwei anderen Arbeitern, die, um den ersten zu retten, ohne Vorsichtsmaßregel gleichfalls in die Blase eingestiegen waren. Die sofort angestellten Rettungsversuche hatten nur bei einem der drei Arbeiter Erfolg. (Fabrikfeuerwehr 1909, S. 43.)

Hierher gehört auch der Unglücksfall, welcher jüngst in der Chemikerzeitung (1910, S. 177) erwähnt wird, bei welchem in der Benzolanlage der Chemischen Industrie A.-G. Bochum ein Arbeiter durch Benzolgas betäubt und getötet wurde, und ferner ein Fall von Benzolvergiftung, der sich (im Jahre 1908) in den ehemaligen Kaumazitwerken (Braunkohlenkokserzeugung) in Wesseln in Böhmen ereignete und mir durch die Berichte der Krankenkassen bekannt wurde. (Rambousek, Concordia 1910, Heft 6.)

Bei einem weiteren — bereits in dem Kapitel über Kokerei erwähnten — Unglücksfall, bei dem zwei Arbeiter in einer Teerdestillation auf dem Aborte um das Leben gekommen sind, ist es fraglich, ob Benzolvergiftung vorlag. In der betreffenden Fabrik wird der aus den Kokereien kommende Dickteer unter vermindertem Drucke destilliert. Am Tage des Unglücks versagten die hierbei dienenden Saugpumpen; es wurde unter Zuhilfenahme von Körtingschen Injektoren destilliert, wobei die Wasserdämpfe und mitgerissenen Teerbestandteile gekühlt und in den am Aborte vorbeiführenden Kanal geführt wurden, in den auch die giftigen Gase gelangten, die durch einen Reinigungsschacht dann in der Nähe des Abortes aufstiegen. Zwei Arbeiter, die den Abort benutzten, wurden getötet, einer schwer vergiftet. Es ist wahrscheinlich, daß bei diesem Unglücksfall neben Benzol und Homologen Schwefelwasserstoff oder Zyanverbindungen in den giftigen Gasen enthalten waren. (Chem. Ind. 1909, Beilage, S. 25, Ber. d. Berufsgen. f. chem. Ind. pro 1908.)

Beim Reinigen eines Benzolextraktionsapparates vergiftete sich ein Arbeiter durch die darin stagnierenden Dämpfe tödlich. (Egli, Unf. b. chem. Arb. 1903, S. 58.)

Ein weiterer Fall von Benzolvergiftung ereignete sich in einem Naphthylaminbetrieb, und zwar gleichfalls beim Befahren eines Extraktionskessels, der mit Benzol und Naphthylamin beschickt gewesen war und gereinigt werden sollte. Der Kessel hatte längere Zeit (22 Stunden) leer gestanden, war gewaschen und gelüftet worden, doch dürfte Benzol durch eine undichte Rohrleitung nachträglich in den Kessel getropft sein. Der mit der Reinigungsarbeit betraute Arbeiter wurde im Kessel bewußtlos, jedoch nachträglich durch einen mit einem Atmungshelm ausgerüsteten Ingenieur gerettet; die um die Rettung des Verunglückten zunächst bemühten, nicht mit Atemhelm ausgerüsteten Arbeiter wurden betäubt, einer derselben, der in den Kessel eingestiegen war, getötet. (Chem. Ind. 1907, S. 347.) Lewin beschreibt diesen Fall, den er entschieden für Benzolvergiftung erklärt, ausführlich in einem gerichtlichen Obergutachten (vgl. Zeitschr. f. Gew.-Hyg. 1907, S. 581, und Münchn. med. Wochenschr. 1907).

Des öfteren wurden Benzolvergiftungen beim Reinigen von Benzoltransportanlagen und Benzollagerkesseln beobachtet. Es seien hier mehrere derartige Fälle, welche den Berichten der Berufsgenossenschaft für die chemische Industrie entnommen sind, angeführt:

Ein Hofarbeiter hatte ohne Wissen seines Meisters sich während der Frühstückspause darangemacht, einen leeren Rohbenzolwaggon zu reinigen. Er wurde später mit Mühe aus dem Mannloch betäubt herausgezogen. Wiederbelebungsversuche blieben erfolglos. Erst kurze Zeit vorher hatte sich auf demselben Werk ein gleicher Unglücksfall zugetragen. (Chem. Ind. 1905, S. 44.)

Zwei weitere Todesfälle durch Benzolvergiftung bei der Reinigung eines Eisenbahntransportwagens ereigneten sich im Jahre 1908. Der Kesselwagen war vorher mit Wasser energisch ausgespritzt worden. Die im Kessel befindlichen — vorschriftsmäßigen — Zwischenwände erschweren die Reinigung vom Mannloche aus. Nachdem der Betriebsleiter sich durch Hineinbeugen des Kopfes überzeugt zu haben glaubte, daß die Luftbeschaffenheit im Kessel gefahrlos sei, stieg ein Mann ein, um die Schlammrückstände auszuräumen; ein anderer Arbeiter, der dabei Wache hielt, ist offenbar später auch eingestiegen, um dem Kameraden zu helfen. Die nach dem Herausholen der Verunglückten angestellten Wiederbelebungsversuche blieben erfolglos. (Chem. Ind. 1909, Nr. 14, Beilage, S. 25.)

Beim Reinigen eines Benzollagerkessels in einer Teerdestillationsanlage starb ein Arbeiter infolge Einatmens von Benzolgasen; mehrere Arbeiter wurden vergiftet. Der Kessel war mehrere Wochen vorher durch Durchsaugen von Luft, durch Dampf und Wasserspülung gründlich gereinigt worden. Auch beim Befahren des Kessels war die größte Vorsicht bezüglich der Kürze des Aufenthaltes in demselben beobachtet. Dieser Fall beweist, daß trotz größter Vorsicht die Benzolreste aus Lager- und Transportkesseln nicht vollständig entfernt werden können und daß sehr geringe Benzolmengen hinreichen, um schwere, ja tödliche Vergiftungen hervorzurufen. Die Arbeiter sollten daher in solchen Fällen nur mit Atemapparaten ausgerüstet die Kessel befahren. (Chem. Ind. 1907, S. 347.)

Von besonderem Interesse ist ferner ein durch Einatmen von Benzoldämpfen in einer Gummifabrik entstandener Todesfall. An einer Spreadingmaschine wurde der mit Benzol gelöste Kautschuk in der allgemein üblichen Weise auf den Stoff aufgetragen. Dieser geht dann unter dem Abstreichmesser hindurch, über die erwärmte lange Tischplatte hinweg und wird am Ende aufgerollt. Von den drei Arbeitern, die bei dieser Maschine beschäftigt waren, wurde einer bewußtlos aufgefunden und konnte nicht mehr gerettet werden. (Chem. Ind. 1905, S. 442.)

An diesen Fall reihen sich vielleicht die von Santesson (Skand. Arch. f. Physiol. 1900, Bd. 10, S. 1—36) beschriebenen Fälle von Vergiftung mit „unreinem“ Benzol in einer Fabrik von Pneumatikringen in Upsala. In diesem Betriebe bekamen 9 junge Frauen schwere Vergiftungserscheinungen; 4 derselben starben.

Den Berichten der eidgenössischen Gewerbeinspektoren ist ein Fall von plötzlicher tödlicher Benzoldampfvergiftung bei der Fabrikation von Antipyrin zu entnehmen. (Egli, Ueber die Unfälle b. chem. Arb. 1903, S. 58.)

In dem Bericht der deutschen Gewerbeinspektoren (pro 1902) wird ein Fall von Benzolvergiftung („rauschartiger Zustand“) gemeldet, der dadurch zustande kam, daß ein Arbeiter ein Eisenreservoir, in das er eingestiegen war, von innen mit einer in Benzol gelösten Asphaltanstrichmasse anstrich. Es wird daran die Warnung vor dem Benzol als gesundheitsschädlichem Terpentinölersatzmittel geknüpft. (Zeitschr. f. Gew.-Hyg. 1904, S. 292.)

Bezüglich der oben angeführten in Kautschukfabriken vorgekommenen Benzolvergiftungen ist die Möglichkeit in Betracht zu ziehen, daß der giftige Schwefelkohlenstoff eine mehr oder weniger wichtige Rolle bei diesen Vergiftungen gespielt hat, da in diesen Fabriken nicht allein Gemische von Schwefelkohlenstoff und Benzol, sondern vielfach auch der „Vorlauf“ von Benzol (siehe oben unter „Leichtöl“) verwendet wird, der bei der Reinigung des Benzols abfällt, welch letzterer vermöge seines mehr oder weniger hohen Schwefelkohlenstoffgehaltes (es kommen Gemische vor, die bis zu 50 % Schwefelkohlenstoff enthalten) ein sehr gutes Lösungsmittel für Kautschuk und Gummipräparate darstellt. (Nach Mitteilungen, die ich der „Deutschen Benzol-Vereinigung“ in Bochum verdanke.)

Während der Bearbeitung dieser Kapitel werden mir weitere gewerbliche Benzolvergiftungen, die sich in der neuesten Zeit ereignet haben, aus den Jahresberichten der staatlichen Aufsichtsbeamten über Unfallverhütung (Deutschland) für das Jahr 1909 bekannt (zit. nach Concordia 1910, S. 287 ff.), welche ich hier nachtrage, da die Einzelheiten der Schilderung dieser Vorfälle von Interesse sind.

In einer Koksanstalt wurde Rohbenzol in zwei eisernen

Kesseln von je 24 cbm Fassung gesammelt. Dieselben waren in einer mehr wie 3 m tiefen Grube angeordnet und ragten mit ihrem Mauerwerk wenig über die Erde hervor. Zur Bedienung der Ventile mußten die Arbeiter die Sammelkessel besteigen, deren Mannlöcher während des Füllens offen standen. Die Grube war überdacht. Ueber dem Dache erhoben sich zwei 2 m hohe Holzschlote, die zur Lüftung des Raumes dienen sollten und zugleich die Zugänge zu den Kesselventilen bildeten. An einem Sommertage war in üblicher Weise Benzol aus dem einen Behälter in einen Eisenbahnwaggon abgedrückt worden, und ein Arbeiter hatte danach zwecks Umstellung der Ventile den Raum bestiegen. Nach einiger Zeit wurde er bewußtlos in gebückter Stellung auf dem Benzolkessel gefunden, wo er sich krampfhaft an die Rohrleitungen klammerte, später glitt er auf den Boden der Grube hinab. Drei zur Rettung herbeigeeilte Arbeiter stiegen hinab, mußten aber, weil ihnen übel wurde, flüchten. In Gegenwart des Betriebsleiters wurde nun noch ein vierter Arbeiter am Seil hinabgelassen, dieser fiel sofort tot um und wurde als Leiche geborgen. Endlich gelang es einem mit Rauchhelm versehenen Grubensteiger, den zuerst Verunglückten tot zu bergen. Als Ursache wird angegeben: Das aus der Destillation abgelaufene Benzol war warm und verdunstete stark; die schweren Benzoldämpfe erfüllten den unzweckmäßig eingerichteten, nicht genügend entlüfteten Raum und vergifteten die Arbeiter. Allerdings ist es möglich, daß hierbei auch noch andere flüchtige Verbindungen zu der Vergiftung beigetragen haben.

Ein ähnlicher, allerdings minder schwerer Unfall geschah in einer Benzolfabrik. Der Vorarbeiter hatte beim Einleiten einer neuen Destillation vergessen, die Wasserkühlung in Gang zu setzen; er wurde durch austretende Benzoldämpfe betäubt, ebenso ein zur Hilfe herbeigeeilter Mitarbeiter. Während letzterer durch Sauerstoff gerettet werden konnte, wurde ersterer zwar noch lebend aus dem Raum gebracht, verschied jedoch trotz der Wiederbelebungsversuche.

Ein weiterer durch Benzol hervorgerufener Todesfall kam in einer Anilinfabrik zustande. Infolge falscher Ventilstellung war Benzol in den Arbeitsraum ausgelaufen. Der dort beschäftigte Arbeiter war zwar angewiesen worden, den Raum sofort zu verlassen, wurde jedoch zehn Minuten später in demselben tot aufgefunden. Wiederbelebungsversuche blieben erfolglos.

Interessant sind ferner weitere durch benzolhaltige Anstrichmittel hervorgerufene Unfälle (vgl. oben die Verwendung des Benzols in der Anstrichindustrie).

Ein solcher Unfall, der beinahe den Verlust eines Menschenlebens verursacht hätte, ereignete sich beim Anstreichen eines gereinigten Kesselvorwärmers mit einem „Original-Anticorrosivum" genannten, von der Firma Frischbauer & Co. in Asberg hergestellten Anstrichmittel. Nachdem der Anstrich beendet war, wollte der Anstreicher den Vorwärmer verlassen, wobei er bewußtlos wurde. Da ein Helfer und ein Arzt schnell zugegen waren, gelang es, den Bewußtlosen zu retten. Der Unfall wird darauf zurückgeführt, daß sich aus dem Anstrichmittel erhebliche Benzoldampfmengen gebildet hatten und daß durch das offene Mannloch nicht genug frische Luft in den Vorwärmer eintreten konnte. Ein ähnlicher Unfall trug sich bei der Verwendung eines anderen Rostschutzmittels zu. Als ein Arbeiter das Innere eines nur durch das Mannloch gelüfteten Dampfkessels mittelst eines „Preolith" genannten Rostschutzmittels anstrich, wurde er betäubt und konnte nur mit Anstrengung und Gefahr aus dem Dampfkessel herausgeholt werden. Durch Zufuhr von Sauerstoff wurde er gerettet, war aber nach dem Unfall noch acht Tage erwerbsunfähig. Nach der Angabe des Inhabers der Stettiner Firma, die das Preolith vertreibt (hergestellt wird es von einer Dresdner Dachpappen- und Teerproduktenfabrik), soll es Rohbenzol enthalten. Es wird daran von dem betreffenden Aufsichtsbeamten die Bemerkung geknüpft, daß die Verwendung von Preolith in engen, nicht genügend gelüfteten Kesselräumen daher bedenklich erscheint.

Das häufigere Vorkommen von Vergiftungen bei der Verwendung von Benzol enthaltenden Anstrichmitteln hat Schaefer (Arbeiten der Hamburger Gewerbeinspektoren 1909) veranlaßt, sich mit diesen Fällen eingehend zu befassen (vgl. oben). Schaefer betont, wie bereits bemerkt, ausdrücklich, daß lediglich die Anstrichmittel mit hohem Benzolgehalt gefährlich sind, während gegen die Benutzung der zwischen 130—170° C siedenden ungereinigten Stoffe wie Solventnaphtha nichts einzuwenden ist, da dieselben kaum etwas Benzol mehr enthalten (vgl. im II. Abschnitt, Toxikologie, meine Versuche über die Giftigkeit des Benzols und der bräuchlichen Handelsbenzolsorten).

Schaefer erwähnt, daß die Jahre 1903 und 1904 an Unfällen durch Betäubung beim Innenanstrich von Kesseln reich sind. Die betreffenden Anstrichmassen enthielten 20—30% Benzol.

In den Jahren 1905 und 1906 treten (nach Schaefer) mehr die Unfälle hervor, die auf Einatmung von Kohlenwasserstoffen beim Reinigen von Apparaten zurückzuführen sind. Weiter wurden zwei Arbeiter beim Verstreichen von „Dermatin" in einem Kessel betäubt.

Ferner beschreibt Schaefer einen Vergiftungsfall, der sich im Hamburger Hafen im Jahre 1906 bei einem Arbeiter ereignete, der die Doppelböden eines Schiffes mit „Black Varnish Oil" vom Mannloch aus strich und so die sich daraus entwickelnden Gase in großen Mengen einatmete. Das „Black Varnish Oil" bestand aus einer Auflösung von Steinkohlenteerpech in leichtem Steinkohlenteeröl (Leichtöl). Der Gehalt an letzterem — der bis 170° C überdestillierenden Bestandteile — betrug 31—33%. Die Untersuchung ergab weiter, daß der größte Teil des Teeröles sich schon bei gewöhnlicher Temperatur verflüchtigte, wodurch ein schnelles Trocknen des Anstriches herbeigeführt wurde. Bemerkenswert ist noch, daß das Lösungsmittel bereits beim gelinden Erwärmen Schwefelwasserstoff abgab. Der betreffende Arbeiter hatte sich nach längerem Arbeiten unwohl gefühlt, er erkrankte unter den Erscheinungen einer schweren Entzündung der Luftwege und starb nach 24 Tagen. Lewin kommt in dem über diesen Fall erstatteten Obergutachten zu dem Schluß, daß Erkrankung und Tod in diesem Falle wesentlich als Folgen einer örtlichen Beschädigung der Schleimhäute aufzufassen sind.

In den Jahren 1908 und 1909 konstatiert Schaefer gleichfalls mehrere derartige Vergiftungsfälle. Beim Innenanstrich eines Kessels mit Auxulin wurden in Ludwigshafen ein Mann und schließlich drei bei der Rettung behilfliche Leute betäubt. Ein anderer Fall, welcher tödlich verlief, ist auf die Verwendung einer Patentfarbe in einem völlig abgeschlossenen Raum (Kettenkasten) zurückzuführen. Das Verdünnungsmittel für die Farbe enthielt 30—40 % Benzol. Obgleich es üblich war, die Arbeiter nach kurzer Zeit in dem engen geschlossenen Raum sich an der frischen Luft erholen zu lassen, wurde ein Arbeiter beim Streichen des Kettenkastens bewußtlos und starb nach kurzer Zeit.

Aus dem Angeführten ist ersichtlich, daß derartige Vergiftungsfälle durch die Verwendung benzolhaltiger Anstrichmittel nicht zu den Seltenheiten gehören und daß die Verwendung solcher Mittel, insbesondere zum Innenanstrich enger, abgeschlossener Räume (Kesselräume u. a.), als gefährlich bezeichnet werden muß (vgl. auch Oliver, Deseases of occupation, S. 80 u. ff.).

Ueber eine chronische gewerbliche Xylolvergiftung berichtet Rosenblatt (Aerztl. Sachv.-Ztg. 1902, S. 197). Es handelte sich um einen Arbeiter, welcher Xylol zum Imprägnieren gummierter Gewebe verwendete. Die Erscheinungen waren nervöser Natur und glichen einer neurasthenischen Erkrankung.

Ein Teil der Vergiftungen, insbesondere schwere und tödliche Vergiftungen, welche bei der Erzeugung von Destillationsprodukten des Steinkohlenteeres vorkommen, ist ohne Zweifel auf Schwefelwasserstoff zurückzuführen. So wurden — wie die Zeitschrift für Gewerbehygiene (1904, S. 415) berichtet — in England in den Jahren 1901—1903 elf tödliche und ebenso viele schwere Unfälle in Teerwerken beobachtet, wovon sich die meisten tödlichen Unfälle infolge von Vergiftung durch Schwefelwasserstoffgas ereigneten.

Einen Fall von Kohlenoxydgasvergiftung bei der Steinkohlenteerdestillation beschreibt Greiff (Vierteljahrsschr. f. ger. Med. 1890). Beim Ausräumen einer Retorte erlag ein Arbeiter, welcher 14 Tage nach der letzten Destillation mit dem Ausräumen von Pech beschäftigt war, einer Kohlenoxydgasvergiftung. Jedenfalls zählt dieser Fall zu den Seltenheiten, da sich in der Literatur (wie auch Weyl, Handb. d. Hyg., Bd. 8, S. 829 betont) kein analoger Fall auffinden läßt; es ist aber damit der Beweis geliefert, daß bei der letzten Phase der Steinkohlenteerdestillation auch Kohlenoxyd als Gift in Betracht kommen kann.

Erwähnt sei auch das häufige Vorkommen von schwereren Hauterkrankungen bei Anthrazenarbeitern; diese Hautleiden bestehen in einem Ausschlag an den Händen, Armen, Füßen, Knien usw., welcher auch in Krebs übergeht (vgl. oben Teerkrätze und Krebs). Nach in einer chemischen Fabrik seit dem Jahre 1892 gemachten Aufzeichnungen, welche in den Berichten der preußischen Gewerbeinspektoren angeführt werden, hat die Krankheit von 30 im Laufe der letzten 10 Jahre mit Paraffin hantierenden Arbeitern 22 ergriffen (Zeitschr. f. Gew.-Hyg. 1903, S. 236).

Eingefügt sei an dieser Stelle ein bemerkenswerter Vergiftungsfall, welcher sich bei der Aspirinerzeugung zutrug und auf Alkoholdampf zurückgeführt wird. Aspirin ist Azetylsalizylsäure. Der Unfall wird in dem Bericht über die Tätigkeit der technischen Aufsichtsbeamten der Berufsgenossenschaft der chemischen Industrie für das Jahr 1904 folgendermaßen — leider zu kurz — beschrieben:

Ein tödlicher Unfall betraf einen Arbeiter, der eine heiße alkoholische Aspirinlösung durchzuarbeiten hatte. Obgleich er diese Arbeit erst seit einigen Tagen auszuführen hatte, zeigten sich bei ihm bald die Merkmale einer Alkoholvergiftung, die schließlich den Tod herbeiführte (Chem. Ind. 1905, S. 444).

Gewinnung künstlicher organischer Farbstoffe (Teerfarben)

Das Ausgangsmaterial zur Darstellung der künstlichen Farbstoffe (Teerfarben) bilden vor allem die in dem vorhergehenden Kapitel besprochenen aromatischen Verbindungen (Kohlenwasserstoffe). Daneben kommen jedoch auch Derivate der Fettreihe, so Methylalkohol (Holzgeist), Aethylalkohol, Chlorkohlenoxyd (Phosgen, siehe dieses, früher), neuerdings auch Formaldehyd in Verwendung.

Die Kohlenwasserstoffe der Benzolreihe werden der Farbenfabrik von der Teerdestillation meist fast chemisch rein geliefert (siehe Teer- und Benzoldestillation); es kommen in Betracht: Benzol, Toluol, Xylol, Naphthalin, Anthrazen, dann auch Phenole, Kresole u. a.

Die weitere Verarbeitung dieser Stoffe geschieht durch nachfolgende Prozesse:

1. Nitrierung, d. h. die Einführung von Nitrogruppen mittelst Salpetersäure;
2. Reduktion der nitrierten Produkte zu Aminen;
3. Sulfurierung, d. h. Verarbeitung auf Sulfosäuren mittelst konzentrierter Schwefelsäure;
4. die Sulfosäuren werden durch Schmelzen mit Aetznatron in Phenole umgewandelt.
5. Einführung von Chlor und Brom. Chlorieren, Bromieren.

Die Nitroprodukte werden technisch durch die Einwirkung eines Gemisches von Salpetersäure und konzentrierter Schwefelsäure auf die betreffende aromatische Verbindung dargestellt. Das wichtigste Beispiel ist die Erzeugung von Nitrobenzol.

Benzol wird in zylindrischen gußeisernen Gefäßen, deren untere Hälfte sich auswechseln läßt, bei äußerer Kühlung und lebhaftem Umrühren mit Salpetersäure und konzentrierter Schwefelsäure mehrere Stunden durch behandelt, wobei die Reaktionstemperatur im allgemeinen 25° nicht überschreiten darf. Bei ruhigem Stehen scheidet sich die Flüssigkeit in zwei Schichten: die untere besteht aus einer verdünnten Schwefelsäure, in der noch etwas Salpetersäure enthalten ist, die obere besteht aus Nitrobenzol. Letzteres wird durch Waschen von Säureresten und durch Destillation von Wasser befreit. Analog werden Toluol und Xylol nitriert. Dinitroprodukte (wie Metadinitrobenzol, Metadinitrotoluol u. a.) werden durch weitere Einwirkung des Salpeterschwefelsäuregemisches auf die Mononitroverbindung (bei höherer Temperatur) gewonnen.

Zur Ueberführung des Phenols in Pikrinsäure (Trinitrophenol) ist die Verwendung eines Salpeterschwefelsäuregemisches notwendig.

Die aromatischen Basen (Anilin, Toluidin, Xylidin u. a.) werden durch Reduktion der betreffenden Nitroverbindung, und zwar mittelst Eisenspänen und Säure (Salzsäure, Schwefel- oder Essigsäure) gewonnen. So wird Anilin in folgender Weise erzeugt: Reines Nitrobenzol wird in einem zylindrischen gußeisernen Apparat mit Rührwerk und Rückflußkühler unter Vermeidung von zu starker Reaktion allmählich mit gemahlenen Gußeisenspänen und verdünnter, etwa 5%iger Salzsäure versetzt, nach Beendigung der Reaktion wird der Kesselinhalt durch Kalkzusatz alkalisch gemacht und das Anilin überdestilliert. Analog verläuft die Darstellung des Toluidins und Xylidins aus Nitrotoluol und Nitroxylol.

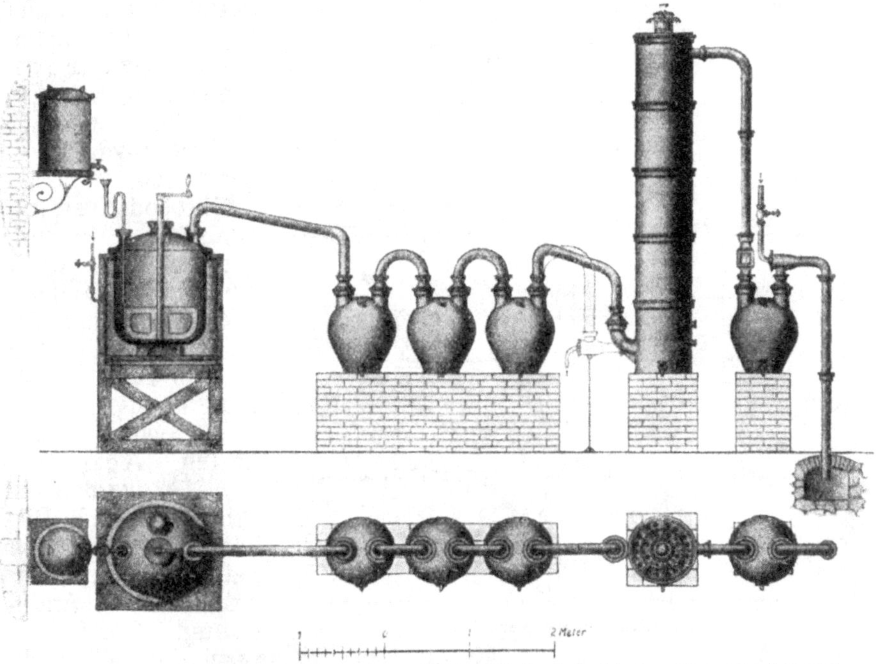

Fig. 29. Darstellung der Zwischenprodukte der Anilinfarbenindustrie (geschlossener Apparat) mit Kondensationseinrichtung (nach Leymann)

Abweichend verläuft die Darstellung von Betanaphthol, das mit Ammoniak unter Zusatz von Chlorkalzium gewonnen wird.

Dimethylanilin wird durch Erhitzen von Anilin, salzsaurem Anilin und Methylalkohol gewonnen. Diäthylanilin wird analog unter Anwendung von Aethylalkohol dargestellt.

Durch Einwirkung von salpetriger Säure (Natriumnitrit und Salzsäure) auf die sauren Lösungen der zuletzt genannten Verbindungen entstehen die Nitrosoverbindungen.

Sulfosäuren entstehen durch Einwirkung von konzentrierter oder rauchender Schwefelsäure auf die betreffenden Substanzen der aromatischen Reihe; so entsteht zum Beispiel Benzoldisulfosäure aus Benzol und rauchender Schwefelsäure usw.

Phenole und Kresole (Monomethylphenole) werden von der Teerdestillation rein geliefert. Die übrigen Hydroxylderivate (Resorzin,

Alpha- und Betanaphthol usw.) werden meist durch Einwirkung von konzentrierter Natronlauge auf aromatische Sulfosäuren erzeugt (Natronschmelze).

Der wichtigste aromatische Aldehyd, Benzolaldehyd, wird aus Toluol gewonnen; durch Einleiten von Chlor bei Siedetemperatur wird zunächst Benzylchlorid, dann Benzalchlorid und schließlich Benzotrichlorid gewonnen (vgl. früher Chlor; organische Chlorverbindungen, Chlorbenzole). Beim Erhitzen von Benzalchlorid mit Kalkmilch (unter Druck) entsteht Benzaldehyd (C_6H_5COH).

Zu den Nitrofarbstoffen zählt die obenerwähnte Pikrinsäure (Trinitrophenol), ferner Naphtholgelb; letzteres wird durch Sulfurierung von Alphanaphthol mit rauchender Schwefelsäure und Einwirkung von Salpetersäure auf das Sulfurierungsgemisch gewonnen.

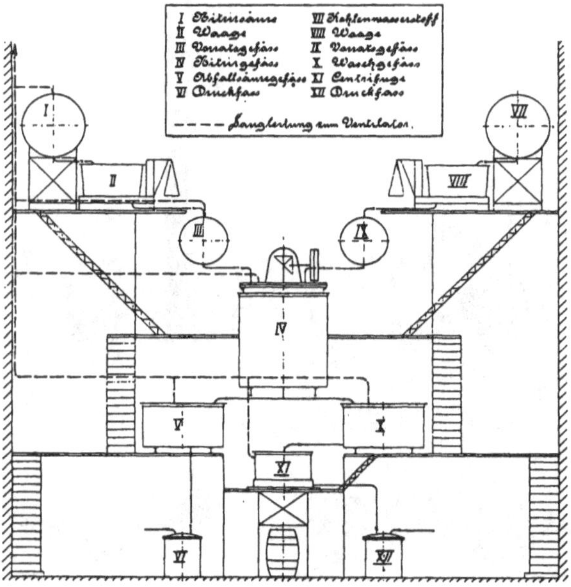

Fig. 30. Nitrieranlage (nach Leymann)

Nitrosoderivate aromatischer Phenole geben (mit Metalloxyden) das Material zur Erzeugung von Nitrosofarbstoffen. Hierher gehört Naphtholgrün usw.

Die technisch wichtigsten Azofarbstoffe werden im Prinzip durch die Einwirkung von salpetriger Säure auf aromatische Amine erzeugt. Die Amidoverbindung wird in die Diazoverbindung durch Behandeln mit Natriumnitrit in saurer Lösung umgewandelt. So erhält man aus Anilin Diazobenzol. Die Diazoverbindungen werden gewöhnlich nicht isoliert, sondern sofort mit anderen geeigneten Verbindungen — Amidoderivaten, Phenolen — gekuppelt, d. h. in Azoverbindungen umgewandelt. Die Vereinigung beider Komponenten erfolgt meist rasch und quantitativ. Die Isolierung des Farbstoffes aus der wässerigen Lösung geschieht durch Aussalzen (Eintragen von Kochsalz) und Scheiden des Farbstoffes durch die Filterpresse. Die Reaktionen geschehen meist in staffelförmig aufgestellten Holzbütten (Nitritbütte, Diazotierbütte, Kombinationsbütte). Als zweite, allenfalls dritte Komponente kommt gegenwärtig eine große Zahl Naphthol- und Naphthylaminsulfosäuren in Betracht. Durch die Variation der ersten Komponente (primäre Base) mit dieser zweiten (und eventuell dritten) Komponente können die mannigfaltigsten Azofarbstoffe hergestellt werden; auf die nähere Darstellung derselben einzugehen, würde zu weit führen.

Anthrazenfarbstoffe — meist sog. Beizenfarbstoffe darstellend — werden aus Anthrazen hergestellt, welches zu Anthrachinon durch Einwirkung von Bichromat und verdünnter Schwefelsäure in der Hitze umgewandelt wird; das rohe „Chinon“ wird mit konzentrierter Schwefelsäure gereinigt und mit rauchender Schwefelsäure in Anthrachinonmonosulfosäure verwandelt, welche zur Darstellung von Alizarin dient, das daraus durch mehrtägiges Erhitzen mit konzentrierter Natronlauge unter Zusatz von chlorsaurem Natron entsteht. Die Erzeugung wird in liegenden, mit Rührwerk versehenen gußeisernen Kesseln durchgeführt. Das Alizarin bildet den Ausgangspunkt für die Darstellung vieler Alizarinfarben, auf deren Gewinnung hier nicht näher eingegangen werden soll, zumal diese, wie wir hören werden — wie wohl die meisten Teerfarben an sich —, als nicht giftig gelten.

Indigo wird heute künstlich durch Synthese gewonnen. Die Darstellung erfolgt aus Phenylglykokoll bzw. Phenylglykokollorthokarbonsäure, welche durch Erhitzen mit Natriumamid in Indoxyl bzw. Indoxylkarbonsäure übergehen, die bei Gegenwart von Alkali in wässeriger Lösung schon durch Luftsauerstoff glatt zu Indigo oxydiert werden. Die benötigten Glykokollderivate werden durch Einwirkung von Chloressigsäure auf Anilin bzw. Anthranilsäure (Anilinorthokarbonsäure) gewonnen, welche aus Naphthalin dargestellt wird (durch Oxydation in Phthalsäure und Behandlung des Phthalimids mit Chlorkalk und Natronlauge).

Fuchsin zählt zu der Gruppe der Triphenylmethanfarbstoffe, mit deren Darstellung die Epoche der Teerfarbenfabrikation begann, als man beobachtete, daß unreines Anilin durch Oxydation einen roten Farbstoff (Fuchsin) ergibt. Die ursprüngliche Darstellung von Fuchsin nach dem Arsensäureverfahren ist wegen der Unannehmlichkeiten, die sich aus der Verwendung und Wiedergewinnung großer Quanten von Arsensäure ergaben, wohl fast gänzlich verlassen. Die Methode bestand in der Herstellung einer Mischung aus Anilin und Toluidin (sog. Rotöl) mit dicker Arsensäurelösung und Erhitzen unter Umrühren in stehenden gußeisernen Zylindern. Die aus den Kesseln entleerte, sodann erkaltete und erstarrte Schmelze wurde ausgekocht (unter Druck in liegenden, mit Rührwerk versehenen Kesseln). Aus den heißfiltrierten Lösungen wurde das rohe Fuchsin mit Kochsalz gefällt und durch Kristallisation usw. gereinigt.

Bei dem nunmehr meist üblichen Nitrobenzolverfahren wird Anilin, Toluidin, Nitrobenzol und Nitrotoluol unter Zusatz von Salzsäure und etwas Eisenchlorür oder Chlorzink erhitzt. Die Verarbeitung der sich ergebenden Schmelze geschieht so ziemlich in derselben Weise wie bei dem Arsenverfahren.

Durch Alkylieren, d. h. durch Ersatz mehrerer Wasserstoffatome der Amidogruppen durch Aethyl usw. bei Einwirkung von Alkylhalogenen und anderem gelang es, Fuchsin in andere Triphenylmethanfarbstoffe überzuführen. Doch zeigte sich bald, daß es einfacher sei, bereits alkylierte Amine in die genannten Farbstoffe überzuführen. So wird zum Beispiel, um Methylviolett zu erhalten, Dimethylanilin mit Kochsalz, Kupferchlorid und kresolhaltigem Phenol in eisernen Mischtrommeln durch längere Zeit erhitzt. Das Produkt wird durch Wasser und Kalkhydrat von Kochsalz und Phenol befreit, sodann mit Schwefelwasserstoff oder Schwefelnatrium behandelt und der Farbstoff durch Lösen in verdünnter Salzsäure vom Schwefelkupfer getrennt. Es erscheint aus den bei der Schilderung der Darstellung der Alizarinfarben erwähnten Gründen auch hier nicht notwendig, weitere Einzelheiten anzuführen.

Erwähnt seien schließlich noch die Schwefelfarbstoffe, welche sich beim Erhitzen der organischen Verbindungen mit Schwefel oder Schwefelnatrium ergeben. Insbesondere dienen hierbei Diphenylaminderivate, Nitro- bzw. Amidophenole usw. als geeignete Ausgangsmaterialien.

Vorkommen von Vergiftungen und Gesundheitsschädigungen durch gewerbliche Gifte bei der Gewinnung organischer Farbstoffe (Teerfarben), ferner bei der Verwendung der hierbei entstehenden Zwischenprodukte (Nitro-, Amidoverbindungen u. a.)

Aus dem über die Fabrikation der Teerfarbstoffe Gesagten ist zu entnehmen, daß hier Vergiftungen mit den verarbeiteten Ausgangsmaterialien (Benzol, Toluol usw.), ebenso Vergiftungen mit den als Hilfsmittel bei der Durchführung der Reaktionen zur Verwendung gelangenden Stoffen (wie Chlor, Salpetersäure, Schwefelsäure, Arsensäure, Schwefelnatrium bzw. Schwefelwasserstoff u. a.) eintreten können, auch Vergiftungen mit den Zwischenprodukten (Nitro- und Amidoverbindungen, wie Nitrobenzol, Dinitrobenzol, Anilin usw.), und daß schließlich die Endprodukte, die Teerfarben selbst, Giftstoffe sein könnten. In dieser Beziehung wurde bereits erwähnt, daß wohl die meisten Teerfarben als gänzlich harmlos und ungiftig anzusehen sind, insofern sie nicht mit bei der Fabrikation verwendeten giftigen Stoffen verunreinigt erscheinen (vgl. später „Fuchsin"). Daß viele der Rohprodukte der Teerfarbenfabrikation hingegen giftig sind, haben wir dem vorigen Kapitel entnommen, und wir werden auch zahlreiche Zwischenprodukte (insbesondere die Nitro- und Amidoverbindungen) als Gifte kennen lernen. Endlich kommen auch Vergiftungen durch die bei der Fabrikation angewendeten Hilfsstoffe (siehe oben) vor.

Ehe wir zu der Schilderung einzelner der in der Literatur angeführten Vergiftungsfälle schreiten, führen wir die Publikationen an, welche über das Vorkommen von Vergiftungen in großen Farbenfabriken im allgemeinen orientieren, ohne das hier gegebene einheitliche Bild in Einzelheiten aufzulösen. Derartige Gesamtbilder über die einschlägigen Verhältnisse in der modernen Farbenfabrikation entnehmen wir dem — etwas älteren — Werke Grandhommes: „Die Fabriken der A.-G. Farbwerke vorm. Meister, Lucius & Brüning zu Höchst a. M. in sanitärer und sozialer Beziehung", von welchem nur die vierte Auflage (1896) vorliegt, die vor allem über die Jahre 1893—1895 Aufschlüsse gibt. Eine neue Ausgabe ist seitdem nicht mehr erschienen. Ergänzt werden die Angaben Grandhommes durch eine mir soeben in die Hände gekommene Publikation Leymanns „Ueber die Erkrankungsverhältnisse in einer Anilinfarbenfabrik"

(Concordia 1910, Heft 17, S. 355 ff.), welche außerordentlich ausführliche und wichtige Daten über das Vorkommen von Vergiftungen in einer großen modernen und gut eingerichteten Anilinfarbenfabrik bringt.

Grandhommes Arbeit entnehmen wir das Wichtigste aus den von ihm gemachten allgemeinen Angaben über das Vorkommen von Vergiftungen in den einzelnen Betriebsabteilungen und die Giftigkeit der dort verwendeten Substanzen.

Von den Rohprodukten (Benzol, Naphthalin, Anthrazen) hat nach Grandhomme lediglich das Benzol zu Fabrikvergiftungen Veranlassung gegeben. Verfasser schildert zwei Fälle von tödlicher Benzolvergiftung (vgl. voriges Kapitel). Ein Arbeiter hatte sich kurze Zeit in einem mit Benzol geschwängerten Raum aufgehalten, stürzte plötzlich heraus und verschied kurz darauf. Eine weitere Benzolvergiftung mit tödlichem Ausgang kam im Jahre 1895 auf den Farbwerken bei einem Arbeiter vor, der mit der Reinigung eines Kessels beschäftigt war, in dem eine Masse mit Benzol ausgelaugt werden sollte. Trotzdem dieser Kessel ausgekocht und hinreichend wieder abgekühlt war, entwickelten sich beim Entfernen der Rückstände Benzoldämpfe, welche den Arbeiter betäubten und nach kurzer Zeit dessen Tod herbeiführten.

Schädigende Einwirkungen auf die Gesundheit der Arbeiter, welche in den Räumen beschäftigt sind, in denen mit Naphthalin manipuliert wird, hat Grandhomme nicht wahrgenommen. Auch erklärt er das Anthrazen als einen gesundheitlich vollständig indifferenten Körper, dessen Verwendung für die Arbeiterschaft keine Nachteile mit sich bringt. Von den in der Alizarinfabrik beobachteten Erkrankungen war keine einzige zu konstatieren, welche mit Anthrazen im Zusammenhang stehen konnte.

Die im Nitrobenzolraum gemachten Erfahrungen waren gleichfalls günstig. Ein Fall von Nitrobenzolvergiftung kam überhaupt nicht vor. Im Durchschnitt waren in diesem Raum pro Jahr 21 Mann beschäftigt, von welchen einige bereits 10—20 Jahre bei der Nitrobenzolerzeugung tätig waren. Im Reduktionsraum, in dem durchschnittlich 21 Mann pro Jahr beschäftigt waren, kam es öfter zu Anilinvergiftungen; im ganzen gab es in der Fabrik in den drei Beobachtungsjahren 42 Fälle von Anilismus mit 193 Krankheitstagen. Es kommen somit im Durchschnitt auf jedes Jahr 14 Fälle mit 64 Krankheitstagen. Tödlich endete keiner davon; ein Teil der Anilinvergiftungen war nur leichter, vorübergehender Natur.

Im Fuchsinraume konnten weder Vergiftungen mit Rosanilin noch solche mit Fuchsin nachgewiesen werden, und Verfasser betont, daß reines Fuchsin ungiftig ist und daß die Vergiftungen durch nach — dem seither verlassenen — Arsenverfahren erzeugtes Fuchsin Arsenvergiftungen sind. Auch bei der Erzeugung von den übrigen Farbstoffen, so im Blauraum, Dahliaraum, Grünraum, bei der Herstellung von Patentblau und Resorzinfarben, ferner im Eosinraum, ergaben sich keine Vergiftungen. Hinsichtlich der Erzeugung von Methylenblau macht Grandhomme darauf aufmerksam, daß sich hier wegen der Verwendung von Salzsäure und Zink, wenn letzteres arsenhaltig ist, giftiger Arsenwasserstoff entwickeln kann. Weder bei der Alizarinfarbenfabrikation noch bei der Darstellung verschiedener pharmazeutischer Präparate, die in Höchst erzeugt werden, ergaben sich Fabrikvergiftungen; lediglich bei der Antipyrinerzeugung macht Verfasser auf die Giftigkeit des Jodmethyls (siehe dieses) aufmerksam.

Jn der dreijährigen Berichtsperiode 1893—1895 beobachtete Grandhomme, in der zirka 2500—2700 Arbeiter beschäftigenden Höchster Fabrik im ganzen 122 „Fabrikerkrankungen" mit 754 Krankheitstagen. Darunter befanden sich die obenerwähnten 42 Fälle von Anilismus, ferner kamen 76 Fälle von Bleivergiftung mit 533 Krankheitstagen vor. Weitaus die meisten dieser Fälle betrafen nicht Handwerker, bzw. Bleilöter, sondern im Nitrierraum frisch eingestellte Arbeiter, welche die vorgeschriebenen Schutzmaßregeln außer acht ließen (vgl. Nitrit, salpetrigsaures Natrium im Kapitel Salpetersäure, ferner das Kapitel Blei). Hierher gehört auch einer der obenerwähnten Fälle von Benzolvergiftung und wahrscheinlich ein Fall von Vergiftung bei einem Arbeiter, der im Phthalsäureraum arbeitete; ein Salz der Phthalsäure spaltet sich in Benzol und kohlensaurem Kalk; da der betreffende Arbeiter beim Reinigen eines Kessels, in dem Phthalsäure destilliert worden war, ohnmächtig wurde, so dürfte die Vergiftung auf Benzol zurückzuführen sein. Schließlich erwähnt Grandhomme das öftere Vorkommen von Chromgeschwüren in der Fabrik (vgl. Chrom).

Auffallend ist die hohe Erkrankungshäufigkeit, welche nach den Angaben Grandhommes in der Höchster Fabrik in den Jahren 1893—1895 126% bzw. 91% und 95% betrug.

Auffallend geringer ist die Morbidität in der von Leymann (zit. oben) in den Jahren 1899—1906 der Beobachtung unterzogenen Anilinfarbenfabrik, in welcher sie sich auf ca. 66% stellte; und doch liegt die Annahme nahe, daß es sich auch hier um die Höchster Fabrik handeln dürfte (mit etwa 2000—2200 Arbeitern). Dies würde allerdings eine erfreuliche, sehr bedeutende Besserung der einschlägigen Verhältnisse bedeuten, da auch die Zahl der in den Beobachtungen Leymanns angeführten Vergiftungen (Fabrikerkrankungen) eine viel geringere ist. Im ganzen führt Leymann lediglich 21 Fälle von Vergiftungen an, die sich in der betreffenden Fabrik in den Jahren 1899—1906 zutrugen. Unter diesen befinden sich 12 Anilismusfälle mit insgesamt 30 Krankheitstagen, nur 5 Bleierkrankungen mit 54 Krankheitstagen, 1 Chromaterkrankung, 1 Arsenwasserstoffvergiftung mit 9 Krankentagen, 1 Schwefelwasserstoffvergiftung mit tödlichem Ausgang und ein Todesfall infolge von Einatmung von Dimethylsulfat. Von den Anilinvergiftungen kamen drei ganz leichte Fälle im Jahre 1899 vor; der eine Fall von Anilismus war auf Paranitranilin zurückzuführen (Einatmung von Staub), die beiden anderen Fälle waren Anilinvergiftungen und dadurch hervorgerufen worden, daß die Kleider der Erkrankten mit Anilin bespritzt und nicht sofort gewechselt worden waren. Im Jahre 1900 kamen 4 Anilismusfälle vor, einer davon bei einem Schlosser, der eine Leitung für Anilin repariert hatte, der zweite bei einem Hofarbeiter, der sich beim Transport von Anilin die Kleider damit begossen hatte, und die beiden anderen bei Raumarbeitern, denen Anilin ins Gesicht oder auf die Kleider gespritzt war. Im Jahre 1903 kam ein weiterer leichter Fall von Anilismus vor, außerdem starb ein Arbeiter, der 11½ Jahre im Betriebe gearbeitet und dabei mit Anilin viel in Berührung gekommen war, an Blasenkrebs. Derartige Krebskrankheiten sind seit einigen Jahren öfter bei Anilinarbeitern vorgekommen. Rehn in Frankfurt hat — wie Leymann angibt — einige Arbeiter, welche damit behaftet waren, operiert. Seither haben sich die Beobachtungen hierüber gemehrt (siehe weiter unten). Leymann hält es für sehr wahrscheinlich, daß diese Leiden durch lange Einwirkung von Anilin hervorgerufen werden oder daß wenigstens ihre Entstehung dadurch begünstigt wird. Analoge Angaben finden sich in den Jahresberichten der preußischen Regierungs- und Gewerberäte für 1909 (S. 390). Dieser Anschauung muß jedenfalls zugestimmt werden, und es erscheint daher berechtigt, diese Erkrankungen zu den durch gewerbliche Gifte hervorgerufenen Leiden zu zählen. In den Jahren 1904 und 1905 verzeichnet Leymann noch drei leichte Fälle von Anilismus, die teils durch Beschmutzen der Kleider, teils durch die Einwirkung von Dämpfen hervorgerufen wurden.

Unter den von Leymann angeführten 5 Bleierkrankungen betraf eine einen ehemaligen Bleiweißarbeiter; auch dürfte eine zweite Bleierkrankung auf die frühere Beschäftigung zurückzuführen gewesen sein, so daß nur 3 Bleivergiftungen der Fabrik zur Last fallen würden.

Chromaterkrankung (Durchlöcherung der Nasenscheidewand, vgl. Chrom) ist nur in einem Fall konstatiert worden. — Die Ursache der im Jahre 1906 vorgekommenen tödlichen Schwefelwasserstoffvergiftung blieb unbekannt, auch die in demselben Jahr vorgekommene Arsenwasserstoffvergiftung blieb unaufgeklärt. (Betreffend die Dimethylsulfatvergiftung vgl. Dimethylsulfat). Außerdem verzeichnet Leymann noch eine leichte Erkrankung durch Einatmung nitroser Dämpfe und eine Vergiftung unbekannter Natur.

Aus diesen Angaben ist ersichtlich, daß in modernen großen Anilinfarbenfabriken der Gesundheitszustand der Arbeiter im allgemeinen ein günstiger ist und daß gewerbliche Vergiftungen hier eigentlich zu den Seltenheiten gehören. Aus dem Vergleich der Angaben Grandhommes und Leymanns entnehmen wir überdies, daß sich die einschlägigen Verhältnisse in der neuesten Zeit mit dem technischen Fortschritte in der Anilinfarbenindustrie günstiger gestaltet haben. Am häufigsten kommt in den Anilinfarbenfabriken zweifellos die Anilinvergiftung vor, doch ist sie meist leichterer Natur — wohl sehr selten tödlich — und ist oft auf die Unvorsichtigkeit der Arbeiter beim Hantieren mit Anilin (Bespritzen der Kleider, des Gesichtes usw.) zurückzuführen.

In Anbetracht der angeführten genauen, systematischen Angaben Grandhommes und Leymanns können wir uns hinsichtlich der übrigen Literaturangaben auf das Wichtigste beschränken.

Allgemeine Daten über den Gesundheitszustand der Arbeiter in Fabriken, in denen verschiedene Nitroverbindungen hergestellt werden, geben die Berichte der englischen Gewerbeinspektion für das Jahr 1905. Es findet in England in diesen Fabriken eine zweiwöchentliche ärztliche Untersuchung der Arbeiter statt. Mehr als die

Hälfte der Arbeiter zeigte hierbei die Erscheinungen der Blutarmut und leichter Zyanose (Blausucht). Zwei Arbeiter einer Fabrik von Explosivstoffen, in welcher etwa 12 Mann beschäftigt sind, befanden sich im Ortskrankenhaus, wo sie wegen Zyanose, Blutarmut, Atembeschwerden und Schwächezuständen Aufnahme gefunden hatten. Einer von ihnen hatte angeblich nur 9 Tage gearbeitet. In einer anderen Fabrik mit schlechten Arbeitsbedingungen, insbesondere mangelhafter Ventilation, zeigten von 20 untersuchten Leuten 14 eine blaugraue Färbung der Lippen und des Gesichtes, 10 waren ausgesprochen anämisch, bei 6 zeigte sich leichteres Zittern und bei 2 Leuten war angeblich die „Fähigkeit zu greifen" vermindert (zit. nach Neisser, Intern. Uebers. über Gew.-Hyg., S. 79).

Dieser ungünstige Gesundheitszustand der Arbeiter in Fabriken auf organische Nitrokörper dürfte auf die schlechten hygienischen Zustände in den in Betracht gezogenen Industrien zurückzuführen sein.

Die Nitrobenzolvergiftung kommt wohl durch Nitrobenzoldampf zustande, den in Anilinfarbenfabriken oder Roburitfabriken beschäftigte Arbeiter einatmen. Derartige Vergiftungen wurden bereits von Röhl in einer Dissertationsarbeit über akute und chronische Vergiftungen durch Nitrokörper der Benzolreihe (Vierteljahrsschr. f. ger. Med. 1890, S. 202) beschrieben. Mitunter sind sie auch durch Betriebsstörungen, Unfälle (Zerbrechen von Transportgefäßen), ebenso durch Unvorsichtigkeit (Begießen der Kleider und Verspritzen von Nitrobenzol) und beim Umfüllen von Nitrobenzol hervorgerufen worden. Solche Vorfälle wurden von Posselt (Wiener med. Wochenschr. 1897, S. 1377), Letheby (Proceed. of the roy. society, London 1863, S. 550) und Thompson (British med. journ. 1891, S. 801, zit. nach Erben, Vergiftungen, II, S. 316) beschrieben.

Denig schildert einen Fall, in dem ein Arbeiter in einer Bleistiftfabrik infolge chronischer Nitrobenzolvergiftung eine Entzündung des Sehnerven bekam. Andere Gifte sollen hierbei ausgeschlossen gewesen sein (Neuyorker med. Monatsschr. 1903, S. 31, zit. nach Erben, siehe oben).

Dinitrobenzol bzw. andere Nitro- und Dinitroverbindungen sind in den Sicherheitssprengstoffen enthalten. So besteht Roburit und Bellit aus Metadinitrobenzol und Ammoniumnitrat; Ammonit aus Nitronaphthalin und Ammoniumnitrat, Sekurit ist wie Roburit zusammengesetzt und enthält überdies Ammoniumoxalat. Im Roburit sind auch noch gechlorte Nitroverbindungen enthalten. Leymann (Concordia 1902, Nr. 5, zit. nach der Vierteljahrsschr. f. öffentl. Ges.-Pfl., Supplem. pro 1902, S. 371) berichtet in einem Artikel über Unfälle bei der Herstellung von Nitrophenol und Nitrochlorverbindungen über 4 Todesfälle, welche bei der Darstellung schwarzer Farbstoffe aus Mono- und Dinitrophenolen sowie Mono- und Dinitrochlorbenzolen bzw. Toluolen in ein und demselben Betriebe vorkamen. Bei drei dieser Fälle war lediglich Dinitrophenol die Ursache, bei dessen Herstellung anfänglich wenig Vorsicht beobachtet wurde, weil man gesundheitliche Nachteile bei der Erzeugung des Mono- und Trinitrophenols bis dahin nicht beobachtet hatte. Einer der Verunglückten hatte einen Waschtrog mit feuchtem Dinitrophenol zu entleeren, erkrankte plötzlich mit Kollaps, Brustschmerzen,

Erbrechen, Fieber und Krämpfen und starb binnen fünf Stunden. Ein anderer erkrankte mit hochgradiger Atemnot, Fieber, hochgradiger Pulsbeschleunigung, Pupillenerweiterung und starb ebenfalls binnen wenigen Stunden unter Krämpfen. Die Obduktion stellte den Tod durch Di- oder Trinitrophenolvergiftung fest. Zwei weitere Beobachtungen betrafen Nitrochlorbenzolvergiftungen, von denen die eine tödlich verlief. Vier andere Arbeiter eines Chlorbenzolbetriebes wurden nach einer Kneiperei bewußtlos auf der Straße gefunden und kamen erst im Krankenhause nach 8—10 Stunden wieder zu sich (graublaue Färbung der Haut, blasse Farbe der Schleimhäute, Lippen, Nase und Konjunktiven, eigenartige bräunliche Färbung des Blutes).

Vergiftungen mit Roburit werden ferner von Röhl (zit. oben), Schröder und Straßmann (Vierteljahrsschr. f. ger. Med. 1903, S. 138) und von Rump (Zeitschr. f. med. Beamte 1903, S. 57) beschrieben.

In der Roburitfabrik in Witten sollen nach Brat (D. med. Wochenschr. 1901, Nr. 19 und 20) in den Jahren 1890—1897 fast sämtliche Arbeiter krank gewesen sein. Nach einem Bericht des Stadtphysikus in Bochum machten nur drei Arbeiter einen gesunden Eindruck. Alle übrigen Arbeiter hatten eine mehr oder weniger fahle Gesichtsfarbe, blaue Lippen, bisweilen war die Augenbindehaut gelb gefärbt.

Nach dem Bericht der Certifying Surgeons für das Jahr 1908 sind in England in diesem Jahre 8 Vergiftungen durch Dinitrobenzol zur Kenntnis gekommen (Concordia 1909, S. 105).

Eine Vergiftung mit Chlorbenzol wird von Mohr (D. med. Wochenschr. 1902) beschrieben. Der betreffende Arbeiter hatte drei Wochen mit Chlorbenzol zu tun und erkrankte unter Kopfschmerzen, Zyanose (Blausucht), Ohnmachtsanfällen, Atembeschleunigung usw.

Erben (Vergiftungen, II, S. 323) führt aus, daß nach ihm auf privatem Wege zugekommenen Nachrichten aus einer chemischen Fabrik das Chlorbenzol, die Nitro- und Binitrochlorbenzole sehr gefährliche Körper sind, welche die Erscheinungen der Anilinvergiftung hervorrufen (vgl. oben Leymann, auch die Kapitel Chlorverbindungen und Anilinvergiftung).

Ueber die Giftigkeit des Nitrotoluols berichtet die Zeitschrift für Gewerbehygiene (1908, S. 383):

In der Nitrotoluolabteilung einer Sprengstoffabrik erkrankte eine Anzahl von Arbeitern unter Erscheinungen von Atemnot, Kopfschmerz usw.; zwei dieser Arbeiter, die erst kurze Zeit in der Fabrik beschäftigt waren, starben. Die Vergiftungen sind, abgesehen von der Giftwirkung des Nitrotoluoldampfes, auch der Einwirkung nitroser Gase zuzuschreiben (vgl. Kapitel Salpetersäure). Als mitwirkende Ursache ist angeführt, daß angesichts des Arbeitermangels öfter ungeeignete Kräfte zur Einstellung gelangen, welche die gebotenen Vorsichtsmaßregeln außer acht ließen.

Eine Vergiftung in einer Nitroxylolfabrik, welche im Jahresbericht der Berufsgenossenschaft für die chemische Industrie für das Jahr 1904 (Chem. Ind. 1905, S. 444) beschrieben wird, dürfte gleichfalls mit auf die Einwirkung nitroser Gase zurückzuführen sein. Die Vergiftung wurde bereits in dem Kapitel über Salpetersäure (nitrose

Gase) angeführt; sie betraf einen Arbeiter, der mit Waschen von Nitroxylol beschäftigt war. In dem Waschkessel entstand eine Undichtigkeit; der Inhalt ergoß sich daher in eine unter dem Apparat befindliche Grube. Der Arbeiter stieg hinab und schöpfte das ausgelaufene Nitroxylol im Kruge auf. Nach dreiviertelstündiger Arbeit erkrankte er unter Atemnot und starb 36 Stunden darauf.

Nitronaphthalin gibt, wie Erben (Vergiftungen II, S. 324) anführt, zu Augenerkrankungen (Entzündungen und Trübungen der Hornhaut) Veranlassung. Derartige Fälle wurden von Hanke (Wiener klin. Wochenschr. 1899, Bd. 12, S. 725), ferner von Frank (Beiträge zur Augenheilk. 1898, Bd. 31, S. 93), ferner von Silex (Zeitschr. f. Augenheilk. 1902, S. 178) beschrieben und teils darauf zurückgeführt, daß die Arbeiter durch längere Zeit (4—8 Monate) bei der Arbeit der Einwirkung von Nitronaphthalindämpfen ausgesetzt waren oder auch daß eine Nitronaphthalinlösung in das Auge spritzte. Durch Nitronaphthalin hervorgerufene gewerbliche Vergiftungen im eigentlichen Sinne des Wortes konnte ich in der Literatur nicht auffinden (Zeitschr. f. Gew.-Hyg. 1909, S. 241).

Auch über das Vorkommen von gewerblichen Pikrinsäurevergiftungen konnte ich keine bestimmten Angaben finden. Erben (Vergiftungen, II, S. 326) erwähnt nur ungefähr, daß chronische gewerbliche Vergiftungen mit Pikrinsäure durch Einatmen des Staubes entstehen (wobei Chéron zitiert wird). Auch Roth (Komp. f. Gewerbekrankh. 1909, S. 249) spricht von derartigen gewerblichen Vergiftungen, die Gelbsucht, Hauterkrankungen und andere Symptome hervorrufen.

Die gewerbliche Anilinvergiftung kommt, wie bereits bei der Besprechung der einschlägigen Verhältnisse in den Anilinfabriken erwähnt wurde, von den in diesem Abschnitt besprochenen Vergiftungen relativ am häufigsten vor. Zumeist wird sie durch Einatmen von Anilindampf, wohl auch durch Benetzen der Haut mit Anilin oder seltener durch den Staub von Anilinverbindungen hervorgerufen. Wir haben schon darauf hingewiesen, daß Anilinvergiftungen, und zwar des öfteren schwere Fälle vielfach auf die Unvorsichtigkeit der Arbeiter beim Hantieren mit Anilin, insbesondere auf das Begießen der Kleider und nicht sofortiges Ablegen derselben, ferner auf Zerbrechen von mit Anilin gefüllten Gefäßen, Einsteigen in mit Anilindampf gefüllte Kessel usw. zurückzuführen sind (vgl. Erben, Vergiftungen, Bd. 2, S. 333). Derartige Vorkommnisse wurden bereits von Knaggs (Med. times 1862, S. 583), ferner von Mackenzie (Med. times 1862, S. 239) beschrieben (zit. nach Erben). Gleichfalls aus der älteren Literatur stammt die Beobachtung von Häusermann und Schmidt (Vierteljahrsschr. f. ger. Med. 1877, S. 307), welche erklären, daß die Arbeiter in Anilinfabriken an heißen Tagen gefährdet sind, an denen sie fast alle an Blausucht leiden (zit. nach Erben).

Nach den eingangs wiedergegebenen Angaben von Grandhomme und Leymann haben sich die Verhältnisse in den Anilinfabriken seither bedeutend gebessert, und passen die ebenerwähnten Beobachtungen keineswegs mehr auf moderne Betriebe. Immerhin kommen in manchen Fabriken, in welchen Anilin erzeugt wird, Vergiftungen recht häufig vor. So wird berichtet, daß in einer solchen Fabrik, die in der in Betracht kommenden Betriebsabteilung 251 Mann beschäftigte,

33 Vergiftungsfälle mit etwa 500 Krankheitstagen in einem der letzten Jahre vorgekommen sind (Zeitschr. f. Gew.-Hyg. 1909, S. 350). Auffallenderweise befand sich unter den an Anilismus erkrankten Arbeitern auch ein Heizer. Die Veranlassung zur Vergiftung war in diesem Fall folgende: Der Mann hatte in einem Kesselhause gearbeitet, in dem anilinhaltiges Kondenswasser aus der Anilindestillation zum Speisen der Dampfkessel benutzt wurde. Der in diesen Kesseln erzeugte Dampf diente ausschließlich zum Uebertreiben von Anilin, Toluidin usw., während das dabei aus dem Anilin gebildete Anilin usw. enthaltende Kondenswasser wieder zum Kesselspeisen verwendet wird. Auf diese Weise werden Verluste an Anilin vermieden. Zur vorübergehenden Ansammlung des heißen anilinhaltigen Speisewassers war in dem Kesselhause ein Bassin aufgestellt, welches durch ein Versehen übergelaufen war, wodurch sich in dem Kesselhause Anilindämpfe verbreiteten, welche von dem Verunglückten eingeatmet wurden.

Mehrere Fälle von Anilismus finden sich auch in den Berichten der Berufsgenossenschaft für chemische Industrie. (Vgl. Zeitschr. f. Gew.-Hyg. 1902, S. 63). Der Bericht für das Jahr 1907 schildert einen solchen Fall, wo ein Arbeiter in einer Anilinfabrik am Schmelzkessel, welcher bis oben mit 200° heißer Anilinschmelze gefüllt war, den undicht gewordenen Holzspund festschlug. Hierbei spritzte ihm etwas von der heißen Masse auf Gesicht, Hände und Unterarme. Trotzdem die erlittenen Brandwunden an sich nicht schwer waren, starb der Verletzte am anderen Tage an Anilinvergiftung (Chem. Ind. 1908, S. 324). Auch in den Berichten der Gewerbeinspektoren finden sich zahlreichere Fälle von gewerblichen Anilinvergiftungen angeführt (vgl. Neisser, Intern. Uebers. über Gew.-Hyg., S. 72 ff.). In einer hessischen Anilinfabrik kamen im Jahre 1905 mehrere Anilinvergiftungen vor.

Nicht selten sind ferner Fälle von Anilismus bei Färbern und Färbereiarbeitern. Ein solcher Fall wird im Bericht der Schweizer Gewerbeinspektoren für das Jahr 1905 angeführt. Ein Färbereiarbeiter bespritzte sich beim Oeffnen eines eisernen Fasses mit Anilinöl. In den durchnäßten Kleidern arbeitete er noch fünf Stunden lang. Er erkrankte bald darauf an schwerer Anilinvergiftung, in deren Gefolge sich eine geistige Störung eingestellt haben soll. Der Fall wird von dem behandelnden Arzte Koller eingehend beschrieben (Neisser, zit. oben S. 73).

Von den englischen Gewerbeinspektoren werden Gesundheitsstörungen unter der Arbeiterschaft durch die Verwendung von Anilinöl beim Anilinschwarzfärben beschrieben (vgl. Neisser, zit. oben S. 74). Die Anilinschwarzfärberei gibt öfter Veranlassung zu Vergiftungen. Dearden-Manchester hat bereits auf diesen Umstand aufmerksam gemacht (vgl. Zeitschr. f. Gew.-Hyg. 1903, S. 133). Anilinvergiftungen beim Mischen der Lösung zum Anilinschwarzfärben kamen auch seitens der Certifying Surgeons im Jahre 1907 zur Beobachtung (vgl. Wilke, Concordia 1909, S. 105). Auch bei den mehrerwähnten Erhebungen über gewerbliche Vergiftungen in Böhmen wurde ein derartiger Fall, der im Jahr 1908 vorgekommen war, bekannt. Es handelte sich um eine typische Anilinvergiftung bei einem Stoffdrucker, der mit Schwarzfärben beschäftigt war, dabei „Anilinsalz", salzsaures Anilin, mit der Hand zerquetschte und während dessen Brot aß (Rambousek, Amtsarzt 1910, Heft 7). Daß der Gesundheitszustand der Arbeiter in Anilinschwarzfärbereien oft durch gewerbliche Gifte recht übel beeinflußt wird, beweisen ärztliche Untersuchungen solcher Arbeiter, welche seitens des englischen Medical Inspektors in den Sommermonaten des Jahres 1905 vorgenommen worden waren. Unter 60 Personen, welche in 7 Fabriken beim Mischen, Präparieren und Eintauchen verwendet waren, hatten angeblich 47 % blasse, graue und bläuliche Lippen und 57 % die charakteristische Gesichtsblässe. Ueberdies wurden unter 82 Personen, welche beim Chromieren, Waschen, Trocknen und anderen Prozessen arbeiteten, 34 % mit den krankhaften Lippen und 20 % mit der Gesichtsblässe und 14 % mit akuten oder zurückgebliebenen Wirkungen des Chroms behaftet gefunden (vgl. Chrom). Verdauungsstörungen waren nicht selten. Bei heißem Wetter steigerten sich die Erscheinungen (Zeitschr. f. Gew.-Hyg. 1906, S. 456).

Auch bei der anderweitigen Verwendung von Anilin kommen gewerbliche Vergiftungen vor. Unter schweren Vergiftungserscheinungen erkrankte zum Beispiel ein in einer Gummifabrik mit der Extraktion von rohem Gummi mittelst Anilin beschäftigter Arbeiter (Zeitschr. f. Gew.-Hyg. 1908, S. 384). In der Betriebsabteilung einer Gummifabrik, in welcher gleichfalls aus ausländischem Baumharz roher Gummi mittelst Anilin extrahiert wird, erkrankten im Juli und August von den beschäftigten 17 Arbeitern 11 zum Teil recht schwer an Anilinvergiftung (Zeitschr. f. Gew.-Hyg. 1909, S. 603). — Interessant ist das in den Berichten der englischen Gewerbeinspektoren (1905) erwähnte Vorkommen von Anilinvergiftung unter den Arbeitern einer Waschanstalt, in welcher ein aus Anilin bestehendes Lösungsmittel für Wäschezeichentinte verwendet worden war (vgl. Neisser, Intern. Uebers. über Gew.-Hyg. 1907, S. 74).

Hingewiesen sei ferner auf das bei Anilinarbeitern beobachtete nicht seltene Vorkommen von Blasengeschwülsten, das auf die Einwirkung des Anilins zurückzuführen sein dürfte. Es wird — wie bereits erwähnt (vgl. oben Leymann) — angenommen, daß die Beschäftigung mit Anilin das Entstehen derartiger Tumoren begünstigt, wenn nicht veranlaßt. Die ersten Beobachtungen hierüber stammen von Rehn (Frankfurt a. M.), welcher drei an Blasenneubildungen erkrankte Arbeiter des Höchster Farbwerkes operierte und hierüber auf dem Chirurgenkongreß im Jahre 1895 sprach (vgl. Leymann, Concordia 1910, S. 355); Bachfeld (Offenbach) beobachtete unter 63 Fällen von Anilismus bei Arbeitern in der Anilinfabrik in Offenbach in 16 Fällen Blasenbeschwerden. Seyberth (Münchn. med. Wochenschr. 1907) beschrieb fünf Fälle von Blasenneubildungen bei längere Zeit in Anilinfabriken beschäftigten Arbeitern. Besondere Verdienste um die Aufklärung dieses Leidens haben sich die Höchster Farbwerke erworben, in welchen, um Klarheit über das Vorkommen derartiger Leiden zu gewinnen, seit Jahren jeder verdächtige Fall mit dem Blasenspiegel untersucht wurde. Im Jahre 1904 wurde — gleichfalls auf Anregung der Farbwerke — in 18 Anilinfabriken eine Sammelforschung über das Auftreten der Blasentumoren veranstaltet. Dabei sind im ganzen 38 Fälle ermittelt worden, von denen 18 mit dem Tode endeten, während 17 operiert wurden; von den operierten Personen lebten damals noch 11, wovon jedoch 3 schon einen Rückfall hatten. Zu diesen 38 Fällen sind später noch 4 hinzugekommen. Die meisten Tumoren sind bei Arbeitern vorgekommen, welche mit Anilin, Naphthylamin und deren Homologen zu tun hatten; allein 7 wurden unter den Arbeitern, die mit der Darstellung von Benzidin beschäftigt waren, beobachtet (nach Zeitschr. f. Gew.-Hyg. 1910, S. 156 und 157). In allen Fällen handelte es sich um Arbeiter, welche schon längere Zeit in den betreffenden Betrieben beschäftigt waren; meist sind der Erkrankung Blasenblutungen und Reizerscheinungen vorausgegangen.

Das Vorkommen von Benzolvergiftungen in Anilinfarbenfabriken wurde bereits im Kapitel über Benzol erwähnt (Concordia 1910, H. 13/14).

Toluidinvergiftungen bei Arbeitern wurden von Friedländer (Neur. Zentralbl. 1900, S. 296), ebenso von Stark (Ther. Monatsh. 1892, S. 376) beschrieben. Dieselben betrafen Arbeiter, welche in Toluidinbassins und Toluidinkesseln arbeiteten.

Gewerbliche Paranitranilinvergiftungen wurden von Bachfeld (Vierteljahrsschr. f. ger. Med. 1898, Bd. 15, S. 396) beobachtet. Ein ausführliches Obergutachten über einen Fall von Paranitranilinvergiftung erstattete Lewin im Jahre 1909 (Gutachten vom 14. April). Es handelte sich um einen in den Höchster Farbwerken vorgekommenen Todesfall. Im Gegensatz zu den Fabrikärzten nahm Lewin Vergiftung durch Paranitranilinstaubeinatmung an. Der Arbeiter hatte vor seinem Tode 5 Stunden an der Paranitranilinschleuder gearbeitet (vgl. Zeitschr. f. Gew.-Hyg. 1909, S. 597 ff.).

Paraphenylendiamin führt (nach Wahlen, Erdmann, Criegern u. a.) bei der Ursolfärberei nicht selten zu gewerblichen Vergiftungen. Es kommt zu Hauterkrankungen, ebenso zu Entzündungen der Schleimhäute der Luftwege (Criegern, Verh. d. XX. Kongr. intern. Med., Wiesbaden 1902, Erdmann, Arch. f. exp. Path. 1905, Bd. 53, S. 401, zit. nach Erben, Vergiftungen, II). — Hierbei wirkt namentlich das als Zwischenprodukt entstehende Diimin als starkes Gift.

Eine gewerbliche Vergiftung mit Metaphenylendiamin beschreibt der Bericht der Berufsgenossenschaft für chemische Industrie für das Jahr 1906: Ein Arbeiter hatte entgegen der Vorschrift auf Nachtschicht seinen Kaffee und Brot mitgebracht und die Kanne mit der Tasse unter einem Kasten versteckt, der Methaphenylendiamin enthielt. Bald nachdem er den Kaffee zu sich genommen, erkrankte er unter Vergiftungserscheinungen und starb wenige Tage später. Es ist anzunehmen, daß aus dem Kasten einige Tropfen der giftigen Flüssigkeit in den Kaffee gefallen waren (Chem. Ind. 1907, S. 346).

Ueber gewerbliche Vergiftungen mit reinen Anilinfarben ist wenig bekannt geworden. Blaschko (D. med. Wochenschr. 1891) erwähnt das Vorkommen gewerblicher Hauterkrankungen in Anilinfabriken; es ist wohl fraglich, ob diese Erkrankungen auf die Anilinfarben selbst zurückzuführen waren. Meist handelt es sich in solchen Fällen nicht um reine Anilinfarben.

Im Anfang der Teerfarbenfabrikation galten alle künstlichen organischen Farbstoffe für giftig, was insofern eine Berechtigung hatte, als sie meist Triphenylmethanfarbstoffe waren, die zufolge ihrer Herstellung arsenige Säure enthielten. Später, als diese Farbstoffe vollkommen arsenfrei in den Handel gebracht wurden, verfiel man in das andere Extrem, indem man annahm, daß nicht nur die Triphenylmethanfarbstoffe, sondern auch alle anderen, die man aus dem Steinkohlenteer erzeugt hatte, nicht giftig wären, bis man bei einem Nitrofarbstoffe (Aurantia) die Erfahrung machte, daß Teerfarbstoffe auch giftig sein können. Aurantia, dessen Fabrikation übrigens aufgegeben ist, erzeugt bei manchen Personen Hauterkrankungen. Auch Viktoria-Orange, Aurin, Orange II, Safranin, Metanilgelb u. a. Teerfarbstoffe sind giftig (nach Georgievics, Farbenchemie 1907, S. 13). Vergiftungserscheinungen werden aber erst bei Aufnahme größerer Mengen dieser Stoffe hervorgerufen, so daß diese keine gewerblichen Vergiftungen bedingen.

Verunreinigungen der Anilinfarben haben, wie erwähnt, insbesondere früher, auch im Gewerbe zu schweren Vergiftungen Veranlassung gegeben. Es handelt sich hierbei namentlich um Vergiftungen mit Arsen, das, wie oben erwähnt, in den nach dem Arsensäureverfahren erzeugten Farben, meist Fuchsin, auch Methylviolett, enthalten war. Derartige Vergiftungen wurden bereits von Ludwig (1877), ebenso von Gaffky u. a. beschrieben; solche Vergiftungen betrafen zum Beispiel auch Blumenbinderinnen, welche bei ihrer Beschäftigung mit arsenhaltigem Fuchsin gefärbte Blumen verwendeten (vgl. Erben, Vergiftungen, I, S. 242 und 258). In der neueren Literatur sind derartige Fälle nicht auffindbar.

Erwähnt sei schließlich ein Fall von Schädigung des Auges durch Methylviolettstaub, welcher dem betreffenden Arbeiter in das Auge flog. Es entstand eine Hornhautentzündung. Mellinghoff (Düsseldorf) knüpft die Bemerkung daran, daß die basischen Anilinfarbstoffe im allgemeinen das Auge bedrohen (Klin. Monatsblätter f. Augenheilkunde, Juli—August 1906). Diesen Erfahrungen gegenüber ist zu erwähnen, daß Methylviolett und Auramin, bekannt als blaues und gelbes Pyoktanin, seinerzeit als antibakterielle Mittel (auch als Mittel gegen bösartige Neubildungen) in der Chirurgie und besonders auch in der Augenheilkunde empfohlen und versucht wurden (Georgievics, siehe oben).

Gewinnung und Verwertung der Metalle

Vorkommen von Vergiftungen bei der Arbeit in der Hütte im allgemeinen

Der Hüttenarbeiter leidet im allgemeinen durch die durch den Hüttenprozeß hervorgerufene gesundheitsschädliche Luftverunreinigung, den sog. „Hüttenrauch"; die in diesem enthaltenen giftigen und schädlichen Stoffe bestehen zum Teil aus den Produkten der unvollständigen Verbrennung der Kohle (insbesondere Kohlenoxyd, siehe dieses), ferner aus schwefliger Säure (Schwefeldioxyd, das bei der Verarbeitung, insbesondere beim Rösten von schwefelhaltigem Erz, sog. Kies, entsteht, vgl. die Kapitel Schwefelsäure und schweflige Säure usw.), auch ist die Atmosphäre der Hütte oft durch Staub und Dämpfe verunreinigt, welche aus giftigen Metallen bestehen oder solche enthalten. In dieser Richtung kommen besonders Blei und Zink, ebenso Quecksilber, beim Verhütten von arsen- und antimonhaltigen Erzen überdies Arsen- und Antimonverbindungen in Betracht.

Der stete Aufenthalt in einer derartig verunreinigten Atmosphäre, die stete Berührung mit den genannten giftigen Substanzen und die Aufnahme kleiner Mengen derselben in den Organismus durch den Atemweg und Verdauungsweg bedingt — insbesondere bei schlechten allgemein hygienischen Verhältnissen in der Hütte — bei vielen Arbeitern eine chronische Erkrankung, welche mit dem Namen „Hüttenkrankheit" bezeichnet wird. Die Hüttenkrankheit erzeugt ein bleiches Aussehen, eine Herabminderung der Widerstandskraft, einen frühen Kräfteverfall bei den Hüttenarbeitern, ohne daß sich oft mit Bestimmtheit sagen ließe, welchem der Giftstoffe diese Erkrankungen zur Last zu legen sind. Je nach dem verarbeiteten Erz wiegen bald die Symptome der Bleivergiftung, bald die der Arsenvergiftung oder anderer Metallvergiftungen vor, wozu sich die durch schweflige Säure usw. bedingten Erkrankungen und Reizerscheinungen von seiten der Atemorgane gesellen.

Wie bereits erwähnt, entwickelt sich die schweflige Säure vor allem beim Rösten der Kiese (Schwefelmetallverbindungen); in Betracht kommen in dieser Richtung besonders Eisen-, Kupfer-, Blei- und Zinkerze. Die Röstung zählt zu den vorbereitenden Arbeiten der Metallurgie — der sog. Aufbereitung — und besteht im Wesen im Erhitzen des Erzes unter Luftzutritt, wobei der abzuröstende Kies stetig umgeschaufelt werden muß. Die Arbeiter können durch die sich beim Röstprozeß entwickelnden Gase, insbesondere durch schweflige Säure, gefährdet bzw. belästigt werden, wenn, wie dies oft der Fall, der Ofen undicht oder rissig ist, oder wenn die Gase und Dämpfe durch die Oeffnungen des Ofens bei dessen Bedienung austreten.

Die Konstruktion der Röstöfen findet sich am Anfang des Kapitels über die Schwefelsäureindustrie beschrieben.

Wir gehen auf die metallurgischen Prozesse, bei welchen gewerbliche Vergiftungen eine Rolle spielen, des Näheren ein und schließen sogleich die Besprechung der bei der Verwendung des betreffenden Metalles vorkommenden gewerblichen Vergiftungen an. Ein kurzer Abriß der metallurgischen Prozesse und sonstigen in Betracht kommenden Erzeugungsmethoden wird nur dort eingeschaltet, wo es zum Verständnis der Entstehung von Vergiftungen unbedingt nötig erscheint.

Blei (Zink, Silber)

Vorkommen der gewerblichen Bleivergiftung im allgemeinen

Unter den gewerblichen Metallvergiftungen und unter den gewerblichen Vergiftungen überhaupt spielt die chronische Bleivergiftung die größte Rolle. Ueberall, wo Nachforschungen über das Vorkommen gewerblicher Vergiftungen angestellt werden, steht bei dem Resultat der Erhebungen die Zahl der Bleivergiftungsfälle an der Spitze; sie übersteigt meist um ein mehrfaches die Zahl aller übrigen gewerblichen Vergiftungen, welche gegenüber der Bleivergiftung, die in einzelnen Betrieben oder Betriebszweigen gehäuft vorkommt, nur vereinzelt auftreten.

Ueber gewerbliche chronische Bleivergiftung hat sich insbesondere im Laufe der letzten Jahre eine sehr bedeutende, nicht leicht übersehbare Literatur angehäuft. Ich kann es unmöglich zu meiner Aufgabe machen, in analoger Weise, wie es bei den übrigen bisher besprochenen Vergiftungen nach Möglichkeit geschehen ist, über sämtliche Literaturquellen der neueren Zeit hier Rechenschaft zu geben, welche über das Vorkommen von gewerblichen Bleivergiftungen berichten. Ich werde mich aber bemühen, nachfolgend ein Gesamtbild über die Verbreitung des Saturnismus im allgemeinen und dessen Vorkommen in den einzelnen Betriebszweigen zu geben; dabei werden vornehmlich jene Literaturquellen berücksichtigt und hervorgehoben werden, welche dazu beitragen, den Gesamtüberblick zu erleichtern.

Da es in den meisten Staaten an der Verpflichtung zur Anzeige der gewerblichen Bleivergiftung — wie der gewerblichen Vergiftungen überhaupt — mangelt, fehlt die wichtigste Grundlage für eine halbwegs vollständige Statistik in dieser Richtung (siehe III. Teil).

Immerhin wurden in verschiedenen Staaten und Ländern, auch großen Städten mehr oder minder umfassende Erhebungen und Zusammenstellungen über das Vorkommen der gewerblichen Bleivergiftung im allgemeinen gemacht, die wertvolle Schlüsse in dieser Richtung gestatten.

Von der Zahl der in Preußen alljährlich vorkommenden Fälle von Bleivergiftung kann man sich aus nachfolgender Statistik der preußischen Krankenhäuser für die Jahre 1895—1901 ein Bild machen (zit. nach Wächter, Die gewerbliche Bleivergiftung im Deutschen Reich 1908, S. 36); es wurden in diesen Krankenhäusern insgesamt an Bleivergiftung behandelt:

im	Jahre	1895:	1120	Männer und	43	Frauen;	zusammen	1163	Kranke,
„	„	1899:	1601	„ „	23	„	„	1624	„
„	„	1900:	1509	„ „	14	„	„	1523	„
„	„	1901:	1359	„ „	24	„	„	1383	„

darunter waren beschäftigt:

1895:	mit Blei	364,	mit Bleiweiß	312	(Fabrikarbeiter) und	347	(Maler)
1899:	„ „	551,	„ „	310	„ „	460	„
1900:	„ „	516,	„ „	360	„ „	378	„
1901:	„ „	498,	„ „	282	„ „	339	„

Es entfällt somit ungefähr die Hälfte der Bleierkrankungsfälle auf durch Bleiweiß bewirkte Vergiftungen. Ueber das Verhältnis der Zahl der im Krankenhaus Behandelten zu der in Hauspflege Verbliebenen orientiert der Bericht der Krankenkassen der Berliner Maler. Danach entfielen von 420 Bleikolikfällen mit 12922 Krankheitstagen auf die Krankenhauspflege 2470 Tage, auf die Hauspflege 10452 Tage; das Verhältnis wäre somit ca. 1 : 4.

Wächter (zit. oben) bringt ferner folgende Skala der wichtigsten durch Blei gefährdeten Berufe (im Sinne der Gefahr absteigend geordnet) zur Darstellung:

Bleiweißarbeiter	mit	33 %	Bleierkrankungen,
Mennigearbeiter	„	32 %	„
Schrotgießer und Walzwerkarbeiter .	„	20 %	„
Maler	„	7—10 %	„
Bleihütten- und Zinkarbeiter . . .	„	8—9 %	„
Buchdrucker	„	0,5 %	„

Eine von Roth veranlaßte Erhebung über die in den Berliner Krankenanstalten behandelten Fälle von Bleivergiftung ergab, daß im Jahr 1902 80, im Jahr 1903 127 und im Jahr 1904 98 Fälle von Bleivergiftung in den Krankenanstalten behandelt wurden, überwiegend Maler, Anstreicher und Lackierer betreffend. Es ergibt sich ferner aus dieser Erhebung, daß kaum die Hälfte dieser Erkrankungen geheilt wurde.

In Oesterreich werden in den letzten Jahren durch das k. k. Arbeitsstatistische Amt umfassende Erhebungen über das Vorkommen der Bleivergiftung in den einzelnen der Gefahr der Bleivergiftung ausgesetzten Berufszweigen gepflogen. Die recht genauen und verläßlichen Resultate dieser Nachforschungen werden bei der Besprechung der in Betracht kommenden Berufskategorien wiedergegeben. Nach dem Abschluß dieser Aktion, deren durch Umfragen und Expertisen ergänzte Resultate in amtlichen Publikationen (Verlag Hölder, Wien 1905—1909) niedergelegt sind, wird sich durch den Zusammenhalt ein gutes Gesamtbild über das Vorkommen der Bleivergiftung in Oesterreich ergeben; heute ist diese amtliche Darstellung noch nicht abgeschlossen. Noch weniger läßt sich ein auch nur halbwegs vollständiges Bild hierüber aus den Berichten der k. k. Gewerbeinspektoren gewinnen, in welchen zum Beispiel im Jahr 1905 nur 15 Fälle von Bleivergiftung verzeichnet sind (vgl. Neisser, Intern. Uebers. über Gew.-Hyg., S. 27). Auch in den jüngst erschienenen Berichten für das Jahr 1909 liegen Mitteilungen über Bleivergiftungen nur aus 30 Betrieben vor (vgl. Zeitschr. f. Gew.-Hyg. 1910, S. 419.) Teleky bemühte sich, aus den Berichten der österreichischen Krankenkassen einen Gesamtüberblick über das Vorkommen der gewerblichen Bleivergiftungen in Oesterreich zu entnehmen (XIV. Intern. Kongr. f. Hyg. und Dem. 1907, Bd. 2, S. 746, ferner Hyg. Rundsch. 1908, Heft 11). Dieser Zusammenstellung entnehmen wir, daß bei dem „Verband der Genossenschaftskrankenkassen Wiens“ und bei der Allgemeinen Arbeiterkrankenkasse in Wien (bei einem durchschnittlichen Mitgliederstand von ca. 200000 Arbeitern) in dem Jahrfünft 1902—1906 634, 656, 765, 718, 772 mit Erwerbsunfähigkeit einhergehende Erkrankungen durch „mineralische Gifte“ vorgekommen sind, von denen Teleky annimmt, daß sie bis auf einige zufällige Vergiftungen ausschließlich Bleivergiftungen sind. Hierzu kommen noch jährlich durchschnittlich ca. 200—270 Vergiftungen bei erwerbsfähigen Kranken, welche in der Ambulanz verzeichnet wurden. Durch eine Umfrage bei österreichischen Krankenkassen außerhalb Wiens (mit gegen 400000 Mitgliedern) konnte Teleky lediglich 189 Bleivergiftungsfälle feststellen. Teleky hält diese Zahlen für zu gering.

Für die Jahre 1906, 1907 und 1908 wurden auf Grund des von den Krankenkassen in Böhmen gelieferten statistischen Materials meinerseits genaue Nachforschungen über das Vorkommen von gewerblichen Bleivergiftungen in Böhmen vorgenommen. Bei einer durchschnittlichen Arbeiterzahl von etwa 780000 – 850000 wurden in den genannten drei Jahren 91 bzw. 147 und 132 Fälle von Bleivergiftung konstatiert, wozu noch „einige" Fälle alljährlich hinzukommen, deren Zahl nicht genau festgestellt werden konnte. Das Ansteigen der Bleierkrankungszahl im Jahre 1907 gegenüber dem Vorjahr ist lediglich durch die erhöhte Genauigkeit, mit welcher die Erhebungen in den letztgenannten beiden Jahren durchgeführt werden konnten, bewirkt. (Rambousek, Concordia 1910, Nr. 6, ferner Amtsarzt 1910, Nr. 7.)

Die Zahl der von den Krankenkassen Ungarns in den Jahren 1899—1902 ausgewiesenen Bleierkrankungsfälle betrug im Jahr 1899 182, 1900 241, 1901 225 und 1902 161. Teleky hält diese Zahlen für unrichtig, weil viel zu niedrig. (Bericht über den XVI. Intern. Kongr. f. Hyg. u. Dem., Berlin 1907, Bd. 2, S. 764.)

Es geht dies übrigens auch aus den Veröffentlichungen Tóths über die Bleivergiftungen unter den ungarischen Hüttenleuten und insbesondere Chyzers über die Bleivergiftungen unter den ungarischen Töpfern hervor (siehe später).

Legge berichtete an dem vor kurzem abgehaltenen II. Internationalen Kongresse für Gewerbekrankheiten in Brüssel (September 1910) ausführlich über das Vorkommen der gewerblichen Bleivergiftung in England in den Jahren 1900—1909 auf Grund der Berichte der englischen Certifying Surgeons (Results of the years Notification of Lead Poisonning). Danach sind in England in dieser Zeit 6762 gewerbliche Bleivergiftungen mit 245 Todesfällen vorgekommen und zwar 1900 1058 Fälle (mit 38 Todesfällen), 1901 863 (34), 1902 629 (14), 1903 614 (19), 1904 597 (26), 1905 592 (23), 1906 632 (33), 1907 578 (26), 1908 646 (2) und 1909 553 Erkrankungsfälle mit 30 Todesfällen. Die Zahl der Bleivergiftungsfälle hat somit im Verlauf des letzten Jahrzehnts um beinahe 50% abgenommen. Allerdings will es scheinen, daß diese Zahlen auffallend klein sind. Wenn man zum Beispiel die große Einwohnerzahl des industriereichen Englands (gegen 42 Millionen) der Einwohnerzahl Böhmens (ca. 7 Millionen) gegenüberstellt, dann ist die Zahl der in Böhmen vorgekommenen Bleierkrankungen relativ sehr groß gegenüber der angegebenen Zahl über das Vorkommen des Saturnismus in England, besonders wenn man in Betracht zieht, daß in England eine eigene Organisation — die der Certifying Surgeons — besteht, um Gewerbekrankheiten festzustellen. Erwähnenswert ist, daß bei den oben angeführten Bleivergiftungsfällen in England nur diejenigen in Betracht kamen, welche sich in Fabriken und Werkstätten ereigneten, es kommen somit noch jene Fälle hinzu, die unter den Malern, Anstreichern, Installateuren usw. vorkamen, welche am Bau, in Gebäuden usw. beschäftigt waren. Die Anmeldung dieser Fälle wird von den Bestimmungen der Factory and workshop act nicht gefordert. Die Zahl dieser Vergiftungsfälle belief sich im Jahr 1909 auf 241 (mit 47 Todesfällen), im Jahr 1908 auf 239 (mit 44 Todesfällen).

In Frankreich hat Gautier eine Statistik über die in den Pariser Hospitälern wegen Bleivergiftung behandelten Kranken aufgestellt, danach waren in dem Zeitraum von 1894—1898 im ganzen 1552 Bleikranke zu verzeichnen. Von diesen entfällt die Mehrzahl auf Maler, je 2 Mechaniker, Bleiarbeiter, Klempner, Schriftgießer und 1 Buchdrucker, im ganzen 86 Personen. (Vgl. Hillig, Zeitschr. f. Gew.-Hyg. 1903, S. 541.)

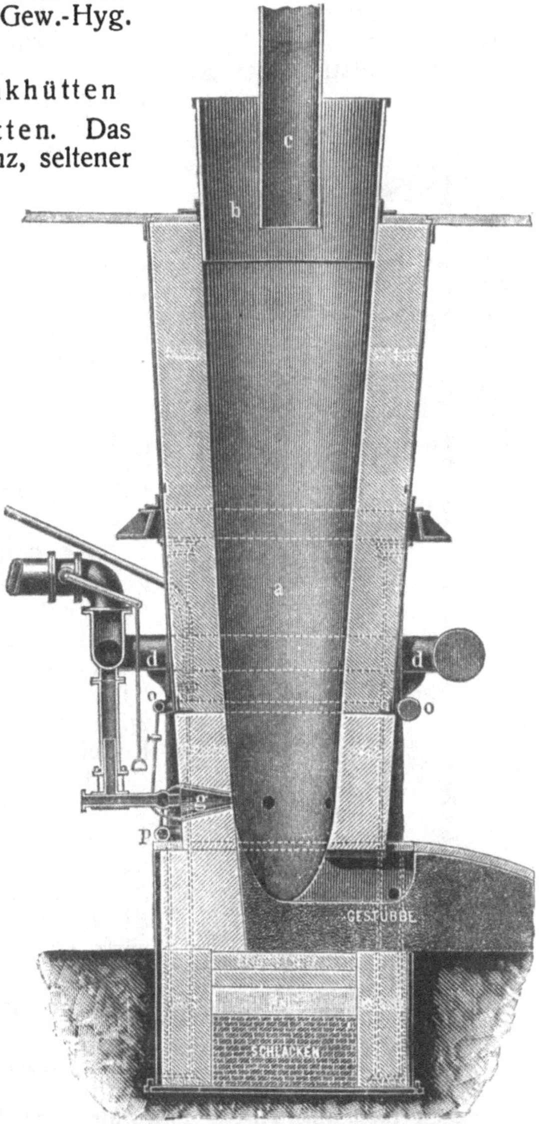

Fig. 31. Bleierzschmelzofen (nach Lueger) *a* Schacht. *b* Beschickungstrichter. *c* Ableitungsrohr für Gichtgase. *d* Windleitung. *g* Kühlbare Form. *o* Kühlwasserzuleitung. *p* Kühlwasserableitung.

Blei-, Silber- und Zinkhütten

Blei- und Silberhütten. Das Blei wird meist aus Bleiglanz, seltener aus anderen Bleierzen (z. B. Weißbleierz) im wesentlichen nach drei verschiedenen Verfahren gewonnen. — Beim Röstreaktionsprozeß wird Bleiglanz behufs teilweiser Ueberführung in Bleioxyd und Bleisulfat bei 500—600° geröstet; dann erfolgt Luftabschluß und Steigerung der Temperatur, wobei der Schwefel des noch unzersetzten Bleiglanzes mit dem Sauerstoff des Bleioxyds und Sulfats vereint als schweflige Säure entweicht, so daß reduziertes metallisches Blei ausfließt. Beim Röstreduktionsprozeß wird das Erz vollständig abgeröstet, damit Schwefel, Arsen und Antimon entfernt werden können. Die entstehenden Oxyde (und Sulfate) werden in Schachtöfen durch Kohle reduziert. Dieses Verfahren ist allgemein anwendbar und daher am meisten verbreitet.

Die Niederschlagsarbeit besteht hauptsächlich darin, daß der Bleiglanz mit verkohltem Brennmaterial und Eisenzuschlägen zum Schmelzen erhitzt wird, wodurch der Schwefel dem Blei zum Teil entzogen wird, so daß außer Blei Schwefeleisen entsteht, welches das übrige Schwefelblei aufnimmt, wodurch sich der Bleistein bildet, der dann weiter verarbeitet wird.

Die Röst- und Reaktionsarbeit geschieht in verschieden konstruierten Flammöfen; kleinere Oefen für kleine Erzmengen und tunlichst niedrige Temperatur werden bei dem sog. Kärntner Prozeß angewendet. Beim englischen Prozeß werden große Erzmengen (bis 1000 kg) in großen Oefen bei hoher Temperatur oxydierend verschmolzen. Der sog. Tarnowitzer Prozeß stellt gleichsam eine Kombination des englischen und des Kärntner Prozesses dar. Hier werden sehr große Erzmengen in großen Oefen bei niederer Temperatur geröstet. Bei der am meisten angewendeten Röstreduktionsarbeit wird die Röstung je nach der Natur des Erzes in Haufen, Flammöfen oder Schachtöfen ausgeführt. Zumeist gelangen hier die Erze in Pulverform, seltener in Stückform zur Röstung. Kiesige Erze (Erze mit viel Schwefelkies) werden fast ausschließlich in Schachtöfen vorgeröstet, wobei sich die entwickelte schweflige Säure zur Schwefelsäurefabrikation (vgl. Schwefelsäure) verwenden läßt (siehe Fig. 31).

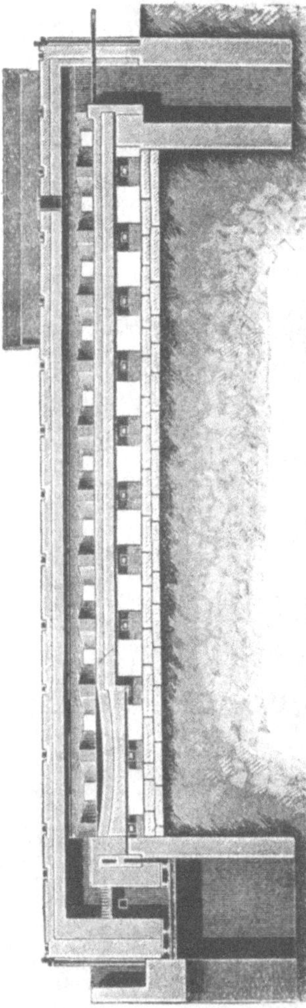

Fig. 32. Fortschauflungsofen (nach Lueger)

Haufen- und Stadelöfen kommen jetzt selten zur Anwendung. Am häufigsten werden Flammöfen mit 10—15 m langen Herden, sog. Fortschauflungsöfen (siehe Fig. 32) angewendet.

Das durch die erwähnten Prozesse gewonnene Blei enthält zahlreiche andere Metalle beigemengt; insbesondere kann es Silber enthalten, ferner Kupfer, Arsen, Antimon, Eisen, Zink, Wismut, Zinn. Silberhaltiges Blei (Werkblei) wird zunächst entsilbert, dann erfolgt die Befreiung von den übrigen Beimengungen (Raffination).

Zur Entsilberung des silberreichen (treibwürdigen, etwa 10% Silber enthaltenden) Werkbleis dient der Abtreibeprozeß, bei dem man das silberhaltige Blei einem oxydierenden Schmelzen unterwirft, so daß das Blei zu Bleioxyd wird und metallisches Blei zurückbleibt. Der deutsche Treibherd ist ein Flammofen mit kesselförmigem Herde. Die Flamme schlägt über das Bleibad hin, gleichzeitig wirkt Wind mit schwacher Pressung ein; die sich bildende Glätte wird durch das Glätteloch abgezogen. Die Verunreinigungen treten gleichfalls mit an die Oberfläche und werden entfernt. Die ersten Partien der abfließenden Glätte sind silberhaltig und werden zum Bleiprozeß wieder zurückgegeben, die übrige Glätte kommt als solche in den Handel. Nach dem Abfließen der Glätte kommt Silber zum Vorschein (Silberblick). Das Blicksilber, das als spröder Kuchen zurückbleibt, enthält noch etwa 5—10% Verunreinigungen, namentlich Blei; es wird nochmals einem — der Treibarbeit analogen — Raffinationsprozeß (Feinbrennen) unterworfen, der meist auch auf dem Herde stattfindet. — Werkblei, welches nicht genügend Silber enthält, um treibwürdig zu sein, wird durch den Pattinsonschen oder den Parkeschen Prozeß treibwürdig gemacht.

Der Pattinsonsche Kristallisationsprozeß besteht darin, daß größere Werkbleimengen in offenen halbkugelförmigen Kesseln

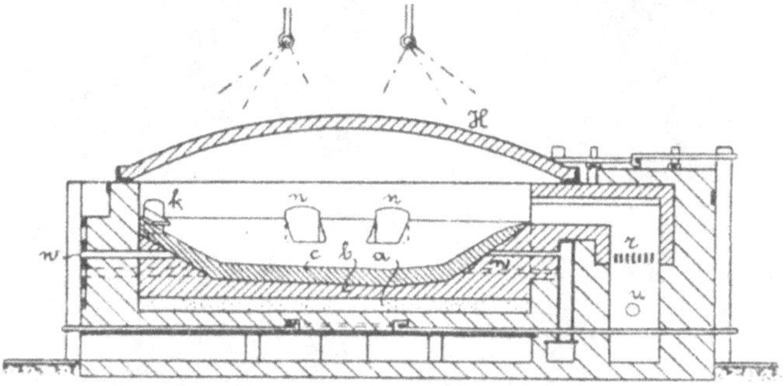

Fig. 33. Deutscher Treibherd (Flammofen, nach Ost)
r Rost. *u* Windrohr. *k* Glätteloch. *H* Haube

(siehe Fig. 34) eingeschmolzen werden; beim Abkühlen bilden sich dann auf der Oberfläche des Bleis silberarme Bleikristalle, die mit einer durchlöcherten Kelle in einen Nachbarkessel geschöpft werden. Das Silber sammelt sich größtenteils in der zurückgebliebenen geringen Menge flüssigen Bleis an. Die Kristalle werden nochmals umkristallisiert und ergeben Armblei (Handelsblei). Das durch wiederholte Kristallisation angereicherte Blei enthält mehrere Prozente Silber und wird dem Treibprozeß überantwortet. Das andere Anreicherungsverfahren, der Parkes-Prozeß oder die Zinkentsilberung, beruht auf der Bildung einer Bleizinklegierung, die schwerer schmelzbar ist als Blei. Werkblei wird hierbei unter portionenweisem Zusatz von reinem Zink geschmolzen und durcheinandergerührt. Der beim ersten Abkühlen zunächst aufsteigende gold-, kupfer-, zink-, silber- und bleihaltige Gold- oder Kupferschaum wird entfernt und dann die Hauptmenge Zink zugegeben. Der sich dann absondernde silberreiche Reichschaum wird durch Aussaigern zum Teil entbleit (durch allmähliches Erhitzen in einem Kessel oder Flammofen), das Zink wird dann durch Destillation (in Zinkdestillieröfen, siehe Fig. 35, vgl. später Zink) entfernt. Seltener leitet man hochgespannten Wasserdampf ein, um Zinkoxyd zu bilden. Die Oxyde werden durch verdünnte Schwefelsäure entzinkt, während der Rückstand zum Treibherd gebracht wird.

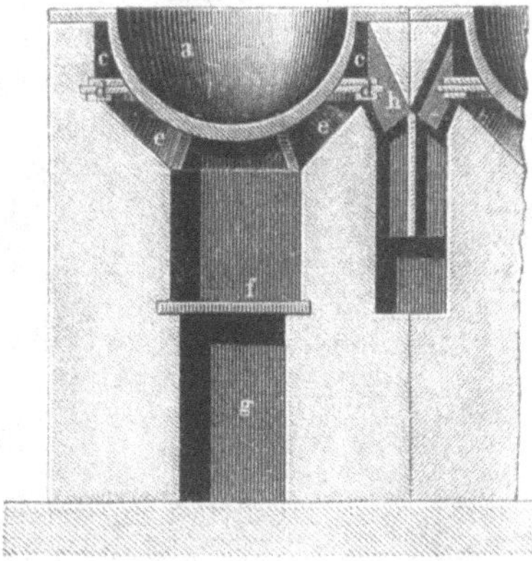

Fig. 34. Pattinsonkessel (nach Meyer)
c Züge. *f* Rost. *g* Aschenfall. *h* Fuchs

Die übrigen Methoden der Silbergewinnung (Amalgamierung usw. siehe später bei Quecksilber, Silber).

Hinsichtlich der weiteren Bleiraffination ist zu bemerken: Stark kupferhaltiges Blei wird einer Saigerung unterworfen, wobei sich eine schwer schmelzbare Kupferlegierung abscheidet; alle anderen Beimengungen werden in Stechherden, in Kesseln oder Flammöfen

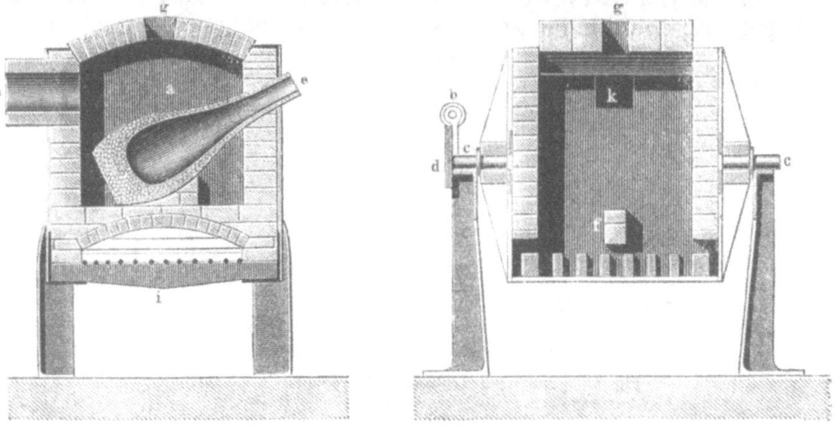

Fig. 35. Zinkdestillierofen (nach Meyer)
a Ofen. *c* Achse. *d* Zahnrad. *e* Retorte. *g* Einfüllöffnung. *h* Abzug. *i* Rost

durch oxydierendes Schmelzen beseitigt. Kleinere Mengen von Antimon und Arsen werden durch sog. Polen — Umrühren des Bleis mit einer Stange frischen Holzes — entfernt.

Zinkhütten. Das Zink wird hauptsächlich aus Zinkblende (Schwefelzink), auch aus Galmei (kohlensaurem und kieselsaurem Zink, letzteres Kieselgalmei genannt) dargestellt. Der Prozeß der Zinkgewinnung beruht auf der Darstellung von Zinkoxyd und Reduktion desselben durch Kohle auf metallisches Zink. Die Ueberführung des Erzes in Zinkoxyd erfolgt durch Rösten. Da die Reduktionstemperatur höher liegt als der Schmelzpunkt des Zinks, verflüchtigt es sich bei dem Reduktionsprozeß (es destilliert) und muß in geeigneten Vorlagen verdichtet werden.

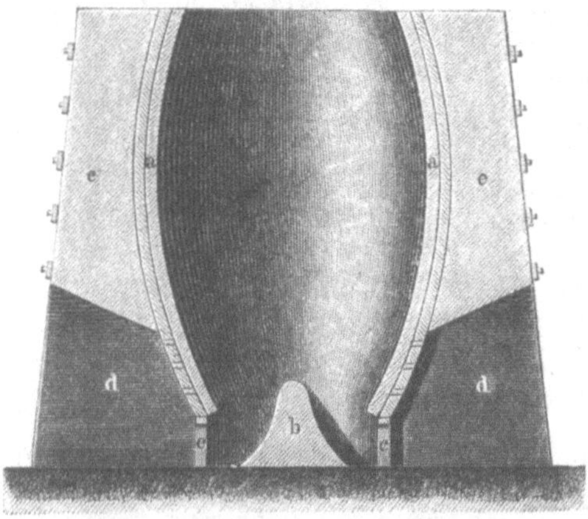

Fig. 36. Galmeibrennofen (nach Meyer)

Das Rösten (eig. Kalzinieren) des Galmeis erfolgt in Schachtöfen (siehe Fig. 36). Die Blende wurde früher in Fortschauflungsflammöfen geröstet, wobei jedoch die Umgebung durch die sich entwickelnde schweflige Säure zu viel litt. Nunmehr werden Röstöfen nach Hasenclever-Helbig und Eichhorn-Liebig, ebenso die sog. Hasenclever-Rhenania-Oefen angewendet.

Diese letzteren Oefen liefern ein an schwefliger Säure derart reiches Gas, daß es sofort zur Darstellung von Schwefelsäure benutzt werden kann (vgl. Schwefelsäure, dort auch Abbildung des Eichhorn-Liebigschen Plattenofens).

Die Hasenclever- oder Rhenania-Oefen, welche die größte Verbreitung haben, bestehen aus übereinanderliegenden Muffeln. Die feingemahlenen Erze werden durch Trichter oben eingefüllt und sodann von Muffel zu Muffel weitergeschaufelt (siehe Fig. 37).

Die Reduktion und Destillation geschehen nach dem belgischen oder schlesischen Verfahren oder nach einer Kombination beider (in

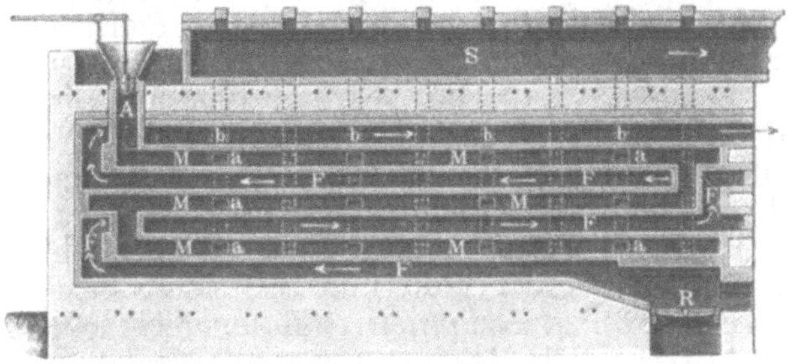

Fig. 37. Hasencleverofen (Längsschnitt [nach Meyer])

Westfalen) durch starkes Erhitzen des Röstgutes mit Kohle (Magerkohle, Koks) in Gefäßöfen (Zinkdestillieröfen). Die aus den Gefäßen entweichenden Zinkdämpfe werden — getrennt von den Feuergasen — in besonderen Kondensationsgefäßen (Vorlagen) aufgefangen. Bei dem belgischen Verfahren findet die Reduktion in übereinanderliegenden tönernen Röhren statt, die durch Rost- oder Gasfeuerung (Siemenssche Regenerativfeuerung) angeheizt werden (siehe Fig. 38).

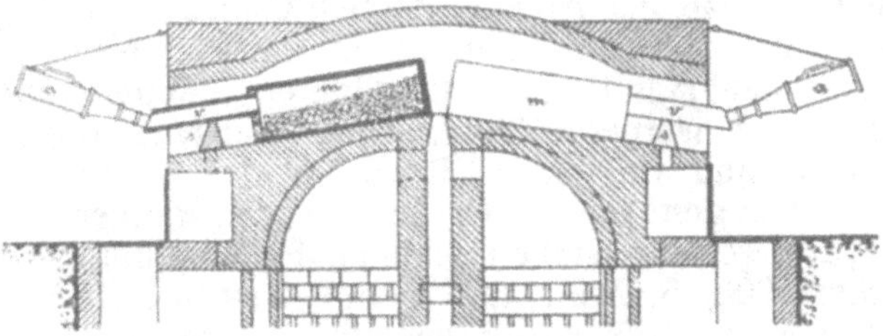

Fig. 38. Schlesischer Zinkofen (nach Ost)
m Muffel. *v* Vorlage. *a* Allonge

Bei der schlesischen Methode werden geräumige, einreihig im Ofen gelagerte Muffeln als Gefäße verwendet. Das übergehende Zink wird bei dem Prozeß in verschieden geformten Vorlagen aufgefangen. Die Rückstände werden nach Beendigung der Destillation aus den Gefäßen ausgeräumt und der Ofen neuerdings beschickt.

Da die Zinkerze meist viel Blei enthalten, ist das gewonnene Werkzink durch Blei, auch Eisen stark verunreinigt und wird daher durch Umschmelzen im Flammofen raffiniert, wobei sich auf dem Zink eine die Verunreinigungen enthaltende oxydische Krätze (Zinkasche) bildet, die (nach Durchrühren mit Salmiak oder Chlormagnesium) abgezogen wird. Das Blei sammelt sich im Ofensumpf an und wird von dort ausgeschöpft oder ausgepumpt und wird dann in ähnlicher

Weise wie bei der Zinkentsilberung in einem Kessel eingeschmolzen und durch Abkühlen des Metallbades und Abheben des sich bildenden Zinkschaumes entzinkt.

Bleigefahr und Vorkommen von Bleierkrankungen in Blei-, Silber- und Zinkhütten

Aus der Beschreibung der Arbeit, die in Blei-, Silber- und Zinkhütten verrichtet wird, ergibt sich unmittelbar, daß hier mehr oder weniger alle Prozeduren die Gefahr der Bleivergiftung herbeiführen können. Es ist hier reichlich Gelegenheit, daß die Luft durch Bleistaub und Staub bleiischer Verbindungen verunreinigt wird. Schnabel fand in dem Hüttenrauche deutscher Hütten im Oberharz über 55 %, in den Emser Hütten bis 67 %, in den Freiburger Hütten ca. 35 % Bleiverbindungen. Gurlt gibt noch höhere Werte an (bis 89 %). Tatsächlich gehen bei der Bleiverhüttung gewaltige Bleimengen in die Luft über. Saeger gibt an, daß in der Bleihütte in Tarnowitz (Friedrichshütte) jährlich etwa 36000 kg oxydiertes Blei in die Luft entweicht. Genaue Angaben über den Bleigehalt von in Bleihütten entnommenem Rauch und Luftproben macht Müller (Die Bekämpfung der Bleigefahr in Bleihütten, Verlag Fischer 1908, S. 156). Eine dem Rauch über dem Schlackenstich im Rauchabzug entnommene Probe enthielt 12,3 % Blei; in einem Kubikmeter Luft unmittelbar neben dem Schlackenstich fanden sich einmal 0,0029 g und später sogar 0,0056 g Blei, so daß ein Arbeiter bei zehnstündiger Arbeitszeit durchschnittlich ca. 0,013 bis 0,025 g Blei täglich schon durch die Atmung aufnimmt. Die Analyse des Bleirauches beim Bleistich ergab 18,8 % Blei. In einem Kubikmeter Luft unmittelbar am Schmelzkessel beim Parkes-Prozeß wurden während der Tagschicht 0,0056 g Blei gefunden, in der Nachtschicht 0,0090 g Blei, so daß ein Arbeiter täglich 0,0252—0,0405 g Blei einatmen würde, wenn er sich dauernd in nächster Nähe des Kessels aufhielte. Auf den Händen des Entsilberers konnten über 0,112 g Blei nachgewiesen werden. Umfassende Untersuchungen über die an den Händen und am ganzen Körper von Bleihüttenarbeitern anhaftenden Bleimengen hat Tóth in der ungarischen Bleihütte in Selmeczbánya angestellt (siehe Leymann, Bekämpfung der Bleigefahr, Verlag Fischer 1908, S. 242). Die Hände bzw. die Körperoberfläche wurden mit Wasser, Seife und Essig abgewaschen: die Analyse des Waschwassers der Hände ergab bis 1,27 g Blei pro Liter. Die größten Bleimengen hafteten an den Händen der beim Glättemahlen und Sieben, ferner der beim Bleiraffinieren, Saigern und beim Treiben beschäftigten Arbeiter.

Müller (zit. oben) teilt die Arbeit in Bleihütten in sehr praktischer und übersichtlicher Weise in fünf Gefahrklassen ein; am meisten gefährdet sind die Schmelzer am Bleiherd, die Schmelzer am Flammofen, die Arbeiter am Blei- und Schlackenstich, die mit der Flugstaubgewinnung in der Flugstaubanlage und die beim Mahlen und Verpacken der Brockenglätte beschäftigten Arbeiter. Weiter erscheinen der Bleivergiftungsgefahr in hohem Grade ausgesetzt: die Röster am Fortschauflungsofen, die Arbeiter, die das geröstete Erz zerkleinern, die Schachtofenarbeiter und die bei der Treibarbeit Beschäftigten. Gefährlich ist ferner die Abnahme der Bleiasche und die Destillation des Zinkschaumes. Als minder gefahrbringend bezeichnet Müller die Uebernahme und das Zerkleinern und Mischen des Erzes, das Rösten in Haufen, Stadeln, Kilns, das Raffinieren, das Saigern des Werkbleies und des Zinkschaumes, das Pattinsonieren und Parkesieren u. a. Selbstredend ändert sich die Größe der Gefahr wesentlich je nach den Einrichtungen der betreffenden Hütte.

Auch in der Zinkhütte ist infolge des hohen Bleigehaltes der Zinkerze und des Werkzinks die Bleigefahr groß, gleichgültig, um welche Methode es sich handelt. Schwedische Zinkblende enthält bis 9 % Blei, die in Oberschlesien selbst gewachsenen Erze etwa 2 1/2 %. Schon die Arbeiter am Röstofen sind gefährdet; in weit höherem Maße sind es jedoch die eigentlichen Zinkofenarbeiter. Insbesondere die Spurer, Schmelzer und deren Gehilfen, die Schürer, die Räumaschefahrer und sog. Poussièresieber sind der Gefahr der Bleivergiftung in hohem Maße ausgesetzt. (Frey, Die Zinkgewinnung im oberschlesischen Industriebezirk und ihre Hygiene, Verlag Hirschwald, Berlin 1907.)

Ueber das Vorkommen und die Zahl der Bleivergiftungen in hüttenmännischen Betrieben stehen — wie auch von anderer Seite hervorgehoben wird — vollständige und ganz verläßliche statistische Angaben nicht zur Verfügung. Immerhin enthält jedoch eine Reihe von Publikationen in der neueren Zeit wertvolle Anhaltspunkte und Angaben über die Verhältnisse in einzelnen Hütten in dieser Richtung. Die meisten dieser Angaben betreffen deutsche, ferner österreichische und ungarische Hütten.

Saeger (Preuß. Zeitschr. f. Berg-, Hütten- u. Salinenwesen 1893 und Weyls Handb. d. Hyg., Bd. 8, S. 259), ferner Wächter (Die gewerbliche Bleivergiftung 1908, Verlag Braun-Karlsruhe) machten eingehendere Angaben über das Vorkommen von Bleivergiftungen auf der Friedrichshütte in Tarnowitz. Danach haben sich die Verhältnisse in dieser Hütte seit 1884 wesentlich gebessert.

Ueber das Vorkommen von Bleivergiftungsfällen in dieser Hütte in den Jahren 1884—1895 macht Saeger folgende Angaben:

Es waren auf der Hütte beschäftigt im Jahre:

1884:	449 Arbeiter;	es kamen vor	147,	d. i. 32,7 %	Bleierkrankungen
1885:	505 „	„ „ „	196,	„ 38,8 %	„
1886:	581 „	„ „ „	250,	„ 43,0 %	„
1887:	619 „	„ „ „	258,	„ 41,7 %	„
1887/88:	614 „	„ „ „	252,	„ 41,0 %	„
1888/89:	616 „	„ „ „	122,	„ 19,8 %	„
1889/90:	622 „	„ „ „	104,	„ 16,7 %	„
1890/91:	636 „	„ „ „	48,	„ 7,5 %	„
1891/92:	579 „	„ „ „	36,	„ 6,2 %	„
1892/93:	531 „	„ „ „	41,	„ 7,7 %	„
1893/94:	483 „	„ „ „	72,	„ 14,9 %	„
1894/95:	502 „	„ „ „	31,	„ 6,2 %	„

Ueber das Vorkommen von Bleivergiftungen in den einzelnen Betrieben dieser Hütte in den Jahren 1901 und 1902 orientiert folgende Uebersicht (nach Wächter, zit. oben):

Flammofen	1901:	131	Arbeiter	mit	11,	d. i.	8,3%	Bleierkrankungen
	1902:	111	„	„	4,	„	3,6%	„
Schachtofen	1901:	152	„	„	47,	„	30,9%	„
	1902:	187	„	„	21,	„	11,1%	„
Treibofen	1901:	12	„	„	1,	„	8,3%	„
	1902:	12	„	„	1,	„	8,3%	„
Entsilberung	1901:	32	„	„	10,	„	31,2%	„
	1902:	34	„	„	7,	„	20,6%	„
Sonstige	1901:	300	„	„	7,	„	2,3%	„
	1902:	350	„	„	2,	„	0,6%	„

In der Walter-Croneck-Bleihütte in Butkowitz kamen nach Wächter im Jahre 1901 unter 73 Arbeitern 13, d. i. 17,8%, und im Jahre 1902 unter 129 Arbeitern 35, d. i. 27,1%, Bleierkrankungen vor. Hier hat also die Zahl der Bleivergiftungen absolut und relativ zugenommen. Allerdings steigerte sich zugleich die Zahl der Arbeiter; dies spricht für die bekannte Erfahrungstatsache, daß vor allem neu aufgenommene nicht geschulte Arbeiter bleikrank werden.

Die obigen Angaben werden durch Neisser (Intern. Uebersicht über Gewerbehygiene) ergänzt, welcher die Angaben der Gewerbeinspektoren (vor allem für das Jahr 1905) in dieser Richtung zusammenfaßte. Ueber die Bleierkrankungen der Bleihüttenarbeiter des Regierungsbezirks Oppeln wird angegeben: In der kgl. Friedrichshütte kamen im Jahre 1905 bei 766 Hüttenarbeitern insgesamt 50 Fälle von Bleikolik und Bleilähmung vor (davon 27 Fälle unter den Schachtofenarbeitern). In der Croneckhütte (in Eichenau) gab es unter 144 Bleihüttenarbeitern 99 Fälle von Bleikolik und Bleilähmung. Ueber das Vorkommen der Bleivergiftung in den einzelnen Betriebsabteilungen der genannten Friedrichshütte bei Tarnowitz in den Jahren 1903—1905 gibt nachfolgende die früheren Angaben ergänzende Uebersicht Aufschluß:

Flamm- u. Sinterofen	1903	bei	86	Arbeitern	12	Bleierkrank.,	d. i.	13,9%
	1904	„	87	„	8	„	„	9,2%
	1905	„	83	„	11	„	„	13,3%
Schachtofen	1903	„	267	„	59	„	„	22,1%
	1904	„	232	„	24	„	„	10,3%
	1905	„	247	„	27	„	„	10,9%
Entsilberung	1903	„	56	„	12	„	„	21,4%
	1904	„	73	„	4	„	„	5,5%
	1905	„	75	„	4	„	„	5,3%
Retortenöfen	1903	„	16	„	4	„	„	25,0%
	1904	„	15	„	1	„	„	6,7%
	1905	„	14	„	1	„	„	7,1%
Sonstiger Betrieb	1903	„	330	„	5	„	„	1,5%
	1904	„	309	„	4	„	„	1,3%
	1905	„	347	„	7	„	„	2,0%

Ueber das Vorkommen von Bleivergiftungen in den fiskalischen Hütten in Freiberg (Sachsen) in den Jahren 1853—1882 gibt eine Arbeit Weikerts (Dreißig Jahre hüttenärztlicher Praxis, Jahrbuch für Berg- und Salinenwesen für das Königreich Sachsen 1884) Aufschluß:

Jahr	Belegschaft	Gesamtzahl der Erkrankungen	Bleierkrankungen
1853	802	339	5
1854	850	401	6
1855	876	498	3
1856	872	433	4
1857	903	489	10
1858	845	590	52
1859	1044	515	87
1860	1010	577	113
1861	1106	627	114
1862	1089	576	218
1863	1213	484	169
1864	1219	579	152
1865	1331	647	149
1866	1348	707	155
1867	1377	776	214
1868	1225	633	174
1869	1203	616	170
1870	1240	591	132
1871	1270	602	104
1872	1262	572	134
1873	1351	604	144
1874	1235	642	154
1875	1142	573	122
1876	1077	443	89
1877	1111	434	79
1878	1129	488	101
1879	1179	443	51
1880	1213	351	19
1881	1253	404	20
1882	1439	452	67

Von den gesamten Bleierkrankungsfällen (3028) bestanden in Verdauungsstörungen 1541, Gliederschmerzen 215, Gehirnleiden 144, Lähmungen 58, Bleikolik 426. Hierzu ist zu bemerken, daß die fiskalische Hütte bei Freiberg keine reine Bleihütte ist, daß also im Vergleich zu der Größe der Belegschaft die Bleierkrankungszahlen günstiger erscheinen als in einer Hütte, deren Hauptprodukt Blei ist (zit. nach Müller, Die Bekämpfung der Bleigefahr in Bleihütten, S. 5). Nach der Uebersicht ist zu schließen, daß sich in der genannten Hütte die allgemeinen gesundheitlichen Verhältnisse gebessert haben; auch ist die Zahl der Bleivergiftungen zurückgegangen.

Ueber die einschlägigen Verhältnisse in den Bleihütten am Harz teilt Neisser (zit. oben) mit: Die Gesamtzahl der Arbeiter betrug im Jahre:

1895: 612 (darunter besonders gefährdet 177); es gab 21 Bleierkrank.
1896: 610 („ „ „ 177); „ „ 9 „
1897: 613 („ „ „ 179); „ „ 20 „
1898: 612 („ „ „ 179); „ „ 18 „
1899: 608 („ „ „ 177); „ „ 46 „
1900: 621 („ „ „ 184); „ „ 7 „
1901: 651 („ „ „ 186); „ „ 5 „
1902: 657 („ „ „ 189); „ „ 5 „
1903: 659 („ „ „ 189); „ „ 6 „
1904: 654 („ „ „ 189); „ „ 4 „
1905: 652 („ „ „ 189); „ „ 1 „

Bei der allmählichen Zunahme der Arbeiterschaft läßt sich hier eine stetige Besserung der Verhältnisse feststellen. Immerhin weisen die Berichte der Gewerbeinspektoren Deutschlands auch in der neuesten Zeit noch eine ziemlich große Zahl von Bleierkrankungen in manchen Bleihütten aus. Im Jahre 1909 wurden in vier Bleihütten im Regierungsbezirk Aachen 60 Bleierkrankungen mit 1047 Krankheitstagen gezählt, gegenüber 58 Erkrankungen und 878 Krankheitstagen im Jahre 1908.

In der mir bekannten gut eingerichteten Blei- und Silberhütte in Braubach (Regierungsbezirk Wiesbaden) wurden in den Jahren 1908 und 1909 bei einer Belegschaft von 400 bzw. 433 Mann 52 bzw. 42 Bleierkrankungen festgestellt. Nach Ansicht der Hüttenverwaltung steht diese verhältnismäßig große Anzahl von Bleierkrankungen in ursächlichem Zusammenhang mit dem starken Wechsel in der Belegschaft, ein Umstand, auf den bereits hingewiesen worden war (vgl. Abelsdorff, Concordia 1910, S. 360). Auch wird der Einführung des sog. Huntington-Heberlein-Verfahrens ein ungünstiger Einfluß zugeschrieben (vgl. Zeitschr. f. Gew.-Hyg. 1909, S. 350).

Andere Bleihütten Deutschlands weisen eine verhältnismäßig geringe Zahl von Bleierkrankungen auf; so wurden im Jahre 1909 in den vier fiskalischen Bleihütten des Regierungsbezirks Hildesheim mit durchschnittlich 550 Arbeitern nur 4 Erkrankungen nachgewiesen, die auf Einwirkung von Blei zurückzuführen waren. In einem Hüttenwerk im Regierungsbezirk Potsdam wurden unter rund 600 im Jahre 1909 ärztlich untersuchten Arbeitern nur 5 bleikrank befunden. Allerdings wird zugegeben, daß auch mancher von den festgestellten Fällen von Darmkatarrh und Bleikolik auf Blei zurückzuführen sein dürfte (vgl. Abelsdorff, Concordia 1910, S. 361).

Ueber die Verhältnisse in österreichischen Blei- und Zinkhütten gibt die Publikation des k. k. Arbeitsstatistischen Amtes: Ueber Bleivergiftungen in hüttenmännischen und gewerblichen Betrieben (I. Teil 1905, Verlag Hölder) ausführlich Aufschluß; in diesem umfassenden Werke finden sich auch die Hütten und deren Einrichtungen beschrieben.

Ueber die in der Blei- und Silberhütte in Przibram vorgekommenen Bleierkrankungen gibt nachfolgende Zusammenstellung Aufschluß: 1879: 41, 1880: 48, 1881: 84, 1882: 63, 1883: 79, 1884: 28, 1885: 10, 1886: 13, 1887: 5, 1888: 11, Durchschnitt: 38,2.

In den Jahren 1894—1903 wurden in dieser Hütte bei einer Gesamtbelegschaft von 4000—5000 Hüttenleuten an Bleivergiftungen ausgewiesen:

1894: 22	1896: 22	1898: 9	1900: 9	1902: 9
1895: 20	1897: 8	1899: 12	1901: 12	1903: 6

Es sei darauf hingewiesen, daß unter den Gruben- und Aufbereitungsarbeitern dieser Hütte, welche, 350 – 450 an Zahl, getrennt angeführt sind, nicht ein einziger Fall von Bleierkrankung verzeichnet ist. Dies ist darauf zurückzuführen, daß das verwendete Bleierz, der Galenit (Bleisulfid), ungiftig bzw. relativ ungiftig ist (siehe II. Teil: Toxikologie des Bleis). Was die übrige Belegschaft der Hütte, die eigentlichen Hüttenarbeiter, betrifft, so kommen in der angeführten Statistik nur die schweren Bleivergiftungen zum Ausdruck. Die von der Kommission im Jahre 1904 vorgenommenen Untersuchungen der einzelnen Arbeiterkategorien ergab zum Beispiel, daß 39 (d. i. 50%) der Röster (nach deren Aussage) kürzere oder längere Zeiten an Bleikoliken gelitten haben sollen. Von 20 Schmelzern und Gehilfen gaben 10 an, bereits an Bleikolik erkrankt gewesen zu sein. In der Pattinsonhütte hatten von 8 Arbeitern nach ihren Angaben 7 an Bleikoliken gelitten, 3 alte Vorarbeiter in der Treibhütte sollen vor 18 Jahren (bei der Arbeit an den alten offenen Herden) an Bleikolik gelitten haben. Von 58 vorgefundenen Gehilfen bei den verschiedenen Arbeitsprozessen erklärten 10, bereits bleikrank gewesen zu sein. Außer den bereits bleikrank gewesenen Arbeitern zeigte auch eine große Anzahl der anderen Arbeiter bei der ärztlichen Untersuchung typischen Bleisaum, ohne ernstlich bleikrank gewesen zu sein.

Eine Uebersicht über das Vorkommen von Bleivergiftungen und chronischem Magenkatarrh, der zum Teil auch auf Bleivergiftung zurückzuführen sein dürfte, nach den einzelnen Arbeitskategorien in dem Hauptbleiwerke Przibram gibt nachfolgende Tabelle (für 5 Jahre, 1899—1903):

Jahr	Fälle von		Zusammen	Beschäftigt								
	Bleikolik	Magenkatarrh		Herrichten und Ablaufen der Beschickung	beim Glättesieben	beim Schmelzofen	in der Rösthütte	in der Pattinsonhütte	in der Treibhütte	beim Erzzerkleinern	beim Flugstaubkehren und Gichten	als Maurer und in der Bleiwarenfabrik
1899	12	5	17	7	4	—	2	—	1	1	1	1
1900	10	6	16	5	3	3	1	3	1	—	—	—
1901	15	7	22	9	1	2	2	3	3	2	—	—
1902	14	3	17	5	2	5	2	—	1	2	—	—
1903	11	7	18	6	2	—	2	3	3	—	1	1

In dem ärarischen Werke in Raibl, welches ca. 350—450 Leute beschäftigt, wurden nach den Ausweisen der Bruderlade in den Jahren 1894—1897 insgesamt nur 8 Fälle von Bleikolik, in den Jahren 1898—1903 überhaupt keine derartigen Erkrankungen verzeichnet. Zwei der angeführten Bleikolikfälle betreffen Vorarbeiter der Aufbereitung. Am Erhebungstage ließ sich bei 3 (von 7) Schmelzern deutlicher Bleisaum nachweisen.

Eine sehr große Erkrankungshäufigkeit an Bleileiden konnte in der Bleihütte in Gailitz festgestellt werden, wo der Arzt besondere Aufzeichnungen gemacht und auch die auf Saturnismus zurückzuführenden Fälle von Anämie, Magenkatarrh und Darmkatarrh den Bleierkrankungen zugezählt hat. Es ergab sich für ein Jahrfünft nachfolgende Statistik (vom Hüttenarzt zusammengestellt):

Jahr	Zahl der Arbeiter	Bleikolik	Erkrankungen saturninen Ursprungs			Gesamte Blei-Erkrankungen	Gesamte Erkrankungen	Blei-Erkrankungen in % hiervon
			Anämie	Magenkatarrh	Darmkatarrh			
1899	61	14	2	76	16	108	178	60,0
1900	57	6	2	16	5	29	80	36,2
1901	48	4	2	17	1	24	60	40,0
1902	47	—	—	24	6	30	56	53,5
1903	49	—	3	11	4	18	57	31,6

Das Absinken der Zahl der Bleierkrankungen und insbesondere das Verschwinden der Bleikolikfälle ist — nach den Angaben des Berichtes — der von dem Hüttenarzt eingeleiteten vorbeugenden Tätigkeit zu danken. Aus einer weiteren Zusammenstellung über die seitens der Bruderlade ausgewiesenen Erkrankungen geht wiederum der Unterschied zwischen der Erkrankungshäufigkeit an Bleileiden bei den mit den Gruben- und Aufbereitungsarbeiten Beschäftigten und bei den eigentlichen Hüttenleuten deutlich hervor. — In der etwa 60—70 Leute beschäftigenden Bleihütte in Littai wurden seitens der Bruderladenstatistik in den Jahren 1894—1903 nur 5 Bleierkrankungen ausgewiesen. Doch konnte schon aus den Krankenzetteln festgestellt werden, daß tatsächlich mehr derartige Erkrankungen ärztlich konstatiert wurden. Ueberdies erscheinen zahlreiche Fälle von Magen- und Darmkatarrh angeführt, von welchen auch ein Teil auf Saturnismus zurückzuführen sein dürfte.

In der ärarischen Hütte in Cilli wurden unter etwa 200 Arbeitern in den Jahren 1898—1902 gar keine Bleivergiftungsfälle, hingegen zahlreiche Fälle von Magenkatarrh und Rheumatismus ausgewiesen. Die Untersuchung am Tage der Kommission ergab, daß zum Beispiel von 18 Schmelzern 5 deutlichen und 10 Spuren von Bleisaum zeigten. Auch von den übrigen Arbeitern wiesen die meisten zum mindesten Spuren von Bleisaum auf. Schwere Bleivergiftungen wurden allerdings nicht konstatiert.

Ueber das Vorkommen von Bleivergiftungen in der Bleihütte in Selmeczbánya in Ungarn hat Tóth eine über viele Jahre sich erstreckende Statistik aus eigener Erfahrung aufgestellt (aus Leymann, Bek. der Bleigefahr, S. 245).

Jahr	Arbeiterzahl	Blei-vergiftungen	Von den Bleivergifteten waren		Von 100 Arbeitern waren bleikrank
			arbeitsunfähig	ambulante Kranke	
1885	204	103	82	21	50,4
1886	205	94	82	12	45,8
1887	205	90	77	13	43,8
1888	205	101	74	27	49,2
1889	210	51	44	7	24,2
1890	236	47	40	7	19,9
1891	229	73	59	14	31,8
1892	261	98	74	24	37,6
1893	306	148	101	47	48,3
1894	294	163	106	57	55,4
1895	328	241	189	52	73,4
1896	365	140	110	30	38,3
1897	363	147	94	53	40,4
1898	386	213	144	69	55,1
1899	386	166	136	60	50,7
1900	382	110	55	55	28,8
1901	382	113	65	48	29,5
1902	359	47	15	32	13,1
1903	296	40	9	31	13,8
1904	290	25	6	19	8,4
1905	271	6	5	1	2,2

Diese Statistik spricht deutlich für den Erfolg der in den letzten Jahren eingeleiteten hygienischen Maßnahmen in dieser Hütte.

Ueber das Vorkommen von Bleivergiftungen in Zinkhütten finden sich in der älteren Literatur nur wenig Angaben. Tracinski (D. Vierteljahrsschr. f. öffentl. Ges.-Pfl. 1888, Bd. 20, S. 59 ff.) berichtet, daß in den Lipiner Zinkhütten in den Jahren 1879—1885 im ganzen 819 Fälle von Bleivergiftungen (darunter 427 Fälle von Bleikolik und 119 Fälle von Bleilähmung), also jährlich ca. 117 Fälle bei einer Belegschaft von ca. 1900 Arbeitern vorgekommen seien. Im Jahre 1881 betrug die Zahl der Bleivergiftungen 222 (d. i, etwa 11,5%); darauf besserten sich die hygienischen Verhältnisse in der Hütte, und die Zahl der Bleivergiftungen sank im Jahr 1884 auf 28 (d. i. 1,5%) herab.

Frey (Zinkgew. im oberschles. Industriebezirk und deren Hygiene, Verlag Hirschwald, 1907, S. 45) hat eine Statistik über das Auftreten von Bleivergiftungen in den fünf großen Zinkhütten Oberschlesiens in den Jahren 1896—1901 — nach den Krankenkassenjournalen unter Mitwirkung der Hüttenärzte — aufgestellt. Danach kommen auf ca. 3780 eigentliche Zinkhüttenarbeiter durchschnittlich 83 schwerere Bleierkrankungen (Bleikoliken und Bleilähmungen). Somit ca. 2,2% auf jedes Jahr. Folgende Tabelle belehrt über das Auftreten von Bleierkrankungen und über, wenigstens zum Teil, durch Saturnismus bewirkte Leiden unter den Zinkofenarbeitern und Poussièresiebern in den genannten Hüttenwerken in den Jahren 1902—1905 (nach den Berichten des Regierungs- und Gewerberates in Oppeln):

Erkrankungen unter den Zinkarbeitern

Jahr	Bleikolik und Bleilähmung	Nieren-entzündung	Magen- und Darmkatarrh	Blutarmut	Rheuma-tismus	Zahl der Arbeiter
1902	29	18	137	18	448	4417
1903	28	21	151	24	470	4578
1904	44	23	181	35	596	4677
1905	50	18	223	40	612	4789
Durchschnittlich	0,8%	0,5%	3,7%	0,6%	11,5%	4615

Erkrankungen unter den Röstern

Jahr	Bleikolik und Bleilähmung	Nieren-entzündung	Magen- und Darmkatarrh	Blutarmut	Rheuma-tismus	Zahl der Arbeiter
1902	—	—	5	1	78	1149
1903	—	—	9	—	112	1087
1904	2	—	68	1	136	1140
1905	1	2	47	2	134	1159
Durchschnittlich	0,08%	0,05%	2,6%	0,1%	10,2%	1134

Ueber die Erkrankungen der Arbeiter in 32 Zink- und Rösthütten des Regierungsbezirkes Oppeln im Jahr 1905 gibt Neisser (Intern. Uebers. über Gewerbekrankh. 1907, S. 6 und 7) eine tabellarische Uebersicht, welche sich über 4789 eigentliche Hüttenarbeiter und 1159 Röster erstreckt. Unter den eigentlichen (4789) Hüttenarbeitern kamen 50 Fälle von Bleikolik, 18 Fälle von Nierenentzündung, 223 Fälle von Magen- und Darmkatarrh, 40 Fälle von Blutarmut und 612 Fälle von Rheumatismus vor. Unter den (1159) Röstern wurden 1 Fall von Bleikolik, 2 Fälle von Nierenentzündung, 47 Fälle von Magen- und Darmkatarrh, 2 Fälle von Blutarmut und 134 Fälle von Rheumatismus ausgewiesen. Derartige Uebersichten werden in den letzten Jahren regelmäßig veröffentlicht; beim Zusammenhalten derselben ergibt sich, daß bei sämtlichen Hütten einer bedeutenden Firma (Normahütte, Redehütte, Bernhardihütte, Paulihütte) mit zusammen 1313 Arbeitern in vier Jahren nur eine Bleierkrankung ausgewiesen wurde. In jenen Hütten, wo stark bleihaltige schwedische Blenden mitverarbeitet werden, ergeben sich naturgemäß weit häufiger schwerere Fälle von Bleivergiftung. — Bemerkenswert ist allerdings das (von Abelsdorff, Concordia 1910, S. 361 angeführte) Resultat einer im Jahr 1909 vom Kreisarzt in Kattowitz vorgenommenen Untersuchung des Gesundheitszustandes der Arbeiter in jenen großen Zinkhütten in Oberschlesien, in denen seit Jahren keine Bleivergiftungsfälle ausgewiesen worden waren. Von den untersuchten 883 Arbeitern wurden 182 oder 20,5% mit Anzeichen von Bleierkrankung behaftet gefunden; nämlich im Durchschnitt 12,5% aller Kalzinierer, 11,6% aller Röster und 23,4% der Schmelzer und übrigen Arbeiter an den Zinkdestillieröfen. Von den 46 Blendenmühlenarbeitern zeigte keiner Anzeichen von Bleierkrankung – wohl ein deutlicher Beweis für die Ungiftigkeit der Metallsulfide, insbesondere des in der Blende enthaltenen Schwefelbleies. Im übrigen zeigt das Resultat dieser Untersuchungen, daß in den angeführten Nachweisungen wohl nur die schweren Bleivergiftungen, und diese vielleicht nicht vollzählig zur Geltung kommen.

Bleiweiß- und sonstige Bleifarbendarstellung

Das primitive holländische Verfahren der Bleiweißherstellung bestand darin, daß spiralförmig eingedrehte Bleibleche in irdenen Töpfen, in denen sich mit Hefe versetzter Essig befand, in Düngerhaufen eingegraben wurden. Im Düngerhaufen entwickelt sich unter gleichzeitiger Temperatursteigerung Kohlensäure. Die Essigdämpfe erzeugen unter Mitwirkung des atmosphärischen Sauerstoffes zunächst basisches Bleiazetat, welches durch die Kohlensäure, dann in Bleiweiß und neutrales Bleiazetat umgewandelt wird. Das Produkt wird gemahlen, gesiebt und getrocknet.

Nach dem deutschen oder österreichischen Verfahren hängt man dünne rauhe Bleiplatten in (meist im oberen Stockwerk eines Gebäudes befindlichen) Bleiweißkammern auf Lattengestellen auf. Dann werden essigsaure Dämpfe und — durch Verbrennen von Koks erzeugte — Kohlensäure von unten eingeleitet, wobei sich gleichzeitig die Temperatur steigert. Die Kammer wird sodann abgedichtet und durch längere Zeit sich selbst überlassen; wenn die Kammer „reif“ ist, wird das gebildete Bleiweiß ausgeräumt, durch Schlämmen von anhaftenden Bleiresten befreit, getrocknet, feingemahlen und verpackt. Das Bleiweiß wird entweder in Pulverform oder mit Oel angerieben als Oelbleiweiß in den Handel gebracht.

Bei der wenig in Betracht kommenden französischen Methode wird Blei oder Bleiglätte in Essigsäure gelöst und Kohlensäure eingetrieben.

Bei der aus Gebrauch gekommenen englischen Methode wird ein Brei aus Bleiglätte und schwacher Bleiazetatlösung erzeugt und mit Kohlensäure behandelt.

Auch auf elektrolytischem Wege wurde Bleiweiß (Bleianoden

und Kathoden in einer Natriumchlorat-Natriumkarbonatlösung und Einleiten von Kohlensäure) erzeugt — doch kommt dieses Verfahren nicht mehr zur Anwendung.

Unter den übrigen Bleifarben spielt die Mennige (Pb_3O_4) eine große Rolle, welche durch Erhitzen von Bleioxyd im Flammofen (Kalzinierofen) unter Luftzutritt und Anrühren erzeugt wird. Bezüglich der Chrombleifarben siehe das Kapitel Chrom (chromsaures Blei, Chromgelb usw.).

Bleigefahr und Bleierkrankungen bei der Bleiweiß- und Bleifarbengewinnung

Etz, welcher (in Leymann, Die Bekämpfung der Bleigefahr 1908, S. 99) die Bleiweißerzeugung und deren gesundheitliche Gefahren ausführlich bespricht, teilt die Bleiweißfabrikarbeit (deutsches Verfahren) in drei Gefahrkategorien ein:

1. Zu den gefährlichsten Arbeiten zählt das Behängen der Kammer, die Filterpreßarbeit, das alte Trockenverfahren, das alte Pulverisierverfahren, das Packen mit der Hand;
2. minder gefährlich ist der Transport zur Schlämme und Schmelze, die Schlämm- und Mahlarbeit;
3. relativ am wenigsten gefährlich ist das Anfahren des Bleis und das Gießen, der Transport zur Kammer, das maschinelle Trocknen, maschinelle Pulverisieren, maschinelle Packen, die Oelmühlenarbeit.

Die Zahl der Bleierkrankungen in Bleiweißfabriken ist trotz der erlassenen Schutzvorschriften oft auch in gut eingerichteten Betrieben eine relativ große. Roth (Komp. d. Gewerbekrankh. 1909, S. 68) erwähnt, daß selbst in solchen Fabriken, speziell in den Abteilungen für Bleiweiß, mehr als ein Drittel sämtlicher Erkrankungen auf Bleileiden entfallen. Vor allem sind diejenigen Arbeiter, welche den Arbeitsort öfters wechseln, am meisten gefährdet. Dies ist mehrfach den Berichten der deutschen Aufsichtsbeamten zu entnehmen, welche die hohe Zahl der Bleierkrankungen in unmittelbaren Zusammenhang mit der großen Zahl ungelernter Arbeiter in einzelnen Betrieben bringen. Die Vorschriften hatten nur dort gute Erfolge, wo es sich um Fabriken mit einem festen Stamm von geschulten Arbeitern handelte.

Auch in England liegen die Verhältnisse gleich; so stellte Legge in englischen Bleiweißfabriken fest, daß die Zahl der Bleivergiftungen bei den dauernd Beschäftigten sich auf 6%, bei den nur vorübergehend Beschäftigten sich auf 39% belief (nach Roth, zit. oben).

Genauere Angaben über die Zahl und die Ursachen der in Bleiweißbetrieben vorkommenden Bleierkrankungen stammen vor allem aus deutschen und österreichischen Berichten. Sommerfeld bringt (in Bauers Gesundheitsgefährliche Industrien, Jena 1903) zur Darstellung, wie sich die in einer Bleiweißfabrik in der Dauer von acht Jahren vorgekommenen 137 Fälle von Bleikolik auf die einzelnen Betriebskategorien verteilen, es kamen auf

die Arbeiter in der Oxydierkammer	. . . .	82 Fälle
„ „ beim Pulverisieren und Verpacken	.	42 „
„ „ an der Naßmühle	. . . .	4 „
„ „ „ „ Schlemmtrommel	. . . .	3 „
die Faßbinder	. . . .	4 „
die Bleigießer und Heizer je	. . . .	1 Fall

Wächter (Die Gewerbliche Bleivergiftung, Karlsruhe 1908) führt mehrere statistische Angaben über das Vorkommen von Bleierkrankungen in deutschen Bleiweißfabriken an. Eine ältere Statistik über eine Düsseldorfer Bleiweißfabrik aus dem Jahre 1895 ergab unter 197 Arbeitern (davon nur 8 Stammarbeiter, das übrige Passanten) das Vorkommen von 45 Fällen Bleikolik (d. i. 22,8 %).

Ueber das Vorkommen von Bleivergiftungsfällen in den Bleiweißfabriken des Regierungsbezirkes Köln, welche zum Teil vorzügliche hygienische Einrichtungen aufweisen, geben folgende Tabellen Aufschluß:

Regierungsbezirk Köln 1901

Standort der Fabrik	Produkt	Arbeiter			Bleierkrankungen			Zahl der Fälle von Magen- und Darmkatarrh
		Stamm	Passanten	Durchschnitt	bei Stammarbeitern	bei Passanten	zusammen	
Köln	Bleiweiß	189	170	125	14	18	32	19
		25	31	28	4	14	18	10
		15	113	31	—	2	2	6
		16	157	20	—	9	9	3
		8	133	17	1	13	14	18
Bonn	Bleiweiß	10	4	12	1	3	4	1
		18	12	26	—	—	—	8
		3	14	—	1	20	21	—
Köln	Glätte und Mennige	75	65	52	17	18	35	15
		40	8	41	4	1	5	3
		7	89	20	—	3	3	8
		77	645	103	6	27	33	66

Regierungsbezirk Köln 1904

Standort der Fabrik	Produkt	Arbeiter			Bleierkrankungen			Zahl der Fälle von Magen- und Darmkatarrh
		Stamm	Passanten	Durchschnitt	bei Stammarbeitern	bei Passanten	zusammen	
Köln I	Bleiweiß	46	59	32	9	16	25	16
		173	95	127	13	17	30	22
		18	104	30	1	4	5	10
		17	96	18	1	5	6	5
Köln I	Glätte und Mennige	46	4	38	5	1	6	7
		76	62	49	3	4	7	15
		6	74	19	1	—	1	5
	Chromat	14	2	11	—	—	—	5
		43	72	33	—	—	—	7
Köln II	Bleiweiß (3)	107	332	91	6	34	40	30
	Glätte und Mennige (2)	102	332	76	9	19	28	38
Bonn	Bleiweiß	11	--	13	—	—	—	—
		40	113	29	2	3	5	11
		32	33	28	2	4	6	9

Eine neuerbaute Bleiweißfabrik in Düsseldorf, deren gute hygienische Einrichtungen ich gesehen habe, wies im Jahr 1905 bei 226 Arbeitern 8 Kolikfälle auf.

In drei Bleiweißfabriken des Bezirkes Hildesheim kamen zusammen unter 277 Arbeitern (davon 247 Passanten) 37 Bleierkrankungen (im Jahre 1904) vor (siehe Wächter, zit. oben). Im Jahre 1909 wiesen die Bleifarbenfabriken im Bezirke Köln nachfolgende Anzahl von Bleierkrankungen auf:

Fabrikprodukt	Zahl der Anlagen	Durchschnittliche Arbeiterzahl	Erkrankungen von	
			Bleikolik	Magen- und Darmkatarrh
Bleiweiß	8	228	26	60
Bleiweiß, Glätte und Mennige	1	30	8	8
Glätte und Mennige	5	236	34	59
Bleichromat	2	53	—	8

Ueber die Verhältnisse, Einrichtungen und das Vorkommen von Bleierkrankungen in österreichischen Bleiweißfabriken gibt der mehrerwähnte Bericht des k. k. Arbeitsstatistischen Amtes (II. Teil) ausführlich Aufschluß. Nachfolgende Tabellen geben die wichtigsten Resultate dieser Erhebungen wieder; im Bericht wird bemerkt, daß ein großer Teil der ausgewiesenen Erkrankungen an Magen- und Darmkatarrh auf Bleileiden zurückzuführen ist.

Krankheitsstatistik der Bleiweißfabrik in Klagenfurt*)

Jahr	Arbeiterzahl	Fälle von		
		Bleikolik	Magenkatarrh	Darmkatarrh
1895	38	5	6	2
1896	37	6	6	1
1897	40	8	11	3
1898	44	8	11	3
1899	48	10	17	1
1900	57	14	22	4
1901	55	7	17	2
1902	54	8	19	4
1903	54	11	8	6
Durchschnittlich	45	9	13	3

Krankheitsstatistik der Bleiweißfabrik in Wolfsberg

Jahr	Arbeiterzahl	Fälle von		
		Bleikolik	Magenkatarrh	Darmkatarrh
1894	46	6	5	?
1895	42	3	7	?
1896	44	6	9	?
1897	44	6	5	?
1898	46	16	7	—
1899	52	14	13	2
1900	53	19	17	1
1901	52	28	19	1
1902	50	15	13	3
1903	45	4	14	0
Durchschnittlich	47	12	11	1

*) Die meisten Bleierkrankungen betreffen Kammerarbeiter.

Krankheitsstatistik der Miniumfabrik Saag 1899—1903*)

Jahr	Arbeiterzahl	Fälle von Bleikolik	Fälle von Magenkatarrh	Fälle von Darmkatarrh
1899	41	2	7	?
1900	45	4	5	?
1901	46	—	—	?
1902	42	—	—	?
1903	38	1	2	?
Durchschnittlich	42	1	5	?

Krankheitsstatistik der Glätte- und Miniumfabrik Obere Fellach 1899—1903**)

Jahr	Arbeiterzahl	Fälle von Bleikolik	Fälle von Magenkatarrh	Fälle von Darmkatarrh
1899	30	4	9	5
1900	32	35	5	—
1901	28	16	4	—
1902	27	25	2	—
1903	23	13	1	—

Sehr ungünstig lagen die mir bis in die letzten Jahre bekannten Verhältnisse einer kleineren, erst seit 1901 betriebenen Bleiweißfabrik in der Nähe von Prag. In diesem Betriebe sind etwa 25—30 Arbeitspersonen tätig. Im Jahre 1902 kamen nach den Angaben des behandelnden Fabrikarztes 16 Fälle von Bleikolik, 4 Fälle von Darmkolik und 2 Fälle von Stuhlverstopfung vor. Im Jahre 1903 wurden 50 Fälle von Bleikolik, 12 Fälle von Darmkolik, 2 Fälle von Stuhlverstopfung festgestellt. In diesen beiden Jahren waren je eine Person dreimal und 5 resp. 2 Personen zweimal an Bleileiden erkrankt. In den darauffolgenden Jahren hat sich die Zahl der Bleierkrankungen in diesem Betriebe vermindert. In den Jahren 1906, 1907 und 1908 wurden unter den Arbeitern dieser Fabrik 35 bzw. 17 und 7 Fälle von Bleivergiftung ausgewiesen (vgl. Rambousek, Gewerbekrankheiten in Böhmen, Concordia 1910, Heft 6, und Amtsarzt 1910, Heft 7).

Bemerkenswert ist, daß auch bei der Erzeugung von Zinkweiß Bleivergiftungen wiederholt nachgewiesen wurden; so in Böhmen in den Jahren 1907 und 1908 (vgl. Rambousek, Gewerbekrankheiten in Böhmen, Concordia 1910, Nr. 6, und Amtsarzt 1910, Nr. 7).

Bleigefahr und Bleierkrankungen bei der Verwendung von Bleifarben, Lacken, Kitten u. ä. (Maler-, Lackierer-, Anstreichergewerbe, Färberei, Appretur u. ä.)

Die Verwendung bleihaltiger Farben führt insbesondere im Anstreicher-, Maler- und Lackierergewerbe, aber auch in sonstigen Industrien und Gewerben, in welchen derartige Verrichtungen vorkommen, relativ häufig zu Bleivergiftungen. Abgesehen von der

*) Diese Fabrik weist vorzügliche technisch-hygienische und Wohlfahrtseinrichtungen auf.

**) In dieser Fabrik gab es einen sehr großen Arbeiterwechsel.

mangelnden Kenntnis der Gefahr seitens der Arbeiter, der mangelhaften Reinlichkeitspflege sind es gewisse unzweckmäßige Arbeitsmethoden, welche die Vergiftungsgefahr steigern, so vor allem das Abbimsen und Trockenabreiben von Anstrichen, besonders Innenanstrichen, wobei sich große Mengen bleihaltigen Staubes entwickeln; ferner ist das Zerstoßen und Mahlen von in Stücken geliefertem Bleiweiß und das Anreiben bleihaltiger Farben mit der Hand sehr gefährlich.

Ueber die Häufigkeit des Vorkommens der Bleivergiftung unter den Malern, Anstreichern und Lackierern mögen nachfolgende deutschen und österreichischen Statistiken entnommene Angaben Aufschluß geben.

Im Jahre 1896 wurden bei der Krankenkasse der Maler und Anstreicher in Berlin unter 100 Erkrankungen 27,1 Bleivergiftungen — also mehr als ein Viertel der Gesamterkrankungen — ausgewiesen. Von den im Jahr 1902 in den Münchner Krankenhäusern behandelten 54 Erkrankungen an Bleivergiftung kamen 33 auf Maler und Lackierer.

Nach der Zentralkranken- und Sterbekasse der Maler und verwandter Berufsgenossen Deutschlands erkrankten (nach Roth)

1902 von 7245 Mitgliedern 169 an Bleivergiftung und
1903 „ 7365 „ 177 „ „

Bei den Ortskrankenkassen der Stadt Frankfurt a. M. kamen im Jahre 1903 auf je 100 Weißbinder, Maler und Lackierer 11,6 Fälle von Bleierkrankungen (zit. nach Roth, Komp. d. Gewerbekrankh. 1909, S. 73). Die Ortskrankenkasse der Maler in Berlin (siehe oben) hat durch eine längere Reihe von Jahren eine brauchbare Krankheitsstatistik geliefert und auch die Zahl der Bleivergiftungen unter ihren Mitgliedern festgestellt; wir entnehmen dem Geschäftsberichte dieser Krankenkasse für das Jahr 1909 nachfolgende Zusammenstellung über die in den letzten zehn Jahren vorgekommenen Fälle von Bleivergiftung:

Jahr	Mitgliederstand	Zahl der Bleivergiftungen	Auf 100 Mitglieder entfielen Bleivergiftungen
1900	3889	357	9,18
1901	3616	335	9,26
1902	3815	308	8,07
1903	4397	470	10,69
1904	5029	516	10,26
1905	5328	471	8,84
1906	5355	347	6,84
1907	5173	379	7,32
1908	4992	298	5,97
1909	4781	285	5,96
Durchschnittlich	4637	376,06	8,11

Danach wären die Bleivergiftungen unter den Malern Berlins erfreulicherweise im Abnehmen begriffen, und es kann dies als das Resultat der hier erlassenen Schutzbestimmungen angesehen werden. Die Kasse führt allerdings in ihren Berichten Klage darüber, daß nicht alle Bleierkrankungen in der Statistik als solche nachgewiesen werden und glaubte die unter Rheumatismus, Magen-, Darmkatarrh, Darmkolik, Bleikolik, Nervenleiden, Herz- und Nierenleiden registrierten Erkrankungen sämtlich als mit Blei im Zusammenhang stehende Erkrankungen zusammenfassen zu sollen; die so „korrigierten“ Ziffern würden zum Beispiel für die Jahre 1904 und 1905: 1451 und 1195 derartiger Erkrankungen ergeben, was wohl viel zu hoch gegriffen wäre (vgl. Wächter, Die gewerbliche Bleivergiftung 1908, S. 45).

Ueber die bezüglichen Verhältnisse in Oesterreich gab die mehrerwähnte Veröffentlichung des k. k. Arbeitsstatistischen Amtes (Bleivergiftungen, V. und VI. Teil, Verlag Hölder, Wien) eingehend Aufschluß. Ueber die Zahl der Bleierkrankungen unter den Wiener Malern und Anstreichern informiert nachfolgende Tabelle:

Bleierkrankungen bei den Mitgliedern der gemeinsamen Genossenschaftskrankenkasse der Anstreicher, Lackierer und Maler in Wien
(nach den Ausweisen dieser Kasse)
(a = Anstreicher, b = Lackierer, c = Maler)

Jahr	Mitgliederzahl Jahresmittel			Bleivergiftungen absolute Zahl			Bleivergiftungen Erkr. Prozent		
	a	b	c	a	b	c	a	b	c
1896	968		490	89		1	9,2		0,2
1897	1122		552	125		8	11,2		1,4
1898	1261		573	137		4	10,2		0,7
1899	1292		594	156		7	12,1		1,2
1900	1251		514	145		6	11,6		1,2
1901	1593	250	1010	111	11	8	7,0	4,4	0,5
1902	1701	267	1020	111	9	5	6,5	3,4	0,5
1903	1872	263	1639	149	4	10	8,0	1,5	0,6
1904	2073	258	1228	184	6	7	8,5	2,3	0,6
1905	2200	295	1217	175	8	15	8,0	2,7	1,2
Durchschnittlich für 1896—1900 . .	1179		545	130		5	11,0		0,9
für 1901—1905 . .	1888	267	1223	146	8	9	7,7	3,0	0,7

Weitere in dem genannten Werke angeführte Tabellen und Kurven belehren über die Verteilung der Arbeiterzahl und der Bleivergiftungsfälle nach den einzelnen Monaten. Die Zahl der in Maler-, Anstreicher usw. Berufen Beschäftigten hat in den Monaten August und September ihren Gipfelpunkt. Die Zahl der Bleivergiftungen steigt hier in den Monaten Oktober, November am höchsten an. In anderen Tabellen und Diagrammen wird das Verhältnis der Krankenbewegung zur Arbeitslosigkeit, das Verhältnis der eingezahlten Kassenbeiträge zum ausgezahlten Krankengeld usw. dargestellt.

Als Betriebsarten, bei welchen Maler-, Anstreicher- oder Lackiererarbeiten vorkommen, wodurch die Gefahr der Bleivergiftung gegeben ist, sind vornehmlich zu nennen: Eisenkonstruktions- und Maschinenfabriken (Verwendung von Minium in größeren Mengen und auch Bleiweiß), Blechwaren- und Eisenmöbelfabriken (verwenden Minium, Bleiweiß, Chromgrün, Chromgelb, Zinkweiß), Wagenfabriken (Bleiweiß, Minium, Chrombleifarben), Eisenbahnwerkstätten und Waggonfabriken (Bleiweiß-, Minium, Chromfarben), Fabriken auf landwirtschaftliche Maschinen (Bleiweiß, Zinkweiß, Lithopone, Minium, Neurot, wenig Chrombleifarben), Holzmöbelfabriken

(Bleiweiß, Chrombleifarben), Schiffsbauanstalten (viel Minium und auch Bleiweiß).

Bei den Erhebungen des österreichischen Arbeitsstatistischen Amtes wurden in Eisenkonstruktionswerkstätten und Maschinenfabriken von 18 untersuchten Anreibern und Anstreichern 7 mit Bleisaum behaftet gefunden; außerdem wurden in allen angeführten Betrieben Personen vorgefunden, die bereits Bleivergiftungen durchgemacht hatten. Speziell in einem Grazer Unternehmen waren in den letzten Jahren 1—2 Bleivergiftungsfälle zu verzeichnen. In der Blechwaren- und Eisenmöbelfabrikation zeigten von 9 untersuchten Lackierern 4 Bleisaum; in einer Wiener Eisenmöbelfabrik war ein Mann bleikrank, auch waren alljährlich Bleierkrankungen vorgekommen. In Wagenfabriken fanden sich wenig Anhaltspunkte für das Vorkommen von Bleivergiftungen (eine Wiener Fabrik wies 1904 einen Fall auf). — In Waggon- usw. Fabriken war unter 76 gefährdeten Arbeitern nur ein Grundierer bleikrank gewesen. Auch in Schiffsbauanstalten sind Bleivergiftungen offenbar selten. Nur im Jahre 1905 wurden seitens der Triester Schiffsbauanstalt 3 Bleivergiftungen ausgewiesen.

Auch die sonstige Verwendung von Bleifarben, Bleiweiß, Bleizucker, Bleichromat gibt des öfteren zu Bleivergiftungen Veranlassung. Häufiger werden bleihaltige Präparate und Farben in der Textilindustrie, und zwar in der Appretur, Druckerei und Färberei verwendet. In der Appretur dienen Bleipräparate (Bleiweiß) zum Beschweren von Gespinsten und Geweben (Zwirn, Spitzen, Seide); ferner werden in der Druckerei und Färberei bleihaltige Beizen und Farben verwendet.

Ueber Bleivergiftungen in der Seidenfärberei, welche sich in Wien ereigneten, berichtet Schneck (XVI. Int. Kongr. f. Hyg. u. Dem. Berlin 1907, Bd. 4, S. 366), ferner auch Teleky (ibidem, Bd. 2, S. 769); letzterer bespricht das Vorkommen von Bleivergiftungen in einer Seidenfärberei, in der schwarze Seide mit Bleizucker beschwert wurde. Infolgedessen erkrankte auch eine Anzahl von Fransenknüpferinnen, welche diese Ware daheim verarbeiteten, an Bleivergiftung.

Die Berichte englischer Gewerbeinspektoren melden über Bleivergiftungen in einer Fabrik, die mit Chromat gefärbte Garnsträhne verarbeitete (vgl. Neisser, Uebers. über Gew.-Hyg., Nr. 1, S. 41). Aehnliche Vergiftungsfälle wurden schon von Leopold (Vierteljahrsschr. f. ger. Med. 1877) und Clayton (British med. journ. 1906) beobachtet.

Bleichromate und Bleiweiß dienen auch zum Färben von Wachstuch, künstlichen Blumen, Papieren, Gummiwaren, Bleistiften, Federhaltern, Stöcken, Siegellack, Kerzen, Zündschnüren, Briefmarken.

Ueber gewerbliche Bleivergiftungsfälle, welche durch die genannten verschiedenartigen mit Bleifarben gefärbten Gegenstände bewirkt wurden, berichteten Charcot (C. r. soc. biol. 1896, vgl. Erben, Vergiftungen 1909, Bd. 1, S. 392), Lehmann (Arch. f. Hyg. 1893, Bd. 16, S. 315), Flaczynski (Hyg. Rundsch. 1904, Bd. 14, S. 761), Schuler (Korr. f. Schweiz. Aerzte 1892, S. 68) u. v. a.

Bleiweiß wird ferner zum Bestauben von weißen Filzhüten, Einstauben von Handschuhen u. a. verwendet und kann hierbei zu gewerblichen Bleivergiftungen Anlaß geben.

Beim Schwarzfärben von Haar, Pelzware, Roßhaar, Horn werden gleichfalls Bleiverbindungen (Bleizucker) verwendet, welche mit den in diesen Substanzen enthaltenen Schwefelverbindungen schwarze Färbungen ergeben; auch bei dieser Beschäftigung ereigneten sich Bleivergiftungen.

Verwendung von Blei und die Bleigefahr in der chemischen Industrie

Des Vorkommens von Bleivergiftungen bei einzelnen Produktionsarten der chemischen Industrie wurde bereits in den Kapiteln über chemische Industrie gedacht.

Ein gehäuftes Vorkommen von Bleivergiftungen in chemischen Industriebetrieben ist mitunter dort zu verzeichnen, wo große aus Blei bestehende Apparaturen (Kaminern, Leitungen, Gefäße u. a.) verwendet werden. Die Bleierkrankungen betreffen vornehmlich die mit der Montage solcher Apparaturen beschäftigten Arbeiter, namentlich Bleikammermonteure (siehe Schwefelsäurefabrikation).

Abgesehen von der in den vorhergehenden Kapiteln eingehender geschilderten Bleigefahr in den Bleifarbenfabriken und der später zu erwähnenden keramischen Industrie kommen Bleivergiftungen in „chemischen Fabriken“ im engeren Sinne des Wortes mitunter bei der Nitritfabrikation vor. Zur Herstellung von Nitrit (Natriumnitrit) wird Natronsalpeter (Natriumnitrat) in eisernen Kesseln unter Umrühren geschmolzen und metallisches Blei portionenweise zugesetzt. Hierdurch wird das Nitrat reduziert, wodurch das Blei zu Bleioxyd wird. Die Schmelze wird heiß in Wasser gegossen, worin sich das Nitrit löst und das Bleioxyd setzt. Letzteres wird zur Fabrikation von Glätte und Mennige weiterbenutzt. Etz (in Leymann, Die Bekämpfung der Bleigefahr 1908, S. 155) hält die Nitritfabrikation für fast gefahrlos, vorausgesetzt, daß die nötigen hygienischen Maßnahmen (vor allem Reinlichkeit und Reinhaltung des Fußbodens) eingehalten werden. Für die relativ gefährlichste Manipulation hält Etz das Auswaschen des Oxyds. Eine von diesem Autor angeführte Krankenstatistik einer größeren Fabrik zeigt nachfolgende Verhältnisse unter den Nitritarbeitern:

Jahr	Stammarbeiter	Passanten	Blei-erkrankungen	Fälle von Magen- und Darmkatarrh
1900	15	41	1	—
1901	20	65	2	4
1902	24	64	3	8
1903	27	58	4	3
1904	26	29	—	8
1905	29	23	—	--

In dieser Fabrik wurden im Jahre 1903 hygienische Verbesserungen (Eisenplattenfußboden) hergestellt.

Wächter (Die gew. Bleiverg. 1908, S. 40 und 41) stellt die Krankheitsstatistik von mehreren Nitritfabriken des Regierungsbezirkes Köln für die Jahre 1901 und 1904 auf; im Jahre 1901 sind in diesen Betrieben (mit etwa 75 Stammarbeitern und 40—80 Passanten) 4 Bleierkrankungen, im Jahre 1904 gar keine Bleierkrankungen vorgekommen.

Ergänzt wird diese Statistik durch die Angaben Abelsdorffs (Concordia 1910, S. 362), nach welchen in den 4 Nitritfabriken des genannten Regierungsbezirkes bei einer durchschnittlichen Arbeiterzahl von 62 Mann im Jahre 1909 überhaupt keine Bleikolikerkrankungen und nur 3 Fälle von Magen- und Darmkatarrh vorgekommen sind.

Mir sind durch die über Gewerbekrankheiten in Böhmen gepflogenen Erhebungen in den Jahren 1906 und 1907 mehrere Bleierkrankungen bei Nitritarbeitern einer chemischen Industrie bekannt geworden; im Jahre 1907 kamen drei derartige Fälle vor (Rambousek, Concordia 1910, Nr. 6, und Amtsarzt 1910, Nr. 7).

Die Bleigefahr ist ferner bei der Erzeugung von Bleisalzen wie Bleizucker (kristallisiertes essigsaures Blei $Pb[CH_2COOH]_2$) gegeben. Man stellt Bleizucker durch Lösen von Bleioxyd in starker Essigsäure dar. Die Lösung wird geklärt, filtriert und einem Kristallisationsprozeß unterworfen. Die Mutterlauge wird von den Kristallen getrennt. Die Kristalle werden zentrifugiert und getrocknet; die Mutterlauge wird eingedampft. — Die gefährlichsten Arbeiten sind das Filtrieren, das Trocknen der Kristalle und das Verpacken der getrockneten Kristalle (Etz, zit. oben).

Bleigefahr und Bleierkrankungen in der Akkumulatoren-Fabrikation

Die Fabrikation der Akkumulatoren beginnt mit dem Gießen von Bleiplatten und Bleigittern, welche dann poliert und beschabt werden. Dann folgt das „Pastieren" der negativen Platten, d. i. das Einschmieren derselben mit Bleiglätte (seltener Bleiweiß und Mennige), die positiven Platten werden „formiert", indem durch elektrochemische Behandlung auf ihnen eine „aktive Schichte" hergestellt wird. Die zur Aufnahme der Platten dienenden Holzkasten werden mit Blei ausgelegt, die Nähte verlötet; darauf wird der Akkumulator montiert und im Laderaum geladen oder auseinandergenommen verpackt (Etz).

Als die gefährlichsten Arbeiten gelten: das Gießen, Verputzen und Schmieren, insbesondere wenn diese Verrichtungen mit der Hand bewerkstelligt werden.

Etz (in Leymanns Bekämpfung der Bleigefahr 1908, S. 155) gibt die Krankenstatistik einer großen deutschen Akkumulatorenfabrik in den Jahren 1897—1904 wieder:

Jahr	1897	1898	1899	1900	1901	1902	1903	1904
Gesamtarbeiter	664	848	967	971	915	926	1040	1470
Mit Blei beschäftigte Arbeiter	189	237	271	298	237	216	263	374
Bleierkrankungen	40	18	8	6	3	5	5	7
Auf 100 Gesamtarbeiter kamen Bleierkrankungen	6,02	2,12	0,83	0,61	0,32	0,54	0,48	0,47
Auf 100 Bleiarbeiter kamen Bleierkrankungen	21,11	7,83	2,95	2,01	1,26	2,31	1,74	1,87

Die Besserung der Verhältnisse seit dem Jahre 1889 ist durch Etz' Ansicht auf die in diesem Jahre erlassene Bundesratsverordnung für Akkumulatorenfabriken zurückzuführen. Wächter (Die gew. Bleiverg. 1908, S. 40 und 41) gibt an, daß in den Akkumulatorenfabriken des Regierungsbezirkes Köln in den Jahren 1901 und 1904 bei einer durchschnittlichen Arbeiterzahl von 118 bzw. 200 Mann 1 bzw. 6 Bleierkrankungen vorgekommen seien.

Abelsdorff (Concordia 1910, S. 362) ergänzt diese Angaben durch die weitere Statistik über die Jahre 1908 und 1909 (nach den Berichten der Gewerbeinspektoren); in diesen Jahren waren in den Akkumulatorenfabriken des Regierungsbezirkes Köln durchschnittlich 453 bzw. 308 Arbeiter beschäftigt, bei denen 41 bzw. 15 Erkrankungen an Bleikolik und 49 bzw. 30 Erkrankungen an Magen- und Darmkatarrhen vorkamen.

Weitere statistische Angaben über Bleivergiftungen in den Akkumulatorenwerken Deutschlands macht Dörnberger (in Weyl, Arbeiterkrankheiten 1908, S. 273), ferner Wagener (D. Vierteljahrsschr. f. öff. Ges.-Pfl. 1902, Bd. 34, Heft 1); nach diesen Berichten erkrankten im Jahre 1897 in einer Fabrik mit 664 Arbeitern, von denen sich 189 mit Bleiarbeiten beschäftigten, 40 an Kolik; 1893 erkrankten in einer Akkumulatorenfabrik Schwabens in 7 Monaten 10 Arbeiter (Jahresbericht d. bayr. Fabrikinspektion). Im Jahre 1903 (nach dem Erlaß der Bundesratsbekanntmachung) wurden hingegen aus 18 Akkumulatorenfabriken Preußens im ganzen nur 12 Krankheitsfälle gemeldet (nach Gesundheitswesen des preußischen Staates 1894—1904); im Jahre 1904 gab es in den beiden größten Akkumulatorenwerken des Regierungsbezirkes Potsdam mit zusammen 142 Arbeitern 15, in einer Fabrik des Regierungsbezirkes Adelsberg mit ca. 100 Arbeitern 8 Bleivergiftungen (Dörnberger).

Nach den Berichten der englischen Gewerbeinspektoren sind in England in Akkumulatorenfabriken in den Jahren 1900—1909 im ganzen 285 Bleierkrankungen vorgekommen, so daß durchschnittlich 30 solcher Erkrankungen auf das Jahr entfallen (Legge, Berichte des II. Int. Kongresses für Gew.-Krankh. in Brüssel 1910). Weitere Angaben über Bleivergiftungen finden sich in einem Aufsatz Kaups (Concordia 1908, S. 173), ferner Chyzer (Zeitschr. f. Gew.-Hyg., Nr. 20, S. 476), welcher auch das Vorkommen von Schwefelkohlenstoffvergiftungen, bei mit dem Montieren von Akkumulatoren beschäftigten Arbeitern beschreibt (siehe Schwefelkohlenstoff).

Bleigefahr und Bleivergiftungen in der keramischen Industrie

Die Bleigefahr besteht in mehreren Zweigen der keramischen Industrie. Am häufigsten kommen Bleivergiftungen bei der Gewinnung glasierter Tonwaren (Glasurerzeugung, Erzeugung von Töpferware und Ofenware) vor, auch ereignen sich Bleivergiftungen in der Porzellan- und Glasindustrie.

In den letzten Jahren hat sich eine reiche Literatur über die Bleigefahr und das Vorkommen der Bleivergiftungen in der keramischen Industrie angesammelt, so daß es hier nicht möglich ist, alle Angaben erschöpfend zu behandeln. Wir müssen uns daher auf die wichtigsten umfassenderen Arbeiten beschränken. Eine übersichtliche und an interessanten Details reiche Darstellung der Bleigefahr in der keramischen Industrie verdanken wir Kaup („Bleivergiftungen in der keramischen Industrie", Bericht an die Intern. Vereinigung für gesetzl. Arbeiterschutz 1908). Wir wollen zunächst diesen Ausführungen folgen. (Die technischen Angaben sind Kerls Handbuch der gesamten Tonwarenindustrie entnommen.)

Das Vorkommen der Bleivergiftung in der keramischen Industrie ist vor allem auf die Verwendung von Blei bei der Herstellung der Glasur (Emaille), auf die Arbeit mit bleihaltiger Glasur und auf die Verwendung von bleihaltigen Schmelzfarben zurückzuführen. Man unterscheidet bleifreie, schwer schmelzbare Glasuren (aus kieselsaurem Alkali, kieselsaurem Kalk, Tonerde u. a. bestehend) und bleihaltige Glasuren, die den Vorzug der leichten Schmelzbarkeit haben. Als bleihaltige Rohmaterialien kommen bei der Glasurherstellung Bleiglanz, Bleiglätte (für gewöhnliches Geschirr) und Mennige und Bleiweiß (für feineres Geschirr) in Betracht. Nach den übrigen Zusätzen unterscheidet man eine blei- und kieselhaltige Glasur für Töpferwaren, eine Blei- und Borsäure enthaltende Glasur für Steingut und eine Blei- und Zinkoxyd enthaltende Glasur für gewöhnliche Fayence und Steingut. Seeger, der berühmte Fachmann in der Keramik, rühmt die Vorzüge der Bleiglasur und die Verwendung des Bleis in der Keramik, welches hier wohl unentbehrlich ist, und nennt die Giftigkeit des Bleis dessen einzigen Fehler.

Die Schmelzbarkeit oder Sinterungsfähigkeit der verwendeten Ton- oder sonstigen Masse muß der Glasur und deren Zusammensetzung angepaßt sein. Je größer der Kieselsäuregehalt der Glasur ist, desto strengflüssiger, je mehr die Flußmittel überwiegen, desto leichter schmelzbar wird sie. Die wichtigsten Flußmittel sind (nach dem Schmelzpunkt aufsteigend geordnet): Bleioxyd, Baryt, Kali, Natron, Zinkoxyd, Kalk, Magnesia, Tonerde. Außer der durch Schmelzen über die ganze Oberfläche gleichmäßig verteilten Glasur werden zum Färben der Oberfläche meist auf einer ungebrannten Masse matte Glasuren durch Angüsse (Engoben) hergestellt, deren Gehalt an Flußmitteln geringer ist.

Die Glasur wird in der Art zubereitet, daß die Glasurbestandteile zunächst trocken gemischt, mit Wasser sodann in einer Glasurmühle auf das feinste vermahlen und nun entweder in kleinen Schamotte- oder in Flammöfen eingeschmolzen, gefrittet oder ungefrittet direkt aufgetragen werden. Durch den Frittprozeß entstehen bei den bleihaltigen Glasuren aus den darin enthaltenen löslichen Bleiverbindungen schwerer lösliche Bleikieselverbindungen (Bleisilikate und Doppelsilikate).

Das Auftragen der Glasur wird in verschiedener Weise vorgenommen, und zwar durch Eintauchen, Beguß, Bestäuben, Aufblasen und Verflüchtigung. Getaucht werden lufttrockene verglühte Gegenstände. Das Angießen mit Glasur geschieht bei gewöhnlichem Töpfergeschirr, Dachziegeln u. a.; bestäubt (mit trockener, feingemahlener Glasur, Bleiglanz, Glätte) wird gleichfalls gewöhnliche Töpferware. Das Aufblasen (durch Blasrohre) oder Verstäuben (Auftragen durch Sprühregen und Verflüchtigen) wird bei Porzellan (letzterer Prozeß vornehmlich in England) angewendet. Bei diesen Prozeduren können Maschinen in Anwendung kommen.

Ziegelerzeugnisse werden nur selten glasiert, wozu Glasuren

aus Feldspat, Kalkspat, Kaolin und Quarz genommen werden, denen Bleioxyd oft in sehr großen Mengen zugesetzt wird. Bleivergiftungen kommen in Ziegeleien in Anbetracht der seltenen Verwendung von glasierten Ziegeln nicht häufig vor, oft aber in großer Zahl dort, wo bleihaltige Glasur verwendet wird. Kaup führt mehrere derartige Fälle aus den Berichten der Gewerbeinspektoren an; so wurden im Jahre 1903 in drei Dachziegeleien des Gladbacher Bezirkes bei der Untersuchung durch den Kreisarzt fast alle Arbeiter bleikrank gefunden. Weitere Berichte über Bleivergiftungen in Ziegeleien stammen aus dem Regierungsbezirk Liegnitz (1907), Niederbayern (1903), Baden (1904).

Anhaltspunkte über die Bleigefahr und das Vorkommen von Bleivergiftungen in Ziegeleien in den Niederlanden finden sich ferner bei De Vooys (Bleiv. in d. niederl. keram. Ind.; Schriften der nederland. Vereeniging voor wettelijke bescherming van arbeiders, 1908).

Töpferware (Töpfergeschirr) wird aus durchlässigem, nicht durchscheinendem Tone mit erdigem Bruch hergestellt — nur ein Teil dieser Erzeugnisse, die Steingutware, besteht aus weißbrennenden Rohstoffen. Die Töpferware erhält meistens eine farblose, mitunter auch eine farbige durchsichtige oder auch undurchsichtige Glasur. Die gewöhnlichsten Töpfergeschirre werden aus eisenoxydhaltigem, kalkfreiem Braunkohlenton bereitet und erhalten eine bleihaltige Glasur. Dem Tonklumpen wird auf der Töpferscheibe (Drehscheibe) die Form gegeben. Das Brennen geschieht meist in einem Feuer, nur bei feinerer Ware in zwei Bränden. Das Mahlen der Glasur geschieht oft noch sehr primitiv in Mörsern. Die Glasur besteht gewöhnlich aus Bleioxyd und Sand nebst oft wieder bleihaltigen Zusätzen, so zum Beispiel bei ganz einfacher Ware aus gleichen Teilen von Bleiglätte, Lehm und Kies. Mitunter wird statt Bleiglätte Schwefelblei (Galenit) verwendet, bei feinem Geschirr Mennige, ferner auch „Bleiasche" (vgl. später).

Das Vermahlen der Glasuren in offenen Mühlen oder gar in Mörsern bedingt natürlich eine große Bleigefahr, der beim Vermahlen in Kugelmühlen gänzlich oder zum Teil gesteuert ist. Die Glasurmasse wird sodann mit Wasser verdünnt, in breiigem Zustande durch Uebergießen oder Eintauchen aufgetragen; hierbei werden die Hände und Kleider der Arbeiter, ferner der Fußboden der Werkstätte oft arg beschmutzt, wodurch eine bedeutende Bleigefahr bedingt wird. Das noch gefährlichere Aufstäuben der Bleiglasur kommt nur selten zur Anwendung. Ausnahmsweise werden mechanische Glasiervorrichtungen benutzt. Das Einsetzen des glasierten Geschirrs in den Ofen erfolgt ohne Kapseln. Mitunter wird das Geschirr vor dem Glasieren engobiert, d. h. mit rot- oder weißbrennendem Ton unter Zusatz von Metalloxyden begossen (siehe oben).

Bei feinerem Kochgeschirr, welches zweimal gebrannt wird (siehe oben) wird meist eine bleihaltige Frittenglasur verwendet, welche schwerer schmelzbar ist. Es müssen dann auch bessere Steingutöfen in Anwendung kommen. Auch farbige Glasuren enthalten außer dem färbenden Metalloxyd auf 100 Teile 30—40 Teile Bleiglätte oder Mennige. Die Glasur wird dann im zweiten Feuer und meist in Kapseln eingebrannt.

Wie Kaup anführt, finden sich in den Berichten der Gewerbeinspektoren nur vereinzelte Angaben über das Vorkommen von Bleivergiftungen in Töpferbetrieben. Genaueren Einblick in die Verhältnisse in kleineren Betrieben gewähren nur die bayrischen Berichte. In Oberbayern wurden 93 Hafnereien mit insgesamt 157 Arbeitern revidiert, in denen durchweg mit bleihaltigen Glasuren gearbeitet wurde. Es wurden in 11 Betrieben in den letzten vier Jahren 11 Erkrankungen festgestellt. Im übrigen herrschen die durch den Betrieb der Töpferei (Hafnerei) als Hausindustrie gegebenen ungünstigen Verhältnisse (Vereinigung von Wohn-, Koch- und Arbeitsraum in einer Stube usw.).

Ueber die einschlägigen Verhältnisse in Oesterreich berichtet Teleky ausführlich (Arbeiterschutz 1908, Nr. 19 und Nr. 20, Ein Beitrag zur Hygiene der Erzeugung ordinärer Töpferware usw. in Oesterreich); er veröffentlicht auch das Resultat einer Umfrage nach Bleivergiftungen in diesen Betrieben, durch welche eine ziemliche Anzahl von zum Teil allerdings fraglichen Bleivergiftungsfällen bekannt wurde. Doch hält Teleky diese Zahlen für viel zu niedrig. Er macht auf die von ihm veröffentlichte Statistik der Hafnerkrankenkasse in Wien aufmerksam, welche in den Jahren 1902—1906 allein 36 Fälle von Bleivergiftung (meist Brennhausarbeiter) ausgewiesen hat.

In Böhmen ist die Bleivergiftung bei Töpfern, besonders in manchen Bezirken, wo die „Hafnerei" als Hausindustrie heimisch ist, früher sehr häufig gewesen. Die Verhältnisse haben sich gebessert. Dennoch konnten bei den in den letzten Jahren vorgenommenen Erhebungen über Gewerbekrankheiten stets einige Bleivergiftungen (etwa 5—10, die Zahlen sind nicht ganz genau) bei Töpfern nachgewiesen werden. Ueberdies kam in Tonwarenfabriken und Ofenfabriken (siehe später) regelmäßig ein gehäuftes Auftreten von Bleierkrankungen vor (Rambousek, Concordia 1910, Nr. 6, und Amtsarzt 1910, Nr. 7).

Die einschlägigen Verhältnisse in Ungarn schildert Chyzer (Berichte der ungarischen Sektion der intern. Ges. f. Arbeiterschutz 1908, Nr. 1, in ungarischer und französischer Sprache: Les intoxications par le plomb se présentant dans la céramique en Hongrie). In Ungarn gibt es ungefähr 4000 Töpfer, wovon etwa 500 Glasurarbeiter sind, die fast ausschließlich Bleiglasur oder bleihaltige Glasur verwenden. Die chronische Bleivergiftung ist unter den Töpfern Ungarns, welche die Töpferei zumeist als Heimarbeit betreiben, außerordentlich verbreitet. Mitunter erkranken alle Familienmitglieder des Töpfers; Untersuchungen ergaben, daß der Staub in Wohnungen und Betriebsräumen der Töpfer 0,5—8,7 % Blei enthält. Namhafte Bleimengen wurden in den Kleidern der Töpfer, deren Frauen und Kinder gefunden.

Angaben über die einschlägigen Verhältnisse in den Niederlanden finden sich bei De Vooys (1908, zit. bei Ziegelgewinnung).

Ueber das Vorkommen der Bleivergiftung bei Töpfern in England hat Oliver Untersuchungen angestellt, von welchen in seinem Buch (Diseases of occupation 1908, S. 157 und 307—310) die Rede ist.

Ueber die Zahl der Bleivergiftungen in der englischen keramischen Industrie hat Legge auf dem II. Internationalen Kongreß für Gewerbekrankheiten in Brüssel (September 1910) berichtet. Im ganzen kamen in den keramischen Betrieben Englands in den 10 Jahren

1900—1909. 1065 Bleivergiftungen mit 57 Todesfällen vor, also ungefähr 100 Fälle jährlich, wovon wohl ein großer Teil auf Töpfer entfallen dürfte.

Ofenkachelherstellung. Die Ofenkachelherstellung bzw. das Auftragen der Glasur auf die Kacheln erfolgt auf verschiedene Art. Die beiden wichtigsten Produktionsarten sind die Herstellung von Schmelzkacheln und Begußkacheln. Bei der Erzeugung von sog. Schmelzkacheln wird eine Bleizinnlegierung, ein sog. Aescher, dadurch hergestellt, daß man 100 Teile Blei und etwa 30—36 Teile Zinn in Schamottepfannen, Flammöfen oder besser Muffeln zusammenschmilzt und durch Umkrücken bei Rotglut völlig oxydiert; der erkaltete Aescher wird zur Herstellung der Glasur sodann mit etwa der gleichen Menge Sand und etwas Kochsalz vermengt und im Frittofen eingeschmolzen. Der erkaltete Glasurkuchen wird vorgebrochen, vermahlen und mit Wasser angerührt und auf die vorgebrannten Kacheln aufgetragen. Die Bleigefahr ist hier eine recht große. Insbesondere kann beim Aescherprozeß eine Luftverunreinigung durch Bleistaub in größerer Menge vorkommen. Rasch (Ueber Bleiverg. d. Arb. in Kachelofenfabriken; Arb. a. d. Kais. Ges.-Amte) hat festgestellt, daß selbst in gut eingerichteten Aescherräumen deutlich nachweisbare Bleimengen in der Luft enthalten waren; in hygienisch ungünstigen Räumen fand er bedeutende Bleimengen in der Luft und berechnete, daß bei 12stündiger Arbeitszeit in der Atmungsluft bis zu 0,6 g Bleioxyd enthalten waren, und daß nach dieser Arbeitsdauer 3—8 g Bleioxyd sich auf den Arbeitskleidern abgelagert hatten. Kaup (zit. oben), dessen Ausführungen wir hier folgen, hält dafür, daß derartig gefährliche Verhältnisse nur bei ungenügenden Apparaten zustande kommen können.

Die sog. Begußkacheln werden in Meißen, auch Schlesien, Bayern und Oesterreich hergestellt, indem dieselben zunächst mit einer aus Ton, Kaolin (Feldspat) bestehenden Masse begossen werden. Die bei dieser Ware verwendete gewöhnliche Töpferglasur ist sehr bleireich (50—60 Teile Mennige oder Glätte). Meist werden diese Glasurversätze direkt auf die rohen Kacheln aufgetragen (eventuell mit Farbkörpern versetzt), um in einem Brand fertiggebrannt zu werden. Die Glasur ist hier ungefrittet, während sie bei sog. altdeutschen Kacheln gefrittet wird, jedoch 65—69 Teile Mennige enthält. Berichte über das Vorkommen von Bleivergiftungen in Ofenkachelfabriken Deutschlands liegen — nach Kaup — hauptsächlich aus den beiden Ofenkachelfabrikzentren Velten und Meißen vor. Die Zahl der Bleivergiftungen betrug in Velten bei einem Arbeiterstand von 1748—2500 Mann im Jahre 1901 4, 1902 8, 1903 4, 1904 4 und 1905 14. Die Betroffenen waren meist Schmelzofenarbeiter. Aus den Meißen betreffenden Berichten erfährt man lediglich, daß im Jahre 1906 in den drei größten Ofenfabriken 13 Bleierkrankungen vorgekommen sind. Auch aus Ofenfabriken in den Bezirken Breslau, Düsseldorf, in der Oberpfalz, im Bezirk Wurzen, ferner in Anhalt, Lippe, bei Dresden wird über in den Jahren 1902—1904 vorgekommene Bleivergiftungsfälle (etwa je 2—5 Fälle) berichtet. Bei den mehrerwähnten in Böhmen eingeleiteten Erhebungen wurden im Jahre 1906 in einer Ofen- und Tonwarenfabrik 14 Bleivergiftungsfälle, darunter ein Todesfall, und in einer anderen Ofenfabrik 5 Bleierkrankungsfälle festgestellt; im Jahre 1907 wurden 14 Fälle und im Jahre 1908 12 Fälle von Bleivergiftung bei Ofen- und Tonwarenfabrikarbeitern und 8 Fälle bei Majolikaarbeitern ausgewiesen (Rambousek, zit. oben).

Ueber die einschlägigen Verhältnisse in Oesterreich überhaupt, in Ungarn, den Niederlanden, England usw. siehe die Literaturquellen bei „Töpferware", welche sich zum Teil auch auf Ofenfabriken beziehen.

Steingut und Porzellanwaren. Steingut (Ton-, Kalkstein-, Feldspat-Hartsteingut) wird meist mit einer durchsichtigen, bleihaltigen Glasur versehen. Die gebräuchlichsten Steingutglasuren sind Bleialkali-Tonerdesilikate; sie enthalten meist — um die Schmelztemperatur zu erniedrigen — Borsäure; das Blei wird fast stets als Mennige oder Bleiweiß zugesetzt. Der wasserlösliche Anteil der Glasur wird gefrittet und bildet dann, mit dem wasserunlöslichen Anteil (dem „Versatz") versetzt, die vollständige Glasur. Nach Kaup hat die Fritte zum Beispiel einen Mennigegehalt von 16—18 %. Der Versatz enthielt 8—26 Teile Bleiweiß; die Glasur enthielt etwa 13—28 Teile Bleioxyd. Das Glasieren des Steinguts erfolgt durch Eintauchen in den Glasurbrei. Mitunter werden Maschinen zum Aufblasen der Glasur (Aerographen) verwendet. Das Glasurputzen mit der Hand (Ebnen und Egalisieren der Glasur mit Bürsten, Messern, durch Abschaben usw.) ist — wenn es nicht mittelst Glasurputzmaschinen mit Staubabsaugung geschieht — naturgemäß wegen der großen Staubentwicklung sehr giftgefährlich. Die Färbung des Steinguts erfolgt entweder durch die Färbung der Masse selbst durch färbende Metalloxyde oder durch Engobieren (Begüsse, siehe oben) oder durch direktes Auftragen von Farben, welche in Scharffeuer- und Muffelfeuerfarben bzw. je nachdem sie ober oder unter der Glasur aufgetragen werden, in Unterglasurfarben oder Aufglasurfarben unterschieden werden. Einige der Unterglasurfarben sind (durch Zusatz von Chromgelb, Mennige, salpetersaurem Bleioxyd u. a.) bleihaltig. Dieselben werden mittelst des Pinsels oder Aerographen (siehe oben) oder als „Abziehbilder" usw. aufgetragen.

Tonzeug wird meist überhaupt nicht glasiert, oder es bekommt eine Salzglasur; nur bei verziertem Steinzeug wird mitunter eine borsäurehaltige Bleiglasur verwendet.

Porzellanware bekommt eine bleifreie Glasur aus schwer schmelzbarem Silikat (Quarzsand, Kaolin, Feldspat usw.). Eine Bleigefahr kommt hier nur bei Malarbeiten mit bleihaltigen Flüssen (Muffelfeuerfarben) in Betracht. Die „Flüsse" sind leicht schmelzbare Gläser, die aus Kieselsäure, Borsäure, Bleioxyd und Alkalien bestehen und viel Blei enthalten (bis 60—80 Teile Mennige).

Hinsichtlich des Vorkommens von Bleivergiftungen in der Steingut- und Porzellanwarenindustrie sind, wie Kaup angibt, nur in den bayrischen Berichten Meldungen über vereinzelte (1—2) Fälle in manchen Fabriken enthalten; im übrigen sind in der Literatur meist die Bleivergiftungsfälle in der ganzen keramischen Industrie zusammengefaßt (siehe die Literaturangaben bei „Töpferware").

Bogner (D. Vierteljahrsschr. f. öffentl. Ges.-Pfl. 1909, S. 313 ff.) berichtet eingehend über die Krankheits- und Sterblichkeitsverhältnisse der Porzellanarbeiter in Deutschland, insbesondere im Bezirke Selb-

Rehau in Bayern. Seine Erhebungen umfassen die Zeit vom Jahr 1892—1907 inklusiv und beziehen sich auf insgesamt 25727 Arbeiter des genannten Bezirkes. Er betont, daß er die früher so häufige Bleikolik in den 16 Untersuchungsjahren nur viermal konstatieren konnte.

Bei den in Böhmen gepflogenen Erhebungen konnten im Jahre 1907 allein 27 Bleivergiftungen bei Porzellanarbeitern (inklusive Porzellanmalern) festgestellt werden; somit eine auffallend große Zahl (Rambousek, zit. oben).

In der Glasindustrie kann es bei der Herstellung bleihaltiger Gläser (Flint-, Kronglas, Straß u. a.) zu Bleivergiftungen kommen, der Glasmasse (Satz) werden hierbei Bleiglätte oder Mennige zugesetzt. Auch wird bei der Verzierung des Glases mitunter bleihaltiges Material verwendet. Nach Schmidt (in Weyl, Arbeiterkrankh. 1908, S. 351) sind Bleivergiftungen bei Glasarbeitern selten. Ein Glashüttenarzt in der Lausitz konstatierte zahlreiche Bleivergiftungen bei Mädchen, die mit dem sog. Bepudern von Glassachen beschäftigt waren.

Legge berichtet in seinem am II. Internationalen Kongreß über Gewerbekrankheiten in Brüssel (September 1910) gehaltenen Referate über 48 Bleivergiftungen bei Glasschneidern und Glasschleifern, welche in England in den Jahren 1900—1909 vorgekommen sind.

Bei den Erhebungen über gewerbliche Vergiftungen in Böhmen wurden in den Jahren 1906 und 1907 Bleivergiftungen bei Glasarbeitern festgestellt. Allein im Jahre 1907 kamen 11 Bleivergiftungen bei Arbeitern der Glasindustrie zur Kenntnis, wovon ein Teil auf Glashüttenarbeiter und ein Teil auf Glasmaler entfiel (Rambousek, zit. oben).

Bleigefahr und Bleivergiftungen in der Buch- und Steindruckerei, Schriftgießerei und sonstigen polygraphischen Gewerben

Die Bleigefahr in den polygraphischen Gewerben wird vor allem durch den Bleigehalt des Letternmetalles bewirkt, welches eine zum großen Teil aus Blei bestehende Legierung darstellt. Es enthält zum Beispiel etwa 67% Blei, 27% Antimon und 6% Zinn. Mitunter ist die Legierung auch zinnärmer und dann entsprechend bleireicher (75% Blei, 23% Antimon und 2% Zinn). Ueberdies kommt die Bleigefahr durch die Verwendung von Bleifarben und insbesondere bleihaltiger Bronze zustande.

Die Buchdrucker selbst kommen mit dem Letternmaterial, also mit Blei, verhältnismäßig am wenigsten unmittelbar in Berührung; meist nur beim Einheben des fertigen Satzes. Auch die Verstaubung (durch Abnutzung der Lettern usw.) ist hier nicht bedeutend und kann leicht in geeigneter Weise hintangehalten werden. Gefährlich kann die Verwendung von Bleifarben (Bleiweiß, Chrombleifarben, bleihaltige Farblacke) werden, insbesondere wenn dieselben in der Druckerei selbst angerieben werden; auch die Manipulationen mit den Farben an der Druckmaschine (vornehmlich das Reinigen der Farbwalzen) sind gefährlich. Eine weitere, wenn auch nicht sehr bedeutende Bleigefahr wird durch Anwendung von Bronze bei der Druckerei bedingt. Dieselbe besteht aus Kupfer, Zink und Zinn; die beiden letzteren Metalle sind, wie bekannt, meist bleihaltig; sie enthalten, nach den seitens des k. k. Arbeitsstatistischen Amtes (Bleivergiftungen, VII. Teil, S. 6) vorgenommenen Untersuchungen etwa 0,1—0,5% Blei. Das Auftragen und notwendige Abbürsten der staubförmigen Bronze und andere Manipulationen mit derselben bedingen immerhin eine nennenswerte Bleigefahr.

Der Schriftsetzer (Handsetzer) ist der Bleigefahr in hohem Maße ausgesetzt, da er sich fortwährend mit den bleihaltigen Lettern und dem sich im Setzkasten entwickelnden Staub verunreinigt. Fromm (Berl. hyg. Rundsch. 1898) gibt den Bleigehalt dieses Staubes mit 17—38% an. Die seitens des k. k. Arbeitsstatistischen Amtes in Wien (zit. oben) vorgenommenen Untersuchungen ergaben einen Gehalt von über 15% Blei im durch Vacuum Cleaner aus Setzkasten entfernten Staub.

Von den Betriebsmanipulationen ist das Ausstauben der Setzkasten durch Ausblasen mittelst Blasebalges usw. besonders gefährlich. Im übrigen ist die Bleigefahr wohl vor allem durch die mangelhafte Beachtung der Vorschriften der Reinlichkeitspflege (durch Essen, Rauchen usw. im Arbeitssaal) bedingt. — Auch die Schriftgießer werden durch die fortwährende Berührung des Letternmetalles gefährdet. Besonders gefährlich ist das Zurichten der Lettern (Abbrechen, Abschleifen usw.) mit der Hand. Die Einführung der Gießmaschinen setzt die Bleigefahr bedeutend herab.

Von der Entwicklung von bleihaltigen Dämpfen beim Letternguß kann keine Rede sein, da hierbei nicht so hohe Temperaturen in Anwendung kommen, daß das Blei in Dampfform übergehen könnte. Dies wurde mehrfach experimentell festgestellt, so durch Roth, das k. k. Arbeitsstatistische Amt (zit. oben) u. a. Es kommt somit auch in der Schriftgießerei lediglich die Bleistaubvergiftung in Betracht (vgl. auch Zeitschr. f. Gew.-Hyg. 1906, Nr. 24, S. 677, Angaben über diesbezügliche Versuche des englischen Gewerbeinspektors Allhusen).

Ueber das Vorkommen von Bleivergiftungen in den polygraphischen Gewerben in Wien geben die vom k. k. Arbeitsstatistischen Amt veröffentlichten Nachweisungen der Wiener Gremialkrankenkasse Aufschluß; das Wichtigste darüber ist in folgender Tabelle wiedergegeben:

Arbeiterkategorie	Durchschn. Mitgliederzahl 1901—1906	Zahl der ausgewiesenen Bleivergiftungen						
		1901	1902	1903	1904	1905	1906	Durchschnitt 1901—1906
Setzer	3182	108	82	106	88	79	79	90,3
	%*)	*3,8*	*2,7*	*3,3*	*2,6*	*2,3*	*2,2*	*2,8*
Drucker und Maschinenmeister	809	15	24	15	20	27	21	20,3
	%	*2,1*	*3,2*	*1,9*	*2,3*	*3,0*	*2,3*	*2,4*
Gießer u. Stereotypeure	241	16	13	18	16	17	15	15,8
	%	*6,9*	*5,5*	*7,4*	*6,6*	*6,6*	*6,1*	*6,6*
Sonstige Hilfsarbeiter	1047	18	13	11	13	23	14	15,3
Buchdruckerei-Arbeiterinnen	1412	7	5	7	5	3	5	5,3
Arbeiterinnen in Gießereien	74	8	12	3	11	11	4	8,17
	%	*10,8*	*17,3*	*3,6*	*14,4*	*15,2*	*5,5*	*10,8*

*) Auf 100 Mitglieder.

Nach dieser Zusammenstellung erscheinen die Gießer am meisten gefährdet, während die Setzer die größte absolute Bleierkrankungszahl aufweisen.

Nach Teleky (XIV. Intern. Kongr. f. Hyg. u. Dem. 1908, Bd. 2, S. 749) wurden bei den großen Krankenkassenverbänden Wiens in polygraphischen Gewerben in den Jahren 1902—1906 Bleivergiftungen bei 737 Männern und 68 Frauen festgestellt, also jährlich durchschnittlich bei 147,4 Männern und 13,6 Frauen.

Bei den mehrerwähnten Erhebungen über Gewerbekrankheiten in Böhmen konnten im Jahre 1907 38 Fälle von Bleivergiftung bei Buchdruckern (Schriftgießern und Setzern) und im Jahre 1908 27 derartige Fälle nachgewiesen werden (Rambousek, zit. oben).

Ueber die einschlägigen Verhältnisse in Buchdruckereien Deutschlands macht Silberstein (in Weyl, Arbeiterkrankh. 1908, S. 257) eingehendere statistische Angaben. Die von ihm für die Jahre 1903 bis 1905 festgestellten Krankheitsziffern gaben folgende Resultate:

Unter	3641	kranken	Buchdruckern	litten an Bleiverg.	im Jahre	1903:	65	= 1,7 %
„	4201	„	„	„	„	1904:	71	= 1,6 %
„	4435	„	„	„	„	1905:	86	= 1,9 %
„	1453	„	Hilfsarbeitern	„	„	1903:	12	= 0,8 %
„	1696	„	„	„	„	1904:	13	= 0,7 %
„	1993	„	„	„	„	1905:	17	= 0,8 %
„	1997	„	weibl. Arbeitern	„	„	1903:	4	= 0,2 %
„	2270	„	„	„	„	1904:	—	—
„	2340	„	„	„	„	1905:	2	= 0,08 %.

Unter den in preußischen Krankenhäusern in den Jahren 1898 bis 1901 behandelten 5693 Bleikranken befanden sich 222 Schriftsetzer und Buchdrucker (Guttstadt, Statist. Jahrb. 1902).

Nach Legge (Bericht auf dem Intern. Kongr. f. Gewerbekrankh. 1910) wurden in England in den Jahren 1900—1909 200 Bleivergiftungen bei Druckern ausgewiesen, so daß ungefähr 20 Bleivergiftungen auf das Jahr entfallen; somit eine auffallend niedrige Zahl.

Bleigefahr und Bleivergiftungen in verschiedenen Gewerben, welche Blei und Bleiverbindungen verwenden

Die Zahl der Blei verwendenden Gewerbe ist sehr groß. Schon Layet (L'Hygiène industrielle, übersetzt von Meinel 1876) zählt deren 111. Es kann jedoch nicht unsere Aufgabe sein, alle Betriebsarten aufzuzählen, in denen die Möglichkeit der gewerblichen Bleivergiftung gegeben ist bzw. in denen je Bleivergiftungen vorgekommen sind. Wir beschränken uns vielmehr auf die Besprechung und Erwähnung jener Betriebe, in welchen von einer tatsächlichen Bleigefahr die Rede sein kann. Besprochen wurden bereits jene Betriebe, in denen Bleifarben verwendet werden.

In der Feilenhauerei kommen infolge der Verwendung von aus Blei oder aus Bleilegierungen bestehenden Unterlagen Bleierkrankungen in größerer Zahl vor. Ueberdies werden zum Erhitzen der Härteflüssigkeit Bleibäder angewendet. In dem Staube einzelner Feilenfabriken konnten (insbesondere im Härteraum) 3—6 % Blei nachgewiesen werden. Nach Angaben der Ortskrankenkasse

Berlin sind bei ihr in $2^1/_4$ Jahren im ganzen 148 Feilenhauer versichert gewesen, wovon 55 ausschließlich mit Zinnunterlagen arbeiteten, von den übrigen (93) der Bleigefahr ausgesetzten Feilenhauer erkrankten 55 an Bleivergiftung (Zeitschr. d. Zentralst. f. Arb.-Wohlf.-Einr. 1896, Nr. 30).

Nach im Deutschen Reich eingeleiteten Erhebungen wurden von ca. 7000 Arbeitern in Feilenhauereien in den Jahren 1901—1905 jährlich durchschnittlich 30,5 = 0,43 % bleikrank befunden (Roth, Arbeiterkrankh. 1909).

Im Herzogtum Anhalt wurden im Jahre 1905 keine Bleivergiftungen unter den Feilenhauern nachgewiesen, weil diese bereits ausschließlich Zinnunterlagen verwendeten (Neisser, Intern. Uebers. über Gew.-Hyg., I, S. 25).

Bei den in den letzten Jahren (1906—1908) eingeleiteten Erhebungen über Gewerbekrankheiten in Böhmen wurden in den Jahren 1907 und 1908 nur vereinzelte Fälle (1—2 jährlich) von Bleierkrankungen unter den Feilenhauern nachgewiesen, obgleich von den dortigen Feilenhauern noch sehr häufig Bleiunterlagen verwendet werden (Rambousek, Concordia 1910, Heft 6, und Amtsarzt 1910, Heft 7). — Teleky führt in seiner Zusammenstellung über die Nachweisungen österreichischer Krankenkassen außerhalb Wiens nur 2 Fälle von Bleivergiftung bei Feilenhauern an (Kongr. f. Hyg. u. Dem., Berlin 1907). Legge gab in seinem auf dem II. Internationalen Kongreß für Gewerbekrankheiten in Brüssel (1910) erstatteten Bericht an, daß in den Jahren 1900—1909 in England im ganzen 200 Bleivergiftungen bei Feilenhauern (also ca. 20 jährlich) vorgekommen sind, wovon 2 tödlich waren. Schließlich sei auf die ausführlichen Erörterungen Chyzers über die Hygiene und die Bleigefahr in Feilenhauereien aufmerksam gemacht (Zeitschr. f. Gew.-Hyg. 1908, S. 302 ff.).

In der Steinschleiferei, insbesondere in der Edelsteinschleiferei wurde gleichfalls — namentlich in früheren Jahren — ein gehäuftes Vorkommen von Bleivergiftungen festgestellt. Die Bleigefahr ist bei Diamantschleifern dadurch bedingt, daß sie vielfach mit kleinen bleiernen Beschwerungsstücken hantieren sowie auch die zu schleifenden Diamanten in Haltern befestigen, welche aus einer Legierung von Blei und Zinn bestehen. Ueber derartige Diamantschleifereien wird aus dem Großherzogtum Oldenburg berichtet. Doch sind dort, wie aus den Berichten der Gewerbeaufsichtsbeamten zu entnehmen ist, die Bleivergiftungen verhältnismäßig selten (vgl. Neisser, Intern. Uebers. über Gew.-Hyg. I, S. 25). Größer als bei den Diamantschleifern ist die Bleigefahr bei jenen Edelsteinschleifern (Lapidären), die Schleifscheiben aus Blei verwenden. Die Verwendung bleierner Schleifscheiben bei der Edelsteinschleiferei war in Böhmen (insbesondere bei der bekannten Granatschleiferei in der Turnauer Gegend) allgemein; seit einiger Zeit werden — zumeist auf Grund amtlichen Einschreitens — an Stelle der Bleischeiben vielfach Karborundum- (Siliziumkarbid-) Scheiben verwendet, wodurch die Zahl der Bleierkrankungen unter den böhmischen Edelsteinschleifern sehr zurückgegangen ist. Talsky hat auf dem II. Internationalen Kongreß für Gewerbekrankheiten in Brüssel (1910) über die einschlägigen

Verhältnisse ausführlich berichtet. Bei den Erhebungen über Gewerbekrankheiten in Böhmen wurden in den drei Jahren, auf welche sich die Untersuchungen erstreckten, Bleivergiftungen bei Edelsteinschleifern nachgewiesen. Meist handelte es sich um Fälle leichterer Art. Im Jahre 1908 wurden 5 derartige Bleivergiftungsfälle bekannt (Rambousek, zit. oben).

Bei diesen Erhebungen konnten ferner regelmäßig Bleivergiftungen bei Instrumentenmachern nachgewiesen werden, welche bei der Herstellung von Blasinstrumenten diese (zum Biegen, Zurechthämmern usw.) mit Blei ausgießen. Im Jahre 1907 konnten 4 und im Jahre 1908 8 derartige Erkrankungsfälle nachgewiesen werden (Rambousek, zit. oben).

In der Textilindustrie sind, abgesehen von der früher erwähnten Verwendung von Bleiverbindungen zum Beschweren von Stoffen (Seide) und zum Beizen (siehe Verwendung von Bleifarben usw.), Bleivergiftungen vorgekommen: bei der Jacquardweberei, durch Verwendung von Bleigewichten beim Spannen der Kettenfäden, in der Blattstichweberei durch Verwendung bleihaltiger Spulen (Schuler, Korr. Schweiz. Aerzte 1902), in der Asbestweberei durch Benutzung eines Bleifadens in der Kette (Netolitzky in Weyls Handb. d. Hyg., Bd. 8) und bei der Anfertigung unverbrennlicher Stoffe durch Imprägnierung mit Wasserglas (Netolitzky, zit. oben). Weiter wurden vereinzelte Bleivergiftungen konstatiert bei Blei- und Zinkgießern, in Stanniolfabriken, Patronen- und Schrotfabriken, Bleiröhrenfabriken, bei der Orgelpfeifenerzeugung, bei Bleilötern und Klempnern (die Bleilot verwenden), bei Blechwarenfabrikarbeitern (hinsichtlich dieser Gewerbe vgl. Rambousek, zit. oben).

Auch Telegraphenarbeiter, Mechaniker, Dachdecker (die mit Blei und Zinkplatten decken), Arbeiter in Konservenfabriken (Löten von Blechbüchsen), Glaser (Anfertigen von Bleifassungen), Marmorpolierer, welche eine bleihaltige Politur verwenden (Schrakamp, Zeitschr. f. med. Beamte 1903, S. 337) erkranken mitunter an Bleivergiftung.

Bleivergiftungen können sich ferner bei der Anfertigung und Verwendung von Bleigegenständen und Bleigerät aller Art ergeben.

Oft sind die Ursachen gewerblicher Bleivergiftungen verborgen oder überraschend. So wurden Bleivergiftungen bei Zimmerleuten und Schustern festgestellt, welche die Gewohnheit hatten, Bleinägel in den Mund zu nehmen (vgl. Tillier, Ann. d'hyg. publ. 1904, S. 367, und Roth, Komp. d. Gewerbekrankh. 1909, S. 89). Ferner bei Mädchen, die beim Ausschlagen von Papiermanschetten oder Ausstanzen von Kunstblumen mit Bleipatronen hantierten, oder gar bei Arbeiterinnen, die mit bleihaltiger Farbe bedruckte Postmarkenbogen abzählten, und einem Eichbeamten, der Gewichte mittelst Bleigusses richtigstellte.

Damit sind aber nicht alle Gewerbe und Umstände erschöpfend angeführt, die zu gewerblichen Bleivergiftungen Veranlassung geben und Veranlassung geben können; doch haben wir, wie gesagt, vor allem darauf Gewicht gelegt, Rechenschaft darüber zu geben, in welchen Betrieben und Gewerbezweigen eine ausgesprochene Bleigefahr zustande kommt, so daß die gewerbliche Bleivergiftung als charakteristische Gewerbekrankheit der betreffenden Arbeiterkategorie bezeichnet werden kann. Solchen Betriebsarten wurden im vorhergehenden besondere Abschnitte gewidmet, und es wurde, um dem Zweck dieses Buches gerecht zu werden, besonders der Besprechung jener neueren Literaturquellen Raum gegeben, die eine verläßliche und halbwegs vollständige Statistik enthalten.

Quecksilber

(Vergiftungsgefahr bei der hüttenmännischen Gewinnung und bei der gewerblichen Verwendung des Quecksilbers)

Vorkommen von Quecksilbervergiftungen im allgemeinen

Wegen der leichten Flüchtigkeit des metallischen Quecksilbers, welches selbst bei gewöhnlicher Temperatur bereits in Dampfform übergeht, können sich gewerbliche Quecksilbervergiftungen nicht nur bei der hüttenmännischen Gewinnung des Quecksilbers, sondern auch überall dort ereignen, wo im Gewerbe metallisches Quecksilber zur Anwendung gelangt.

Die gewerbliche, schleichende (chronische) Vergiftung kommt wohl hauptsächlich durch die Einatmung von Quecksilberdampf, auch bei der Erzeugung und Verwendung von Quecksilbersalzen zustande. Die wichtigsten Ursachen der gewerblichen Quecksilbervergiftung sind: die Quecksilberverhüttung, die Verwendung des Quecksilbers bei hüttenmännischen Prozessen (Amalgamierungsprozessen), die Quecksilberspiegelbelegerei, die Anwendung der Quecksilberbeize bei Fellen (und die Verwendung so gebeizter Felle bzw. Haare in der Hasenhaarschneiderei, Hutmacherei usw.), die Feuervergoldung, die Glühbirnenerzeugung (Verwendung von Quecksilberluftpumpen usw.), die Erzeugung von Barometern, Thermometern usw., die Darstellung von Quecksilbersalzen in der chemischen Industrie.

Die Quecksilberverhüttung (die Silber- und Goldgewinnung durch Amalgamation) und das Vorkommen von Vergiftungen hierbei

Die hüttenmännische Gewinnung des Quecksilbers erfolgt durch Abrösten des Schwefelquecksilbers (Zinnobers). Erhitzt man Zinnober unter Luftzutritt, verbrennt der Schwefel zu schwefliger Säure, und das Quecksilber verflüchtigt sich; das überdestillierende Quecksilber wird kondensiert. Früher erfolgte das Abrösten in offenen Haufen oder Stadeln in sehr irrationeller Weise, jetzt werden meist Schachtöfen mit unterbrochenem oder kontinuierlichem Betrieb verwendet. Zur Kondensation werden mehrere miteinander in Verbindung stehende große Kammern (mit Wasserkühlung; Fiedlers Kondensatoren in Idria [Krain]) verwendet. In Spanien (Almaden) wird das Quecksilber in kurzen, tönernen, bauchig erweiterten Röhren (Aludeln) kondensiert, die zu langen Strängen miteinander verbunden sind und auf dem Aludelplan in Rinnen liegen, in welchen das Quecksilber aus kleinen Oeffnungen in den Aludeln zusammenfließt. Das gewonnene Quecksilber wird meist noch einmal überdestilliert. An den Wänden des Kondensationssystems (Kammern, Kanälen usw.) sammelt sich ein Gemenge von

Schwefelquecksilber, Quecksilberoxyd, Ruß usw., welches „Stupp" heißt. Das Ausräumen des Stupps und das Befreien desselben von Quecksilber zählen zu den gefährlichsten Hantierungen in der Quecksilberhütte.

Verwendung findet Quecksilber in der Hütte bei der Gewinnung des Silbers durch Amalgamation (hinsichtlich der übrigen Methoden der Silbergewinnung siehe früher Blei-, Zink- und Silberhütten). Die Gewinnung des Silbers durch Amalgamation geschieht jetzt meist nur in Amerika und sei hier nur kurz erwähnt. Bei der Amalgamation wird das metallische Silber durch Quecksilber aufgenommen und letzteres sodann durch Destillation entfernt. Mitunter wird das zu amalgamierende, meist schwefelreiche Erz vor der Amalgamation abgeröstet. Die Amalgamierung selbst wird nach verschiedenen Methoden durchgeführt. An Stelle der früher gebräuchlichen Amalgamierung in Haufen ist jetzt fast ausschließlich die Amalgamierung in Pfannen getreten.

Die Gewinnung des Goldes durch Amalgamation ist im Prinzip der Silbergewinnung analog. Wo das Erz der Zerkleinerung bedarf, werden die Zerkleinerungsvorrichtungen gleichzeitig als Amalgamatoren verwendet, so Pochwerke, Kollergänge, Mühlen usw.

Ueber das Vorkommen von Quecksilbervergiftungen in Quecksilberhütten danken wir Baaz eine eingehendere Arbeit (Wiener med. Presse 1886), welcher die Gesundheitsverhältnisse der Idrianer Arbeiter — allerdings vor mehr wie 20 Jahren — einem gründlichen Studium unterzog. Nach Baaz ist die Arbeit am „Stuppe" (siehe oben), der etwa 3 % regulinisches Quecksilber, 41 % Schwefelquecksilber und Quecksilbersulfat und ca. 25 % an organischen Substanzen und Kohle enthält, weitaus am gefährlichsten. Baaz, der in 5 Jahren bei etwa 500 Fällen von Quecksilbervergiftungen in Idria ärztlichen Beistand leistete, gibt an, daß mehr wie 11 % der Arbeiter in den ärarischen Hüttenwerken an chronischer Quecksilbervergiftung erkrankten (vor 1884); Popper (Lehrb. d. Arbeiterkrankh. 1882) entnimmt dem Sanitätsbericht des Herzogtums Krain, daß im Jahr 1876 ca. 43 % aller Erkrankungen unter den Arbeitern auf Quecksilbervergiftungen entfielen. Laureck (in Weyls Arbeiterkrankh., S. 62) entnimmt aus statistischen Ausweisen der Bergdirektion, daß im Jahre 1879 unter den 652 ständigen Berg- und Hüttenarbeitern Idrias 734 Erkrankungen, darunter 124 Quecksilbervergiftungen vorkamen.

Diese Verhältnisse haben sich indes bedeutend gebessert. Laureck (zit. oben) hat bei dem Oberbergarzt in Idria Erkundigungen über den Gesundheitszustand und das Vorkommen von Quecksilbervergiftungen unter den Quecksilberarbeitern eingezogen. Von den im Jahre 1906 in der Quecksilberhütte in Idria arbeitenden 209 Mann war nur ein Drittel dauernd beschäftigt. Die Morbidität unter diesen Arbeitern, die vielfach degenerierte und schwächliche Leute und Alkoholiker sind, war sehr hoch (95—104 %). Im Jahre 1906 sind in der Grube auf 741 Erkrankungen 6 Quecksilbervergiftungen, bei der Aufbereitung auf 125 Erkrankungen 1 Vergiftung und in der Hütte unter 179 Gesamterkrankungen 12 Vergiftungen vorgekommen. Todesfälle, welche unmittelbar auf die gewerbliche Quecksilbervergiftung zurückzuführen wären, sind selten.

Ueber das Vorkommen von Quecksilbervergiftungen unter den Hüttenarbeitern von Monte Amiata (Abbadia) in Italien hat Giglioli (Ramazzini 1909, Bd. 3, S. 230) ausführlich berichtet und hat auch auf dem II. Italienischen Kongreß für Gewerbekrankheiten in Florenz (Mai 1909) an Quecksilbervergiftung leidende Arbeiter vorgestellt. Trotzdem, daß in Abbadia, wo auf dem Werk etwa 2000 Arbeiter beschäftigt sind, das Rösten in modernen Cermak-Spirelschen Oefen erfolgt, durch deren Verwendung die Gefahr der Bleivergiftung erheblich reduziert wird, so sind von den Ofenarbeitern nahezu alle an chronischer Quecksilbervergiftung erkrankt. Die Verhältnisse in den Gruben und Hütten in Monte Amiata sind ohne Zweifel sehr ungünstig; wohl noch ungünstiger wie in Idria.

Ueber die Gesundheitsverhältnisse in sonstigen Quecksilbergruben und Quecksilberhütten und das Vorkommen von Quecksilbervergiftungen bei der Belegschaft konnte ich in der Literatur keine Anhaltspunkte finden.

Spiegelbelegerei (Vorkommen von Quecksilbervergiftungen)

Bei der Spiegelbelegerei wird auf einem kippbaren Tisch Zinnfolie ausgebreitet, mit Quecksilber übergossen, sodann wird die Spiegelglasplatte daraufgelegt, beschwert, und man läßt das überflüssige Quecksilber (bei Schrägstellung des Tisches) dann abrinnen; hierauf wird der Spiegel getrocknet.

An Stelle der Quecksilberbelegung wird nunmehr meist die Silberbelegung (mittelst ammoniakalischer Silbernitratlösung) angewendet.

In früheren Jahren war die Zahl der Quecksilbererkrankungen unter den Spiegelbelegern, insbesondere dort, wo die Quecksilberspiegelbelegerei — wie in Fürth — als Heimarbeit betrieben wurde, sehr groß. Diese Verhältnisse wurden von Wollner (D. Vierteljahrsschr. f. öffentl. Ges.-Pfl. 1887, Bd. 19, S. 421 ff., und Münchn. med. Wochenschr. 1892, Bd. 39, S. 533) eingehend studiert und dargestellt. Weitere Angaben finden sich bei Wittzack (D. Vierteljahrsschr. f. öffentl. Ges.-Pfl. 1896, Bd. 28, S. 612 ff.) und Schönlank (Die Fürther Spiegelbeleger usw. 1888, Monographie), ferner Oppler (Ber. üb. d. D. allg. Ausst. f. Unfallverhüt., II, 2. Hälfte, S. 182, Berlin 1891). Nach Wollner (zit. oben) betrug die Zahl der durch Merkurialismus bei Spiegelbelegern bedingten Krankheitstage:

1885	5163	1889	1429
1886	3990	1890	148
1887	1947	1891	—
1888	2127		

Seit 1889 hat das Vorkommen von Quecksilbervergiftungen in den Spiegelbelegen somit bedeutend abgenommen und ist seit 1891 überhaupt geschwunden. Nach einer Mitteilung Bauers an Weyl (Arbeiterkrankh., S. 360) sind im Jahre 1907 keine Quecksilbervergiftungen in den Spiegelbelegen in Fürth vorgekommen. Auch in Neissers Uebersicht über Gewerbehygiene, die sich auf die Berichte der Gewerbeinspektoren im Jahre 1905 bezieht, finden sich keine Angaben über Quecksilbervergiftungen bei Spiegelbelegern. Auch bei den in Böhmen durchgeführten Erhebungen über Gewerbekrankheiten (vgl. Concordia 1910, Heft 6) konnte ich keine gewerblichen Quecksilbervergiftungen feststellen. Die Spiegelbelegen in Böhmen waren, wie sich ergab, fast durchweg zur Silberspiegelerzeugung übergegangen.

Sonstiges Vorkommen gewerblicher Quecksilbervergiftungen

Bei der Erzeugung elektrischer Glühlampen droht die Gefahr der Quecksilbervergiftung insbesondere durch Zerbrechen der Glasröhren bei den Quecksilberluftpumpen und Verstreuen des Quecksilbers am Boden der Arbeitsräume. Donáth beschreibt zwölf Fälle chronischer Quecksilbervergiftung, welche in einer Budapester Glühlampenfabrik vorgekommen sind (Wiener med. Wochenschr. 1894; Zeitschr. d. Zentralst. f. Arbeiterwohlf.-Einr. 1895, Bd. 2, S. 21). Ueber die Gefahr der Quecksilbervergiftung bei der Erzeugung elektrischer Glühbirnen vgl. auch Zeitschrift für Gewerbehygiene 1908, Nr. 20, S. 469.

Durch den fortschreitenden Ersatz der Quecksilberluftpumpen durch andere Luftpumpensysteme dürften derartige Quecksilbererkrankungen in der Glühbirnenindustrie selten werden oder gänzlich schwinden (vgl. Wittzack, Vierteljahrsschr. f. öff. Ges.-Pfl., Bd. 28, S. 630; ferner Weyl, Arbeiterkrankh., S. 360).

Bei der Feuervergoldung, welche heute nur selten mehr geübt wird, werden die zu vergoldenden gebeizten Metallgegenstände mit Quecksilberamalgam bestrichen und sodann das Quecksilber durch Erhitzen vertrieben, was zu Quecksilbervergiftungen Veranlassung geben kann, wenn der Quecksilberdampf nicht durch entsprechende Vorkehrungen abgeführt wird. Uebrigens sind auch Kaminfeger, welche die Essen der Feuervergolder reinigten, quecksilberkrank geworden (vgl. Erben, Vergiftungen, I, S. 341).

In England wurden in den Jahren 1899—1905 6 Fälle von Quecksilbervergiftung bei Vergoldern konstatiert.

Auch bei Barometer- und Thermometererzeugern kommen Quecksilbervergiftungen vor. In England wurden 1899—1905 16 derartige Vergiftungen konstatiert; 17 Fälle von Quecksilbervergiftung entfielen in diesem Zeitraum auf Hersteller von Elektrizitätsmessern. In den Jahren 1908 und 1909 wurden in England bei Barometer- und Thermometermachern je eine resp. zwei Quecksilbervergiftungen festgestellt.

Eine größere Rolle spielt die Quecksilbervergiftung in der Hasenhaarschneiderei und der Filzhutfabrikation. Die in Hut- und Hutstoffabriken zur Anwendung gelangende Quecksilberbeize (salpetersaures Quecksilberoxydul) kann Quecksilbervergiftungen bei den mit dem Beizen (Sekretage) und Trocknen der Felle, beim Enthaaren und Scheren beschäftigten Personen hervorrufen. Aber auch in der Hutmacherei können durch die Verwendung quecksilberhaltiger Haare Vergiftungen entstehen. Hencke hat in einem Vortrag auf dem XIV. Internationalen Kongreß für Hygiene und Demographie (Berlin 1907, vgl. Zeitschr. f. Gew.-Hyg. 1908, S. 281) den Vorgang bei der Quecksilbersekretage, die Gefahren hierbei und die Möglichkeit des Ersatzes durch unschädliche Prozeduren eingehend erörtert.

Nach Hencke sind in 100 kg Beize, mit welcher die Felle auf der Haarseite eingerieben werden, etwa 20 kg Quecksilber enthalten (vgl. Schütte in Weyl, Arbeiterkrankh.).

Statistische Angaben über das Vorkommen von Quecksilbervergiftungen unter den Hutmachern stammen aus England. Legge fand, daß von 81 Hutmachern 27 zahnkrank waren und 17 deutliche Zeichen von Quecksilbervergiftung zeigten (vgl. D. Vierteljahrsschr. f. öffentl. Ges.-Pfl. 1903, Suppl.).

In den Jahren 1899—1905 sind in England unter den mit der Erzeugung von Hut- und Kürschnerwaren beschäftigten Arbeitern 13 Quecksilbervergiftungen festgestellt bzw. bekanntgeworden; unter den englischen Pelzarbeitern wurden im Jahr 1908 5 und im Jahr 1909 4 Quecksilbervergiftungen konstatiert. (The Board of Trade Labour Gazette, January 1910, No. 1, vol. 18, pag. 28, und Sozialtechnik 1910, Seite 130.)

In der chemischen Industrie können Quecksilbervergiftungen bei der Erzeugung von Quecksilberverbindungen, Quecksilbersalzen, insbesondere wenn dieselben auf trockenem Wege (unter Anwendung von Sublimation) erfolgt, zustande kommen; so bei der Erzeugung von Zinnober, bei welcher Quecksilber und Schwefel gemischt (Moorbereitung) sublimiert wird, ferner bei der Sublimaterzeugung, wo schwefelsaures Quecksilberoxyd mit Kochsalz sublimiert wird, und bei der Kalomeldarstellung, wobei Sublimat mit Quecksilber verrieben und sublimiert oder schwefelsaures Quecksilberoxyd mit Quecksilber und Kochsalz gemischt sublimiert wird.

In Großbritannien entfielen in den Jahren 1899—1905 auf chemische Werke im ganzen 7 Quecksilbervergiftungen. Ueber das Vorkommen von Quecksilbervergiftungen bei der Erzeugung von Knallquecksilber siehe den Abschnitt über chemische Industrie (Kapitel Explosivstoffe: Knallquecksilber).

Arsen

(Vergiftungsgefahr bei der Gewinnung und gewerblichen Verwendung von Arsen und Arsenverbindungen; Vorkommen von gewerblichen Arsen- und Arsenwasserstoffvergiftungen)

Die chronische gewerbliche Arsenvergiftung und die akute gewerbliche Arsenwasserstoffvergiftung sind sowohl hinsichtlich ihrer Entstehungsursachen als auch ihres Verlaufes und ihrer Erscheinungen wesentlich verschieden. Die chronische gewerbliche Arsenvergiftung kommt durch die Aufnahmen kleiner Mengen von metallischem Arsen oder von Arsenverbindungen — vor allem arseniger Säure (Arsenik) und Arsensäure — bei der Verhüttung von Arsen und arsenhaltigen Erzen oder bei der Verwendung von Arsenverbindungen in der Industrie (zur Erzeugung von Arsenfarben, in der Gerberei, Glashütte, Färberei usw.) zustande. Die akute gewerbliche Arsenwasserstoffvergiftung kann besonders dort eintreten, wo in der Industrie Metalle mit Säuren aufeinander einwirken und entweder das Metall oder die Säure oder beide arsenhaltig sind, was nicht selten der Fall ist. Ueberdies kann aber Arsenwasserstoff auch in den in Hütten auftretenden Gasen enthalten sein und auch sonstwie in chemischen Betrieben vorkommen und zu Vergiftungen Veranlassung geben.

Gewinnung von Arsen und arseniger Säure

Zur Gewinnung des reinen Arsens dienen Scherbenkobalt und arsenhaltige Kiese unter Anwendung von verflüchtigendem Rösten unter Luftabschluß. Die Ausführung erfolgt in Retorten (Tonröhren), die reihenweise in der Feuerung sogenannter Galeeröfen angeordnet sind. Nachdem die Oefen beschickt sind, werden in die aus dem Ofen ragenden Retortenmündungen Eisenblechrohre, aus spiralförmig eingedrehtem Eisenblech bestehend, gesteckt und auf die Vorlagen aus Eisen oder Ton aufgesetzt. In den Blechrohren scheidet sich kristallinisches Arsen, in den Vorlagen amorphes Arsen, Oxyde und Sulfide desselben ab. Nach beendigter Sublimation werden die Vorlagen entleert und deren Inhalt mit zur Herstellung weiterer Arsenverbindungen benutzt; die meist silberhaltigen Rückstände werden aus den Retorten entfernt und mit anderen silberhaltigen Hüttenprodukten weiter verarbeitet; schließlich werden die Krusten des kristallinischen Arsens (künstlichen Fliegensteins) von den vorsichtig entrollten Eisenrohren abgeklopft (Bujard). Wie aus dieser Betriebsbeschreibung ersichtlich, ergibt sich hierbei vielfach die Möglichkeit einer Vergiftung durch flüchtiges Arsen und arsenhaltigen Staub. Das Arsen wird bei der Fabrikation des Flintenschrotes, für Metalllegierungen (Erhöhung von Glanz und Härte) u. a. benutzt.

Arsenige Säure (Arsentrioxyd), Arsenik, weißes Arsenglas, Giftmehl wird durch oxydierendes Rösten von arsenhaltigen Erzen und Hüttenprodukten (Speisen) erzeugt, was in Flamm- oder Muffelöfen geschieht. Das leichtflüchtige Oxyd wird in gemauerten Kanälen (Giftstaubfängen) verdichtet und in eisernen Zylindern umsublimiert. Je nach der Temperatur erhält man bei dieser Arbeit entweder ein lockeres kristallinisches Pulver (Arsenikmehl) oder glasige amorphe Massen (Arsenikglas). Verwendet wird arsenige Säure in der Farbenfabrikation, Glasfabrikation (Entfärbungsmittel), beim Ausstopfen von Tieren u. a. (Bujard).

Vorkommen von gewerblichen Arsenvergiftungen

In der Arsenhütte, sowohl bei der Gewinnung des reinen Arsens wie bei der Bereitung der arsenigen Säure, ist die Gefahr der Arsenvergiftung groß. Doch fehlen in der Literatur verläßliche Angaben über das Vorkommen von Arsenvergiftungen bei den Arsenhüttenarbeitern. Roth (Komp. d. Arb.-Krankh. 1909, S. 122) gibt an, daß Arsenvergiftungen bei Hüttenarbeitern häufig beobachtet werden. So erkrankten in einer Arsenhütte in Freiberg in Sachsen in einem Jahre 33,3 % der Belegschaft an Arsenvergiftung. Die in den Röstereien der Arsenikwerke beschäftigten Arbeiter leiden bei ungenügender Reinhaltung an schweren Hautentzündungen.

Dehesme berichtet über eine Arsenvergiftung bei einem Hüttenarbeiter, der mehrere Zentner Arsenik in kurzer Zeit zerstoßen mußte. (Zit. nach Erben, Vergiftungen, I, S. 256.)

Es besteht die Gefahr der Arsenvergiftung jedoch auch bei der Verhüttung von arsenhaltigen Erzen überhaupt. So sind bei der Nickel-, Kobalt-, Blei-, Kupfer-, Eisen- und Silberverhüttung Arsenvergiftungen vorgekommen. (Erben, Vergiftungen, I, S. 256.) Der „Hüttenrauch" (siehe den Abschnitt über Vorkommen von Vergiftungen in der Hütte im allgemeinen) enthält bei der Verhüttung arsenhaltiger Erze Arsenverbindungen und gefährdet die Belegschaft der Hütte. So enthält das bei der Zinnverhüttung verwendete Zinnerz meist auch Arsenkies, welcher sich beim Rösten des Zinnerzes verflüchtigt (vgl. Saeger, in Weyl, Handb. d. Hyg., VIII, S. 427).

Die Gefahr der Arsenvergiftung besteht ferner in der Delainage (Gewinnung der Rauf- oder Schabwolle von Schafhäuten, geübt in Mazamet in Frankreich), da die aus Buenos Aires und Montevideo eingeführten Häute „eingegiftet" werden, d. h. mit einem Brei eingestrichen werden, der neben salpetersaurem Natron, Soda und Pottasche meist auch Arsenanhydrid enthält (vgl. Cavaillet, Zeitschr. f. Gew.-Hyg. 1906, S. 72).

Auch wird Arsenik in der Gerberei als Mischung von Schwefelarsen („Realgar") mit Kalk (auch Aetzkali als Enthaarungsmittel) angewendet. Ferner dient Arsenik zum Konservieren von Häuten und Fellen, insbesondere auch beim Präparieren von Tierbälgen zum Ausstopfen. Angaben über schwerere Arsenvergiftungen in diesen Gewerben sind mir jedoch nicht bekannt geworden; hingegen wird über das Vorkommen von durch Arsen bedingten Hauterkrankungen bei diesen Arbeiten berichtet.

Dem Bericht des Inspektors von Ost-London (1905) ist zu entnehmen, daß viele Arbeiter einer Fabrik auf Schafwaschpulver an schweren Hautausschlägen an den Händen, am Gesicht und am Halse litten. Bei der Untersuchung stellte sich heraus, daß dieses Leiden durch Arsenik verursacht wurde, welches in dem Waschpulver enthalten war. Insbesondere bei der Verpackung des trockenen Pulvers in Schachteln waren die Arbeiter einer schweren Schädigung ausgesetzt.

Die Verwendung des Arsens bei der Erzeugung von Farben spielte früher eine große Rolle. Insbesondere hatte die Gewinnung des Schweinfurtergrüns eine große Bedeutung. Dasselbe wird meist durch Lösen von arseniger Säure in Pottasche unter Grünspanzusatz erhalten. Das Trocknen und Mahlen des gewonnenen Farbstoffes bedingt eine nicht geringe Vergiftungsgefahr. Weitere Arsenfarben sind: Scheelsches Grün, Braunschweigergrün, Neuwiedergrün.

Die Verwendung der Arsenfarben und die Arsenfarbengewinnung ist jetzt in stetem Zurückgehen begriffen. Immerhin werden diese Farben noch in der Farbdruckerei, bei der Fabrikation von buntem Papier und gefärbter Kreide u. a. verwendet. Ferner kommen Arsenikalien auch als Beize bei der Färberei in Betracht. Ueber gewerbliche Vergiftungen in diesen Gewerben ist mir jedoch aus der Literatur der neueren Zeit nichts bekannt geworden.

Belgische Gewerbeinspektionsberichte (1905) machen Mitteilungen über die Verwendung von Arsensalzen in Mineralfarbenfabriken, bei der Anfertigung künstlicher Blumen und in Gerbereien — jedoch ohne weitere Einzelheiten (Neisser, Intern. Uebers. über Gew.-Hyg., I, S. 77).

Ferner können Glashüttenarbeiter durch Verwendung von Arsenik im Glassatz (zur Entfärbung des Glases durch Reduktion des Eisens usw.) der Gefahr der Arsenvergiftung ausgesetzt sein. Nach Schaefer (in Weyl, Handb. d. Hyg., VIII) enthält der Staub mancher Glashütte reichlich (bis 1,5 %) Arsenoxyd. Doch sind Arsenvergiftungen in der Glashütte verhältnismäßig seltene Erscheinungen (vgl. Schmidt in Weyl, Arbeiterkrankh., S. 352).

Hinsichtlich der Verwendung von Arsen bei der Fuchsinerzeugung (Arsenverfahren) siehe früher Anilinfarbenindustrie.

Trotz der erwähnten, immerhin zahlreichen Gelegenheiten zur Arsenvergiftung im Gewerbe ist diese Vergiftung relativ selten oder kommt wenigstens selten zur Kenntnis. In England wurden im Jahre 1906 5 Arsenikvergiftungen konstatiert, davon kamen zwei bei der Fabrikation von Smaragdgrün vor (heftige Hautentzündungen); im Jahre 1907 kamen 9 Arsenvergiftungen zur Kenntnis, hiervon entfielen drei auf die Herstellung von Smaragdgrün, je eine auf die Herstellung von Farben und Schafwaschpulver; ein Fall wurde durch das Umladen von weißem Arsenik hervorgerufen (Wilke, Concordia 1909, S. 104). Zwei der im Jahre 1909 vorgekommenen Vergiftungen führten zum Tode.

Die Erscheinungen bei diesen 6 Vergiftungen bestanden in Hautentzündungen und Geschwüren, Entzündungen der Augenbindehaut und Beschwerden im Verdauungskanal und im Kehlkopf. Im Jahre 1908 kamen im ganzen 23 Arsenvergiftungen in England vor; davon waren 16 durch arsenhaltige Anstriche, Farben und Extrakte bedingt. Im Jahre 1909 kamen 4 Arsenvergiftungen in England zur Beobachtung, welche sämtlich durch Arsenfarben und arsenhaltige Anstrichmittel hervorgerufen waren (The Board of Trade Labour Gazette, January 1910, No. 1, vol. 18, pag. 28).

Vorkommen von gewerblichen Arsenwasserstoffvergiftungen

Gewerbliche Arsenwasserstoffvergiftungen kommen meist durch die Einatmung arsenhaltiger Säure und arsenhaltiger Metalle aufeinander vor, wobei sich arsenwasserstoffhaltiger Wasserstoff entwickelt. Auch das technisch in Anwendung kommende Wasserstoffgas ist wohl fast immer arsenwasserstoffhaltig und gibt bei der Füllung von Ballons — Kinderballons, Luftballons und Luftschiffen — Veranlassung zum Vorkommen von Arsenwasserstoffvergiftungen. Derartige Fälle haben Wächter (Vierteljahrsschr. f. ger. Med. 1887), Schumburg (ibidem 1893, S. 291) u. a. beschrieben.

In Breslau erkrankten (im Jahre 1902) infolge des Einatmens von Arsenwasserstoff bei der Füllung von Kinderballons 5 Arbeiter, von denen 3 starben (Zeitschr. f. Gew.-Hyg. 1902, S. 441). Weiter kann der Gebrauch von arsenwasserstoffhaltigem Wasserstoff beim Löten gefährlich werden (vgl. auch Schwefelsäureindustrie, Bleikammerlöter).

— Auch die Herstellung des sog. Lötwassers (einer Lösung von Zink in Salzsäure) kann zur Arsenwasserstoffvergiftung führen (Lunge, Chem. Ztg. 1904, S. 1169).

Durch Arsenwasserstoff gefährdet sind ferner Arbeiter in der chemischen Industrie und Chemiker, ferner Hüttenarbeiter und mit der Verarbeitung (Beizen) von Metallen beschäftigte Arbeiter. Prölß hat (in Friedreichs Blättern f. ger. Med. 1901, S. 176) 39 Vergiftungen durch arsenhaltigen Wasserstoff und Arsenwasserstoff zusammengestellt. Sie betrafen 12 Chemiker, 11 Arbeiter, die Kinderluftballons mit Wasserstoff füllten, 7 Anilinarbeiter, 5 Bleihüttenarbeiter, 3 Luftschiffer; in einem Fall war die Ursache unbekannt. Davon verliefen 19 Fälle (binnen 3—24 Tagen) tödlich (zit. nach Egli, Unf. b.chem. Arb., II, S. 42). Schickhardt (Münchn. med. Wochenschr. 1891) beschreibt einen Fall von Arsenwasserstoffvergiftung beim Reduzieren von Nitrosomethylanilin mit Zink und Salzsäure; die Berichte der eidgenössischen Gewerbeinspektoren melden (zum Teil tödliche) Arsenwasserstoffvergiftungen (in den Jahren 1886 und 1887) bei der Zinkchloridgewinnung durch Lösung von Zinkabfällen in Salzsäure, ferner (1898 und 1899) Arsenwasserstoffvergiftungen bei der Reduktion einer organischen Verbindung mit Zink und Salzsäure. Die Berichte der englischen Gewerbeinspektoren beschreiben solche Vergiftungsfälle bei der Fabrikation von Zinkvitriol aus roher Schwefelsäure und Zinkoxyd (1905).

Auch in Zinkhütten, beim Abscheiden des Silbers aus Zinkschaum (vgl. Zinkhütten) durch arsenhaltige Salzsäure (Trost, Vierteljahrsschr. f. ger. Med. 1873), beim Beizen von arsenhaltigen Metallen mittelst Säuren können Arsenwasserstoffvergiftungen vorkommen, ebenso in Akkumulatorenfabriken (beim Formieren der Platten, siehe Akkumulatorenfabriken bei Blei).

Ueber eine Arsenwasserstoffvergiftung in einer chemischen Fabrik, siehe auch Zeitschrift für Gewerbehygiene 1908, S. 262 (Verwendung von arsenhaltiger Salzsäure und Zink).

Hoffer (Zeitschr. f. Gew.-Hyg. 1910, S. 180) beschreibt eine Arsenwasserstoffvergiftung bei einem Arbeiter (Galvaniseur), der Metallgegenstände „oxydierte“, wobei sie in einer arsenhaltigen Lösung (Antimon, Arsenik, Eisen in Salzsäure) der Einwirkung des galvanischen Stromes ausgesetzt wurden.

In den Berichten der englischen Gewerbeinspektoren finden sich weitere, in den letzten Jahren in England vorgekommene Fälle von Arsenwasserstoffvergiftung zusammengefaßt. Im Jahre 1905 trat ein solcher Vergiftungsfall bei der Herstellung von Zinkvitriol aus roher Schwefelsäure und Zinkoxyd ein. Drei weitere Fälle ereigneten sich im Jahre 1906 bei einem elektrolytischen Verfahren zur Wiedergewinnung von Kupfer, wobei sich das in der Schwefelsäure gelöste Kupfer an der Kathode niederschlägt und Wasserstoff sich an der Bleianode entwickelt; durch den Arsengehalt der verwendeten Materialien kam gleichzeitig Arsenwasserstoff zur Entwicklung. Von den im Jahre 1907 gemeldeten beiden Fällen von Arsenwasserstoffvergiftung betraf eine einen Chemiker beim Ausscheiden von Wismut aus einer Lösung von Wismutchlorid in Salzsäure, der zweite Todesfall betraf einen Mann, der einen Vitrioltank gereinigt hatte (Concordia 1909, S. 105).

Weitere Angaben über gewerbliche Arsenwasserstoffvergiftungen finden sich in der Zeitschrift für Gewerbehyg. 1906, S. 589 und 617, und 1908, S. 229, über Arsenwasserstoffvergiftung beim Ausleeren von Schwefelsäuretankwaggons siehe Gewerbl. techn. Ratg. 1906, S. 109, vgl. auch das Kapitel über Schwefelsäureindustrie.

Auch die durch Ferrosilizium herbeigeführten Vergiftungen sind zum Teil auf die Entwicklung von Arsenwasserstoff zurückzuführen, siehe im folgenden Ferrosilizium (bei Eisen).

Antimon

Es erscheint zweifelhaft, ob gewerbliche Vergiftungen vorgekommen sind, welche auf Antimon oder Antimonverbindungen an sich zurückgeführt werden können; meist wird wohl das das Antimon begleitende Arsen mit eine Rolle spielen. Erben (Vergiftungen, II, S. 285) führt an, daß gewerbliche Vergiftungen durch Antimonoxyddämpfe, die aber gewöhnlich arsenhaltig sind, bei Arbeitern vorkommen, die mit dem Schmelzen von Antimonlegierungen bei der Bereitung von Brechweinstein beschäftigt sind.

Nach Roth (Komp. d. Gewerbekrankh. 1909, S. 125) wurde in einer Pulverisieranstalt in Hamburg beim Pulvern von reinem Antimon angeblich eine Antimonvergiftung beobachtet, die sich in einem mehrere Tage hindurch dauernden Brechdurchfall äußerte.

Roberts (Liverp. med. chir. journ. 1904, p. 257, zit. nach Erben, siehe oben) will bei Schriftsetzern nebst den Erscheinungen der chronischen Bleivergiftung auch chronische Antimonvergiftungen gesehen haben. — Egli (Unf. b. chem. Arb., II, S. 51) warnt vor Antimonwasserstoff, den er für giftig erklärt.

Die Hamburger Gewerbeinspektion hatte Gelegenheit zu beobachten, daß ein Arbeiter beim Mahlen von Antimonerz starkes Nasenbluten und Erbrechen bekam und die Arbeit einstellen mußte (Jahresber. d. Hamburger Gewerbeinspektion 1906, S. 15).

Wie aus diesen Angaben ersichtlich, dürften keine absolut sicheren Anhaltspunkte über das Vorkommen charakteristischer gewerblicher Antimonvergiftungen bestehen.

Während der Fertigstellung dieses Buches kommt mir eine Arbeit von Schrumpf und Zabel (Arch. f. exp. Path. u. Pharm. 1910, Bd. 63, Heft 3 und 4) über die Antimonvergiftung bei Schriftsetzern in die Hand. Die Verfasser fanden bei Schriftsetzern die typischen Symptome der gewerblichen Bleivergiftung angeblich selten, hingegen eine Reihe von Erscheinungen, die sie auf Antimonvergiftung zurückführen.

Außer nervösen Symptomen (Mattigkeit, Kopfschmerz, Muskelschmerzen usw.) stellten die Verfasser bei den Kranken eine auffallende Verminderung der Zahl der weißen Blutzellen und eine deutliche Eosinophilie fest. Die letztgenannten Erscheinungen im Blute konnten angeblich auch durch Antimondarreichung bei Kaninchen hervorgerufen werden. Die Verfasser konnten auch in den Stühlen der Kranken mit dem Marshschen Apparat Antimon nachweisen; sie halten dafür, daß ein Teil der als Bleivergiftungen angesprochenen Erkrankungen der Schriftsetzer auf Antimon zurückzuführen seien und ersuchen selbst um Nachprüfungen in dieser Richtung.

Vorkommen von gewerblichen Vergiftungen bei der sonstigen Metallgewinnung und Verwertung

Eisengewinnung. Die Gewinnung des Roheisens erfolgt im Hochofen (Fig. 39), einem großdimensionierten Schachtofen von besonderer Form, in welchem durch die obere Oeffnung (Gicht) abwechselnd eine Lage Erz (mit „Zuschlägen" zur Erzielung einer leicht schmelzbaren Schlacke) und eine Lage Brennmaterial (Koks) aufgegeben wird. In dem kontinuierlich (unter Einblasen von erhitzter Luft) arbeitendem Ofen vollzieht sich im wesentlichen ein Reduktionsprozeß, durch welchen das Eisenerz in geschmolzenes metallisches Eisen verwandelt wird, über dem die aus dem übrigen Ofeninhalt sich bildende spezifisch leichtere geschmolzene Schlacke schwimmt; diese fließt durch eine Oeffnung ständig ab und wird zumeist sofort in Wasser gekühlt.

Das Roheisen wird zeitweise abgestochen und in Formen (meist aus Sand) zum Erstarren gebracht oder der weiteren Verarbeitung (auf Stahl usw.) in noch flüssigem Zustande zugeführt.

Schweißeisen wurde früher direkt aus Erz in mit Holzkohle geheizten Schachtöfen gewonnen oder aus Roheisen auf Herden mit Holzkohlenfeuer und Gebläsewind durch sog. Herdfrischen (unter Anwendung von Brechen, Zängen und Hämmern) dargestellt. Der nunmehr übliche Puddelprozeß besteht in stetem Umrühren nach erfolgtem Einschmelzen bis zur Dickflüssigkeit infolge des Uebergangs

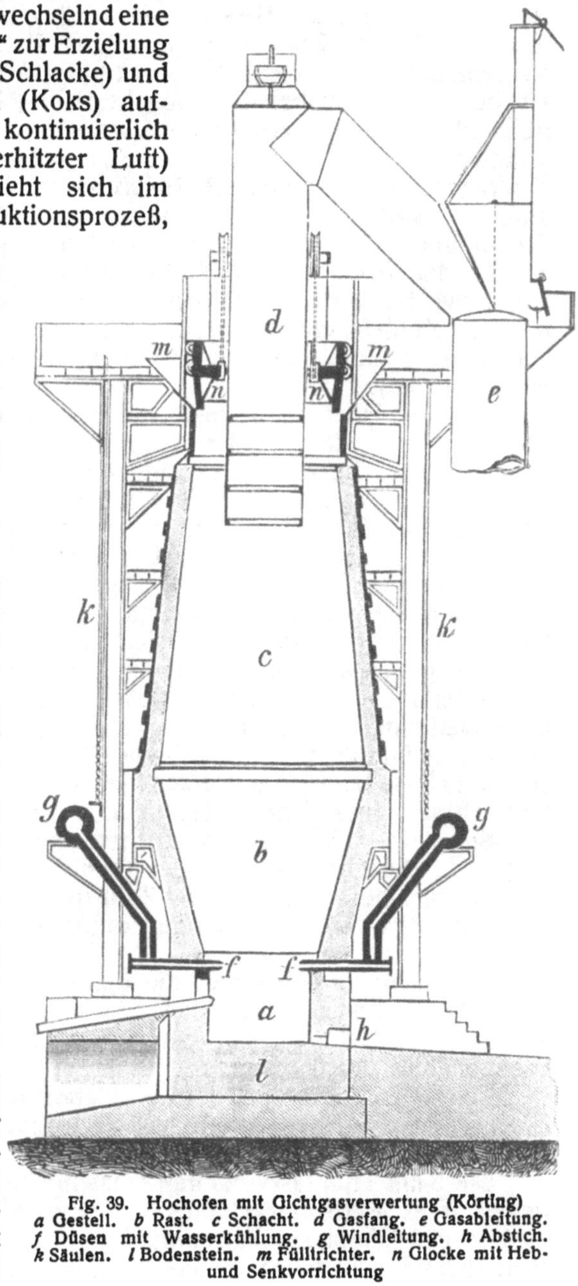

Fig. 39. Hochofen mit Gichtgasverwertung (Körting)
a Gestell. *b* Rast. *c* Schacht. *d* Gasfang. *e* Gasableitung. *f* Düsen mit Wasserkühlung. *g* Windleitung. *h* Abstich. *k* Säulen. *l* Bodenstein. *m* Fülltrichter. *n* Glocke mit Heb- und Senkvorrichtung

in schweres, schmelzbares Schmiedeeisen, sodann Teilen des ganzen Einsatzes in 4—6 Luppen, die dann ausgearbeitet werden. Flußeisen und Stahl werden auf mehrfache Weise gewonnen. Der Bessemer-Prozeß beruht im wesentlichen darauf, daß durch geschmolzenes Roheisen in zahlreichen dünnen Strahlen gepreßte Luft geleitet wird, was in kippbaren eisernen Birnen (Konvertern) geschieht. Beim Verfahren nach Bessemer wird mit saurem (kieselhaltigem) Futter gearbeitet. Bei phosphorhaltigem Erz muß nach Thomas mit basischem Futter, meist Dolomit mit einem starken Kalkzuschlag, gearbeitet werden, wobei die phosphorhaltige Thomasschlacke entsteht. Beim Martin-Prozeß erfolgt die Darstellung des Flußeisens durch Zusammenschmelzen von Roh- und Schmiedeeisen auf dem Herd eines mit Regenerativfeuerung nach Siemens geheizten Flammofens. Tiegelgußstahl wird durch Umschmelzen von Schweißeisen in Graphittiegeln und Flammöfen mit Siemensfeuerung gewonnen.

In der Eisenhütte wird die bedeutendste Vergiftungsgefahr durch die der Gicht entsteigenden Gichtgase bedingt, welche sehr reich an Kohlenoxyd sind, ferner auch schweflige Säure, Zyanwasserstoff, gegebenenfalls auch Arsenwasserstoff enthalten können (vgl. Zyan- und Arsenwasserstoff).

Als im Hochofenbetriebe noch mit offener Gicht gearbeitet wurde, waren die bei der Gicht beschäftigten Arbeiter durch die Giftigkeit des Gichtgases in hohem Maße gefährdet. Da wegen des hohen Kohlenoxydgehaltes der Gichtgase diesen ein hoher Heizwert zukommt, werden diese Gase nunmehr stets abgeleitet und der Verwertung zugeführt; die Gicht wird durch einen Gichtverschluß (Trichterverschluß nach Parry) abgeschlossen und nur von Zeit zu Zeit durch mechanische Vorrichtungen (beim Gichten) geöffnet, wobei die Arbeiter an der Gicht sich von der Gicht so weit entfernen, daß sie gegen die entweichenden Gase genügend geschützt sind. Die Ableitung der Gichtgase (siehe Fig. 39) erfolgt durch eine seitliche Oeffnung in besonderen Gasleitungen; das Gas wird zunächst einem Reinigungsprozeß behufs Beseitigung der Flugasche usw. unterzogen und sodann zum Heizen der Windhitzer, zum Betriebe von Gaskraftmaschinen (vgl. Nutzgas) u. a. verwendet.

Schwere Gichtgasvergiftungen ereignen sich mitunter beim Einsteigen in die Gichtgasleitungen (behufs Reinigung). Derartige Vorfälle wurden bereits in größerer Zahl in dem Kapitel über gewerbliche Kohlenoxydgasvergiftungen (Generatorgas, Gichtgas) eingehender beschrieben.

Schädlich können ferner die beim Abstich und Schlackenlauf aus dem Ofen austretenden Gase werden; auch entstehen beim Granulieren der Schlacke (beim Einleiten der flüssigen Schlacke ins Wasser) unangenehme Ausdünstungen, die schädlich wirken können.

Beim Puddelprozeß tritt Kohlenoxyd in größerer Menge auf. Die übrigen Prozesse der Eisen- und Stahlgewinnung geben wohl kaum Veranlassung zu Vergiftungen.

Die beim Thomas-Verfahren entstehende Thomasschlacke stellt wegen ihres Phosphorgehaltes ein wertvolles Düngemittel dar; sie wird in den Thomasschlackenmühlen vorgebrochen, dann weiter zerkleinert und schließlich (mittelst Mühlen und Desintegratoren) auf feinen Staub zermahlen. Diesem Staub kommt eine ätzende Wirkung zu. Das Nähere hierüber sowie genauere Angaben über das Vorkommen solcher Schädigungen findet sich im Kapitel Phosphor (Superphosphat und Kunstdünger überhaupt).

Die Eisengießerei gibt wohl zu gewerblichen Vergiftungen keine Veranlassung, da es im Interesse des Betriebes liegt, daß der Kupolofen möglichst so konstruiert werde, daß aller Brennstoff darin zu Kohlensäure verbrennt, somit in den Kupolofengasen möglichst wenig Kohlenoxyd enthalten sei.

Von Interesse sind durch Ferrosilizium bedingte Vergiftungen. Angaben über die Giftigkeit des Ferrosiliziums stammen von Cronquist und Wilson (Journ. of the board of trade 1907, S. 359), ferner aus den Jahresberichten der englischen Gewerbeinspektoren (1907). (Vgl. auch Oliver, Diseases of occupation 1908, und Sozialtechnik 1908, Bd. 7, S. 689 und 690.)

Eisen mit hohem Siliziumgehalt wird in neuerer Zeit in großem Maßstabe als Zusatz für die Stahlerzeugung fabriziert. Ca. 4000 t Ferrosilizium werden jährlich von Frankreich und Deutschland nach England eingeführt. Ferrosilizium wird durch Zusammenschmelzen von Eisenerz, Quarz, Koks und Kalk (als Flußmittel) bei sehr hoher Temperatur im elektrischen Ofen gewonnen. Der Kohlenstoff reduziert die Kohlensäure zu Silizium und die Erze zu metallischem Eisen, wobei das Ferrosilizium entsteht. Gewisse Ferrosiliziumsorten, namentlich diejenigen mit ca. 50 % Silizium, haben die Eigenschaft, zu zerfallen, wenn sie der Luft eine Zeitlang ausgesetzt sind (H. Le Chatelier, Ann. Min. 1909, Bd. 15, S. 213). Dabei entwickeln sich mitunter ganz außerordentlich giftige Gase, welche Phosphor- und Arsenwasserstoff enthalten. Die Ursache hierzu liegt in dem Gehalt mancher bei der Ferrosiliziumerzeugung verwendeten Eisenerze und Quarzsorten an Phosphiden oder Arsen. Im Jahre 1907 wurden an Bord des schwedischen Dampfers „Olaf Wijk“ 4 Todesfälle durch den Transport von Ferrosilizium verursacht (beschrieben von Cronquist, Board of trade journal 1907, zit. oben). Ein weiterer schwerer Unglücksfall ereignete sich auf dem Dampfer „Aston“ während einer Fahrt von Antwerpen nach Grimsby, wo innerhalb 24 Stunden 5 Personen ums Leben gekommen sind. Watson Gray und Lebeau haben die Entwicklung großer Mengen Arsenwasserstoff aus manchen Ferrosiliziumarten (auch experimentell) nachgewiesen. Jedenfalls ist der Transport und das Umladen dieses Materials, wenn Feuchtigkeit hinzutritt, gefährlich zu nennen, zumal es außer Vergiftungen auch schwere Explosionen verschuldet hat.

Zink. Gewerbliche Vergiftungen, die auf das Zink selbst zurückzuführen gewesen wären, sind nicht bekannt. Die von Schlockow (1879) als chronische Zinkvergiftung angesprochenen Fälle von Nervenkrankheiten bei Zinkhüttenarbeitern waren wohl — wie bereits Tracinski (1888) angibt — auf Bleileiden zurückzuführen. Frey (Zinkgew. im oberschl. Ind.-Bez. 1907, S. 11) teilt die Anschauung Rambouseks (Zeitschr. f. Gew.-Hyg. 1902), daß das Bild einer chronischen Zinkvergiftung wohl durch die Erscheinungen der sie stets begleitenden Bleivergiftung gedeckt würde. — Das Nähere über die hüttenmännische Gewinnung und Verwendung des Zinks und das Vorkommen von Bleivergiftungen hierbei siehe in dem Kapitel über Blei-, Zink- und Silberhütten.

Kupfer; Messing; Vorkommen des Gießerfiebers. Ueber die Giftigkeit des reinen Kupfers sind die Anschauungen geteilt. Ohne Zweifel hat (wie Lehmann u. a. auch experimentell nachgewiesen haben) das reine Kupfer als gewerbliches Gift keine Bedeutung.

Auffällig ist jedoch die Erscheinung des Gießerfiebers bei Gelbgießern. Während somit reines Zink und reines Kupfer zu keinen gewerblichen Vergiftungen Veranlassung geben, tritt bei der Messinggießerei, wobei eine Kupfer-Zinklegierung in Formen gegossen wird (Gelbguß), eine eigentümliche Erkrankung der Arbeiter auf. Die Gießer leiden an Fieberattacken, die den Erscheinungen des Wechselfiebers ähneln. Da die Unfälle schnell verlaufen und die Arbeiter sich oft gar nicht krank melden, so lassen sich genaue Angaben über die Häufigkeit des Vorkommens dieses Leidens schwer machen. Mitteilungen über das nicht seltene Vorkommen von Gießerfieber in einer Uhrenfabrik erhielt ich (von Reisinger) anläßlich der Erhebungen über Gewerbekrankheiten in Böhmen. (Rambousek, Concordia 1910, Nr. 6.)

Sigel (Vierteljahrsschr. f. ger. Med. 1906, S. 185), der das Gießerfieber (auch durch an seiner eigenen Person vorgenommene Experimente) eingehend studierte, erklärt, daß dasselbe durch Einatmung überhitzter Zinkdämpfe zustande komme. Die Gelbgießer in großen, hygienisch gut eingerichteten Gießereien (z. B. bei Zeiß in Jena) bleiben vom Gießerfieber verschont. In kleineren Gießereibetrieben kommt es dagegen recht häufig vor.

Während der Fertigstellung dieses Buches kommt mir noch eine bedeutsame Arbeit Lehmanns über das Gießerfieber in die Hände. (Arch. f. Hyg. 1910, Bd. 72, S. 358.) Verfasser hat durch experimentelle Studien an einem zum Gießerfieber sehr disponierenden Gießer nachgewiesen, daß das Gießerfieber eine Zinkvergiftung (durch Einatmen von Zinkoxyd, nicht Zinkdampf) darstelllt. Lehmann vermutet, daß es sich um ein Resorptionsfieber handle, welches auf die Aufnahme der durch die Einatmung des Zinks abgetöteten Zellbestandteile der Atemwege in den Organismus zurückzuführen wäre. Beim Menschen kann das Gießerfieber durch die Beschäftigung mit verbrennendem reinem Zink hervorgerufen werden. Die meisten Arbeiter gewöhnen sich an die Einwirkung des Zinks und werden gegen das Gießerfieber allmählich unempfänglich (immun); manche Arbeiter sind jedoch besonders empfindlich und erkranken jedesmal wieder. Einen solchen Arbeiter wählte Lehmann zu seinen Experimenten.

Metallbeizerei. Die Metallbeizerei (Gelbbrennerei) hat den Zweck, Metall-, besonders Messinggegenständen (Gürtlergewerbe, Elektrotechnik, Lampen-, Devotionalienerzeugung) eine entsprechend glänzende oder matte Oberfläche zu verleihen, was durch Eintauchen in Bäder von Salpeter-, Salz- und Schwefelsäure bewirkt wird. Meist folgt dem Vorbade in verdünnter Säure ein Bad in konzentrierter Säure auf 1—2 Minuten, wobei sich gefährliche Säure-, insbesondere Untersalpetersäuredämpfe entwickeln, durch welche die Brenner schwer zu leiden haben; nicht selten verlaufen derartige Vergiftungen tödlich.

(Vgl. das Kapitel Salpetersäure; Verwendung.) Oft genügt es, daß der betreffende Arbeiter die gebeizten Gegenstände nur kurze Zeit trägt (Jahresber. der bad. Gew.-Insp. 1900). Leider fehlen in der Literatur bestimmtere Anhaltspunkte über die Häufigkeit des Vorkommens solcher Vergiftungen. Auch bei den Erhebungen über Gewerbekrankheiten in Böhmen wurden Vergiftungsfälle bei Gelbbrennern bekannt. (Concordia 1910, Heft 6.)

Gold und Silber. Bei der Gewinnung von Gold und Silber durch Amalgamierung (und nachfolgendes Abdestillieren des Quecksilbers) ist die Gefahr der Quecksilbervergiftung gegeben. (Das Nähere hierüber siehe unter Quecksilber.)

Die Silbergewinnung aus silberhaltigem Blei nach Parkes, bei welcher Bleivergiftungen vorkommen, wurde ausführlich im Kapitel über Blei (Blei- und Silberhütten) besprochen.

Bei der Feuervergoldung können Quecksilbervergiftungen vorkommen (siehe Verwendung des Quecksilbers).

Bei der Vergoldung und Versilberung auf galvanischem Wege kommt die Möglichkeit des Auftretens von Zyanvergiftungen durch Aufsteigen zyanhaltiger Gase aus den Bädern in Betracht, doch sind solche Vorkommnisse, wie die gewerblichen Zyanvergiftungen überhaupt, sehr selten (siehe das Kapitel Zyan und Zyanverbindungen; Verwendung).

Erwähnt sei das Vorkommen von Argyrie. Dieselbe ist keine Vergiftung im eigentlichen Sinne des Wortes, da es bei derselben kaum zu wesentlichen Gesundheitsstörungen kommt. Die Argyrie kommt durch die Aufnahme kleiner Silbermengen in den Körper (meist durch Verschlucken kleiner Mengen von Silberverbindungen) zustande, worauf durch Ausscheidung von reduziertem metallischen Silber in die Haut diese schwarzglänzend wird. Fälle von totaler Argyrie des ganzen Körpers kommen am häufigsten bei Glasperlenversilberern vor, welche in die Glasperlen eine Silberlösung einzusaugen haben. Derartige Fälle habe ich in früheren Jahren bei Glasperlenverfertigern aus Nordböhmen öfter gesehen; jetzt sind sie selten, weil das Versilbern der Glasperlen nicht mehr unmittelbar mit dem Mund geschieht. Lokale Gewerbeargyrose wurde durch Lewin (Berl. klin. Wochenschr. 1886, S. 417) bei Silberspiegelarbeitern und auch bei Photographen (auf der Augenbindehaut) beobachtet.

Vorkommen gewerblicher Vergiftungen in verschiedenen Industriezweigen

Durch die bisherigen Darstellungen ist wohl das Wichtigste über das Vorkommen von Vergiftungen im Gewerbe und in der Industrie bereits gesagt worden, da nicht nur die Gewinnung, sondern auch die Verwendung der wichtigsten gewerblichen Gifte in verschiedenen Gewerbe- und Industriezweigen in Betracht gezogen wurde. Es bleiben nur einige Lücken auszufüllen; auch ist das Vorkommen von gewerblichen Vergiftungen in einzelnen wichtigen Industriegruppen übersichtlich zusammenzufassen.

Bearbeitung der Steine und Erden (Kalkbrennerei, Glasindustrie)

(Vorkommen gewerblicher Vergiftungen)

Das Vorkommen der Bleivergiftung in der keramischen Industrie (Tonwaren, Porzellanwaren, Glaserzeugung, Edelsteinschleiferei usw.) wurde in dem Kapitel über Blei eingehend erörtert.

Ueberdies ist in der keramischen Industrie die Möglichkeit der Vergiftung durch Chrom (Auftreten von Chromgeschwüren; siehe das Kapitel Chrom), ferner durch Arsen, eventuell auch Mangan gegeben (siehe die Kapitel über die Verwendung von Arsen und Mangan).

Ferner kann es zu Kohlenoxyd- und Kohlensäurevergiftungen kommen. Diese können entweder durch die den Brennöfen entsteigenden Verbrennungsgase bedingt werden, so diese bei schlechten hygienischen Verhältnissen in die Arbeitsräume oder Wohn- bzw. Schlafräume der Arbeiter eindringen. Kohlenoxydgasvergiftungen sind unter anderen auch bei der Bedienung von Kalköfen vorgekommen. Ueber einen Todesfall durch Einatmen von Kohlenoxydgas beim Beschicken eines Kalkofens wird in dem Jahresbericht der Berufsgenossenschaft für chemische Industrie für das Jahr 1906 berichtet: Der betreffende Arbeiter war aushilfsweise beim Inbetriebsetzen des Kalkofens damit beschäftigt, Kalksteine in denselben zu entleeren. Dem hierzu geöffneten Ofen entströmten aber kohlenoxydhaltige Gase in solcher Menge, daß der Arbeiter bewußtlos wurde; er wurde erst 20 bis 30 Minuten später aufgefunden, als bereits eine Rettung nicht mehr möglich war (Chem. Ind. 1907, S. 351).

Kohlenoxydgasvergiftungen können ferner durch Verwendung der Siemensschen Gasfeuerung (Generatorofen) bei den Brennöfen, insbesondere auch bei den Glasöfen eintreten. Das Nähere hierüber siehe in dem Kapitel Nutz- und Leuchtgasarten (Generatorgas) und das Vorkommen gewerblicher Kohlenoxydgasvergiftungen überhaupt.

Bei der Glasätzerei kommt ferner der Fluorwasserstoff als gewerbliches Gift in Betracht (siehe Fluorverbindungen, Fluorwasserstoff). Mit dem Glasätzen mittelst wässeriger Flußsäure beschäftigte Arbeiter erkranken an Entzündungen der Atemorgane und der Haut der Hände (Geschwürbildung), welche durch die ätzende Wirkung der Fluorwasserstoffsäure herbeigeführt werden. Bestimmte Angaben über die Häufigkeit des Vorkommens derartiger Schädigungen konnte ich nicht auffinden. Durch die Verwendung des Sandstrahlgebläses zum Glasmattieren ist der Gebrauch der Flußsäure zu diesem Zwecke eingeschränkt worden. Einiges über die Vergiftungsgefahr in der Glasindustrie findet sich in der Zeitschrift für Gewerbehygiene 1907, Nr. 17, S. 400, zusammengefaßt.

Verwertung tierischer Produkte

(Vorkommen gewerblicher Vergiftungen)

Bei der Gerberei ist die Möglichkeit gewerblicher Vergiftungen durch die Verwendung von Arsenverbindungen (bei der Delainage usw.), ferner durch die Verwendung von Gaskalk bei dem Einkalken (Enthaaren) der Häute gegeben, wobei besonders die Giftwirkung von Zyanverbindungen in Betracht kommen kann. Das Nähere hierüber findet sich in den Kapiteln über Arsen (Verwendung von Arsenverbindungen) und Zyan (Verwendung von Zyanverbindungen, Auftreten von Zyanwasserstoff).

Das Vorkommen von Quecksilbervergiftungen in der Hasenhaarschneiderei und Hutmacherei wurde im Kapitel über Quecksilber (Verwendung) eingehend erörtert.

Gewinnung von pflanzlichen Nahrungs- und Genußmitteln
(Vorkommen von Vergiftungen)

Im Gärungsgewerbe kann es durch Anhäufungen von Kohlensäure, besonders in Gärkellern, ferner beim Saturationsprozeß in der Zuckerindustrie zu Kohlensäurevergiftungen kommen; derartige Vorkommnisse wurden wiederholt beschrieben.

Erwähnenswert ist auch die Verwendung von „Montanin", einer etwa 20%igen Kieselfluorwasserstoffsäure, als Konservierungs- und Desinfektionsmittel in der Bierbrauerei (vgl. Fluor und Fluorverbindungen).

Beim Schwefeln von Hopfen, Wein usw. zu Konservierungszwecken können die Arbeiter unter der schädlichen Wirkung der schwefligen Säure leiden.

In Dörranlagen für Obst, Zichorie usw. kann es zu Vergiftungen durch die Rauchgase, also durch Kohlensäure und Kohlenoxyd kommen.

Der Arsengehalt der bei der Dextrinerzeugung verwendeten Säuren (Schwefelsäure) kann zu gewerblichen Vergiftungen Veranlassung geben.

Dort, wo in der Nahrungsmittelindustrie künstliche Kälteerzeugung und Eisgewinnung durch Kompression von Gasen stattfindet, können diese insbesondere Ammoniakvergiftungen bedingen (siehe Ammoniak; Verwendung).

Gewerbliche Vergiftungen durch Tabak sind nicht nachgewiesen, doch gilt die schädliche Einwirkung des Tabakdunstes und -Staubes — insbesondere auf den weiblichen Organismus — in hygienisch schlecht beschaffenen Tabakfabriken für erwiesen. (Vgl. Rochs, Vierteljahrsschr. f. ger. Med. 1889, S. 104; Rosenfeld, Zentralbl. f. allgem. Ges.-Pfl., XVIII, S. 99; ferner Legge, Zeitschr. f. Gew.-Hyg. 1904, S. 414, und Wilke, Concordia 1908, S. 407 — die beiden letzteren Quellen enthalten interessante Angaben der englischen Gewerbeinspektoren.)

Holzbearbeitung und Verwertung
(Vorkommen von Vergiftungen)

Giftiges Holz. Von Interesse sind die in der Literatur der neuesten Zeit sich mehrenden Angaben über das Vorkommen von Vergiftungen und Gesundheitsschädigungen durch gewisse giftige Holzarten. Angaben hierüber stammen von Sternberg (Med. Klinik 1908, Nr. 14), der Hauterkrankungen bei Arbeitern, die Satinholz verarbeiteten, beschreibt und ferner Störungen der Herztätigkeit und des Allgemeinbefindens bei Arbeitern schildert, die aus afrikanischem Buchsbaumholz Webeschiffchen herstellen. Genauere Angaben über das Vorkommen solcher Vergiftungen stammen aus England und Bayern. Oliver bespricht in seinem Buche „Diseases of occupation" (1908, S. 259) eingehend die durch Buchsbaumholz hervorgerufenen Erkrankungen. Nach Legges Angaben (vgl. Wilke, Concordia 1909, S. 106) führten die Vergiftungsfälle, die sich bei der Verarbeitung gewisser Holzarten zeigten, im Jahre 1905 zu eingehenden Untersuchungen. Das zur Herstellung von Webeschiffchen gebrauchte Holz war entweder afrikanisches Buchsbaumholz (Sarcocephalus Diderrichiae) oder westafrikanischer Buchsbaum (Gonioma Kamassi). Die Krankheitserscheinungen traten ohne Unterschied bei der Verarbeitung beider Holzarten auf. Man nahm an, daß ein im Holz enthaltenes Herzgift ein Verlangsamen bzw. Aussetzen der Herztätigkeit bewirkt. Bei den Arbeitern wurde Kopfschmerz, Schläfrigkeit, starke Augen- und Nasensekretion, Atembeschwerden, Uebelkeit und Schwäche nachgewiesen. Ein Holzsäger konnte sich infolge der Schläfrigkeit, die ihn befiel, kaum aufrechterhalten. Vier Arbeiter mußten infolge von Atembeschwerden die Arbeit aufgeben. Ein Glätter wurde von Asthma und Herzklopfen befallen und starb, ebenso ein Holzsäger, der an chronischer Bronchitis und Atemnot erkrankte.

Nachstehende Zahlen und Symptome wurden im Jahre 1905 von Dr. John Hay, in den Jahren 1907 und 1908 durch den Medizinalinspektor Dr. W. M. Legge festgestellt:

	Untersuchte Personen			
	1905		1907 und 1908	
	Anzahl	%	Anzahl	%
Kopfschmerz	27	24,1	18	22,8
Schläfrigkeit	10	9,0	17	21,5
Ausfluß aus den Augen	13	11,6	9	11,3
Ausfluß aus der Nase	28	25,0	20	28,0
Atembeschwerden	34	30,4	13	16,4
Erbrechen oder Uebelkeit	13	11,6	3	3,8
Ohnmachts- und Schwächeanfälle	11	9,6	1	1,2

Die zweite Zahlenreihe ergibt einen starken Rückgang der Atmungsbeschwerden. Dies kann an den verbesserten Staubabsaugungsvorrichtungen liegen. Leute, die im Jahre 1905 unter dem Einfluß des Holzes erkrankt waren, hatten seitdem ohne Nachteil an derselben Holzart gearbeitet, obgleich sie andere Hölzer vorzogen.

Ueber den Einfluß des sog. „Borneo-Rosenholzes" berichtet Inspektor Smith aus Norwich, daß es im Jahre 1906 wegen seiner schönen Farbe und Maserung zu Griffen von Kinderspielzeug, Laubsägearbeit usw. verwendet wurde. Es ist rötlichbraun mit eigentümlich grünen Flecken. Beulen im Holz haben einen metallischen Schimmer im reflektierten Licht, teerartige Ausschwitzungen sind an den Kanten bemerkbar. Die dieses Holz verarbeitenden Personen wurden von Augenentzündungen und Hautausschlägen unter den Armen, am Handgelenk und zwischen den Fingern befallen. Ein Arbeiter mußte infolgedessen eine Woche zu Hause bleiben. Der

Rücken eines Mannes, der einen Sack voll Hobelspäne dieses Holzes nach Hause getragen hatte, zeigte den gleichen Ausschlag.

Eine vom Direktor des Imperialinstitute Sir Wyndham Dunstan vorgenommene Untersuchung blieb in jeder Hinsicht negativ. Mssrs. Hobin Ltd. haben das Holz ohne irgendwelche böse Folgen seit Jahren in großen Mengen verarbeiten lassen. Die üblen Erscheinungen zeigten sich erst bei der letzten Sendung. Zu gleicher Zeit wurden Versuche mit Holz- und Sägespänen des ost- und westindischen Satinholzes unternommen, die ebenfalls ergebnislos verliefen.

Bei den von der Inspektion vorgenommenen Umfragen ergab sich zunächst, daß sehr viel Unklarheit über die Bezeichnung Satinholz herrscht, da man darunter sowohl ost- wie westindisches Satinholz und auch Satinwalnußholz versteht. Von diesen hat ostindisches Holz mehr irritierende Eigenschaften wie westindisches. Satinwalnußholz ist anscheinend harmlos.

In Ost-London, Glasgow und Bristol wurden in den Schiffswerften Erkrankungen von Arbeitern in Form von Hautausschlägen festgestellt. Die Empfindlichkeit gegen das Holz ist aber sehr verschieden. Ein Mann gab an, daß er durch Auflegen eines Hobelspans auf den Handrücken schon eine wunde Stelle bekäme. Die nachteiligen Wirkungen scheinen rasch vorüberzugehen. Absaugeventilation wird eingerichtet, jedoch wollen die Werften den Gebrauch dieser Holzarten aufgeben.

Einzelne Fälle von Erkrankungen werden auch der Verarbeitung von Teak- und Olivenholz zugeschrieben. In Sheffield hält man nachstehende Holzarten für irritierend: Ebenholz, Magenta-Rosenholz, westindischen Buchsbaum, Kokosholz und Truthahnholz. Augen und Nase wurden auch von einigen Mahagoniarten angegriffen. Wegen seiner schädlichen Wirkung auf die Augen hat man den Gebrauch von ostindischem Buchsbaum zur Herstellung von Webeschiffchen ganz aufgegeben. Aus Manchester wird berichtet, daß Sabicuholz aus Kuba beim Bearbeiten einen Staub abgibt, der bei dem Personal einen Ausfluß aus Augen und Nase und das Gefühl einer schweren Erkältung hervorruft (aus Concordia 1909, S. 106).

Ueber die Erkrankungen der Arbeiter bei der Bearbeitung verschiedener Holzarten schreibt ferner der bayrische Landesgewerbearzt (vgl. Zeitschr. f. Gew.-Hyg. 1909, S. 622). Weitere Angaben hierüber siehe auch bei Neisser, Internationale Uebersicht über Gewerbehygiene 1907, S. 79.

Sonstiges Vorkommen gewerblicher Vergiftungen bei der Verwendung des Holzes

Der Gebrauch von (mit Methylalkohol, Pyridin usw.) denaturiertem Spiritus beim Polieren von Möbeln gibt wohl — wie aus mehreren Angaben hervorgeht — zu Gesundheitsstörungen bei den damit beschäftigten Arbeitern, nicht aber zu eigentlichen gewerblichen Vergiftungen Veranlassung. Vor kurzem in Oesterreich in dieser Richtung veranlaßte Erhebungen führten zu einem, soviel mir bekannt ist, größtenteils negativen Resultat.

Die Bleivergiftung kann bei Holzanstrichen in Betracht kommen (siehe Bleifarben).

Bei der Imprägnierung des Holzes können Teerdämpfe gesundheitsschädlich wirken (siehe Teer; Verwendung).

In der Sulfitzelluloseindustrie kommt die schädliche Wirkung der schwefligen Säure in Betracht (siehe diese). Doch zählen Vergiftungen mit schwefliger Säure in Sulfitzellulosefabriken, zumal in modernen Betrieben, wohl zu den Seltenheiten.

Textilindustrie
(Vorkommen von gewerblichen Vergiftungen)

Die in der Textilindustrie vorkommenden Vergiftungen wurden insgesamt bereits bei der Besprechung der Verwendung verschiedener gewerblicher Gifte angeführt; es sei daher nur das verstreut Besprochene zusammengefaßt.

Beim Entfetten der tierischen Wolle wird Schwefelkohlenstoff oder Benzin verwendet, so daß die Gefahr der Schwefelkohlenstoff- und Benzinvergiftung (siehe diese) besteht.

Bei der Kunstwolleerzeugung kann das Karbonisieren zu Säurevergiftungen Veranlassung geben (siehe Salzsäure, Schwefelsäure; Verwendung).

Bleivergiftungen wurden bei der Verwendung von Jacquardwebstühlen infolge Reibung der an denselben befindlichen Bleigewichte aneinander besonders von Lunge (in Heinzerling, Gef. d. chem. Ind. 1885, S. 203), Nusperl (Ber. d. Schweiz. Fabrikinsp. 1884), Schuler (D. Vierteljahrsschr. f. öff. Ges.-Pfl. 1885) u. a. beobachtet, kommen aber jetzt wohl kaum mehr vor, da die Kettenfäden mit Eisengewichten beschwert werden (siehe Bleiverwendung).

Beim Gasieren des Wollsamtes, ferner beim Trocknen des gestärkten Samtes kann es, so bei der Anwendung von Holzkohlenfeuerung, zu Kohlenoxydvergiftungen kommen (siehe Kohlenoxyd).

Bei der Erzeugung gummierter Gewebe ist die Gefahr der Schwefelkohlenstoffvergiftung gegeben (siehe Schwefelkohlenstoff).

Durch Verwendung von Bleidrähten in der Asbestweberei können ebenfalls Bleivergiftungen eintreten (siehe Bleiverwendung).

Gelegenheit zu Bleivergiftungen ist auch beim Beschweren von Geweben (insbesondere Seide) mit Bleiverbindungen gegeben.

In der Bleicherei kommt die Verwendung von Chlor und schwefliger Säure (siehe diese) in Betracht.

Bei der Wäscherei und Fleckputzerei kann es zu Vergiftungen durch Benzin kommen (siehe Benzin).

In der Färberei und Druckerei wird die Verwendung giftiger Farben immer seltener, da hier die Anilinfarben (siehe diese) die vorwiegende Rolle spielen. Manche Beizmittel geben zu Vergiftungen Veranlassung. Ueber Vergiftungen durch Anilin in der Anilinschwarzfärberei siehe das Kapitel über Anilin. Bei der Entwicklung von Dampffarben kann es zur Belästigung und Gesundheitsschädigung durch salzsaure Dämpfe (siehe Salzsäure) kommen. Auch kann es besonders gefährlich werden, wenn die Salzsäure mit Arsen verunreinigt ist. Näheres hierüber sowie über die arsenhaltigen Giftfarben und Beizen findet sich in den Kapiteln über Arsen- und Arsenverbindungen angeführt. Ueber den seinerzeitigen Arsengehalt des Fuchsins siehe organische Farbstoffe (Fuchsin); das Nähere über die Anilinfarben findet sich gleichfalls in diesem Kapitel.

Mehr als die erwähnten Giftstoffe kommen die Bleifarben, insbesondere die Chrombleifarben in Betracht; die durch dieselben bedingte Vergiftungsgefahr ist in den Kapiteln über Blei, Bleifarben und Bleivergiftung und ferner in dem Kapitel Chrom und Chromverbindungen besprochen worden.

Zweiter Teil

Uebersicht über die Pathologie und Therapie (Krankheitserscheinungen und Behandlung) der gewerblichen Vergiftungen

---

Es sollen in diesem Abschnitt die wichtigsten Erkrankungsformen und Krankheitserscheinungen bei gewerblichen Vergiftungen übersichtlich dargestellt werden, insbesondere soweit dieselben zur Erkennung — Diagnose — der betreffenden gewerblichen Vergiftungen und für die Auffassung und Erklärung der Wirkungsweise des gewerblichen Giftes maßgebend sind; hierbei soll es — in Anbetracht des vornehmlich praktischen Zweckes dieses Buches — vermieden werden, theoretisch-toxikologische Details, ferner wissenschaftliche Streitfragen ausführlich zu erörtern.

Allgemeines über gewerbliche Gifte

Begriffsbestimmung

In diesem Buche wurde bisher mit Absicht der induktive Weg eingeschlagen, der Weg vom Speziellen zum Allgemeinen; zunächst wurde eine große Anzahl praktisch wichtiger Fälle gewerblicher Vergiftungen zur Darstellung gebracht, und jetzt erst versuchen wir, die Definition des Begriffes der gewerblichen Vergiftung zu geben und lassen allgemeine Erörterungen über solche Vergiftungen folgen.

Dieser Vorgang erscheint auch durch die Schwierigkeit einer klaren Bestimmung des Begriffes „Gift" und „Vergiftung" gerechtfertigt.

Die Versuche solcher Definitionen sind zahlreich; jedes der älteren und neueren Lehrbücher und Kompendien der Toxikologie bringt naturgemäß eine derartige Definition. Es liegt uns fern, sie alle aufzuzählen. Nur die wenigsten taugen für unseren Zweck. Charakteristisch ist, daß Lewin in seiner Schrift „Grundlagen für die medizinische und rechtliche Beurteilung von Vergiftungs- und Infektionskrankheiten im Betriebe" (Berlin, Heymanns Verlag 1907), nachdem er eine Definition des Begriffes „Vergiftung" versucht, diese selbst verwirft und erklärt, in der Unmöglichkeit, diesen Begriff zu definieren, keinen praktischen Nachteil zu sehen, weil die auf der Grundlage von Wissen unternommenen Feststellungen in bestimmten Fällen, selbst wenn eine Begriffsbestimmung möglich wäre, doch nie entbehrt werden könnten. Eine Rechtfertigung mehr für unsere induktive Methode.

Doch wollen wir der Definition nicht ganz entraten.

Gifte sind solche Stoffe, welche durch die chemische Natur einen Organismus derart zu beeinflussen imstande sind, daß hierdurch eine wesentliche dauernde oder vorübergehende Schädigung der Organe und Lebensfunktionen derselben, somit eine Schädigung der Gesundheit und des Wohlbefindens des betreffenden Lebewesens bewirkt wird; diese Schädigung nennen wir Vergiftung.

Dies ist im wesentlichen die ursprünglich von Husemann (Handb. d. Tox. 1882) aufgestellte Begriffsbestimmung, welche von mehreren neueren Autoren — einigermaßen modifiziert — wiedergegeben wird.

In dem vorliegenden Buche wurde auf die Einbeziehung der gewerblichen Infektionen unter die gewerblichen Vergiftungen verzichtet, und es blieb der Stoff auf die Vergiftungen im engeren — landläufigen — Sinne des Wortes beschränkt.

Aus dem Begriff „Gift" leitet sich der Begriff „gewerbliches Gift" ab. Ein gewerbliches Gift ist jenes Gift, welches im gewerblichen (industriellen) Betriebe verwendet oder zur Darstellung gebracht wird oder zufällig entsteht. Eine gewerbliche Vergiftung ist eine durch die Beschäftigung im gewerblichen Betriebe durch gewerbliche Gifte hervorgerufene zufällige, somit von dem Beschädigten nicht gewollte Vergiftung.

Wirkung (Aufnahmswege), Einteilung (rechtliche Unterscheidung), Disposition, Gewöhnung und sonstige allgemeine Gesichtspunkte

Eine einfache Uebersicht über die Wirkung der gewerblichen Gifte im allgemeinen gibt nachfolgende — im Prinzip auch von Kobert (in seiner Giftlehre) angegebene — Gruppierung der gewerblichen Gifte in:

1. Gifte, welche eine Oberflächenwirkung entfalten bzw. in den Organen, mit denen sie in Berührung kommen, hierdurch grob anatomische Störungen (Reizung, Verätzung usw.) bedingen — sog. Berührungs- (Kontakt-) Wirkung. Hierher gehören vor allem die sog. Reiz- und Aetzgifte.
2. Blutgifte, d. h. Gifte, welche von den Bestandteilen des Blutes aufgenommen werden und diese verändern; diese Veränderung kann nur den Blutfarbstoff betreffen, mit welchem einzelne Gifte chemische Verbindungen eingehen, oder es können die geformten Blutbestandteile als solche verändert oder zerstört werden (z. B. hämolytisch wirkende Gifte, Blutkörperchengifte).

3. Gifte mit eigentlicher innerlicher Wirkung, sog. Fernwirkung oder spezifischer Wirkung. Hierher gehören die Gifte, welche nach ihrer Aufnahme in den Kreislauf auf bestimmte Organe und Organsysteme in bestimmter (spezifischer) Weise wirken (Nervengifte, Herzgifte usw.).

Es ist freilich möglich, daß ein Gift zwei oder alle drei der genannten Wirkungsarten entfaltet.

Lewin folgt bei seiner Einteilung der gewerblichen Gifte demselben Prinzip; nur schafft er vier Gruppen, indem er die Gifte mit Fernwirkung in Stoffwechselgifte und Nervengifte unterscheidet (Lewin, Grundlagen für die medizinische und rechtliche Beurteilung des Zustandekommens und des Verlaufes von Vergiftungs- und Infektionskrankheiten im Betriebe, Heymanns Verlag 1907, S. 9). Lewin gibt zu den einzelnen Gruppen leichtfaßliche Begriffsbestimmungen, welche ihrer Gemeinverständlichkeit halber hier angeführt seien. Danach sind:

1. Entzündungs- bzw. Aetzgifte jene Gifte, die das Eiweiß der Gewebe in irgendeinem Grade zerstören oder das Gewebe heftig entzünden oder nur reizen, ohne es sichtbarlich zu verändern.
2. Stoffwechselgifte sind solche Gifte, die innerhalb einzelner Gruppen von Körperorganen Ernährungsstörungen veranlassen.
3. Nervengifte sind jene Gifte, die, abhängig von ihren spezifischen Eigenschaften, an Nervengebilden, im Gehirn, im Rückenmark, im Herzen, in den Sinnesorganen oder an der Körperperipherie lähmend oder erregend wirken.
4. Blutgifte sind solche Gifte, die durch chemische Einwirkung die Blutfarbe sichtbar verändern oder bei geeigneter Untersuchung mit einem Spektralapparat abnorme Absorptionslinien erkennen lassen oder, mikroskopisch erkennbar, die Elementarbestandteile des Blutes verändern.

Die Giftwirkung beruht auf einer Wechselwirkung des Giftes und des Organismus resp. seiner einzelnen Organe und ist daher von den Eigenschaften des Giftes und des Organismus abhängig. Sowohl von seiten des Giftes als von seiten des Organismus entscheiden qualitative und quantitative Eigenschaften: es entscheidet die Beschaffenheit und die Menge des aufgenommenen Giftes einerseits und die Beschaffenheit und die Größe, das Gewicht, des das Gift aufnehmenden Organismus andererseits. Von den qualitativen Eigenschaften des Giftes entscheidet vor allem die chemische Zusammensetzung, die chemische Konstitution der giftigen Substanz.

Weiter ist für die Giftwirkung eine Reihe physikalischer Eigenschaften des Giftes entscheidend; so insbesondere die Form, der Aggregatzustand des Giftes, die Wasserlöslichkeit und die fettlösende Wirkung des betreffenden Giftes, welche für die Resorbierbarkeit (Aufnehmbarkeit) desselben maßgebend sind, worauf wir noch in Kürze zurückkommen; die wasserentziehende Kraft eines Giftes bewirkt eine hohe Reiz- und Aetzwirkung desselben.

Bei gewerblichen Giften ist für die Praxis die Hygiene, die Prophylaxe (Vorbeugung), insbesondere die äußere Form, der

Aggregatzustand entscheidend, in welchem das Gift in den Körper eindringt; hierdurch wird der Weg, auf welchem das Gift in den Organismus gelangt, entschieden; zugleich ergibt sich danach ein praktisches Einteilungsprinzip für gewerbliche Gifte.

Gewerbliche Gifte können 1. als feste Körper, 2. als Flüssigkeiten, 3. als Gase aufgenommen werden. Da die gewerbliche Vergiftung, wie oben definiert, ein nicht gewolltes, unabsichtliches, somit auch seitens des Vergifteten vorher nicht wahrgenommenes Eindringen eines im Betriebe benutzten oder entstandenen Giftes in den Körper zur Voraussetzung hat, so können feste Körper in fein verteiltem Zustande — in Staubform — als gewerbliche Gifte in Betracht kommen. Danach lassen sich die gewerblichen Gifte in Staubgifte, gasförmige und flüssige Gifte einteilen.

Die Wege, auf welchen und die Art, in der gewerbliche Gifte in den Organismus eindringen, sind gleichfalls im Hinblick darauf beschränkt, daß es sich um unabsichtliche, nicht gewollte, den Vergifteten entweder überraschende oder aber von ihm unbemerkte Vergiftungen handelt. Das betreffende Gift kann durch die lebenswichtigen Funktionen des Organismus durch die Lunge oder den Magendarmkanal in den Körper eingeführt werden, oder es kann durch die unverletzte oder verletzte Hautoberfläche eindringen.

Eingeatmet werden jene gewerblichen Gifte, welche eine Verunreinigung der Atemluft, der Betriebsluft, bedingen — somit gewerbliche Staubgifte oder giftige Gase und Dämpfe, die im Betrieb entstehen.

Durch den Verdauungsweg eingeführt, verschluckt, werden vor allem jene gewerblichen Gifte, welche eine Verunreinigung der Hände, eventuell der Speisen oder Genußmittel (Rauchtabak usw.), selbst bedingen, mit welchen sie zum Munde geführt werden; dies sind die staubförmigen und flüssigen gewerblichen Gifte. Durch die intakte Haut oder durch Wunden in der Haut dürften wohl meist nur gewerbliche Gifte in flüssiger Form eindringen; selten werden gasförmige Gifte die Haut durchdringen; fette, staubförmige Gifte werden nur dann durch die intakte oder verwundete Haut in den Körper gelangen können, wenn dieselben auf der Hautoberfläche — in den Haut- oder Wundabsonderungen — zuvor gelöst werden, so daß sie auch als Lösungen aufgenommen werden. Am häufigsten kommt es zu einer Aufnahme durch die Haut bei flüssigen Giften, welche imstande sind, das Fett der Haut zu lösen, ferner bei Flüssigkeiten mit Aetzwirkung, die den Widerstand der Hautdecke gegen das Eindringen des Giftes brechen und die Hautoberfläche in eine entzündete wunde Fläche verwandeln. Weit leichter dringen solche Gifte unter denselben Bedingungen an jenen Stellen der Körperoberfläche ein, welche mit Schleimhaut versehen sind; die zarten Schleimhäute bieten dem Eindringen der Gifte naturgemäß einen weit geringeren Widerstand als die Haut.

In quantitativer Hinsicht ist von seiten des Giftes vor allem die einverleibte wirksame Giftmenge für die Wirkung entscheidend. Jedes Gift ist, in entsprechend kleinen Gaben einverleibt, unwirksam, ungiftig. Es gibt daher eine unterste Giftigkeitsgrenze, von welcher ab das Gift zu wirken beginnt, doch kann diese Giftigkeitsgrenze

— die dosis toxica — nur in Rücksicht auf die zu erwähnenden qualitativen Eigenschaften und das Gewicht des Organismus ermittelt und angegeben werden; sie ist somit ein relativer Wert. Die stärkste Wirkung, die ein Gift hervorzurufen imstande ist, ist die Zerstörung der Lebensfunktionen des Organismus, die tödliche Wirkung. Jene Giftmenge, die imstande ist, eine tödliche Wirkung hervorzurufen, nennen wir tödliche Gabe — dosis toxica letalis —; auch die tödliche Giftmenge kann selbstredend nur relativ, bezogen auf die Eigenschaften des tödlich vergifteten Organismus, ermittelt und angegeben werden.

Doch nicht nur die absolute Giftmenge ist für die Giftwirkung von entscheidender Bedeutung, sondern es wird die Giftwirkung oft auch durch die Konzentration des Giftes, d. h. den Gehalt des in den Organismus gelangenden giftigen Mediums an wirksamer giftiger Substanz, beeinflußt; die Konzentration spielt bei vielen gewerblichen Giften, insbesondere den Aetzgiften, eine wichtige Rolle.

Einen weiteren wichtigen Gesichtspunkt in dieser Richtung bietet die Zeitdauer der Aufnahme der Giftmenge. Die Giftwirkung, das Bild der Vergiftungserscheinungen wird durch dieses Moment wesentlich beeinflußt.

Meist bedingt ein allmähliches und wiederholtes Eindringen des Giftes, eine fortgesetzte Aufnahme kleiner Giftmengen, auch ein allmähliches Auftreten der Vergiftungserscheinungen, und meist kommt bei einem plötzlichen Eindringen größerer Giftmengen ein schnelles, plötzliches Auftreten der Vergiftungserscheinungen zustande. Im ersteren Fall wird die Vergiftung eine chronische, im letzteren Fall eine akute genannt. Von der akuten gewerblichen Vergiftung wird der Betroffene oft überrascht, so daß er sich dem Einfluß des Giftes, dem Eindringen bedeutender Giftmengen nicht rechtzeitig entziehen kann; dies wird oft dadurch bewirkt, daß die Giftwirkung eine so schnelle ist, daß der Vergiftete plötzlich seiner Bewegungsfähigkeit oder seines Bewußtseins beraubt wird und der Giftwirkung dann so lange ausgesetzt bleibt, bis Hilfe naht. Derartige Unglücksfälle werden meist durch giftige Gase bewirkt. Mitunter dringen auch größere Giftmengen gänzlich unbemerkt in den Körper ein, so geruchlose giftige Gase durch die Atmung oder giftige Flüssigkeiten durch die Haut. Bei der chronischen gewerblichen Vergiftung handelt es sich um ein allmähliches, von dem Vergifteten nicht wahrgenommenes Eindringen des Giftes in den Körper; da auch die Erscheinungen der Vergiftung allmählich — schleichend — auftreten, werden meist auch die ersten Vergiftungsstadien vom Kranken nicht rechtzeitig erkannt, so bleibt er dem Einfluß des Giftes durch Wochen, Monate, ja oft Jahre ausgesetzt, bis die chronische (gewerbliche) Vergiftung zur vollen Entfaltung gekommen ist und ihn auf das Krankenlager gestreckt hat. Derartige schleichende gewerbliche Vergiftungen kommen durch die stete Aufnahme kleiner Giftstaubmengen — durch Einatmen oder Verschlucken (mit der Nahrung u. a.) — zustande oder werden durch Einatmen von giftigen Gasen und Dämpfen bei stetem oder häufigem Aufenthalt in einer solche Gase enthaltenden Atmosphäre bewirkt; unter Umständen können auch giftige Flüssigkeiten durch Verunreinigung der Hände, der Nahrungsmittel usw. (wie dies auch beim

Giftstaub der Fall ist), oder auch durch Eindringen durch die Haut, schleichende gewerbliche Vergiftungen hervorrufen.

Gewerbliche Vergiftungen, welche hinsichtlich ihres zeitlichen Verlaufes zwischen den akuten und chronischen Vergiftungen in der Mitte stehen, werden subakute Vergiftungen genannt. Meist handelt es sich dann um die öftere Aufnahme von größeren Giftmengen, die jedoch nicht groß genug sind, um eine sofortige akute Vergiftung hervorzurufen.

Dem eben erwähnten Gesichtspunkt, dem zeitlichen Verlauf einer gewerblichen Vergiftung mit Rücksicht auf die aufgenommene Giftmenge, kommt auch eine wichtige rechtliche Bedeutung zu. Gewerbliche Vergiftungen, die durch das plötzliche Aufnehmen einer Giftmenge hervorgerufen werden, welche zur unmittelbaren Auslösung der Giftwirkung genügt oder in der späteren Folge Vergiftungserscheinungen herbeiführt, werden, wenn dieser Zusammenhang erwiesen ist, den Unfällen zugezählt. Zu den Unfällen zählen somit die akuten und manche subakute gewerbliche Vergiftungen. Die chronischen gewerblichen Vergiftungen, bei welchen es sich nicht um eine durch eine plötzlich eintretende Schädigung hervorgerufene Gesundheitsstörung handelt, gelten als „Krankheiten" — Gewerbekrankheiten im rechtlichen Sinne. Da es naturgemäß Fälle gibt, in welchen es sich nicht entscheiden läßt, ob es sich um eine plötzliche oder allmähliche Aufnahme des gewerblichen Giftes handelt, ist diese Unterscheidung eine gewaltsame. Gewaltsam ist diese Unterscheidung auch im rechtlichen Sinne, nachdem kein sachlicher, triftiger Grund vorliegt, chronische und akute gewerbliche Vergiftungen rechtlich verschieden zu beurteilen. Hiervon ist bei der Besprechung der Frage der Versicherung gegen gewerbliche Vergiftungen später noch die Rede.

Wir sind davon ausgegangen, daß für die Giftwirkung nicht nur die Beschaffenheit des Giftes, sondern auch die des Organismus in quantitativer und qualitativer Hinsicht maßgebend ist.

In quantitativer Richtung ist das Körpergewicht des vom Gifte beeinflußten Organismus entscheidend; man muß daher die vergiftend bzw. tödlich wirkende Giftmenge unter Bezug auf das Körpergewicht, in der Regel per Kilo des Lebensgewichtes berechnet, ermitteln und angeben.

In qualitativer Richtung muß mit einer verschiedenen Empfänglichkeit des Organismus für Gifte gerechnet werden. Diese verschiedene Empfänglichkeit gegen die Giftwirkung, deren Ursachen meist nicht bekannt sind, wird Disposition genannt.

Vor allem zeigen verschiedene Gattungen (Tiergattungen und der Mensch) ein oft wesentlich verschiedenes Verhalten gegenüber ein und demselben Gift; die Unterschiede in dieser Richtung sind oft sehr bedeutend, und es geht daher nicht ohne weiteres an, bei einer Tiergattung gemachte experimentelle Erfahrungen ohne weiteres auf den Menschen oder andere Tiergattungen zu übertragen. Außer dieser Gattungsdisposition bedingt innerhalb derselben Gattung das Geschlecht und noch mehr das Alter oft nicht unwesentliche Unterschiede hinsichtlich der Empfänglichkeit gegen ein Gift. Ueberdies gibt es noch eine individuelle Disposition, welche auf besondere Eigenschaften des Individuums zurückzuführen ist, die manche Individuen besonders widerstandsfähig, manche hingegen besonders empfänglich gegen das Gift machen. Zu den individuellen Eigenschaften, welche den Organismus für Vergiftungen disponieren, zählen vor allem körperliche Schwächen; körperlich Schwache, durch Krankheiten geschwächte Individuen sind für Vergiftungen besonders empfänglich. Zu den Krankheiten, welche den Ausbruch der Vergiftungserscheinungen begünstigen, zählen insbesondere zwei Erkrankungen, die den Ernährungszustand ungünstig beeinflussen und die allgemeine Widerstandsfähigkeit des Körpers herabsetzen; hierher gehört in erster Reihe die Tuberkulose.

Die individuelle Disposition spielt bei den gewerblichen Vergiftungen eine nicht zu unterschätzende Rolle; sie entscheidet auch über die Möglichkeit der Gewöhnung an ein Gift; einzelne widerstandsfähige Individuen gewöhnen sich — oft relativ leicht — an ein Gift und werden, bis zu einer gewissen Grenze, gegen das Gift unempfänglich, d. h. sie vertragen die für andere nicht daran gewöhnte Individuen schädliche Menge. Bei anderen Individuen wird jedoch das Gegenteil beobachtet. Die wiederholte Einwirkung des Giftes bedingt eine erhöhte Empfindlichkeit und Empfänglichkeit für das betreffende Gift, so daß eine Gewöhnung ausgeschlossen ist. Die von vornherein gegebene (meist angeborene) Ueberempfindlichkeit des Individuums gegen ein Gift nennen wir Idiosynkrasie. Häufig äußert sich zum Beispiel diese Eigenschaft als eine Ueberempfindlichkeit der Haut gegen die schädigende Beeinflussung gewisser Gifte. Eine ausgesprochen angeborene oder erworbene Unterempfindlichkeit des Organismus gegen ein Gift heißt Immunität resp. Giftfestigkeit.

Allgemeines über die Schicksale der Gifte im Körper; Resorption, Anhäufung, Veränderung der Gifte im Organismus, Ausscheidung derselben

Naturgemäß können nur Substanzen eine Giftwirkung im Körper entfalten, welche sich in einem Zustande befinden, in dem sie in den Körper aufgenommen, resorbiert werden können. Die Resorptionsmöglichkeit und die Giftwirkung haben — allgemein gesagt — die Löslichkeit der betreffenden Substanz, und zwar die Löslichkeit in den Körpersäften zur Voraussetzung.

Die Gifte können im allgemeinen von den verschiedensten Körperstellen aus resorbiert werden; für die gewerblichen Gifte kommen in dieser Richtung die Schleimhaut des Atemweges, die Schleimhaut des Verdauungsweges und die intakte oder verwundete Hautdecke in Betracht, wovon bereits die Rede war.

Die Resorption vollzieht sich je nach den Qualitäten des Giftes und des Individuums und je nach dem Aufnahmswege verschieden schnell. Von den gewerblichen Giften werden wohl relativ am schnellsten gewisse gasförmige Gifte im Wege der Atmung aufgenommen; die Aufnahme vollzieht sich hierbei mitunter so schnell, daß die Giftwirkung derselben fast augenblicklich auf dem Fuße folgt.

Der Aufnahme des Giftes steht die Ausscheidung desselben gegenüber. Für die gewerblichen Gifte kommen als Ausscheidungsorgane vor allem die Nieren, der Darmkanal und die Atemorgane, seltener wohl die Haut in Betracht. Auch die Ausscheidung vollzieht sich je nach den Eigenschaften des Giftes und des Vergifteten verschieden schnell.

Ist die Ausscheidung des Giftes ungenügend oder erfolgt (bei wiederholter Giftwirkung) die Aufnahme schneller als die Ausscheidung des Giftes, dann häuft sich das Gift im Körper an — es kommt zur kumulativen Wirkung, welche bei den chronischen gewerblichen Vergiftungen die größte Rolle spielt. — Unter Umständen werden Gifte nicht ausgeschieden, sondern im Körper abgelagert (fixiert).

Das in den Körper aufgenommene Gift kann von der Ablagerungsstätte aus unverändert wirken. Eine Reihe von Giften unterliegt jedoch im Organismus Veränderungs- und Umwandlungsprozessen chemischer Natur, durch welche zum Teil die Giftwirkung herabgesetzt, seltener gesteigert wird. Zu solchen Umwandlungs- und Entgiftungsprozessen zählen: Die Oxydation, z. B. Verbrennung von organischen Giften zu ihren Endprodukten (Kohlensäure, Wasser usw.), die Oxydation von Benzol zu Phenol, die Oxydation von schwefliger Säure zu Schwefelsäure u. v. a. — Die Reduktion bei Metallen, Superoxyden u. a. — Die Neutralisation von Säuren durch den Gehalt des Organismus an Alkali. — Die Paarung (z. B. bei aromatischen Verbindungen mit Schwefelsäure, Glukuronsäure). — Spaltungsprozesse, welche die Eiweißkörper beeinflussen, sind für gewerbliche Gifte nicht von Bedeutung.

Allgemeine Bemerkungen über die Therapie (Behandlung) der gewerblichen Vergiftungen

Wenn auch die Bedeutung der Therapie — der ärztlichen Behandlungsweisen — bei den gewerblichen Vergiftungen gegenüber der der Verhütungsmaßnahmen — der Prophylaxe, der Hygiene — zurücktritt, soll bei der Besprechung der einzelnen Vergiftungen das Wichtigste darüber gesagt werden; um jedoch Wiederholungen zu vermeiden, sei einiges hier hervorgehoben.

Ueber die Behandlung der chronischen gewerblichen Vergiftungen ist wenig Allgemeines zu sagen; oft hat leider auch eine besondere Therapie wenig Aussicht. Unter Umständen kann es von Vorteil sein, wenn man die Tätigkeit der ausscheidenden Organe zu unterstützen trachtet. Soweit es sich um Stoffwechselgifte handelt, welche den allgemeinen Ernährungszustand übel beeinflussen, wird eine auf die allgemeine Hebung des Ernährungszustandes und der Körperkräfte abzielende (roborierende) Behandlung Aussicht auf Erfolg haben. Bei Erscheinungen von seiten des Nervensystems, insbesondere Lähmungen, Störungen im Empfindungsvermögen usw., kann man es mit einer für Nervenkrankheiten im allgemeinen gültigen Behandlung (Elektrotherapie, Balneotherapie usw.) versuchen.

Bedeutungsvoller und aussichtsreicher ist die Behandlung akuter gewerblicher Vergiftungen, welche oft auch das schnelle Eingreifen von Laien, „die erste Hilfe", erheischen.

Die wichtigsten allgemeinen Behandlungsregeln ergeben sich für die Aetzgifte, bei Verätzungen der Körperoberfläche und ferner für jene Gifte, welche Bewußtseinstörungen (Ohnmacht, fehlendes Atmen, Scheintod) herbeiführen, insbesondere die Blutgifte.

Bei Verätzungen der Körperoberfläche durch gewerbliche Gifte bedarf es naturgemäß der sofortigen Beseitigung der Wirkung des Aetzgiftes durch Abspülen desselben, besser jedoch durch Neutralisation; diese erfolgt bei Verätzungen mit Säuren durch alkalische Lösungen (z. B. Sodalösung), bei Verätzungen mit Alkalien mit schwachen Säuren (organische Säuren, Essigsäure, Zitronensäure). Derartige Hilfsmittel sollen daher in Betrieben, wo es zu Verätzungen kommen kann, bereitgehalten werden, d. h. unter den für die erste Hilfeleistung bestimmten Rettungsmitteln vorhanden sein.

Bei allen jenen gewerblichen Vergiftungen, welche Bewußtseinstörungen, fehlendes Atmen (Scheintod), Erstickungserscheinungen (Atemnot) im Gefolge haben, sind sogleich jene ersthilflichen Maßnahmen zu ergreifen, welche unter dem Namen Wiederbelebungsversuche bekannt sind. Die größte Bedeutung kommt unter den Wiederbelebungsversuchen der künstlichen Atmung zu. Selbstredend ist der Verunglückte nötigenfalls vor Anstellung der Wiederbelebungsversuche dem Einfluß des Giftes zu entziehen bzw. „in frische Luft zu bringen". Hierbei muß die nötige Vorsicht obwalten, insbesondere wenn es erforderlich ist, in mit einer giftigen Atmosphäre erfüllte Räume einzudringen, damit die Retter nicht, wie es sich bei gewerblichen Vergiftungen oft ereignet, dem Einfluß des Giftes selbst zum Opfer fallen. In solchen Fällen muß die Rettungsmannschaft mit entsprechenden Rauchhelmen bzw. Atemapparaten (siehe persönlicher Schutz vor Vergiftungen) ausgerüstet sein.

Wir wollen hier davon absehen, die bei der „ersten Hilfe" im allgemeinen bräuchlichen Arten der Wiederbelebungsversuche und die Methoden der künstlichen Atmung, welche in jedem Samariterbüchlein und ähnlichen Behelfen zu finden sind, zu schildern.

Ausdrücklich sei jedoch an dieser Stelle auf die große Bedeutung der Sauerstofftherapie bei gewerblichen Vergiftungen durch Blutgifte, insbesondere gasförmige Blutgifte aufmerksam gemacht, da dieselbe oft sehr gute Erfolge aufzuweisen hat. Es sollten daher in jedem Betriebe, in welchem die Möglichkeit des Vorkommens von Vergiftungen durch die erwähnten Gifte besteht, Sauerstoffinhalationsapparate vorhanden sein, so insbesondere in Berg- und Hüttenwerken, in chemischen Fabriken und in chemischen Laboratorien.

Die Sauerstofftherapie beruht darauf, daß bei Erhöhung des Sauerstoffdruckes von 113 mm, wie er gewöhnlich bei normalem Luftdruck besteht, auf 675 mm, der bei Anwendung reinen Sauerstoffs erreicht wird, die im Blut absorbierte Menge Sauerstoff von 0,3 auf 1,8 pro 100 ccm steigt und außerdem die Sättigung des Hämoglobins, des Blutfarbstoffes, eine Steigerung um 2,4% erfährt. Diese Steigerung des Sauerstoffgehaltes des Blutes kann in Fällen, in welchen durch die Vergiftung Sauerstoffmangel bedingt wird, lebensrettend wirken.

Die Sauerstoffzufuhr erfolgt durch besondere Apparate, welche im wesentlichen nach dem Prinzip funktionieren, daß bei der Einatmung der Sauerstoff unter dem unter der physiologischen Grenze sich bewegenden Druck in die Lunge gepreßt wird, während die

Ausatmung durch eine exhaustorartige Vorrichtung geschieht, falls der Vergiftete nicht mehr selbst atmet. Beim Einsetzen der selbsttätigen Atmung genügt meist die Sauerstoffzufuhr ohne besondere Apparaturen.

Sauerstoffrettungsapparate werden vom Dräger-Werk in Lübeck, von der Westfalia-A.-G. in Gelsenkirchen, von der Sauerstoffabrik Berlin N u. a. hergestellt.

Drägers Sauerstoffkoffer (Fig. 40) setzt sich im wesentlichen zusammen aus einem mit Verschlußventil versehenen kleinen Sauerstoffzylinder, einem „Finimeter" — kleinen Manometer —, einem „Automat" benannten Reduzierventil mit Exzenter zum Oeffnen und Schließen des Sauerstoffstromes, einem als Sparapparat wirkenden Beutel, einer Atmungsmaske und einem die Atmungsmaske mit den übrigen Apparatteilen verbindenden Metallschlauch. Der Sauerstoffzylinder enthält, gefüllt, ca. 180 l Sauerstoff, und das Finimeter gestattet die jederzeitige Kontrolle, wieviel Sauerstoff noch vorhanden ist. Der Automat reduziert nicht nur den Druck, sondern dosiert gleichzeitig die Sauerstoffmenge. Diese Dosierung ist auf 3 l Sauerstoff pro Minute eingestellt, so daß der Apparat mit einem und demselben Sauerstoffzylinder 60 Minuten zu arbeiten vermag. Der Sauerstoff wird nicht rein eingeatmet, sondern zweckmäßigerweise gemischt mit atmosphärischer Luft, und zwar ist, um solches zu erreichen, die Atmungsmaske mit einem kleinen Loch versehen, durch welches die atmosphärische Luft Zutritt findet.

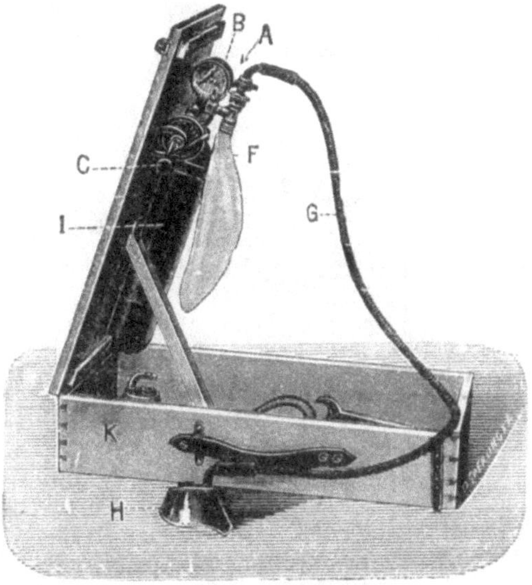

Fig. 40. Drägers Sauerstoffkoffer
I Kleiner Sauerstoffzylinder. *A* Verschlußventil auf dem Sauerstoffzylinder. *B* Finimeter. *C* Exzenter zum Oeffnen und Schließen des Sauerstoffstromes. *F* Sparapparat Dr. Roth-Dräger. *G* Metallschlauch. *H* Maske Dr. Roth-Dräger. *K* Holzkoffer

Da der Sauerstoff ständig dem Zylinder entströmt, so würde während der Ausatmungsperiode der Sauerstoffzufluß nutzlos verloren gehen. Dies soll durch den Sparbeutel verhindert werden, in dem sich während der Ausatmung die neu zuströmenden Sauerstoffmengen ansammeln, um während der Einatmung ihm entnommen zu werden. Ein leichtes Rückschlagventil im Kopf der Beutelverschraubung verhindert das Eindringen von ausgeatmeten Stoffen in den Beutel. Ueberdies wurde von Dräger ein Apparat, „Pulmotor" genannt, konstruiert, der Sauerstoffzufuhr und künstliche Atmung zugleich bewirkt (Fig. 41 a und b).

Druck- und Saugquelle des Apparates ist eine durch komprimierten Sauerstoff betriebene Düse, die abwechselnd ansaugt und mit Sauerstoff angereicherte Frischluft in die Lunge bläst und demnächst die Lunge durch Saugen wieder entleert. Während bei den Wiederbelebungsapparaten älterer Systeme die Hand des Helfers den Atmungsrhythmus regelt, bestimmt beim Pulmotor den Atmungsrhythmus die Lunge des Verunglückten selbst und ihre Größe automatisch; sobald die Lunge gefüllt ist, schaltet der Apparat selbsttätig auf „Saugen“ um, sobald sie durch Saugen geleert ist, schaltet er wiederum selbsttätig auf „Druck“ um.

Die automatische Umsteuerung bewirkt ein kleiner Harmonikabalg, der in Verbindung mit den Luftschläuchen steht. Beim Aufblasen entsteht in ihm derselbe Druck wie in den Lungen. Sobald

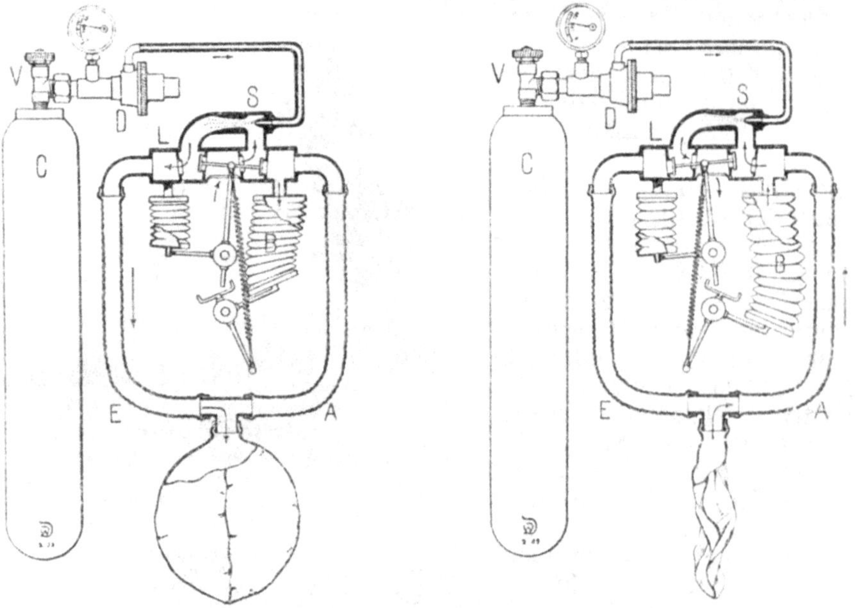

Fig. 41 a. Blähend — Drägers Pulmotor — Fig. 41 b. Saugend

die Lungen gefüllt sind, wächst in ihm der Druck, er bläht sich auf, und seine Vorwärtsbewegung veranlaßt die Umsteuerung auf Saugen. Sind durch das Saugen die Lungen entleert, so zieht umgekehrt sich der Blasebalg zusammen, und durch sein Zusammenziehen erfolgt die Umsteuerung auf Drücken.

Soll ausnahmsweise aus irgendeinem Grunde die Atmung nicht automatisch vor sich gehen, so kann die Atmung auch durch die Hand des Helfers mittelst Hinundherbewegens eines Hebels vorgenommen werden. Als Gesichtsmaske dient nach Wahl entweder eine Nasenmaske oder eine sowohl Mund wie Nase deckende Maske.

Mit dem eigentlichen Wiederbelebungsapparat kombiniert ist ein gewöhnlicher Sauerstoff-Inhalationsapparat; durch ein bloßes Umstellen eines Hebels tritt nur der eine oder nur der andere Apparat in Tätigkeit.

Literatur über Sauerstofftherapie bei gewerblichen Vergiftungen: Brat, Bedeutung der Sauerstofftherapie in der Gewerbehygiene, XIV. Intern. Kongr. f. Hyg. u. Dem. und Zeitschr. f. Gew.-Hyg. 1908, Heft 13, S. 305. —

Dräger, Zur Physiologie des Rettungsapparates mit komprim. Sauerstoff, I. Intern. Kongr. f. Rett.-Wes., Frankfurt a. M. 1908, und Fabrikfeuerwehr 1908, Heft 19, S. 74. — Klocke, Die Bedeutung der Sauerstoffinhalationen in der Gewerbehygiene, Zeitschr. f. Gew.-Hyg. 1906, Heft 20, S. 559. — Dräger, Neue Untersuchungen über die Erfordernisse eines zur Arbeit brauchbaren Rettungsapparates, Zeitschr. f. Gew.-Hyg. 1905, S. 49. — Klocke, Unfallverhütung und Wiederbelebung Betäubter durch die Sauerstoffmaske, Zeitschr. f. Gew.-Hyg. 1904, S. 195 Sauerstoffrettungsapparate, Soz. Techn. 1908, Nr. 14, S. 272.

Gewerbliche Vergiftungen im einzelnen

Nach dem in den vorausgeschickten allgemeinen Erörterungen Gesagten kommen für die Anordnung der gewerblichen Vergiftungen in Gruppen mehrere Gesichtspunkte in Betracht, und zwar:

1. das toxikologische Prinzip, nach der Wirkungsweise der Gifte;
2. das chemische Prinzip, nach der chemischen Zusammensetzung der Gifte;
3. das physikalische Prinzip, nach dem Aggregatzustand (Einteilung in feste [staubförmige], gasförmige und flüssige Gifte).

Dazu kommt noch:

4. die Einteilung nach der Herkunft der Vergiftung, also nach Industriegruppen, welches Einteilungsprinzip wir im wesentlichen dem ersten Teil — der Darstellung des Vorkommens der gewerblichen Vergiftungen — zugrunde gelegt haben.

Bei der folgenden Darstellung der Wirkungsweise der Gifte wurde ein System gewählt, welches nach Tunlichkeit alle die erwähnten Einteilungsprinzipien berücksichtigt, um praktisch verwertbare Gruppen zu schaffen, d. h. um die gewerblichen Giftstoffe derart zu gruppieren, daß sich daraus allgemeine, die Uebersicht erleichternde praktische Folgerungen ableiten lassen. Die vorliegende Klassifizierung der gewerblichen Gifte hat sich bereits in meinen früheren Arbeiten bewährt. Vgl. Rambousek, Schädliche Gase im Gewerbebetriebe (Zeitschr. f. Gew.-Hyg. 1902 und „Luftverunreinigung und Ventilation", Hartleben 1904).

Gruppe: Mineralsäuren, Halogene, anorganische Halogenverbindungen, Alkalien

(Vorkommen von gewerblichen Vergiftungen siehe S. 7 ff.)

Gemeinsam ist dieser Gruppe die starke Aetz- und Reizwirkung, welche den in ihr zusammengefaßten Giften in verschiedenem Maße zukommt; von den gasförmigen Giften dieser Gruppe werden vor allem die Schleimhäute der Atemwege, von den flüssigen Giften (und Lösungen) die Hautdecke verätzt bzw. zur Entzündung gereizt.

Außer dieser Oberflächenwirkung kommt einzelnen Gliedern dieser Gruppe, insbesondere den stickstoffhaltigen, eine Fernwirkung bzw. Blutwirkung zu, wodurch sich der Uebergang zu den folgenden Gruppen ergibt.

Bei der Resorption der Säuren kann sich eine Verminderung der Blutalkaleszenz ergeben, wodurch die Kohlensäurebindung des Blutes vermindert wird, was eine wesentliche Störung des Gaswechsels und Erscheinungen der „inneren Erstickung“ zur weiteren Folge hat.

Als gemeinsame Behandlungsart kommt — wie bereits in den allgemeinen Ausführungen erwähnt wurde — bei Säuren und Alkalien die Neutralisation derselben in Betracht; ferner können, insbesondere dort, wo es sich um eine schädliche Beeinflussung des Blutes in dem besagten Sinne handelt, Erfolge durch die Sauerstofftherapie erzielt werden.

Bei der Vergiftung durch Einatmung von Säuredämpfen wird auch die Einatmung von sehr verdünnten Ammoniakdämpfen oder eines Sprays von etwa 1 %iger Sodalösung oder das Einflößen von Sodalösung empfohlen.

Salzsäure (Chlorwasserstoffgas)

(Vorkommen von gewerblichen Vergiftungen siehe S. 22)

Die Salzsäure (*HCl*) ist ein farbloses, stechend riechendes Gas, das an der Luft starke weiße Nebel bildet. Genaue, von Lehmann (Arch. f. Hyg., Bd. 5, S. 1) durchgeführte Tierexperimente stellen folgende Symptome bei Einatmung von Salzsäuregas fest:

Schon bei 2—5 ‰ Konzentration entsteht Trübung der Hornhaut nach zirka einer Stunde, Bindehautkatarrh, heftigste Sekretion aus allen sichtbaren Schleimhäuten bei starker Rötung und häufig folgendem Brande (Nekrose) der Nase; die Lunge ist blutüberfüllt, stellenweise finden sich Blutaustritte im Respirations- und auch im Verdauungskanal. Die Verschwellung der Atemwege und die Lungenblutung töten das Tier, falls es lange genug dem Einfluß der *HCl* ausgesetzt bleibt, ohne daß man (nach Lehmann) hierzu die Aufnahme größerer *HCl*-Mengen im Blute anzunehmen braucht; die Hauptwirkung ist die ätzende; anderthalb bis fünf pro Mille *HCl*-Gehalt in der Luft genügt, um kleinere Tiere (Kaninchen) bei drei- bis vierstündigem Einwirken derart zu schädigen, daß sie während des Experimentes oder einige Zeit nach demselben verenden. Der Mensch erträgt 0,1—0,2 pro Mille *HCl*-Gehalt der Atmosphäre; bei etwas höheren *HCl*-Beimengungen tritt bereits Katarrh der Atemwege, Husten usw. ein.

Die Salzsäure löst sich bis etwa zu 40 % im Wasser. Eine vorübergehende Benetzung der Haut mit konzentrierter Salzsäurelösung führt meist nicht zur Verätzung derselben, wohl aber können Verätzungen bei längerer Einwirkung auf die Haut, ferner bei der Einwirkung auf die Schleimhäute (weiße Schorfe), ebenso auf das Auge zustande kommen.

Hinsichtlich der Behandlung gilt das über die Einatmung von sauren Dämpfen im allgemeinen Gesagte.

Fluorwasserstoffsäure und Kieselfluorwasserstoffsäure

(Vorkommen von gewerblichen Vergiftungen siehe S. 39)

Die Fluorwasserstoffsäure (Flußsäure, *HFl*), ein stechend riechendes farbloses Gas, bedingt schon in niederen Konzentrationen

(0,02 %) Reizerscheinungen (Katarrh der Schleimhäute, der Atemorgane, Tränenfluß usw.). Höhere Konzentrationsgrade bewirken langandauernde, schwer heilende Geschwürbildungen an den Schleimhäuten und der Haut.

Der Kieselfluorwasserstoffsäure (H_2SiFl_6) kommt eine analoge, jedoch schwächere Aetzwirkung zu.

Hinsichtlich der Behandlung gilt das in den einleitenden Worten über diese Gruppe Gesagte.

Spezielle Literatur über gewerbliche Flußsäurevergiftungen: Egli, Unf. b. chem. Arb., I, S. 23, und II, S. 45. — Rambousek, Gewerbekrankh. in Böhmen, Concordia 1910, Heft 6, und Amtsarzt 1910, Heft 7

Schweflige Säure und Schwefelsäure
(Vorkommen von gewerblichen Vergiftungen siehe S. 11)

Schweflige Säure (SO_2) ist ein farbloses, stechend riechendes Gas, welches zunächst bei niederen Konzentrationen oder kurzer Einwirkung Husten und Reizerscheinungen seitens der Schleimhäute der Atemwege und des Auges, bei längerer Einwirkung Verätzung der Schleimhäute, Bronchialkatarrh, blutigen Auswurf und Lungenentzündung bewirken kann.

Wie Ogata und Lehmann durch — zum Teil am Menschen vorgenommene — Experimente nachgewiesen haben, ist ein Gehalt von 0,03—0,04 ‰ schwefliger Säure in der Luft für den Ungewohnten bedenklich, während die an dieses Gas gewöhnten Arbeiter solche Konzentrationen gut ertragen.

Eine Beeinflussung des Blutes dürfte bei gewerblichen Vergiftungen mit schwefliger Säure nicht zustande kommen. Demgemäß hat die Behandlung mit Sauerstoffinhalationen hier wohl keinen Erfolg. Im übrigen gilt das von den Säurevergiftungen im allgemeinen hinsichtlich der Behandlung Gesagte.

Konzentrierte Schwefelsäure (H_2SO_4) bedingt mitunter in gewerblichen Betrieben durch Benetzung der Haut, Hineinspritzen in das Auge schwere Verätzungen, wenn die ätzende Flüssigkeit nicht rechtzeitig von der Körperoberfläche entfernt (abgespült, neutralisiert) wird. Die Verätzungen sind bei längerer Einwirkung der Säure ziemlich tiefgehend, setzen trockene spröde Schorfe mit nachfolgender Bildung entstellender oder (durch Narbenzug) die Erwerbsfähigkeit dauernd beeinträchtigender Narben.

Spezielle Literatur: Ogata, Arch. f. Hyg., Bd. 2. — Lehmann, Arch. f. Hyg., Bd. 18, S. 180 ff. — Klocke, (SO_2-Vergiftung und O-Inhal.), Zeitschr. f. Gew.-Hyg. 1906, S. 562 und 617; SO_2-Absorption beim Atemprozeß, Chem. Ztg. 1909, S. 246; Tod durch Einatmung von Schwefelsäuredampf, Zeitschr. f. Gew.-Hyg. 1907, S. 430. — Auf verschiedene weitere Fälle von gewerblicher Vergiftung bzw. Verätzung mit schwefliger Säure und Schwefelsäure beziehen sich folgende Literaturquellen: Walkfetterzeugung, Gewerbl. techn. Ratgeber 1906, Nr. 17, S. 299. — Transport von Schwefels., Zeitschr. f. Gew.-Hyg. 1902, Nr. 4, S. 63. — Schwefeldioxydvergiftung in England, Concordia 1909, Heft 5, S. 105. — Schwefels.-Vergiftung, Chem. Ind. 1909 (Ber. d. Berufsgen. f. chem. Ind. pro 1908, S. 26). — Vergiftungen in Böhmen (Rambousek), Concordia 1910, Nr. 6, und Amtsarzt 1910, Nr. 7. — Ferner auch: Chem. Ind. 1907, S. 351. — Egli, Unf. b. chem. Arb., II, S. 52.

Salpetrige Säure, Salpetersäure

(Vorkommen von gewerblichen Vergiftungen siehe S. 42)

Stickstoffdioxyd (salpetrige Säure) ist eine bereits bei 22° siedende gelbliche Flüssigkeit. Das Stickoxyd (NO) oxydiert sich an der Luft zu Stickdioxyd (NO_2) und zu braunroten Dämpfen von Untersalpetersäure (N_2O_3). Dämpfe, welche diese Säure enthalten, entwickeln sich aus gelber rauchender Salpetersäure, ferner bei der Einwirkung von Salpetersäure auf Metalle, organische Substanzen usw.

Die gewerbliche Vergiftung mit salpeter-, salpetrig- und untersalpetrigsauren Dämpfen ist gefährlich; leider kommt sie häufig genug vor und nimmt nicht selten einen schweren, ja tödlichen Verlauf; auch kommen Vergiftungen zahlreicher Arbeiter gleichzeitig vor (Massenvergiftungen). Der Hauptgrund für die Gefährlichkeit der salpetrigsauren Dämpfe liegt wohl darin, daß dieselben nicht, wie die meisten anderen ätzend wirkenden Gase, sogleich ihre Wirkung entfalten und Reizerscheinungen, wie Husten, Stimmritzenkrampf usw., bewirken, wodurch die weitere Aufnahme des Giftes verhindert oder der Betroffene zu mindestens gewarnt wird; bei der Vergiftung mit salpetrigsauren Dämpfen empfindet, insbesondere bei niedrigen Konzentrationen in der Luft, der Vergiftete anfänglich meist gar nichts. Die Reizerscheinungen stellen sich meist erst bei oft stundenlangem Aufenthalt in der giftigen Atmosphäre ein. Daher wird relativ viel von dem giftigen Gase aufgenommen, und es kann die Fernwirkung bzw. Blutwirkung hervorgerufen werden, welcher wir in den die Besprechung dieser Gruppe einleitenden Worten gedacht haben.

Die ersten Reizerscheinungen (Hustenreiz, Atembeklemmung, Uebelkeit u. a.), welche sich, wie gesagt, erst spät einstellen, schwinden meist wieder, wenn der Betroffene die schädliche Atmosphäre verläßt, und oft bleibt derselbe dann mehrere Stunden hindurch ohne Erscheinungen relativ wohl. Hierauf kommen — oft ziemlich plötzlich — schwere Erscheinungen zustande, die in Atemnot, Erstickungsanfällen, Zyanose (Blausucht), später in reichlichem schaumigblutigem Auswurf mit den Symptomen einer Entzündung der Bronchien und der Lunge bestehen, die in schweren Fällen nach verschieden langer, oft mehrere Tage dauernder Krankheit zum Tode führen können; minder schwere Fälle gehen — nach sehr verschieden langem Verlauf — in Genesung aus, ohne dauernde Folgen zu hinterlassen.

Bei Vergiftungen mit salpetriger Säure und Stickoxyden hat die Sauerstoffbehandlung — bei rechtzeitiger Anwendung — ohne Zweifel Aussicht auf Erfolg und sollte in jedem dieser Fälle versucht werden. Mehrfach wurde auch Chloroform als Mittel gegen solche Vergiftungen empfohlen, doch dürfte durch die Chloroforminhalationen hier kein tatsächlicher Heileffekt, sondern nur eine Linderung der Erscheinungen durch die narkotische Wirkung des Chloroforms herbeigeführt werden.

Verätzungen mit Salpetersäure (HNO_3) in Lösung können bei längerer Einwirkung konzentrierter Säure auf die Haut oder bei Benetzung der Schleimhäute (Hineinspritzen ins Auge) zustande kommen. (Charakteristische gelbe Flecken und Schorfe.)

Spezielle Literatur: Verg. durch nitrose Gase in einer Zellulosefabrik, Zeitschr. f. Gew.-Hyg. 1908, Heft 24, S. 565. — Behandlung von Nitrosevergiftungen durch Sauerstoffinhalationen, Zeitschr. f. Gew.-Hyg. 1908, Heft 20, S. 560. — Behandlung durch Chloroform, Zeitschr. f. Gew.-Hyg. 1904, Heft 10, S. 226, und 1907, Heft 8, S. 183. — Vergiftungen durch nitrose Gase (Zusammenfassung), Holtzmann, Concordia 1908, Nr. 23, S. 498. — Weitere Quellen über das Vorkommen gewerblicher Nitrosevergiftungen: Rambousek, Concordia 1910, Nr. 6, und Amtsarzt 1910, Nr. 7; Chem. Ind. 1909 (Ber. d. Berufsgen. f. chem. Ind. f. d. J. 1908, S. 24); Chem. Ind. 1905, S. 444; 1906, S. 398; 1907, S. 347; 1908, S. 322 und 324. — Egli, Unf. b. chem. Arb., II, S. 53. — Kühne, D. med. Wochenschr. 1897, S. 414. — Paul, Wiener klin. Wochenschr. 1895, S. 665. — Picht, Zeitschr. f. med. Beamte 1902. — Vogt, Vierteljahrsschr. f. öffentl. Ges.-Pfl. 1898, S. 566. — Kockel, Vierteljahrsschr. f. ger. Med. 1898. — Becker, Aerztl. Sachv.-Ztg. 1899, S. 277.

Die Halogene (Chlor, Brom, Jod)

(Vorkommen von gewerblichen Vergiftungen siehe S. 28)

Chlor (*Cl*) ist ein gelbgrünes, stechend riechendes Gas, Brom (*Br*) eine dampfende Flüssigkeit, und Jod (*J*) bildet dampfende Kristalle.

Nach Lehmanns Tierversuchen ist die Wirkung von Chlorgas und Bromdämpfen eine vollkommen analoge. Lehmann und Binz haben eine doppelte Wirkung des Chlors angenommen: eine narkotische (lähmende Wirkung auf die Großhirnrinde nach Aufnahme in den Kreislauf) und die bekannte ätzend reizende Wirkung auf die Schleimhäute, welche einen allgemeinen Katarrh der Luftwege und Lungenentzündung hervorruft; nur die Reizung und Verätzung jedoch bringt die Gefahr für das Leben hervor. Jaksch und Kobert erwähnen die narkotische Hirnwirkung nicht und nehmen an, daß sich die Halogene, auf die Schleimhäute gebracht, schnell in die entsprechenden Halogenwasserstoffe umsetzen und als solche ätzend wirken. Nach Lehmann schädigt bereits 0,01 ‰ *Cl*- oder *Br*-Gehalt in der Luft, 0,1 ‰ ruft bereits Bildung kruppöser Membranen (Verschorfung) auf den Schleimhäuten und Lebensgefahr bei ein- bis zweistündiger Einwirkung hervor. Lehmann hat ferner die Gewöhnung an Chlor (an Hunden) geprüft und gefunden, daß nach einmonatiger Einwirkung die Resistenz gegen Chlor etwa um das Zehnfache gesteigert erscheint. In einer weiteren Versuchsreihe hat derselbe Autor erwiesen, daß selbst die kleinsten in der Atmosphäre vorhandenen Chlormengen durch die Atmung vollständig absorbiert werden.

Die dauernde bzw. oftmalige Einwirkung von Chlor auf den Organismus erzeugt bei Chlorarbeitern Erscheinungen, die als gewerbliche chronische Chlorvergiftung beschrieben wurden. Die Erscheinungen, welche diese chronische Vergiftung angeblich bedingt, bestehen in Ernährungsstörungen (Anämie, Verdauungsbeschwerden nebst katharrhalischen und nervösen Erscheinungen). Ferner wurde bei Arbeitern in Fabriken, die auf elektrolytischem Wege Chlor erzeugen, die sog. Chlorakne (zunächst von Herxheimer) beobachtet. Diese Hauterkrankung besteht in einer entzündlichen Veränderung der Hautdrüsen, welche mitunter in Geschwürbildung mit Narben ausgeht. Schwere Fälle sind von allgemeinen Ernährungsstörungen begleitet. Bettmann, Lehmann u. a. halten dafür, daß die „Chlorakne“ nicht durch Chlor allein, sondern durch gechlorte Teerprodukte hervorgerufen wird, die bei der Chlordarstellung und anderen Gelegenheiten (Salzsäuredarstellung) entstehen (Näheres findet sich darüber im I. Teil S. 29).

Bei der akuten Chlorvergiftung durch Einatmung größerer Mengen von Chlorgas kann man es in schweren Fällen mit Sauerstoffinhalationen versuchen, jedenfalls ist für die Einatmung genügender Mengen von reiner Luft zu sorgen. Inhalation von Sodaspray, sehr verdünntem Ammoniak oder auch einer zerstäubten Lösung von „Antichlor“, unterschwefligsaurem Natron wird empfohlen. Bei starken Schmerzen kann man Kokainlösung (0,2 %) einatmen lassen.

Die chronische Chlorvergiftung und Chlorakne wird, wenn der Patient stark herabgekommen ist, mit Kräftigungsmitteln (Roborantien) zu behandeln sein. Auch die Darreichung von Arsen (Solutio arsenicalis) wird — insbesondere auch bei Akne — empfohlen. Im übrigen erheischen die Hauterkrankungen eine rationelle Hautpflege, auch werden Umschläge mit Salizylsäure, ferner Schwefelbäder und Schwefelsalben angewendet.

Spezielle Literatur: Leymann, Arch. f. Hyg., Bd. 7, S. 231. — Binz, Arch. f. exp. Path., Bd. 13; Vierteljahrsschr. f. ger. Med. 1888, S. 345. — Lehmann, Arch. f. Hyg., Bd. 34, S. 302, und Arch. f. Hyg., Bd. 17, S. 336; Arch. f. exp. Path. u. Ph. 1887, S. 231. — Egli, Unf. b. chem. Arb., II, S. 51; Chlorverg., Chem. Ind. 1907, S. 347, 1908, S. 325. — Neisser, Intern. Uebers. über Gew.-Hyg., I, S. 94; Chlorverg. in England, Concordia 1909, S. 105.

Literatur über Chlorakne: Herxheimer, Münchn. med. Wochenschr. 1899, S. 278. — Bettmann, D. med. Wochenschr. 1901, S. 437. — Lehmann, Arch. f. Dermatol. 1905, S. 323. — Leymann, Erk.-Verh. der chem. Großind., Concordia 1906, Nr. 7–9. — Holtzmann, D. Vierteljahrsschr. f. öffentl. Ges.-Pfl. 1907, Bd. 39, S. 258.

Chloride

(Vorkommen von gewerblichen Vergiftungen siehe S. 32)

Die hier in Betracht kommenden Phosphorchloride, Phosphorchlorür (Phosphortrichlorid) PCl_3 und Phosphoroxychlorid $POCl_3$ sind scharf riechende Flüssigkeiten, die an der Luft rauchen und bei Berührung mit Wasser in phosphorige Säure und Chlorwasserstoff zerfallen. Diese Halogenverbindungen des Phosphors wirken heftig ätzend auf die Atemorgane und Augen ein, indem sie sich auf den Schleimhäuten in Salzsäure und eine Oxysäure des Phosphors zersetzen. Bei Einatmung der Dämpfe dieser Verbindungen kommt es zu Husten, Atemnot, Entzündungen der Atemwege und schaumigblutigem Auswurf. Derartige gewerbliche Vergiftungen wurden durch Vaubel, Leymann, Egli und Rumpf beschrieben.

Die Behandlung ist analog der bei Säurevergiftungen überhaupt und speziell der bei Salzsäurevergiftung.

Spezielle Literatur: Vaubel, Chem. Ztg. 1903. — Leymann, Concordia 1906, Nr. 7. — Egli, Unf. b. chem. Arb. 1902, S. 49. — Rumpf, D. med. Wochenschr. 1908, Bd. 34, S. 1331, u. Med. Klin. 1908, S. 1367.

Aehnlich wie die Phosphorchloride wirken auch die Schwefelchloride, von welchen Schwefelchlorür, Chlorschwefel genannt (S_2Cl_2), von gewerbehygienischer Bedeutung ist, da es mit zum Vulkanisieren des Kautschuks dient. Es ist eine braune, ölige, rauchende Flüssigkeit, die sich mit Wasser und auch bereits an feuchter Luft zu schwefliger Säure und Salzsäure zersetzt. Die Dämpfe des Chlorschwefels haben daher eine heftige, der Salzsäure und schwefligen Säure analoge Reizwirkung. Die Wirkung des Chlorschwefels wurde von Lehmann eingehend studiert. Gewerbliche Vergiftungen mit Chlorschwefel werden von Leymann und in den Berichten der preußischen Gewerbeaufsichtsbeamten 1897 erwähnt. Letzterer Fall verlief tödlich, weil der Arbeiter, der sich mit Phosphorchlorür die Kleider begossen hatte, bei den Rettungsversuchen aus Unkenntnis der Wirkung mit Wasser begossen wurde.

Die Behandlung dieser Vergiftung ist analog der der Vergiftung mit Salzsäure oder schwefliger Säure.

Spezielle Literatur: Lehmann, Arch. f. Hyg. 1894, Bd. 20, S. 26. — Leymann, Concordia 1906, Heft 7; Jahresber. d. Gewerbeaufsichtsbeamten 1897.

Chlorzink (Zinkchlorid $ZnCl_2$) bzw. die Dämpfe des Chlorzinks wirken gleichfalls ätzend und reizend auf die Schleimhäute der Atemorgane der Arbeiter ein, die diesen Dämpfen ausgesetzt sind.

Ammoniak

(Vorkommen von gewerblichen Vergiftungen siehe S. 111)

Das Ammoniak (NH_3) ist ein farbloses, stechend riechendes Gas, das sich zu etwa 33% im Wasser löst. Eingeatmet erzeugt es anfänglich heftigen Reflexhusten, dann heftigste Reizung und Verätzung der Schleimhaut der Respirationsorgane, bei genügend langer Einwirkung Tod durch Erstickung (Stimmritzenkrampf). Die Sektion ergibt dann eine diphtherieartige Verschorfung der Schleimhäute und Lungenentzündung. Nach Jaksch kommen die bei Kobert angeführten Wirkungen auf das Zentralnervensystem (Erregung des verlängerten Markes und Rückenmarkes), die den Ammoniumverbindungen eigen sind, bei dem Gase nicht in Betracht, da die Verätzung des Respirationstraktes vorher schon den Tod herbeiführt. Bei minder heftiger Einwirkung des Gases wird das erste Vergiftungsstadium überstanden, es kommt aber oft nachträglich zu schweren Erscheinungen von seiten der Atemorgane.

Lehmann hielt bei seinen Selbstversuchen bis 0,33‰ NH_3 durch 30 Minuten aus; er fand in den Leuchtgasfabriken (bei ziemlich deutlichem Geruch) kaum über 0,1‰ NH_3-Gehalt der Atmosphäre und bezeichnet 0,5‰ als unbedingt unzulässig. Bei Hunden konnte Lehmann eine Gewöhnung an bis 1,0‰ NH_3 erzeugen (fünffache Menge des anfangs ertragenen NH_3). Durch die Atmung werden ca. 88% des in der Luft enthaltenen Ammoniaks absorbiert; nach Belky übt das Ammoniak auch eine reduzierende Wirkung auf den Sauerstoff des Blutes (Oxyhämoglobin) aus.

Chronische Vergiftungen mit Ammoniak dürften als gewerbliche Vergiftungen kaum in Betracht kommen. Die bei Kanalräumern beobachteten Augenentzündungen und Ernährungsstörungen, die zum Teil auf Ammoniak zurückgeführt wurden, dürften wohl mehr auf die Einwirkung von Schwefelverbindungen, Schwefelammonium und Schwefelwasserstoff zurückzuführen sein. — Verätzungen mit Ammoniaklösung kommen im Gewerbe nicht in Betracht.

Bezüglich der **Behandlung** der durch Einatmen von Ammoniakgas hervorgerufenen Ammoniakvergiftungen hat die Zufuhr von frischer Luft, gegebenenfalls Sauerstoff, durch die Atmung am meisten Aussicht auf Erfolg. Auch die Einatmung von sehr verdünntem Essigdampf, Wasserdampf, einem Spray von kohlensaurem Natron wird empfohlen.

Spezielle Literatur über Ammoniakvergiftungen: Lehmann, Versuche über die Wirkung, Arch. f. Hyg., Bd. 5; Vers. über die Resorption, Arch. f. Hyg., Bd. 17 u. 67; Versuche über die Gewöhnung, Arch. f. Hyg., Bd. 34. — Lewin, Tödl. Ammoniakverg. in einer chem. Fabrik, Berl. klin. Wochenschr. 1908; Tödl. Ammoniakverg., Zeitschr. f. Gew.-Hyg. 1909, Nr. 9, S. 242; Ammoniakverg. in der Kälte-Ind., (Rambousek) Concordia 1910, Heft 6, und Amtsarzt 1910, Heft 7; Ammoniakverg. bei der Walkfetterzeugung, Chem. Ind. 1905, S. 445; Ammoniakverg. in der Gasanstalt, Egli, Unf. b. chem. Arb., II, S. 48; Ammoniakverg. in der Gasanstalt, Gewerbl. techn. Ratgeber 1906, S. 298, Chem. Ind. 1905, S. 442.

Laugen

(Vorkommen von gewerblichen Vergiftungen siehe S. 23)

Die **Alkalihydroxyde** (Kalium- und Natriumhydroxyd KOH, $NaOH$) wirken eiweißlösend und dadurch verätzend. Im Gewerbe und der Industrie kommen in dieser Richtung lediglich Verätzungen der Haut durch Einwirkung konzentrierter (oft heißer) Laugen auf die Haut oder Verätzungen des Auges — durch Hineinspritzen — in Betracht. Aetzend wirkt ferner **Aetzkalk** (CaO), durch den gleichfalls bei Arbeitern Verätzungen der Haut oder des Auges herbeigeführt werden können (insbesondere bei Mörtelbereitung).

Hierher zu zählen sind ferner die durch mehrere Autoren (Villaret, Enderlen, Olive, Heinzerling, Roth, Bornträger, Wutzdorff, Lewin, Mayer)- beschriebenen Verätzungen der Atemwege bei der Verwendung von **Kunstdünger**, welche wir im ersten, speziellen Teil ausführlich besprochen haben (siehe Gesundheitsstörungen und Vergiftungen durch gewerbliche Gifte bei der Kunstdüngererzeugung S. 60).

Bezüglich der **Behandlung** von Verätzungen mit Laugen gilt das über Verätzungen im allgemeinen Gesagte (Abspülen mit viel Wasser eventuell schwachen organischen Säuren), bei Verätzungen des Auges mit Kalk wird auch Einträufeln von Zuckersirup empfohlen.

Spezielle Literatur über die Gesundheitsschädigung von Kunstdünger: Olive, Revue d'hygiène 1888; Ber. d. Fabr.-Insp. 1887, 1889, 1892. — Roth, Komp. d. Gewerbekrankh., S. 138. — Bornträger, Aerztl. Sachv.-Ztg. 1904, Nr. 3, S. 50. — Wutzdorff, Arb. a. Kais. Ges.-Amte 1899, Bd. 15, S. 487. — Lewin, Aerztl. Sachv.-Ztg. 1907, Bd. 13, S. 221. — Mayer, Aerztl. Sachv.-Ztg. 1907, Bd. 13, S. 241; ferner: Zeitschr. f. Gew.-Hyg. 1908, Heft 1, S. 19.

Gruppe: Metalle und Metallverbindungen

Die Stoffe dieser Gruppe haben in vieler Beziehung sehr unterschiedliche Wirkungen. Bei den hierher gehörigen gewerblichen Vergiftungen handelt es sich vor allem um **chronische Metallvergiftungen**, für die eine allgemeine, oft sehr intensive Ernährungsstörung charakteristisch ist, welche die Bezeichnung dieser Gifte als „Stoffwechselgifte" rechtfertigt; auch bedingen einzelne hierher gehörige Gifte bei chronischer Vergiftung durch dieselben schwere Störungen seitens des peripheren und des zentralen Nervensystems.

Die den Metalloxyden (bei Einwirkung in konzentriertem Zustande) gemeinsame Aetzwirkung, welche auf der Bildung von unlöslichen Metallalbuminaten mit den Eiweißkörpern des Organismus beruht, kommt bei gewerblichen Vergiftungen weniger in Betracht. Charakteristisch ist die Aetzwirkung nur für die Verbindungen, insbesondere die sauren Salze des Chroms, welches Element als Säurebildner auch der vorhergehenden Gruppe zugerechnet werden könnte. — Auch den Nickelverbindungen werden Gesundheitsstörungen bei den mit denselben beschäftigten Arbeitern infolge der Aetzwirkung dieser Stoffe zugeschrieben.

Blei, Bleiverbindungen

(Vorkommen von gewerblichen Vergiftungen siehe S. 145 ff.)

Die Bleivergiftung ist die häufigste und bedeutungsvollste der chronischen gewerblichen Vergiftungen; die Krankheitserscheinungen der Bleivergiftung sind sehr mannigfaltig und betreffen die verschiedensten Organsysteme. Wir schildern den typischen Verlauf der gewerblichen Bleivergiftung, weisen jedoch ausdrücklich darauf hin, daß zahlreiche Fälle von Bleivergiftung atypisch verlaufen, indem einzelne Symptome oder Symptomkomplexe besonders akzentuiert sind, andere zurücktreten oder gänzlich fehlen.

In der folgenden Schilderung werden vor allem die für die Praxis und die Erkennung der Bleivergiftung wichtigen Merkmale hervorgehoben; alles übrige, was das Gesamtbild beeinträchtigen könnte, wird beiseite gelassen. Der Leser, welcher sich über die Einzelheiten orientieren will, wird auf die am Schlusse angeführte, möglichst vollständige Sammlung der Literaturquellen der neueren Zeit verwiesen.

Als Vorbote bzw. als Initialsymptom der chronischen Bleivergiftung galt der Bleisaum, ein schiefergrauer bis blauschwarzer Saum am Zahnfleisch, dessen Auftreten meist auch von einem unangenehmen, süßlichen, von manchen Patienten auch als „zusammenziehend“ geschilderten Geschmack im Munde begleitet ist. Die Art der Entstehung dieses „Bleisaumes“ war längere Zeit strittig. Es handelt sich offenbar um Bildung und Ablagerung von Schwefelblei, welches durch Schwefelwasserstoffeinwirkung (von dem in der Mundhöhle aus zersetzten Eiweißkörpern abgespaltenem Schwefelwasserstoff herstammend) entstehen dürfte. Oft stellt sich gleichzeitig ein allgemeines Unbehagen, Schwächegefühl, mitunter von Muskelzittern begleitet, ferner Unlust zum Essen ein, weshalb dann die Patienten in diesem Stadium den Arzt konsultieren. Häufig sind es auch Magenschmerzen, über welche die Patienten klagen, die als „Gastralgia saturnina“ bekannt sind. Diese Magenkrämpfe scheinen vor allem dann besonders zur Geltung zu kommen, wenn größere Bleimengen auf einmal aufgenommen werden (wie bei Bleihüttenarbeitern, Bleiweißarbeitern und auch Töpfern, und zwar bei gewissen Manipulationen, durch die sich reichlich Bleistaub entwickelt); trotzdem handelt es sich hier nicht — wie mancherseits geäußert wurde — um eine akute Vergiftung, da die aufgenommenen Giftmengen hierzu gewiß nicht ausreichen, sondern um plötzliche Störungen des Gleichgewichtes zwischen Bleiausscheidung und Bleiaufnahme, welches bei chronisch mit Blei Vergifteten wohl längere Zeit vor Ausbruch der Erscheinungen anhalten dürfte. Natürlich sind diese Gastralgien von der später zu beschreibenden Bleikolik nicht schwer zu unterscheiden. Meist zeigt sich in diesem Stadium der Bleivergiftung auch bereits eine allgemeine Abmagerung und ein auffallend blasses Aussehen des Patienten. Alles dies sind Erscheinungen, die auf beginnende schwere, allgemeine Störungen im Organismus hindeuten, die von manchen Autoren mit dem Sammelnamen „Bleidyskrasie“ charakterisiert werden.

Wie wir erwähnten, galt der „Bleisaum“ früher als charakteristisches Erkennungsmerkmal für die beginnende Bleivergiftung; doch ist nunmehr erwiesen, daß er mitunter selbst bei schweren Bleivergiftungen fehlt und dauernd gefehlt hat (nicht etwa wieder verschwunden ist). Wenn auch der Bleisaum somit keine absolut sicheren Anhaltspunkte in dieser Beziehung gewährt und insbesondere als „Initialsymptom“ trügen kann, so wird er für den Praktiker immerhin ein wertvolles Hilfsmittel bilden, um die Bleivergiftung zu erkennen. Wenn auch jeder, der den Bleisaum öfter gesehen hat, die charakteristische Färbung und Beschaffenheit wohl merkt, erscheint es doch nicht überflüssig, darauf hinzuweisen, daß auch andere Metalltoxikosen einen ähnlichen „Saum“ hervorrufen, insbesondere Quecksilber, aber auch Eisen und Silber (so bei Argyrie); auch kann der Bleisaum (nach einzelnen Angaben) durch Einlagerung von Kohlenpartikelchen im Zahnfleisch vorgetäuscht werden. — Damit, daß, wie erwähnt, der Bleisaum als „Initialsymptom“ der Bleivergiftung sich nicht bewährte, war es gegeben, nach einem anderen Merkmal zu suchen, welches uns den Beginn der Bleivergiftung erkennen läßt; insbesondere um bei nachgewiesener Beschäftigung mit Blei der Vergiftung dadurch, daß man den Arbeiter von der Schädlichkeit entfernt, ein „bis hierher und nicht weiter“ gebieten zu können und so eine rationelle Kontrolle des Gesundheitszustandes von Bleiarbeitern durch den überwachenden Arzt zu ermöglichen. Das bleiche Aussehen der Patienten mit beginnender Bleivergiftung lenkte die Aufmerksamkeit auf den Blutbefund. Die oft vorgefundene Oligochromämie, die unter Umständen auch von Oligozytämie begleitet ist, bietet nichts Charakteristisches; dagegen wurden von einer Reihe von Autoren Strukturveränderungen in den Erythrozyten, und zwar das Auftreten der sog. basophilen Granulationen als für die beginnende Bleivergiftung charakteristisch hervorgehoben. Die basophilen Körnchen der Blutkörperchen werden als durch regenerative Veränderungen des Kerns (Karyorrhexis, von einigen Autoren auch des Hämoglobins) entstehend gedeutet. Doch fanden sich diese Veränderungen auch bei perniziöser Anämie, Karzinom, Leukämie, Anämie, Tuberkulose usw., ferner bei einer Reihe von Vergiftungen, so mit Phenylhydrazin, Kupfer, Zinn, Dinitrobenzol, Toluilendiamin, auch Sublimat u. a.; sie sind somit für die chronische Bleivergiftung um so weniger charakteristisch, als sie mitunter bei vorhandener Bleivergiftung fehlen, wovon ich mich auch selbst (bei Mensch und Tier) überzeugt habe. Jedenfalls aber ist das Vorkommen einer größeren Anzahl derartig granulierter Erythrozyten im Blute ein wertvolles Hilfsmittel der Diagnostik, zumal die Färbung einfach ist (mit Methylenblau oder besser mit Methylenblaueosin nach May-Grünwald).

An dieser Stelle sei noch auf andere Blutanomalien verwiesen, welche bei Bleivergiftung beobachtet wurden.

Glibert fand bei Saturnismus eine auffallende Herabsetzung der Dehnbarkeit der roten Blutkörperchen. Aus den von mir angestellten Versuchen folgt, daß die Widerstandsfähigkeit der roten Blutkörperchen gegen hypisotonische Lösungen bei bleivergifteten Tieren gegenüber normalen Tieren zwar nicht alteriert erscheint, daß die Resistenz der Erythrozyten gegen chemisch wirkende hämolytische Agenzien wie Zehntelnormallauge und Saponinlösung bei bleivergifteten Kaninchen bedeutend herabgesetzt ist (siehe Literaturverzeichnis am Schlusse dieses Abschnittes).

Die Besprechung der Blutalterationen bei Bleivergiftung läßt uns hier auch die wichtigsten der am Blutgefäßsystem beobachteten Krankheitserscheinungen hervorheben. Der Puls ist meist hart und gespannt, insbesondere während des Kolikanfalles. Es wurde ferner Gefäßkrampf (auch an den Retinalarterien) beobachtet. Diesen funktionellen Störungen im Kreislaufe reihen sich anatomische Störungen, zumal Veränderungen in der Gefäßwand an. Später tritt auch obliterierende Arteritis (an den Gehirnarterien), ferner Arteriosklerose auf; auch Herzklappenfehler (Mitralstenose) werden beobachtet. Anreihend an die als „Bleidyskrasie“ beschriebenen Erscheinungen seien noch nebenbei interessante Knochenerkrankungen erwähnt, die in neuster Zeit wiederum an bleikranken Töpfern und deren Kindern (in Ungarn) beobachtet wurden; es sind dies hauptsächlich Fälle von Knochennekrose (Kiefernekrose), ferner rachitische Erkrankungen.

Wenden wir uns nun den weiteren diagnostischen Hauptmerkmalen der Bleivergiftung zu. Das wichtigste Erkennungszeichen einer bereits vollentwickelten Bleivergiftung ist die Bleikolik, der die früher geschilderten Initialsymptome (insbesondere auch die Magenerscheinungen) meist vorangehen, jedoch nicht vorhergehen müssen, denn mitunter setzt die Kolik ganz unvermittelt ein, nicht einmal durch „Bleisaum“ angekündigt. Die Kolikschmerzen setzen oft mit furchtbarer Vehemenz ein. Sie strahlen vom Nabel nach allen Seiten hin, ja in den ganzen Körper aus, es kann Dyspnoe, Strangurie, Ischurie, Tenesmus zustande kommen; das Abdomen ist bretthart, eingezogen. Auf Druck gegen den Unterleib läßt der Schmerz etwas nach, daher legen sich die Patienten oft unwillkürlich auf den Bauch. Aehnliches beobachtet man übrigens auch bei Katzen, die unter den Tieren am deutlichsten die Erscheinungen der Kolik bei Bleivergiftung zeigen und während des Kolikanfalles den Bauch stetig gegen den Boden reiben. Der Puls ist während des Anfalles, wie bereits gesagt, hart, oft auffallend verlangsamt. Es besteht Verstopfung, die oft auf Abführmittel nicht weicht. Die Anfälle dauern mitunter nur Stunden, mitunter aber Tage hindurch an, ja es können die Schmerzen (mit Remissionen) den Patienten wochenlang quälen. Auch die Häufigkeit der Anfälle ist sehr variabel. Mitunter folgt ein Anfall dem anderen, oft gibt es wochen-, ja jahrelange Pausen, je nach der Schwere der Vergiftung und je nachdem, ob der Patient bald genug der Bleinoxe entzogen wird; geschieht dies, so tritt in der Regel bald die Genesung ein, wenn nicht, wie dies bei schwächlichen und tuberkulös veranlagten Individuen der Fall ist und die als Kachexie beschriebenen Erscheinungen bereits weit fortgeschritten sind, dann kommt nicht selten ein interkurrentes Leiden (insbesondere die Phthise) zum Ausbruch.

Oft gleichzeitig mit der Kolik, jedenfalls aber derselben zunächststehend, treten das Bleizittern und die Bleiarthralgie auf; letztere besteht in paroxysmalen Schmerzen, die zumeist die Gelenke, mitunter aber auch die Muskeln und Knochen betreffen. Sie sind

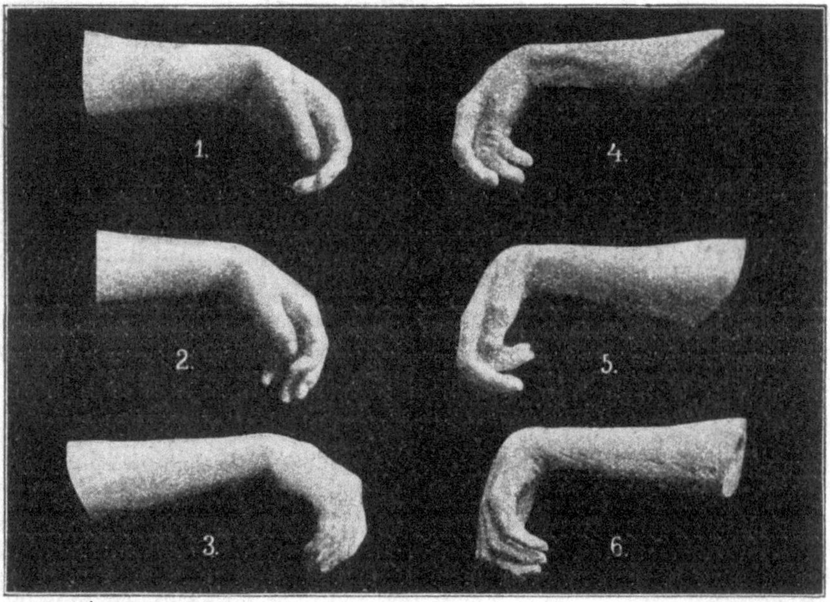

Fig. 42. Verschiedene Typen der Radialislähmung bei bleivergifteten ungarischen Töpfern (nach Chyzer)

oft die Vorläufer der schweren Erscheinungen von seiten des Nervensystems, die bei stetiger weiterer Aufnahme des Bleigiftes zustande kommen und die man mit Recht das „Spätstadium" der chronischen Bleivergiftung nennen kann; es treten hier Erscheinungen von seiten des peripheren und dann auch des zentralen Nervensystems in den Vordergrund. Bei typischem Verlauf beherrscht zunächst die periphere motorische (degenerative und amyotrophische) Lähmung der Extensoren der Extremitäten das Krankheitsbild. Zunächst werden meist die Gebiete des Radialis und Ulnaris ergriffen (siehe die Fig. 42 und 43). Oft ist das Fortschreiten der Lähmung typisch; es beginnt mit der Lähmung des Extensor digitorum communis, geht dann auf die übrigen Extensoren, sodann die Abduktoren der Hand über; Supinator longus und Trizeps bleiben verschont. Mitunter werden die Schultermuskeln (Deltoides, Rhomboides) ergriffen; ferner werden Lähmungen im Gebiet des Facialis und der unteren Extremität beobachtet. Es erscheint plausibel, daß hier die Anstrengung bzw. die Ueberanstrengung einzelner Muskelgruppen eine entscheidende Rolle spielt; hierfür spricht, daß die oben geschilderten typischen Lähmungserscheinungen zunächst (insbesondere bei Anstreichern) die rechte Hand betreffen, wenn es sich um Rechtshänder handelt, bei Linkshändern hingegen kommen die Lähmungserscheinungen zunächst an der linken Hand zustande; bei Kindern werden oft die unteren Extremitäten zuerst ergriffen. Sehstörungen von flüchtigen Obnubilationen bis zur Amaurose, sind oft die Anzeichen schwerer Erscheinungen von seiten des Gehirns. Die Ansicht einzelner Autoren, daß der Grund der Seh-

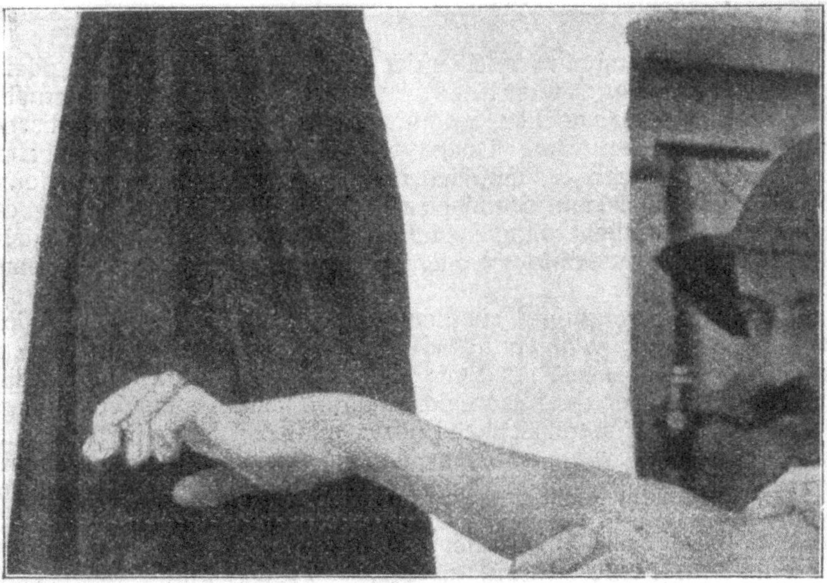

Fig. 43. Lähmung des Kubitalnerven bei Bleivergiftung (main en griffe [nach Chyzer])

störungen in vasomotorischen Einflüssen (der früher erwähnte Gefäßkrampf) liege, hat viel Wahrscheinlichkeit für sich; dies spricht dann auch für die weitere Annahme, daß die Gehirnerscheinungen überhaupt auf Erkrankungen der Arterien zurückzuführen seien (Arteriitis). Diese Erscheinungen werden mit dem Sammelnamen Encephalopathia saturnina bezeichnet; es handelt sich um Apoplexien, Hemiplegien, Sprachstörungen, ferner epileptiforme Krämpfe, Delirien und Psychosen maniakalischen, hauptsächlich aber epileptoiden Charakters; so wurden insbesondere langandauernde epileptische Dämmerzustände beobachtet. Es wird auch hier mit Recht darauf verwiesen, daß das Bleileiden gleichsam an einem „Locus minoris resistentiae" seinen Angriffspunkt nimmt, und so zum Beispiel eine leichte (latente) Epilepsie unter dem Einfluß der Bleinoxe zu dem Ausbruch schwerster Anfälle führt oder ein chronischer Hydrocephalus zu einem akuten wird u. a. Die Gehirnerscheinungen können zum Tode führen (Coma saturninum).

Als Späterscheinungen der Bleivergiftung sind noch die Bleigicht und die Erkrankungen der Niere zu erwähnen (Bleinephritis). Die Genese beider Leiden ist viel umstritten. Es erscheint erwiesen, daß es sich um echte Gicht (mit Gelenktophi) und um Schrumpfniere handelt, die sich von der gewöhnlichen Schrumpfniere nicht unterscheidet.

Die Erscheinungen der Bleigicht haben zu verschiedentlichen Untersuchungen hinsichtlich des Stickstoff-Stoffwechsels bei Bleivergiftung geführt. Mehrere Autoren fanden die Harnstoffausscheidung, auch die Harnsäureausscheidung vermindert. Preti hat bei drei chronisch bleivergifteten Patienten gefunden, daß die Menge des gesamten ausgeschiedenen Purinbasenstickstoffes die Norm bedeutend überstieg. Ich konnte dieselbe Erscheinung bei bleivergifteten Kaninchen nachweisen (siehe Literatur am Schlusse des Abschnittes).

Die Erscheinungen von seiten der Niere gaben Veranlassung dazu, an eine regelmäßige Ausscheidung von Blei durch den Harn bei den Bleivergifteten zu denken, womit auch ein wichtiges diagnostisches Hilfsmittel gegeben wäre. Doch versagt der Bleinachweis im Harn oft gänzlich. Auch an eine hier und da behauptete Ausscheidung des Bleies in die Haut ist nicht zu glauben. Die Eliminierung des Bleies erfolgt vielmehr durch den Darm (wohl zum größten Teil als durch Schwefelwasserstoff niedergeschlagenes, nicht resorbierbares Bleisulfid).

Zu bemerken erübrigt, daß nicht nur das metallische Blei, sondern auch mehr oder weniger sämtliche Bleiverbindungen als gewerbliche Gifte anzusehen sind; allerdings richtet sich die Intensität der Giftwirkung nach der Resorbierbarkeit der betreffenden Verbindung. Hierfür ist die Wasserlöslichkeit bzw. die Löslichkeit in schwachen Säuren (Salzsäure von der Konzentration der Magensäure) das entsprechendste Maß. Danach sind Bleiazetat, Bleichlorid, Bleikarbonat (Bleiweiß), Bleioxyd (Bleiglätte), Bleisuperoxyd (Mennige) die am meisten in Betracht kommenden relativ giftigsten Bleiverbindungen. Bleisulfat und Bleijodid sind als relativ weniger giftig, wenn auch durchaus nicht als ungiftig anzusehen. Die relativ ungiftigste, wenn nicht überhaupt ungiftige, weil unlösliche Bleiverbindung ist das Bleisulfid. (Das Nähere hierüber siehe in den am Schlusse dieses Abschnittes angeführten Literaturquellen, insbesondere in den Arbeiten von Blum, Biondi und Rambousek.)

Die Therapie, die Behandlung der Bleivergiftung, sollte naturgemäß vor allem die Ausscheidung des Bleies aus dem Körper zu fördern trachten. Doch haben leider die Versuche, eine solche spezifische Therapie der gewerblichen Bleivergiftung einzuleiten, wenig Erfolg gehabt.

Meist muß man sich auf eine symptomatische Behandlung, je nach den Krankheitserscheinungen, beschränken.

Nach dem Gesagten dürfte die übliche Darreichung von Jodkali behufs Beschleunigung der Bleiausscheidung nicht den Erfolg haben, den sich manche davon versprochen haben; immerhin kann dieses Mittel versucht werden; mehr ist jedoch von der Sorge für regelmäßige Darmentleerung, somit von den Abführmitteln zu erwarten.

Allerdings versagen dieselben, wie erwähnt, während der Kolik. Hierbei erscheint Opium oder Morphium angezeigt, um den Kranken von seinen Schmerzen zu befreien und den vermutlichen Krampf der Darmmuskulatur (krampfhaften Verschluß des Darmlumens) zu lösen. Auch die (vorsichtige!) Darreichung von Atropin (mitunter zweckmäßig mit Kokain) verfolgt diese Zwecke. Außerdem werden heiße Umschläge, Senfpapier, flüssige Diät gegeben. Im übrigen wird die Bleikachexie durch eine roborierende Therapie bekämpft. Gegen die Bleilähmung wird Elektrizität empfohlen. Von den Bädern (Schwefelbädern) ist wohl nicht mehr zu erwarten als eine allgemein wohltuende Wirkung — die Ausscheidung des Bleies durch Steigerung der Diaphorese ist kaum zu erhoffen.

Spezielle Literatur über die Pathologie und das Vorkommen der gewerblichen Bleivergiftung. Vorkommen der Bleivergiftung. Bleierkrankungen in der Bleihütte Braubach, Zeitschr. f. Gew.-Hyg. 1909, S. 291; Bleivergiftungen in gewerbl. u. hüttenmänn. Betrieben (Oesterreichs), herausgegeben vom k. k. Arbeitsstat. Amt: I. Erhebungen in Blei- und Zinkhütten; II. Erhebungen in Bleiweiß- und Bleioxydfabriken; III. Expertise, betreffend die Blei- und Zinkhütten; IV. Expertise, betreffend die Bleiweiß- und Bleioxydfabriken; V. Erhebungen in Farbenfabriken und Betrieben mit Anstreicher-, Lackierer- und Malerarbeiten; VI. Expertise hierzu; VII. Erhebungen und Expertise in Buch- und Steindruckereien und Schriftgießereien (alle Teile erschienen bei Alfr. Hölder, Wien 1905—1909). — Frey, Zinkgewinnung im oberschles. Industriebezirk, Berlin 1907, Verlag Hirschwald. — Leymann, Die Bekämpfung der Bleigefahr in der Industrie, Verlag Fischer, Jena 1908. — Müller, Die Bekämpfung der Bleigefahr in Bleihütten, Verlag Fischer, Jena 1908. — Wächter, Die gewerbl. Bleiverg. im Deutschen Reich, Verlag Braun, Karlsruhe 1908. — Chyzer, A magyar agyagiparban előforduló ólommérgezésekről, Les intoxications par le plomb se présentant dans la céramique en Hongrie, Schmidl, Budapest 1908. — Kaup, Bleiverg. in der keramischen Ind., als Manuskript gedruckt, D. Sekt. Ges. f. Soziale Reform. — Schuler, Ueber gewerbl. Bleiverg., Vierteljahrsschr. f. ger. Med. 1891, S. 135. — Teleky, Beitrag z. H. d. Erzeug. v. ord. Töpferware usw. in Oesterr., Arbeiterschutz 1908, Nr. 19, 20. — De Vooys, Bleiverg. in der niederl. keram. Ind. (Nederl. Vereen, voor wettelijke Bescherming van arbeiders 1908). — Kaup, Bleiverg. in österr. Gew.-Betrieben, Schriften des österr. Vereines für Arbeiterschutz 1902, Heft 3. — Sommerfeld, Zur Bleiweißfrage, Soz. Praxis 1902, Nr. 8. — Friedinger, Sanit. Verh. in d. Buchdr., Soz. Praxis 1902, Nr. 9. — Legge, Ind. lead-poisoning, Journ. of. hyg. 1901, S. 96; Bleiverg. bei Feilenhauern in England, Zeitschr. d. Zentralst. f. Arb.-Wohlf.-Einr. 1901, S. 232; Bleiverg. in Glasschleifereien und Polieranstalten in England, ibidem S. 233. — Rasch, Bleiverg. in Flaschenverschlußfabr., ibidem S. 69. — Wutzdorff, Bleiverg. in Zinkhütten, Arb. a. d. Kais. Ges.-Amte, Bd. 17, S. 441. — Blum, Unters. über Bleiverg., Frankfurt a. M. 1900, Wiener klin. Wochenschr. 1904, S. 1935, Vierteljahrsschr. f. öffentl. Ges.-Pfl., Suppl. 32, S. 630. — Panwitz, Bleiverg. in Buchdruckereien, Veröff. d. Kais. Ges.-Amtes 1897, S. 503. — Wegener, Maßreg. gegen Bleiverg., Vierteljahrsschr. f. öffentl. Ges.-Pfl. 1896, S. 483. — Stüler, Bleiverg. d. Maler usw., Vierteljahrsschr. f. öffentl. Ges.-Pfl. 1895, S. 661. — Elsässer, Schädl. in Blei- und Silberhütten, Vierteljahrsschr. f. ger. Med. 1903, Bd. 25, S. 136. — Roth, Bleiverg. im allgem., Berl. klin. Wochenschr. 1901, Heft 19, 20. — Seeligmüller, Einfl. d. Bleis auf Frauen usw., Berl. klin. Wochenschr. 1901, S. 842. — Pel, Bleiverg. bei einem Schuster und einem Zigarrendreher, Wiener med. Presse 1897, S. 937. — Shuttlebotham, Seltenes Vorkommen von Bleiverg. bei engl. Töpfern, Lancet 1902, und Wiener klin. Wochenschr. 1903, S. 541. — Weber, Ueber die bish. Wirks. d. Gesetze gegen Bleiverg., Vierteljahrsschr. f. ger. Med. und öffentl. Sanitätsw. 1904, Bd. 27, S. 116. — Sternberg, Die gewerbl. Bleiverg. in Wien, Oesterr. Sanitätsw. 1906, Ref. Zeitschr. f. Gew.-Hyg. 1906, Nr. 22, S. 625. — Teleky, Bleiverg. bei Fransenknüpferinnen, Ref. Zeitschr. f. Gew.-Hyg. 1907, Nr. 1, S. 13; Bleierkrankung und Bekämpfung ders., Literatursammlung, Zeitschr. f. Gew.-Hyg. 1904, Nr. 6, S. 131. — Teleky, Die gewerbl. Bleiverg. in Oesterreich, Soz. Techn. 1909, Nr. 17, S. 333, und Wiener klin. Wochenschr. 1907, Bd. 20, S. 1500; Bleierkrankungen in den Niederlanden, Gewerbl. techn. Ratgeber 1907, Heft 20,

S. 405; Bleierkr. bei Feilenhauern, Gewerbl. techn. Ratgeber 1905, Heft 3, S. 50; Bleierkr. bei der Erzeug. von Messingwaren, Beleuchtungskörpern usw., Zeitschr. f. Gew.-Hyg. 1904, Heft 24, S. 561; Bleierkr. bei der Erzeug. von Blechinstrum., Zeitschr. f. Gew.-Hyg. 1902, Nr. 7, S. 116. — Schlesinger, Blei als Krankheitserreger, Zeitschr. f. Gew.-Hyg. 1903, Nr. 6, S. 111; Bleiverg. bei der Nitriterzeug., Zeitschr. f. Gew.-Hyg. 1903, Nr. 13, S. 283; Bleiverg. in Solingen, Zeitschr. f. Gew.-Hyg. 1903, Nr. 14, S. 307; Bleiverg. in der Tonwarenind., Zeitschr. f. Gew.-Hyg. 1903, Nr. 20, S. 449. — Wilke, Bleiverg. d. keram. Ind. der Niederl., Concordia 1910, S. 168; Bleiverg. in England, Concordia 1909, Nr. 5, S. 102, und Soz. Techn. 1910, Heft 7, S. 130. — Bleiverg. (Legge), Verh. d. II. Intern. Kongr. f. Gewerbekrankh. in Brüssel 1910. — Bleiverg. in Böhmen (Rambousek), Concordia 1910, Nr. 7, Amtsarzt 1910, Nr. 6. — Neisser, Intern. Uebers. über Gew.-Hyg., I, S. 1—59; Verh. d. Kongr. f. Hyg. u. Dem. in Berlin 1907, Bd. 2, S. 730 ff. — Schneck, Bleiverg. in der Seidenfärberei, ebenda, Bd. 4, S. 366. — Abelsdorff, Statistik d. Bleiverg., Concordia 1910, Heft 17, S. 359. — Großmann, Einige neue Quellen der gew. Bleiverg. in Wien, Wiener klin. Wochenschr. 1907, S. 1395. — Schrakamp, Eine neue Form der gew. Bleiverg., Zeitschr. f. med. Beamte 1903, S. 337. — Wutzdorff, Bleiverg. in Akkumulatorenfabr., Arb. a. d. Kais. Ges.-Amte 1898, Bd. 15, S. 154. — Schuler, Bleiverg. bei den Blattstichwebern, Korr. f. Schw. Aerzte 1902, Bd. 32, S. 97. — Roth, Die gewerbl. Blei- usw. Verg., Berl. klin. Wochenschr. 1901, Bd. 38, S. 567. — Rasch, Ueber Bleiverg. d. Arb. in Kachelfabr., Arb. a. d. kais. Ges.-Amte 1898, Bd. 14, S. 81. — Markuse, Gewerbl. Massenverg. d. Blei (Patentverschlüsse), Hyg. Rundsch. 1898, S. 590. — Druguet, Bleiverg. b. Kattundruck, Gaz. hôp. 1885, S. 253. — Mautner, Gewerbl. Bleiverg. bei einer Fransenknüpferin, Allg. Wiener med. Ztg. 1906, S. 583. — Apert, Bleierkr. d. Perlenfasser, Münchn. med. Wochenschr. (Ref.) 1903, S. 585.

Allgemeine Literatur über die Pathologie und Therapie der Bleivergiftung. Jores, Die allg. pathol. Anatomie der chron. Bleiverg. des Kaninchens, Beiträge z. path. Anat. u. allg. Path. 1902, Bd. 31, S. 183. — Glibert, Le saturnisme experimental, extrait d. rapp. ann. de l'insp. du travail en 1906, Bruxelles 1907. — Rambousek, Die Pathol. d. Bleiverg. in Leymanns Bekämpfung d. Bleigef., S. 15, Verlag Fischer, Jena 1908; Die Verhütung d. Bleigefahr, Verlag Hartleben 1908. — Blum, Unters. über Bleiverg., Frankfurt a. M. 1900, Vierteljahrsschr. f. öffentl. Ges.-Pfl., Suppl. 32, S. 630, Wiener klin. Wochenschr. 1904, S. 1935. — Elschnig, Sehstörungen b. Bleiverg., Ges. d. Aerzte, Wien, Sitzung v. 15. April 1898 und Wiener med. Wochenschr. 1898, S. 1305; Neuere Forschungen über Bleiverg., Zeitschr. f. Gew.-Hyg. 1909, S. 629. — Roth, Berl. klin. Wochenschr. 1901, Heft 19, 20. — Seeligmüller, Einfl. d. Bleies auf den Frauenorganismus usw., Berl. klin. Wochenschr. 1901, S. 842; Experiment. Bleikolik, Vortrag, Verein f. int. Medizin, Berlin, Sitzung v. 17. Febr. 1902. — Duplant und Weyl, Behandlung d. Bleikolik m. Olivenöl, Soc. med. de Lyon, 14. Febr. 1902. — Zinn, Fall v. akuter Bleiverg., Berl. klin. Wochenschr. 1899, S. 1094. — Bernhardt, Zur Pathol. d. Bleilähmung, Berl. klin. Wochenschr. 1900, S. 26. — Rambousek, Die Bleierkrankung, Zeitschr. f. ärztl. Fortbildung 1909, Nr. 7. — Israel, Obd.-Befund b. Bleiverg., Berl. klin. Wochenschr. 1895, S. 575. — Gumpertz, Bernhardt, Anom. d. elektr. Erregb. b. Bleiverg., Berl. klin. Wochenschr. 1894, S. 372 u. S. 284. — Jolly, Sekt.-Befund b. Bleilähmung, Entart. d. Gangl., Berl. klin. Wochenschr. 1893. — Litten, Lähmungen und Anästh. im Nacken b. Bleiverg., Berl. klin. Wochenschr. 1889, S. 743. — Miura, Ueber die Bedeutung des Bleinachweises auf der Haut Bleikranker, Berl. klin. Wochenschr. 1890, S. 1005. — Labbé, Lähmung d. Schultermuskul., Wiener med. Presse 1902, S. 1288. — Mattirolo, Behandlung d. Bleikolik mit Erythroltetranitrat, Wiener med. Presse 1901, Wiener med. Wochenschr. 1901, S 2171. — Jones, Psychos. b. gewerbl. Bleiverg., Wiener med. Presse 1900, S. 2066. — Marchet, Behandlung d. Bleikolik m. Olivenöl, Wiener med. Presse 1893, S. 778. — Chatin, Behandlung d. Bleikolik m. Antipyrin und Belladonna, Wiener med. Presse 1893, S. 419. — Oddo und Silbert, Ausscheidung des Bleis, Revue med. 1892, Nr. 4, und Wiener med. Presse 1892, S. 1182. — Mosse, Veränderungen d. Gangl. coeliac. bei exper. Bleikolik, Wiener klin. Wochenschr. 1904, S. 935. — Escherich, Zwei Fälle v. Bleilähmung b. Kindern (Peroneuslähmung.), Wiener klin. Wochenschr. 1903, S. 229. — Variot, Ein Fall v. Bleilähmung b. einem Kinde (Peroneuslähmung), Gaz. des Hôp. 1902, S. 482, und Wiener klin. Wochenschr. 1902. — Rüge, Nachw. v. Bleisulfid im Bleisaume, D. Arch. f. klin. Med. und Wiener klin. Wochenschr. 1898, S. 163. — Syllaba, Neuritis d. Axillargeflechtes b. Bleiverg., Wiener med. Wochenschr. 1903, S. 1935. — Sorgo, Progress. Muskelatrophie nach Bleiverg., Wiener med. Wochenschr. 1902,

S. 919. — Variot, Bleiverg. b. einem Kinde, Parese d. unt. Extrem., Wiener med. Wochenschr. 1902, S. 2056. — Rome, Bleiverg. b Kindern, La trib. med. 1902, Nr. 39, und Wiener med. Wochenschr. 1902, S. 2391. — Pitschke, Plötzl. Tod b. Bleiverg., Aerztl. Sachv.-Ztg. 1898, Nr. 3. — Ceconi, Vermehrung d. Magensalzsäure b. Bleiverg., Wiener med. Wochenschr. 1897. — Layal, Laurencon, Rousel, Erscheinungen der Pylorusstenose b. Bleiverg., Wiener med. Wochenschr. 1897. — Macfairlain, Chloroformbehandlung bei Bleikolik, Wiener med. Wochenschr. 1895. — Bechtold, Spast. Spinalparalyse b. Bleiverg., Med. chir. Zentralbl. 1904, Nr. 40. — Deléarde, Bleikolik, Behandlung m. Kokain, Ref. Zeitschr. f. Gew.-Hyg. 1903, Nr. 4, S. 72. — Oliver, lead-poisoning usw., Lancet 1891, S. 530. — Heymann, Lähmungen d. Kehlkopfmuskeln b. Bleiverg., Arch. f. Laringol. 1896, S. 256. — Clayton, Ind. lead-poisoning, Brit. med. journ. 1906, S. 310. — Hahn, Encephalop. saturn. b. einem Kinde, Arch. f. Kinderh. 1901, S. 72. — Taylor, Bleiamblyopie, Lancet 1898, S. 742. — Wirsing, Bleiverg. m. Augenerkr., D. med. Wochenschr. 1907, S. 1854. — Harnack, Wirkung d. Bleies auf den tier. Organ., Arch. f. exp. Pathol. 1878, S. 152. — Seeligmüller, Zur Pathol. d. chron. Bleiverg., D. med. Wochenschr. 1902, S. 317. — Lewin, Puls b. Bleiverg., D. med. Wochenschr. 1897, S. 177. — Walko, Erkr. d. Magens b. chron. Bleiverg., Münchn. med. Wochenschr. 1907, S. 1728. — Tielemanns, Parotiserkr. b. Bleiverg., Monogr., Paris 1895. — Borgen, Blutdruckbestimmungen b. Bleikolik, D. Arch. f. klin. Med. 1895, S. 248. — Klieneberger, Intox. saturn. und Nephritis sat., Münchn. med. Wochenschr. 1904, S. 340. — Bach, Augenerkr. b. Bleiverg., Arch. f. Augenheilk. 1893, S. 218. — Haenel, Tetanie b. Bleiverg., Neur. Zentralbl. 1902, S. 199. — Redlich, Tabes und chron. Bleiverg., Wiener med. Wochenschr. 1897, S. 801. — Seifert, Kehlkopfmuskellähmung b. Bleiverg., Berl. klin. Wochenschr. 1884, S. 555. — Westphal, Ueber Encephalop. saturn., Arch. f. Psych. 1888, S. 620. — Berger, ditto, Berl. klin. Wochenschr. 1874, S. 122.

Literatur über den Blutbefund bei Bleivergiftungen. Schmidt, Die Bleiverg. und ihre Erkennung, Arch. f. Hyg. 1907, Bd. 63, Heft 1. — Galperin-Teytelmann, Die basophilen Granula der roten Blutk. b. Bleiarbeitern, Ing. Diss., Bonn 1908. — Carozzi, Reperti ematol. e loro valore statistico nel saturn. prof. Corr. sanitar. 1909, Bd. 20, Nr. 5 u. 6. — Glibert, Le saturnisme exp., Bruxelles 1907. — Rambousek, Beitrag z. Pathol. d. Stoffw. und d. Blutes b. Bleiverg., Zeitschr. f. exp. Path. und Therap. 1910, Bd. 7. — Moritz, Beziehungen der basophilen Granula zu den Erythrozyten, Münchn. med. Wochenschr. 1901, Nr. 5; St. Petersburger med. Wochenschr. 1901, Nr. 26, 1903, Nr. 50; Hämat. Befund bei schwerer Bleianämie, Berl. klin. Wochenschr. 1902, S. 840; Verh. d. I. Intern. Kongr. f. Arb.-Krankh. in Mailand 1906, Atti del congresso, S. 601—607., Verh. d. Berl. Hyg.-Kongr. 1907, Bd. 2, S. 744 ff. — Trautmann, Blutunters. b. Bleiverg., Münchn. med. Wochenschr. 1909, S. 1371. — Biondi, II. Ital. Kongr. f. Arb.-Krankh., Florenz (Juni 1909), Ref. Concordia 1909, Nr. 20, S. 433. — Ruelens, Resistenz d. Blutes gegen Hämolyse b. Bleiverg., Verh. d. Berl. Hyg.-Kongr. 1907, Bd. 4, S. 361. — Grawitz, Ueber die körn. Degenerat. d. roten Blutkörperchen, D. med. Wochenschr. 1899, Nr. 44; Die klin. Bedeutung und exp. Erzeugung körn. Degener. in den roten Blutkörperchen, Berl. klin. Wochenschr. 1900, Nr. 9. — Hamel, Ueber die Beziehungen der körn. Degener. der roten Blutkörperchen zu den sonst. morph. Veränd. des Blutes mit besonderer Berücks. d. Bleiintox., D. Arch. f. klin. Med. 1900, Bd. 67. — Büsing, Blutuntersuchungen bei Arbeitern, Diss. Rostock 1904. — Frey, Beitrag zur Frühdiagnose v. chron. Bleiverg., D. med. Wochenschr. 1907, Nr. 6. — Grawitz, Klin. Pathol. des Blutes, Leipzig 1906, S. 120 ff. — Askanazy, Herkunft der basoph. Körner, Zeitschr. f. klin. Med. 1895, Bd. 27. — Sabrazés, ditto, XIII. Int. med. Kongr., Paris 1900. — Naegeli, Ueber die Entstehung der basoph. gek. roten Blutk., Münchn. med. Wochenschr. 1904, Nr. 5. — Schmidt, Zur Frage d. Entstehung d. basoph. Körner, D. med. Wochenschr. 1902, Nr. 44; Exp. Beiträge z. Pathol. d. Blutes, Jena 1902; Ein Beitrag z. Frage d. Blutregen., Münchn. med. Wochenschr. 1903, Nr. 13. — Erben, Chem. Zusammensetzung d. Blutes b. Bleiverg., Zeitschr. f. Heilkunde 1905, S. 477.

Literatur über den Stickstoffwechsel und Stickstoffumsatz bei Bleivergiftung. Preti, Beitrag z. Kenntn. d. Stickstoffums. b. Bleiverg., D. Arch. f. klin. Med. 1909, S. 411. — Rambousek, Beitrag z. Pathol. d. Stoffw. und d. Blutes, Zeitschr. f. exp. Path. und Ther. 1910, Bd. 7; Beitrag z. Pathol. d. Bleiverg., Concordia, 1909, Nr. 19; Pathol. d. Bleiverg. in Leymanns „Bekämpfung d. Bleigefahr", Fischer, Jena 1909. — Götze, Die Bleiverg., Verh. d. Würzb. ärztl. Ges. v. 22. Aug. 1893. — Ellenberger und Hofmeister, Zur physiol. Wirkung und Depos. d. Bleisalze b. Wiederkäuer; Arch. f. wiss. Tierk., 10. März 1883. — Lüthje, Ueber Bleigicht und den Einfl. d. Bleiintox. auf die Harnsäureausscheidung, B. f. klin. Med. 29, S. 266 und 31, S. 112, Jahrg. 1896. — Surmont und Brunelle, Untersuchungen über Stickst.-Ausscheidung d. Bleikolik, Archs. gen. 1894, S. 184. — Bucco, Chron. Bleiverg., Glykosurie, Harns.- und Oxals.-Synth., Malys Tierchemie 1900, S. 881. — Minkowski, Die Gicht, Wien 1903, Hölders Verlag. — Schittenhelm und Brugsch, Zur Stoffwechselpathol. d. Gicht, Zeitschr. f. exp. Path. und Ther., Bd. 4, S. 494—495.

Literatur über Untersuchungen über die Giftigkeit verschiedener Bleiverbindungen. Wegener, Ungiftigkeit d. Bleiglanzes, Vierteljahrsschr. f. öffentl. Ges.-Pfl. 1896, S. 483. — Blum, Unters. über Bleiverg., Frankfurt a. M. 1900, Vierteljahrsschr. f. öffentl. Ges.-Pfl., Suppl. 32, S. 630. — Rambousek, Die Verhütung der Bleigefahr, Verlag Hartleben 1908. — Biondi und Rambousek, Polemik über die Ungiftigkeit d. Bleisulfids, I. Intern. Kongr. f. Gew.-Krankh. in Mailand 1906, Atti del congresso, S. 617—622, ferner Ramazzini 1907, S. 172 und 1908, S. 50, Ref. Chem. Ztg., Repert. 1908, S. 244, und Verh. d. II. Intern. Kongr. f. Gew.-Krankh. in Brüssel 1910. — Lehmann, Hyg. Unters. über Bleichromat, Arch. f. Hyg. 1893, Bd. 16, S. 315. — Schuler, Das Chromblei in der Industrie, Korr. f. Schw. Aerzte 1892, S. 68.

Zink (Zinklegierungen)

(Vorkommen von gewerblichen Vergiftungen siehe S. 195)

Zink (*Zn*) schmilzt bei 412° und destilliert bei ca. 900°; an der Luft verbrennt es beim Erhitzen zu Zinkoxyd. Aeltere Autoren (Popoff, Schlockow) haben bei Bronze- und Hüttenarbeitern beobachtete Magen- und Darmerkrankungen und Störungen im Bereiche des Nervensystems als gewerbliche chronische Zinkvergiftung angesehen; im besonderen hat Schlockow die nervösen Erscheinungen auf Entzündungsherde im Rückenmark zurückgeführt. Es dürfte als sicher anzunehmen sein, daß diese Vergiftungserscheinungen nicht auf Zink, sondern auf das das Zink stets begleitende Blei zurückzuführen sind (Tracinsky, Frey u. a.).

Hingegen dürfte das sog. Gießerfieber als eine Form der akuten gewerblichen Zinkvergiftung anzusehen sein. Das Gießerfieber wird ausschließlich bei Gießern beobachtet, nicht bei Zinkhüttenleuten. Vor allem kommt das Gießerfieber beim Gießen von Kupfer-Zinklegierungen, dem sog. Gelbguß (Herstellung von Messing, Tombak usw.) vor; wie Sigel und Lehmann nachgewiesen haben, so wird das Gießerfieber auch durch reines Zink erzeugt, wenn dieses bei der gewerblichen Verwendung so stark erhitzt wird, daß es verbrennt.

Die Erscheinungen des Gießerfiebers sind im wesentlichen folgende: Oft gehen dem Ausbruch der Krankheitserscheinungen Vorboten voraus, welche sich nicht selten frühzeitig, bald nach dem Gießen einstellen. Der Gießer fühlt ein allgemeines Unbehagen, das von leichtem Husten, Uebelkeiten, Halskratzen u. a. begleitet wird, meist jedoch bald verschwindet, um erst in einigen Stunden, oft abends vor dem Zubettegehen mit erneuerter Heftigkeit wiederzukehren; ziemlich plötzlich stellt sich vielfach dann ein Frösteln, oft von Kopfschmerzen, Uebelkeit und Muskelschmerzen begleitet, ein, das sich bei zunehmendem Unwohlsein bald zu einem ausgesprochenen Schüttelfrost steigert, der meist nur etwa eine Viertelstunde andauert, in schweren Fällen aber sogar mehrere Stunden (mit Remissionen) währen kann. Dabei besteht Atembeschleunigung und Beschleunigung der Herzaktion (Asthma und Herzklopfen), sehr oft auch unter Umständen hohe Temperatursteigerung bis gegen 40° C. Der Anfall endigt mit einem profusen Schweißausbruch, doch schläft der Kranke nachher tief ermattet ein und erwacht des Morgens meist ganz wiederhergestellt oder mit leichten Anzeichen der Abspannung und Abgeschlagenheit; nur selten ist er aber behindert, seinem Berufe nachzugehen.

Bemerkenswert ist, daß einzelne Arbeiter für diese Erkrankung außerordentlich empfänglich sind, so daß sie immer wieder von neuem erkranken, während andere wiederum für das Gießerfieber gänzlich unempfänglich sind, so daß man von einer Idiosynkrasie und einer Immunität in dieser Richtung sprechen kann. Bei den für die Erkrankung empfänglichen Arbeitern, die keine besondere Disposition (Idiosynkrasie) dafür aufweisen, kommt eine Gewöhnung an die Schädlichkeit zustande. Lehmann ist es gelungen, bei einem für die Erkrankung sehr disponierten Gießer das Gießerfieber künstlich zu erzeugen; da sich die Erscheinungen auch durch die Beschäftigung mit verbrennendem reinen Zink hervorrufen ließen, ist der Beweis erbracht, daß die Erscheinungen des Gießerfiebers auf das Zink und nicht, wie manche Autoren angenommen hatten, auf das Kupfer oder die gleichzeitige Einwirkung beider Metalle zurückzuführen sind. Die Vergiftungserscheinungen sind durch die Einatmung von Zinkoxyd — nicht Zinkdampf — hervorgerufen.

Lehmann äußert die Vermutung, daß es sich beim Gießerfieber um ein Resorptionsfieber handeln könnte, welches auf die Aufnahme der durch die Einwirkung des Zinks abgetöteten Zellbestandteile der Atemwege in dem Organismus zurückzuführen wäre.

Die Behandlung des Gießerfiebers kann lediglich symptomatisch sein; übrigens ist ein Eingreifen des Arztes bei dem raschen Schwinden des Anfalles meist kaum nötig.

Als chronische Zinkvergiftung wären jene Erscheinungen anzusprechen, die sich bei Gießern einstellen, welche wiederholt an Gießerfieber erkranken. Diese bestehen im allgemeinen in Ernährungs- und Verdauungsstörungen (Abmagerung) sowie Katarrhen der Atemwege.

Spezielle Literatur: Aeltere Arbeiten: Popoff, Ein Fall von chronischer Vergiftung mit Zinkdämpfen, Berl. kl. Wochenschr. 1873, S. 49. — Schlockow, Ueber ein eigenartiges Rückenmarksleiden bei Zinkhüttenarbeitern, D. med. Wochenschr. 1879, S. 208. — Tracinsky, Die oberschlesische Zinkindustrie usw., D. Vierteljahrsschr. f. öffentl. Ges.-Pfl. 1888, Bd. 20, S. 59. — Seiffert, Erkr. d. Zinkhüttenarb. usw., ibidem 1897, Bd. 31, S. 419. — Lehmann, Beiträge z. hygien. Bedeutung d. Zinks, Arch. f. Hyg. 1897, Bd. 28, S. 300. — Neuere Arbeiten: Frey, Die Zinkgew. im oberschl. Industriebez. usw., Verlag Hirschwald-Berlin 1907 und Zeitschr. f. Gew.-Hyg. 1907, Nr. 16, S. 376. — Sigel, Das Gießerfieber u. seine Bekämpfung, Vierteljahrsschr. f. ger. Med. 1906, Bd. 32, S. 173. — Lehmann, Gieß- oder Zinkfieber, Arch. f. Hyg. 1910, Bd. 72, S. 358.

Quecksilber, Quecksilberverbindungen.

(Vorkommen von gewerblichen Vergiftungen siehe S. 183)

Quecksilber (*Hg*) zählt vor allem wegen seiner Flüchtigkeit zu den gewerblichen Giften. Es siedet zwar erst bei 360°, wird jedoch bei jeder, selbst bei gewöhnlicher Temperatur (und niedrigen Temperaturgraden) flüchtig. Die gewerbliche Quecksilbervergiftung kommt vornehmlich durch das häufige Einatmen kleiner Mengen von Quecksilberdampf, seltener quecksilberhaltigem Staub bei der Beschäftigung mit Quecksilber zustande und ist eine chronische Vergiftung, welche folgende Erscheinungen bedingt:

In vielen Fällen beginnt die gewerbliche Quecksilbervergiftung mit den entzündlichen Erscheinungen an der Mundschleimhaut und dem Zahnfleisch, welche für Quecksilbervergiftung überhaupt charakteristisch sind. In den meisten Fällen ist der gewerbliche Merkurialismus von solchen Erscheinungen begleitet. Dieselben beginnen mit Speichelfluß, einem unangenehmen metallischen Geschmack im Munde nebst üblem Geruch aus dem Munde und können sich auf eine einfache Entzündung (Schwellung, Lockerung, Verfärbung) des Zahnfleisches beschränken oder zur Geschwürbildung mit Zahnausfall (Stomatitis ulcerosa) oder sogar zu einer brandigen Zerstörung des Zahnfleisches und der Mundschleimhaut (Stomatitis gangraenosa) führen. Auch kommen in dem Anfangsstadium der chronischen Quecksilbervergiftung Verdauungsstörungen vor; mitunter fehlen jedoch alle diese Symptome auch gänzlich.

Die wesentlichen Erscheinungen der chronischen Quecksilbervergiftung betreffen nervöse und psychische Störungen, zu denen sich in schweren Fällen allgemeine Ernährungsstörungen und allgemeiner Kräfteverfall hinzugesellen.

Manchmal entwickelt sich nach öfteren mehr oder minder schweren Anfällen von Quecksilbervergiftung eine schwere Störung der Ernährung — Quecksilberkachexie —, welche unter den Erscheinungen allgemeiner Abmagerung, schweren Kräfteverfalles, Muskelschwund, Blutarmut, bei völlig daniederliegender Verdauung — oft durch Hinzutreten akzidenteller Leiden, wie Tuberkulose — zum Tode führt. — Leichtere Fälle von Merkurialismus können, wenn der Kranke rechtzeitig der Schädlichkeit entzogen wird, ohne Folgen ausheilen.

Die Behandlung der chronischen Quecksilbervergiftung ist symptomatisch, d. h. sie beschränkt sich auf die Behandlung der Einzelerscheinungen. Gegen die Entzündung der Mundschleimhaut werden Spülwässer (Kalichloricum und Wasserstoffsuperoxydlösung usw.) gegeben; man trachtet ferner durch eine kräftige, reizlose Ernährung den allgemeinen Kräftezustand zu heben; zur Bekämpfung der nervösen Erscheinungen wurde Hydrotherapie und Elektrotherapie empfohlen; bei hochgradiger Aufregung und hochgradigem Zittern wird man wohl zu narkotischen Mitteln greifen müssen.

Die gewerbliche Quecksilbervergiftung wird nicht nur durch metallisches Quecksilber, sondern auch durch manche Quecksilberverbindungen hervorgerufen, von denen in der gewerbehygienischen Praxis die oxydischen in Betracht kommen, die bei der Verhüttung des Quecksilbererzes (Rösten) neben dem Quecksilber entstehen, ferner das Merkuronitrat $Hg_2(NO_3)_2$, das als Fellbeize in Betracht kommt; ebenso wäre das Zyanquecksilber ($HgCy_2$) zu erwähnen, welches in kleinen Mengen die Quecksilbervergiftung bewirkt, bei Aufnahme größerer Quanten jedoch Zyanvergiftung (siehe diese) zur Folge hat. Dann können die Erscheinungen der chronischen Quecksilbervergiftung, ziemlich jäh (subakute Vergiftung), durch Quecksilbermethyl und Quecksilberäthyl hervorgerufen werden.

Spezielle Literatur über Quecksilber: Schönlank, Fürther Spiegelfabriken 1888 (Monogr.). — Wollner, Quecksilberspiegelfabrik in Fürth, Vierteljahrsschr. f. öffentl. Ges.-Pfl., Bd. 19, 3, S. 421, und Münchn. med. Wochenschr. 1892, Bd. 39, S. 533. — Stickler, Hutfabrikation 1886, Revue d'hygiène, VIII, S. 632. — Charpentier, Spiegelfabrik, Annal. d'hyg. publ. avril 1885, S. 323. — Aldinger, Lehre vom Merkurialismus nach Beobachtungen in den Fürther Spiegelbelegen, Diss. Würzburg 1861. — Baaz, Quecks.-Hütten, Wiener med. Presse 1886. — Henke, Quecksilberverg. in Hutfabriken, Knauer, Frankfurt 1889. — Wittzack, Quecksilberverg. b. d. Spiegelbel. usw., Vierteljahrsschr. f. öffentl. Ges.-Pfl. 1896, S. 216. — Donath, Quecksilberverg. in Glühlampenfabriken, Pester med. Kongr. 1896, Wiener med. Wochenschr. 1894, S. 888. — Renk, Quecksilberverarbeitung, Arb. a. d. Kais. Ges.-Amte, Bd. 5, Heft 1. — Letulle, Hasenhaarschneiderei, Revue d'hyg., XI, S. 40. — Glühlampenindustrie. A. Mitteilungen a. d. Ber. d. d. Fabr.-Insp. 1899. — Festner, Jahresber. d. Land. Med. Collegs f. Sachsen 1892. Hilger, Pharm. Zentralhalle 1891, 33. — Engelhorn, Württemb. med. Corr.-Bl., 6. Nov. 1890. — Ueber Hasenfellbeize: Jahresber. d. Fabr.-Insp. 1884, S. 489; Zeitschr. f. Gew.-Hyg. 1909, S. 821; Sozialtechn. 1910, S. 39, und Zeitschr. f. Gew.-Hyg. 1902, S. 360. — Quecksilberverg. bei Thermometererzeugern, Zeitschr. f. Gew.-Hyg. 1901, S. 32. — Quecksilberverg. in England; Concordia 1909 S. 105; Sozialtechnik 1910, S. 13. — Quecksilberverg., Neisser, Inter. Uebers. über Gew.-Hyg., I, S. 75. — Quecksilberverg. in d. Glühlampenind., Zeitschr. f. Gew.-Hyg. 1908, S. 469. — Aluminium gegen Quecksilberverg., ibidem 1907, S. 39. — Quecksilberverg. in Amiata in Italien (ausführliche Schilderung der Symptome schwerer Quecksilberverg.), Giglioli, im Ramazzini 1909, Bd. 3, S. 230, und Demonstration am II. Ital. Kongr. f. Arbeiterkrankh. in Florenz 1909, ref. Zeitschr. f. Gew.-Hyg. 1909, S. 289, und Chem. Ztg., Repert., 1909, S. 411. — Quecksilberverg. in Hutfabriken in Italien, Ramazzini, 1909, S. 230. — Laureck, in Weyls Handb. d. Arb.-Krankh. 1909, S. 62.

Mangan, Manganverbindungen

(Vorkommen von gewerblichen Vergiftungen siehe S. 68)

Mangan (*Mn*) bzw. Manganverbindungen werden im gewerblichen Betriebe in Staubform gefährlich; manganhaltiger Staub kann bei häufiger, langdauernder Aufnahme in den Körper die chronische gewerbliche Manganvergiftung hervorrufen. (Embden, Jaksch.) Doch sind die Beobachtungen über derartige Erkrankungen nicht sehr zahlreich, im ganzen sind etwa 20 Fälle von nachgewiesenem chronischen Manganismus bekannt. Die neuesten Literaturangaben (Jaksch, Hauck) stimmen dahin überein, daß der an Manganoxydulsalzen reiche Staub allein gefährlich sei (das Nähere darüber siehe im I. Teil, Mangan S. 69). Als die vor allem schädlichen Manganverbindungen sind demnach Manganoxydul und Manganoxyduloxyd (MnO und Mn_3O_4) anzusehen.

Die gewerbliche Manganvergiftung verläuft außerordentlich langsam und ähnelt insoweit der chronischen Vergiftung mit anderen Schwermetallen, wie Blei und Quecksilber, als auch hier nervöse und psychische Erscheinungen vor Ernährungsstörungen im Vordergrund des Erkrankungsbildes stehen. Manchmal — jedoch nicht immer — wird die Erkrankung von psychischen Reizerscheinungen und Depressionserscheinungen (unmotivierte Lustigkeit, Lachen oder Niedergeschlagenheit, Weinen) eingeleitet oder begleitet. Im Verlauf der Erkrankung kommt es zu nervösen Störungen, Schwächegefühl, Gefühl der Taubheit, Kribbeln (Paresen, Parästhesien) in Armen und Beinen, Schwindel, Störungen im Gange (siehe Fig. 44), Zittern, Erhöhung der

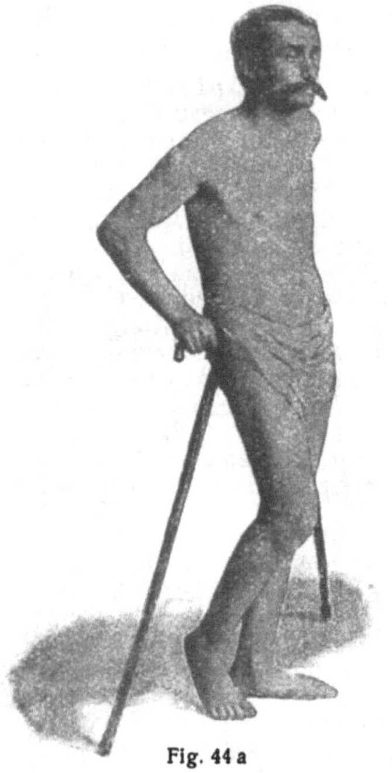
Fig. 44 a

Kniescheibenreflexe, Sprachstörungen. Oft stellen sich gleichzeitig Schwellungen der unteren Extremitäten (Oedeme) und Kräfteverfall (Kachexie, Marasmus) ein. Leichtere Fälle gehen wohl auch mit Heilung aus. — Interessant ist ein von Jaksch als Manganophobie beschriebenes Krankheitsbild, das die Erscheinungen des chronischen Manganismus imitierte und lediglich durch die Furcht vor der Manganvergiftung bedingt war.

Hinsichtlich der Behandlung wird beim chronischen Manganismus wie bei den früher beschriebenen chronischen Metallvergiftungen gegen die nervösen Symptome Elektrizität, Massage, auch Hydrotherapie (Bäder) empfohlen; zur Bekämpfung des Kräfteverfalles ist für eine entsprechend kräftige Kost zu sorgen.

Spezielle Literatur: Couper, Journ. de chim. 1837, Bd. 3, S. 2. — Jaksch, Münchn. med. Wochenschr. 1901, S. 602. — Embden, D. med. Wochenschr., Bd. 27, S. 795, u. Münchn. med. Wochenschr. 1901, S. 1852. — Jaksch, Ueber Manganintoxikationen u. Manganophobie, Münchn. med. Wochenschr. 1907, Bd. 54, S. 969. — Hauck, Manganismus, Vortrag auf dem XIV. Intern. Kongr. f. Hyg. u. Dem., Berlin 1907, Bd. 4, S. 337, u. Zeitschr. f. Gew.-Hyg. 1907, Nr. 20, S. 477. — Friedel, Zeitschr. f. med. Beamte, Bd. 16, S. 614, D. med. Wochenschr. 1909, S. 1292.

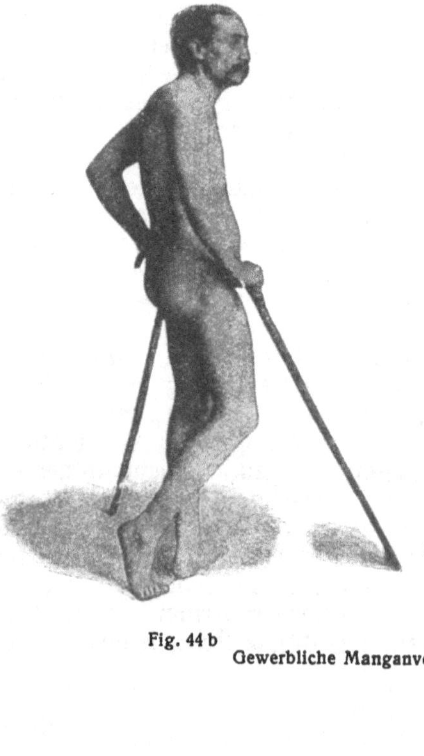
Fig. 44 b

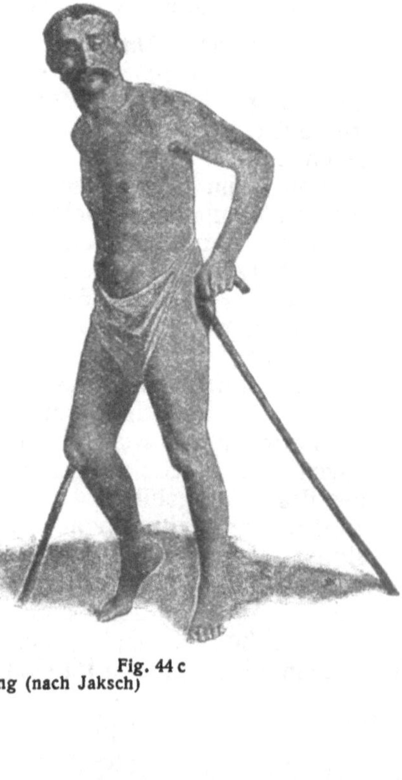
Fig. 44 c

Gewerbliche Manganvergiftung (nach Jaksch)

Chrom, Chromverbindungen

(Vorkommen von gewerblichen Vergiftungen siehe S. 63)

Das Chromtrioxyd (CrO_3) löst sich in Wasser zu Chromsäure (H_2CrO_4); von den Salzen der Chromsäure sind vor allem die Alkalisalze — die neutralen und sauren — für uns von Bedeutung: das normale und saure Natrium oder Kaliumchromat (K_2CrO_4 und $K_2Cr_2O_7$, letzteres wird auch als neutrales Salz der Pyrochromsäure aufgefaßt). Das chromsaure Blei ($PbCrO_4$) kann die gewerbliche Bleivergiftung (siehe diese) hervorrufen.

Im Gewerbe können Vergiftungserscheinungen durch Chromstaub, ferner durch Chromatlaugen hervorgerufen werden, welch letztere im heißen Zustande Dämpfe entwickeln, die nachgewiesenermaßen mitgerissene Chrompartikelchen enthalten. Die durch Chromverbindungen im Gewerbe hervorgerufenen Gesundheitsschädigungen betreffen besonders die Körperoberfläche, die Haut und die Schleimhäute, mit welchen diese Verbindungen in Berührung kommen; außerdem werden auch Vergiftungserscheinungen durch häufige Aufnahme kleiner Mengen von Chromverbindungen in den Körper bei Chromarbeitern beschrieben.

Die durch Einwirkung von Laugen, die Chromat (namentlich saures Chromat, Bichromat) enthalten, ferner auch durch Chromatstaub hervorgerufenen Erkrankungen der Haut der Arbeiter bestehen in Geschwürbildungen, die vor allem dort zustande kommen, wo kleine Verletzungen der Haut (Aufschürfungen, Schrunden) vorhanden waren. Die Geschwüre entwickeln sich langsam, sind glattrandig und tiefgreifend, sie können sogar bis an die Knochen dringen; sie heilen sehr schwer ab. Am häufigsten kommen sie naturgemäß an den entblößten Körperteilen, insbesondere an Armen und Händen zustande. Charakteristisch sind ferner an den Schleimhäuten vorkommende analoge Geschwürbildungen, von denen fast kein Chromarbeiter (insbesondere bei Chromatstaubentwicklung) verschont bleibt. Am häufigsten kommt die Durchlöcherung der Nasenscheidewand in ihrem knorpeligen Teil durch die Geschwürbildung zustande. Die Geschwüre heilen meist, nachdem der Geschwürprozeß das knorpelige Nasenseptum zum Teil zerstört, ohne weitere Folgen ab. Schleimhautgeschwüre werden hier und da bei Chromarbeitern am Racheneingang (an den Rachenmandeln, am Gaumen) oder auch im Kehlkopf beobachtet.

Als Vergiftungserscheinungen, welche durch die Aufnahme kleiner Mengen von Chromverbindungen (Chromatstaub) in den Körper hervorgerufen werden, sind Störungen der Verdauung (Magen- und Darmerkrankungen entzündlichen Charakters), insbesondere auch Nierenentzündung nebst einer Schädigung des gesamten Ernährungszustandes (Kräfteverfall) beschrieben worden.

Die Behandlung der Chromgeschwüre ist bei sonstigen Geschwüren angewendeter Therapie gleich; auch die Verdauungsstörungen und die Nierenentzündung kann lediglich nach den für diese Erkrankungen allgemein gültigen Grundsätzen behandelt werden. Eine spezifische Therapie der gewerblichen Chromvergiftung ist nicht bekannt.

Literatur: Delpech et Hillaret, Annal. d'hyg. publ. 1876. — Viron, Contrib. à l'étude phys. et tox. de quelque prep. chromés, Paris 1885. — Burghardt, Chromverg. in der Zündhölzchenindustrie, Charité Annalen, XXIII, 1898, S. 189. — Wutzdorff, Die in den Chromatfabriken beobachteten Gesundheitsschädigungen, Arb. a. d. Kais. Ges.-Amte, XIII, 1897, S. 328. — Leymann, Erkr. i. d. chem. Großind. (Chromatbetr.), Concordia 1906, Nr. 7—9. — Hermanni, Erkr. der in Chromatfabr. besch. Arb., Münchn. med. Wochenschr. 1901, Nr. 14, S. 536. — Wodtke, Ueber die Gesundheitsschädigungen in Fabriken auf Sicherheitszündhölzchen durch doppeltchroms. Kali, Vierteljahrsschr. f. ger. Med. 1899, S. 324. — Phipson, Chromerkr. in Rußland, Annal. d'hyg. 1883. — Koll, Braunfärbung der Hornhaut des Auges durch Chrom, Zeitschr. f. Augenheilkunde 1905. Bd. 13, S. 220. — Lewin, Ueber die gewerbliche Vergiftung mit Chromverbindungen, Chemiker-Ztg. 1907, S. 1076; Berichte der Gewerbeinspektoren, siehe Concordia 1908, S. 273, und Neisser, Intern. Uebers. über Gew.-Hyg. 1907, S. 92. — Blum, Chromgeschwüre bei Stockdrechslern, Wiener klin. Wochenschr. 1901, S. 137; Chromverg. durch ein chromhaltiges Kesselsteinverhütungsmittel, Zeitschr. f. Gew.-Hyg. 1902, S. 331; Chromverg. bei Pigment- u. Kohledruck, Zeitschr. f. Gew.-Hyg. 1904, S. 536; Chromverg. in der Glasindustrie, siehe Rambousek, Gewerbl. Krankh. in Böhmen, Concordia 1910, Nr. 6; Chromgeschwüre, Versuche der Behandlung und Verhütung mit Nasenklemmen, Zeitschr. f. Gew.-Hyg. 1907, S. 183.

Andere Metalle und Metallverbindungen
(Vorkommen von gewerblichen Vergiftungen siehe S. 193 ff.)

Nickelsalze. Auf die Einwirkung von Nickelsalzen wird eine in den letzten Jahren öfter in Vernickelungsanstalten aufgetretene Gewerbekrankheit zurückgeführt, welche als Nickelkrätze beschrieben wurde. Die Nickelkrätze besteht in einer an den Händen beginnenden ekzematösen Hautentzündung, die sich mitunter über die Arme, aber auch über den ganzen Körper verbreitet. Es tritt Jucken und Brennen, Rötung der Haut, Bläschenbildung und Rhagadenbildung an den befallenen Hautstellen auf. Die individuelle Disposition spielt dabei eine große Rolle. Manche Personen sind für diese Erkrankung außerordentlich empfänglich, manche werden es erst nach jahrelanger ungestörter Ausübung ihrer Berufstätigkeit, so daß sie dann ihre Beschäftigung aufgeben müssen. An dem Entstehen der Erkrankung dürfte wohl die Einwirkung der in den elektrolytischen Bädern verwendeten Nickelsalze (vor allem Nickelsulfat) schuldtragend sein. Allerdings wurde die Erkrankung von manchen Autoren auf das Hantieren der Arbeiter mit Benzin, Petroleum und Kalk zurückgeführt. Ohne Zweifel begünstigt die gleichzeitige Einwirkung dieser Substanzen auf die Haut die Entstehung der Nickelkrätze.

Die Behandlung durch Einfettung der Haut (mit Vaseline oder Creme) wird empfohlen. Eine sorgfältige Reinhaltung und Hautpflege überhaupt wird hier am zuverlässigsten schützen.

Literatur über Nickelkrätze: Jahresberichte d. preuß. Reg.- u. Gewerberäte für das Jahr 1907, Zeitschr. f. Gew.-Hyg. 1908, Nr. 8, S. 185, u. 1909, Nr. 14, S. 374. — Klocke, Soz. Med. u. Hyg. 1910, Bd. 5, Nr. 2.

Nickeltetrakarbonyl, Nickelkohlenoxyd $(CO)_4Ni$ ist eine bei 43° siedende Flüssigkeit von charakteristischem Geruch. Gewerbliche Vergiftungen mit den Dämpfen von Nickelkohlenoxyd wurden in England bei mit der Nickelextraktion beschäftigten Arbeitern (Legge, Jones) beobachtet; zwei derselben endeten tödlich. Die Vergiftungserscheinungen bestehen in Unbehagen, Atembeschwerden, Asthma, Zyanose, Verdauungsbeschwerden, Erbrechen. Die Sektion zeigte, wie Jones angibt, fettige Degeneration des Herzens und eine heftige Blutüberfüllung der Lunge, sonst nichts Abnormes. Ohne Zweifel tritt neben der spezifischen Wirkung des Gesamtmoleküls bei dieser

Verbindung die Giftwirkung der darin enthaltenen CO-Gruppe (siehe Kohlenoxyd) auch in Erscheinung.

Die Behandlung wird auch hier vor allem in Sauerstoffinhalationen und künstlicher Atmung bestehen.

Literatur: Vahlen, Arch. exp. Pathol. u. Ph. 1902, Bd. 48, S. 117. — Mittasch, Arch. f. exp. Path. 1903, Bd. 49, S. 367. — Legge, Jones, Bericht d. engl. Gew.-Insp. f. d. J. 1902, zit. Zeitschr. f. Gew.-Hyg. 1903, Nr. 14, S. 302.

Kupfer. Erscheinungen, welche von einigen Autoren als chronische gewerbliche Kupfervergiftung beschrieben wurden, sind wohl auf Beimengungen von anderen giftigen Metallen, insbesondere Blei und Arsen, zurückzuführen gewesen. Trotzdem manche Kupferarbeiter, besonders bei mangelhafter Reinlichkeitspflege, durch den Einfluß der Kupferverbindungen gefärbte Haare, Zähne (Grünfärbung der Haare, Zahnfleischsaum) aufweisen, lassen sich bei denselben Krankheitserscheinungen, die auf Kupfer zurückzuführen wären, nicht nachweisen.

Das Messingfieber der Gelbgießer, das von einzelnen früheren Autoren auf das Kupfer oder die kombinierte Kupfer-Zinkwirkung bezogen wurde, ist auf Zink zurückzuführen (siehe Zink).

Ferrosilizium (siehe I. Teil, S. 195). Die hierdurch bedingten Vergiftungen sind durch Verunreinigungen des Ferrosiliziums hervorgerufene Phosphor- bzw. Arsenwasserstoffvergiftungen (siehe diese).

Silber und Silberverbindungen

(Vorkommen von gewerblichen Vergiftungen siehe S. 197)

Abgesehen von der Verätzung der Haut, die bei mit Höllensteinlösung (Silbernitrat $AgNO_3$) beschäftigten Arbeitern vorkommt, kann die allmähliche Aufnahme kleiner Silbermengen (kleiner Quantitäten von Silberlösung) die Gewerbeargyrie (siehe I. Teil, S. 197) hervorrufen, welche sich oft mit der Bildung eines schwarzen Zahnfleischsaumes, einer Dunkelfärbung der Haare und Nägel einleitet und sodann zur Bildung von schwarzen Flecken auf der Haut führt, welche in schwereren Fällen zusammenfließen, so daß die ganze oder fast die ganze Körperoberfläche eine schwarzglänzende Färbung bekommt (universelle Argyrie).

Die Erscheinung der Argyrie ist auf die Aufnahme der Silberverbindungen in die Zirkulation und Ablagerung des reduzierten Silbers im Körper (Leber, Niere, Rückenmark usw.) zurückzuführen. Die Schwarzfärbung der Haut ist mit durch den Einfluß des Lichtes (photochemischer Vorgänge) bewirkt.

Eine nennenswerte Gesundheitsstörung wird bei gewerblicher Argyrie nicht beobachtet.

Literatur: Schubert, Argyrie bei Glasperlenversilberern, Zeitschr. f. Heilk. 1895, Bd. 16, S. 341. — Lewin, Lokale Gewerbeargyrie, Berl. klin. Wochenschr. 1886, S. 417. — Blaschko, Arch. f. mikr. Anatomie, Bd. 27, S. 651.

Gruppe: Arsen, Phosphor

Die hierher gehörigen Gifte sind (allmählich aufgenommen) vor allem Stoffwechselgifte; sie schädigen für den Stoffwechsel des Organismus wesentliche Vorgänge (insbesondere die Oxydationsvorgänge) und bewirken schwere Schädigungen der Zellen durch

Eiweißzerfall. Auch kommt den Giften dieser Gruppe eine lähmende Wirkung auf das zentrale Nervensystem zu.

Im übrigen differieren die Giftwirkungen der Glieder dieser Gruppe bedeutend. Unter den Arsenverbindungen muß der Arsenwasserstoff, der ein exquisites Blutgift ist, aus dieser Gruppe ausgeschaltet und in die Gruppe der Blutgifte einbezogen werden.

Arsen, Arsenoxyde

(Vorkommen von gewerblichen Vergiftungen siehe S. 187)

Das reine, metallische Arsen (*As*) wird für ungiftig gehalten. Als gewerbliche Gifte kommen vor allem die Oxyde des Arsens in Betracht, und zwar das Arsentrioxyd (As_2O_3), das Anhydrid der arsenigen Säure (H_3AsO_3), ein weißes Pulver, das unter dem Namen Giftmehl oder Arsenik bekannt ist; die Arsensäure (H_3AsO_4), die in Wasser leicht lösliche Kristalle bildet, und die Salze dieser Säuren, so insbesondere das früher in der Farbenerzeugung verwendete arsenigsaure Kupfer, ferner das Arsenchlorid (Arsentrichlorid $AsCl_3$); der Arsenwasserstoff, der eine von der Giftwirkung der genannten oxydischen Arsenverbindungen völlig verschiedene Wirkung hat, wird getrennt behandelt. Die Arsensulfide (Realgar AsS_2 und Auripigment AsS_3) gelten infolge ihrer Unlöslichkeit in reinem Zustand als ungiftig. Bemerkt sei, daß die in der gewerblichen und hüttenmännischen Praxis in Betracht kommenden Arsensulfide (Schwefelarsenerze) und auch das metallische Arsen als giftig anzusehen sind, da dieselben reichlich oxydische Arsenverbindungen enthalten.

Als gewerbliche Vergiftung kommt die chronische Arsenvergiftung in Betracht, welche durch allmähliche Aufnahme kleiner Mengen der genannten giftigen oxydischen Arsenverbindungen (in Staubform, wohl auch Dampfform oder in Lösungen) durch die Atmung oder den Verdauungsweg hervorgerufen wird.

Die chronische gewerbliche Arsenvergiftung verläuft unter dem Bilde einer allgemeinen Ernährungsstörung, bei welcher sich beim weiteren Fortschreiten des Leidens schwere nervöse Erscheinungen einstellen, so daß das Gesamtbild oft der Erkrankung der Tabes, der als Rückenmarksdarre bekannten Nervenkrankheit, ähnelt; man hat daher schweren Fällen von chronischer Arsenvergiftung den bezeichnenden Namen Tabes arsenicalis gegeben. Die Erkrankung beginnt meist mit Störungen der Verdauung, die sich in einem mehr oder minder schweren Magendarmkatarrh (Appetitlosigkeit, Erbrechen, Durchfälle) bemerkbar machen; nicht selten treten auch schwerere Erkrankungen der Atemorgane, namentlich Kehlkopf- und Bronchialkatarrhe auf; oft wird die Erkrankung von Hautaffektionen sehr mannigfaltiger Natur begleitet: Haarausfall, Ausschläge, Pustelbildungen, Krankheiten und Ausfall der Nägel, Geschwürbildungen, dunkle Verfärbungen einzelner Hautpartien (Arsenmelanose) u. a. kommen vor. Die nervösen Erscheinungen sind gleichfalls, je nach der Schwere der Erkrankung, sehr mannigfaltig; es tritt zunächst das Gefühl der Taubheit, des Pelzigseins, Kribbeln, Ameisenlaufens oder der Gefühllosigkeit (Parästhesien und Anästhesie) an den Extremitäten auf. Ferner kommen rheumatoide Gelenkschmerzen, Schwäche der Extremitäten (Paresen) und schwere charakteristische Lähmungserscheinungen, die mit Muskelschwund (Atrophie) einhergehen, vor. Gleichzeitig treten Schwindel, Kopfschmerz, allmähliche Herabsetzung der Leistungsfähigkeit bis zur völligen Arbeitsunfähigkeit ein. Schwere Fälle enden mit allgemeiner Erschöpfung und allgemeinem Kräfteverfall nebst Anzeichen schwerer Schädigung des Zentralnervensystems, wie epileptoiden Anfällen und Herabsetzung der geistigen Funktionen bis zur völligen Verblödung. Mitunter machen dazwischentretende Erkrankungen (Lungenentzündung, Tuberkulose) dem Leiden ein Ende.

Die Behandlung ist eine symptomatische; sie richtet sich gegen die Verdauungsstörungen (Opiate, Wismut-, Tanninpräparate), ferner gegen die nervösen Erscheinungen (vorsichtige Elektrotherapie, eventuell Massage, Bäder). Von protrahierten Bädern und von Medizinalbädern (Moorbädern usw.) hat man sich auch eine Beförderung der Ausscheidung des Arsens versprochen. Von Wichtigkeit ist die Bekämpfung des Kräfteverfalles durch eine zweckentsprechende Ernährung.

Spezielle Literatur: Ludwig, Arsenverg. durch Fuchsin, Med. Jahrb. 1877, S. 509.; Arsenverg. in der Delainage, Zeitschr. f. Gew.-Hyg. 1906, Nr. 3, S. 71. — Cutler, Arsenikneuritis, Bost. med. journ. 1890, S. 463. — Geißler, Arsenverg. in der Anilinind., Zeitschr. d. Zentralst. f. Arb.-Wohlf.-Einr. 1897; Arsenikverg. in der Ind., Zeitschr. f. Gew.-Hyg. 1907, S. 353, und 1903, S. 476; Arsenikverg. in England, nach den Ber. der engl. Gew.-Insp., Concordia 1909, Nr. 5, S. 105. — Egli, Unf. b. chem. Arb., II, S. 51.

Phosphor

(Vorkommen von gewerblichen Vergiftungen siehe S. 53)

Phosphor (*P*) ist polymorph; der rote (amorphe) Phosphor ist ungiftig, während der weiße (gelbe) Phosphor giftig ist. Die Oxydationsstufen des Phosphors sind wenig bzw. gar nicht giftig. Weißer Phosphor verflüchtigt sich, „raucht" an der Luft; der Phosphordampf besteht aus Phosphor nebst Phosphorsäure und phosphoriger Säure.

Als gewerbliche Phosphorvergiftung kommt lediglich die chronische Phosphorvergiftung in Betracht, welche durch die häufige Einatmung der Dämpfe des weißen Phosphors hervorgerufen wird.

Die chronische Phosphorvergiftung führt eine Beinhautentzündung herbei, die mit Knochenzerstörung und mit Knochenneubildung einhergeht und vor allem den Unterkieferknochen ergreift (ossifizierende Periostitis des Unterkieferknochens). Der Unterkieferknochen wird beim Weitergreifen der Entzündung, die sich mit erhöhtem Speichelfluß, schmerzhafter Schwellung und Lockerung des Zahnfleisches u. a. einleitet, zum Absterben gebracht (Nekrose, Phosphornekrose) und der abgestorbene Knochen von neugebildeter Knochensubstanz („Totenlade" genannt) umhüllt. Der Prozeß endet mit der Bildung einer Fistel (eines eitererfüllten Ganges), die nach außen durchbricht und durch welche sich der abgestorbene Knochenrest abstößt. Mitunter ergreift der Prozeß den Oberkiefer, selten andere Knochen (siehe die Fig. 45, 46).

Außer diesem charakteristischen Erscheinungsbild der Phosphornekrose werden durch die chronische gewerbliche Phosphorvergiftung auch allgemeine Ernährungsstörungen, mit Anämie, Verdauungsbeschwerden und Bronchialkatarrh einhergehend, hervorgerufen. Ferner wurde eine allgemeine Fragilität der Knochen beobachtet, welche mitunter zu Knochenbrüchen, bei relativ kleiner Gewalteinwirkung führt (Magitot, Dearden); derartige Fälle wurden mir auch jüngst aus Böhmen bekannt.

Als ursächliches Moment der Phosphornekrose wurde von einigen älteren Autoren vor allem die Zahnkaries angesehen; die kariösen Zähne bilden nach dieser Ansicht die Eingangspforte für das Gift. Dieser sog. „lokalistischen" Theorie steht die Anschauung gegenüber, daß es sich bei der chronischen Phosphorvergiftung um eine „Allgemeinwirkung" des Phosphors als Folge der Einatmung der Phosphordämpfe handelt. Die Wahrheit dürfte in der Mitte liegen. Die Erscheinungen der Phosphornekrose sind wohl einerseits Folgen der allgemeinen Giftwirkung des Phosphors und anderseits solche, welche lokale Entzündungserſcheinungen zur Voraussetzung haben, welch letztere zum Ausbruch der örtlichen Erscheinungen führen. Diese Ansicht wurde vor allem von Stubenrauch vertreten und von anderen Autoren unterstützt. Für dieselbe sprechen die oben geschilderten allgemeinen Erscheinungen der chronischen Phosphorvergiftung, insbesondere die Beobachtung über die allgemeine Beeinflussung des Knochengerüstes durch diese Vergiftung. Auch wird diese Anschauung durch die Beobachtung bekräftigt, daß Arbeiter mit intaktem Gebiß, welche lange Zeit dem vergiftenden Einfluß der Phosphordämpfe ausgesetzt waren, erst gelegentlich einer traumatischen, durch eine zufällige Verletzung hervorgerufene Entzündung an Knochennekrose erkrankten (Lévai, Stokman). Derartige Fälle, in welchen zwischen der Beschäftigung mit dem Weißphosphor und

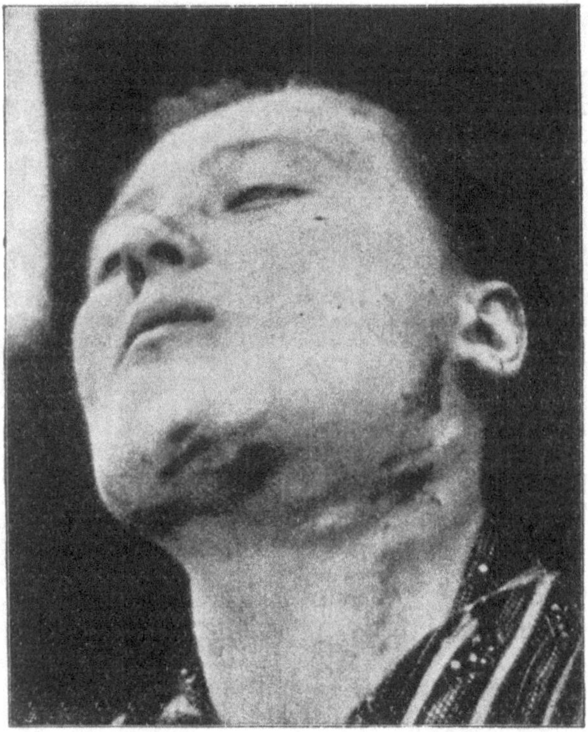

Fig. 45. Phosphornekrose des Unterkiefers mit Fistelbildung bei einem 20jährigen Mädchen, nach 3jähriger Arbeit in einer Phosphorzündhölzchenfabrik (aus Teleky, Die Phosphornekrose)

der Erkrankung an der Nekrose eine geraume Zeit verstrich, sind auch mir aus dem Gebiete der böhmischen Zündhölzchenindustrie bekannt geworden. Insbesondere wird der Ausbruch der Erscheinungen der Phosphornekrose auf tuberkulöse Erscheinungen zurückgeführt (Stokman).

Die Behandlung der Phosphornekrose ist eine chirurgische. Früher wurde das Abwarten der Knochenneubildung und der Sequestration des abgestorbenen Knochens empfohlen (expektative

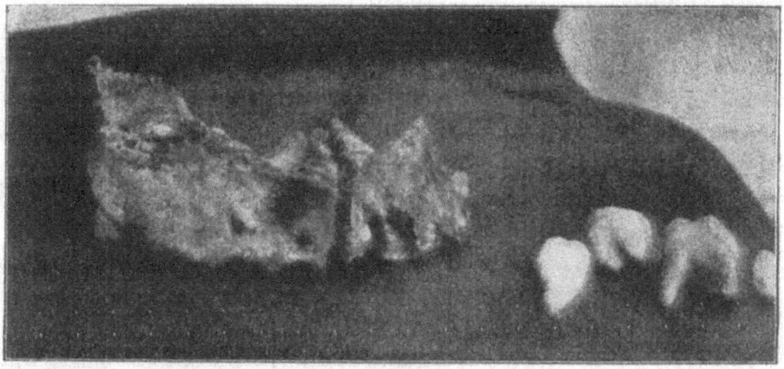

Fig. 46. Aus einer Fistel bei Phosphornekrose abgestoßene Knochenteile (aus Teleky, Die Phosphornekrose)

Therapie); der abgestoßene Knochenrest wurde dann durch Extraktion aus der Fistel entfernt. In neuerer Zeit hat man durch die frühzeitige operative Entfernung des erkrankten Knochens bei Erhaltung der die Knochenneubildung besorgenden Beinhaut (subperiostale Resektion) Erfolge erzielt.

Literatur: Lorinser, Med. Jahrb. d. österr. Staates 1845, Bd. 51, S. 257, und Zeitschr. d. Gesellsch. d. Aerzte in Wien 1851, Bd. 55, S. 22. — Geist u. Bibra, Die Krankh. d. Arb. in der Phosphorzündholzfabrik, Erlangen 1847. — Wegner, Virch.-Arch. 1872, Bd. 55, S. 11. — Magitot, Revue d'hygiène 1895, Bd. 17, S. 201. — Hofmann, Phosphorzündhölzchenfabriken, Oesterreich. Sanitätswes. 1896. — Hahn u. Borau, Phosphorverg. bei der Phosphorpillenerzeugung, Vierteljahrsschr. f. ger. Med. 1899, S. 132. — Kollin, Oberkiefernekrose, Zentralbl. f. inn. Med. 1889, S. 1279. — Dearden, Ossious. fragilit. am. workers in luc. match. fct., Brit. med. journ. 1899, S. 92. — Lévai, Ueber Phosphornekrose, Wiener klin. Rundsch. 1900, S. 33.; Ein Fall von Phosphornekrose 19 Jahre nach der Arbeit in Zündhölzchenfabriken, Wiener klin. Rundsch. 1896, Nr. 29, S. 503. — Stokman, Brit. med. journ. 1899. — Stubenrauch, Arch. f. klin. Chir. 1899, Heft 1, und Samml. klin. Vortr. 1901, Nr. 303. — Röpke, Zeitschr. d. Zentralst. f. Arb.-Wohlf.-Einr. 1901, Nr. 1; Bericht d. österr. Gew.-Insp. 1908, S. 116; Phosphorverg. in England (nach den Berichten der engl. Gew.-Insp.), Concordia 1909, Nr. 5, S. 105. — Teleky, Die Phosphornekrose in Oesterreich, Schriften der Oesterr. Gesellsch. f. Arbeiterschutz, Heft 12, Verlag Deuticke 1907. — Friedrich, Die Phosphorverg. in Ungarn (in ungar. Sprache); Schriften der Ungar. Gesellsch. f. Arbeiterschutz, Heft 4, Budapest 1908.

Phosphorwasserstoff

(Vorkommen von gewerblichen Vergiftungen siehe S. 58)

Die gewerbliche Vergiftung mit dem gasförmigen Phosphorwasserstoff (PH_3) kommt besonders bei der Darstellung und Verwendung von Kalziumkarbid (Azetylen) und auch von Ferrosilizium in Betracht (siehe I. Teil, S. 104 und 195).

Phosphorwasserstoff ist ein gefährliches Gift. Schon ein Gehalt von 0,025 % Phosphorwasserstoff in der Luft wird für Tiere nach einiger Zeit gefährlich; 0,2 % PH_3 in der Luft wirken schnell tödlich.

Das Gift bewirkt Veränderungen in den Lungen, ohne die Atemwege durch Verätzung zu schädigen, und wirkt schließlich lähmend auf den nervösen Zentralapparat. Eine Blutwirkung kommt dem Gift nicht zu. Bei der Sektion von an Phosphorwasserstoffvergiftung Verstorbenen ergibt sich, außer Entzündungsherden in der Lunge, meist kein charakteristischer Befund.

Die Erscheinungen der Phosphorwasserstoffvergiftung bestehen in Schweratmigkeit, Husten, Benommenheit mit Ohnmachtsanfällen, Ohrensausen, Erbrechen; bei schweren Fällen tritt binnen kurzem Koma und Tod ein. Leichtere Fälle gehen bald in Genesung ohne bleibende Folgen über.

Die Behandlung beschränkt sich auf Sauerstoffinhalationen; auch wird Kochsalzinhalation empfohlen.

Spezielle Literatur: Schulz, Arch. f. exp. Path. u. Phys. 1890, Bd. 27, S. 314; Dietz, Phosphorwasserstoffverg. bei einem Phosphorfabrikarb., Arch. f. Hyg. 1904, Bd. 49.

Spezielle Literatur über Phosphorwasserstoffvergiftung durch Ferrosilizium: Bahr, Lehnkering, Phosphorverg. durch Ferrosiliz., Vierteljahrsschr. f. ger. Med. 1906, S. 123. — Cronquist u. Wilson, Journal of the board of trade 1907, S. 359. Jahresber. d. engl. Gew.-Insp. f. d. J. 1907 (vgl. Soz. Techn. 1908, Bd. 7, S. 689 und 690). — Oliver, Diseases of occupation 1908. — H. Le Chatelier, Ann. min. 1909, Bd. 15, S. 213; vgl. ferner Zeitschr. f. Gew.-Hyg. 1908, S. 574, und 1909, S. 181.

Gruppe des Schwefelwasserstoffes, Schwefelkohlenstoffes und des Zyans (Nervengifte)

In dieser Gruppe fassen wir gewerbliche Gifte zusammen, bei welchen die Einwirkung auf das Nervensystem, vor allem auf das zentrale Nervensystem in den Vordergrund tritt. Die chemische Zusammensetzung der einzelnen Gruppenglieder ist sehr verschieden.

Schwefelwasserstoff

(Vorkommen gewerblicher Vergiftungen siehe S. 80)

Die Vergiftung durch reinen Schwefelwasserstoff (SH_2), das bekannte farblose ekelhaft riechende Gas, kommt als gewerbliche Vergiftung verhältnismäßig selten vor (siehe I. Teil, S. 80—83). Die bekanntgewordenen gewerblichen Schwefelwasserstoffvergiftungen sind größtenteils akute Vergiftungen; es werden jedoch auch chronische Leiden bei Arbeitern auf Schwefelwasserstoff zurückgeführt.

Die Giftwirkung des Schwefelwasserstoffes besteht neben einer unbedeutenden Reizwirkung auf die sichtbaren Schleimhäute und die Atemorgane in einer lähmenden Einwirkung auf das zentrale Nervensystem (Pohl).

Der Schwefelwasserstoff wirkt in der Weise, daß es nach der Einatmung desselben neben der Absorption des Schwefelwasserstoffes durch die Blutflüssigkeit infolge von Bindung des Giftes an das

Alkali des Blutes zur Bildung von Schwefelalkali kommt. Schwefelwasserstoff wirkt bereits in schwachen Konzentrationen der Luft beigemengt, giftig. Lehmann hat nachgewiesen, daß ein Schwefelwasserstoffgehalt von etwa 0,15–0,2 ‰ bereits giftig wirkt und daß 0,5 ‰ bei längerer Einatmung gefährlich werden. Die Empfindlichkeit gegen das Gift scheint bei öfterem Einwirken nur zuzunehmen, eine Gewöhnung findet nicht statt. Bei geringem Schwefelwasserstoffgehalt in der Luft erfolgt eine fast restlose Aufnahme des gesamten in der Einatmungsluft vorhandenen Schwefelwasserstoffes.

Bei fortgesetzter Einatmung geringer Schwefelwasserstoffmengen kommt es zunächst zu Reizerscheinungen der Schleimhäute, Husten, Tränenfluß; bald stellen sich auch Kopfschmerzen, Schwindel, Benommenheit, Brechreiz ein; mitunter folgen auch die Erscheinungen eines Darmkatarrhs (Diarrhöe, kolikartige Schmerzen); wenn in diesem Vergiftungsstadium — so nach längerer Einwirkung schwächerer Konzentrationen — der Betreffende dem weiteren Einfluß des Giftes entzogen wird, bleiben die Erscheinungen der Schleimhautreizung meist noch durch längere Zeit (als Bindehautkatarrhe, Katarrhe der Luftwege) bestehen.

Bei weiterer Einwirkung des giftigen Gases bzw. bei der Aufnahme größerer Mengen desselben, kommt es zu einer allgemeinen Unruhe, sodann einem schweren Krampfstadium mit Tobsuchtsanfällen und psychischen Störungen (Delirien).

Die Einatmung großer Mengen von Schwefelwasserstoff führt fast augenblicklich zum Tode; der Betroffene stürzt — oft lautlos — wie vom Schlage gerührt, sofort tot zusammen; mitunter geht ein kurzes Stadium von Bewußtlosigkeit, in dem Erstickungserscheinungen auftreten, voraus.

Als gewerbliche Vergiftung kommt diese akute Form der Schwefelwasserstoffvergiftung des öfteren vor, insbesondere auch als akute Kloakengasvergiftung (siehe I. Teil, S. 83). Außerdem wird eine subakute Form der Kloakengasvergiftung beschrieben und wenigstens zum Teil auf die Einwirkung von Schwefelwasserstoff zurückgeführt. Bei derselben treten mitunter die beschriebenen Reizerscheinungen der Schleimhäute und des Magendarmkanales (Augenkatarrh, Katarrh der Luftwege, Erbrechen usw.) in den Vordergrund. In anderen schwereren Fällen überwiegen die Erscheinungen seitens des zentralen Nervensystems (Kopfschmerz, Schwindel, Hinfälligkeit, Delirien). Die erstere Form der Kloakengasvergiftung wird in Frankreich „la mite", letztere „le plomb" genannt. Diese Vergiftungsarten dürften außer durch Schwefelwasserstoff auch durch andere Giftgase, die sich in Kloaken finden (Ammoniak, Fäulnisgase organischer Natur, wie Amine usw.), hervorgerufen sein; gegebenenfalls wirkt hier auch der Sauerstoffmangel in den Kloaken an sich.

Hinsichtlich der Behandlung der gewerblichen Schwefelwasserstoffvergiftung ist eine fortgesetzte Sauerstoffinhalation, unterstützt durch eine künstliche Atmung selbst in schweren Fällen oft von gutem Erfolg. Auch werden bei schweren Vergiftungen Kochsalzinfusionen, gegebenenfalls in Verbindung mit Aderlaß empfohlen.

Die übrigen Erscheinungen (Katarrh usw.) werden symptomatisch behandelt.

Literatur: Lehmann, Exp. Studien über Schwefelw., Arch. f. Hyg., Bd. 14, S. 142; Gewöhnung an Schwefelw., ibidem, Bd. 34, S. 303; Absorption von Schwefelw., ibidem, Bd. 17, S. 332. — Pohl, Wirkungsweise des Schwefelw. und der Schwefelalkal., Arch. f. exp. Path. 1886, Bd. 22, S. 1. — Blumenstock, Lehre von der Verg. mit Kloakengasen, Vierteljahrsschr. f. ger. Med. 1873, Bd. 18, S. 295. — Kasper, Massenverg. mit Kloakengas, Vierteljahrsschr. f. ger. Med., Bd. 2, S. 593. — Fürbringer, Schwefelwasserstoffverg. durch Grubengas, Aerztl. Sachv.-Ztg. 1905, S. 381. — Römer, Akute tödl. Schwefelwasserstoffverg., Münchn. med. Wochenschr. 1897, S. 851. — Macke, dieselbe (in der chem. Ind.), Zeitschr. f. med. Beamte 1899, Bd. 12, S. 144. — Oliver, dieselbe (chem. Ind.), Lancet 1903, S. 225; Schwefelwasserstoffverg. bei der Saturation v. Schwefelbarium, Ber. d. Berufsgen. f. Chem. Ind. 1907, Chem. Ind. 1908, S. 323; Schwefelwasserstoffverg. in einer Fabrik auf Ammoniaksalze; Egli, Unf. b. chem. Arb., II, S. 46; Schwefelwasserstoffverg. in England, Ber. d. engl. Gew.-Insp., siehe Concordia 1909, S. 105; Schwefelwasserstoffverg. in d. chem. Ind., Techn. gewerbl. Ratgeber 1906, S. 108; Schwefelw. und seine Gefahr für Sielarbeiter, Zeitschr. f. Gew.-Hyg. 1904, S. 315ff.; Schwefelwasserstoffverg. und Sauerstoffinhalation, Zeitschr. f. Gew.-Hyg. 1906, S. 587; Erste Hilfe bei Schwefelwasserstoffverg., Zeitschr. f. Gew.-Hyg. 1908, S. 455, auch Chem. Ind. 1908, S. 327; Schwefelwasserstoffverg. bei der Teerdestillation, Ber. d. engl. home office, vgl. Zeitschr. f. Gew.-Hyg. 1904, S. 415.

Schwefelkohlenstoff

(Vorkommen gewerblicher Vergiftungen siehe S. 85)

Reiner Schwefelkohlenstoff (CS_2) ist eine farblose, charakteristisch riechende Flüssigkeit, die schon bei 46° C siedet.

Wie Lehmann nachgewiesen, erzeugen bereits 1,5 bis 3,0 mg CS_2 im Liter Luft Beschwerden — also akute Vergiftungserscheinungen (Kongestionen, Schwindel, Uebelkeit u. a.).

Die gewerblichen Schwefelkohlenstoffvergiftungen sind jedoch chronische Vergiftungen, die durch die stete Einatmung kleiner Mengen von Schwefelkohlenstoffdampf zustande kommen. Zur Erklärung der Giftwirkung des Schwefelkohlenstoffes wird seine Eigenschaft, Fette und fettähnliche Substanzen (Lipoide) zu lösen, herangezogen. Die Schädigung durch dieses Gift erstreckt sich auf das Nervengewebe (Zentrale und peripheres Nervensystem und das Gewebe der parenchymatösen Organe [große Drüsen]).

Bei dem Krankheitsbilde der chronischen gewerblichen Schwefelkohlenstoffvergiftung, welches insbesondere von Delpech, Laudenheimer, Köster u. a. ausführlich beschrieben wurde, treten nervöse und psychische Störungen in den Vordergrund; außerdem kommen schwere chronische Ernährungsstörungen zustande.

Die Vergiftung leitet sich, nachdem der Arbeiter längere Zeit der Schädlichkeit ausgesetzt war, durch ein Stadium der Vorboten (Prodromalstadium) ein. Die Betroffenen leiden an heftigem Kopfschmerz, Schwindel, Uebelkeit, Erbrechen; auch Gliederschmerzen und das Gefühl des Ameisenlaufens, Kältegefühl, Juckreiz in verschiedenen Körperteilen treten auf. Allmählich entwickelt sich dann ein Zustand allgemeiner Aufregung (Exzitationsstadium). Es treten Schlaflosigkeit, krampfartige Zustände, Herzklopfen auf. Gleichzeitig kommt es zu mannigfaltigen Störungen auf dem Gebiete des Nervensystems: Ueberempfindlichkeit, Herabsetzung der Empfindlichkeit, gänzliche Empfindungslosigkeit einzelner Hautpartien, Herabsetzung der Muskelkraft, Störungen in der Bewegung, Zucken, heftiges Zittern, Muskelschwund, Lähmungen; auch das Sehvermögen kann leiden. Das Exzitationsstadium, in welchem die Kranken oft auffallend unmotiviert lustig und schwatzhaft werden, geht, während die geschilderten nervösen Erscheinungen anhalten bzw. sich verschlimmern, allmählich (oft erst nach Wochen und Monaten) in das Stadium der Depression über: die Anregung, die Lustigkeit weichen einer tiefen Traurigkeit und Abspannung; Gedächtnisschwäche, Verlangsamung der psychischen Funktionen, Beschwerden beim Sprechen stellen sich ein. Die Lähmungserscheinungen und Störungen des Empfindungsvermögens nehmen überhand, es treten Verdauungsstörungen, Erscheinungen der Blutarmut (Anämie) und allgemeiner Kräfteverfall hinzu. Mitunter kommen auch echte geistige Erkrankungen (Psychosen: Manie, Melancholie, Demenz usw.) im Anschluß an die gewerbliche Schwefelkohlenstoffvergiftung zur Entwicklung, doch dürfte die Vergiftung nur die Gelegenheitsursache zum Ausbruch der Psychose bei heriditärer Belastung sein.

Von Interesse dürften einige das bisher Gesagte illustrierende Mitteilungen über den Befund mir hier bekanntgewordener Fälle von chronischer Schwefelkohlenstoffvergiftung bei Gummiarbeitern sein.*) Der charakteristische Befund war im wesentlichen folgender: Der Kranke erscheint im Ordinationszimmer in gebeugter Haltung, auf einen Stock gestützt; Kopf und Hände werden von schnellem Zittern erschüttert. Der Gang ist schwerfällig (spastisch-paretisch), so daß der Kranke mehr „hopst" als geht. Bei Ruhe läßt das Zittern etwas nach. Bei intendierten Bewegungen nimmt es rapid zu und erschüttert den ganzen Körper, so daß eine genaue somatische Untersuchung unmöglich wird und der Kranke erschöpft und in Schweiß gebadet in den Stuhl zurücksinkt. Er klagt über Kältegefühl in den Extremitäten. Der Kranke ist von blassem Aussehen, die Haut der oberen Extremität ist total unempfindlich, ebenso der Fußrücken; die Kopfhaut überempfindlich; die Muskelkraft der oberen Extremität ist fast null; die Kraftprüfung löst furchtbares Zittern mit nachfolgendem durch Erschöpfung herbeigeführtem Ohnmachtsanfall aus. Die Extremitäten des Kranken sind zyanotisch (bläulich verfärbt); die Kniescheibenreflexe sind lebhaft. Der Kranke leidet an Magenbeschwerden, Verstopfung, Kopfschmerzen, Schwindel; er ist reizbar, niedergeschlagen, sein Gedächtnis ist schwach; eine Geistesstörung läßt sich nicht konstatieren.

Der Ausgang der chronischen Schwefelkohlenstoffvergiftung ist selten tödlich. Leichtere Erkrankungen enden wohl auch nach mehr oder weniger langem Bestand mit Genesung; in schwereren Fällen tritt mitunter Besserung ein, doch bleiben meist schwerere nervöse Störungen (Lähmungen, Muskelschwäche, Herabsetzung des Intellekts) zurück.

Die Behandlung ist eine symptomatische, vor allem auf die Linderung der nervösen Erscheinungen und die Hebung des Ernährungszustandes hinzielend. Bei psychischen Störungen ist die Anstaltsbehandlung geboten.

---

*) Nach mir durch die Freundlichkeit des Herrn Advokaten Dr. Meißner in Prag zugekommenen Gewerbegerichtsakten (aus dem Jahre 1903).

Literatur über gewerbliche Schwefelkohlenstoffvergiftung: Delpech, Accidents, que développent chez les ouvriers en caoutchouc et du sulfure de carbone etc., L'Union méd. 1856, No. 66; Nouvelles recherches sur l'intox. du CS_2 etc., Ann. d'hyg. publ. Nr. 37. — Tamassia, Del intossicazione ac. par sulfuro di carbonio, Ref. Virchow-Hirsch, Jahrg. 1881, I, 420 bis 421. — Sapelier, Etude sur le sulfure de carbone, Thèse, Paris 1885. — Lehmann, Sitzung d. math. phys. Abt. d. Akad. d. Wiss., 3. März 1888. — Schwalbe, Exp. Melanämie durch CS_2, Virchows Archiv, Bd. 105, 1886, S. 485. — Festner, Jahresber. des Landes-Med.-Kollegs f. Sachsen 1892, S. 176. — Rosenblatt, Ueber die Wirkung v. CS_2-Dämpfen auf den Menschen, Diss.. Würzburg 1890. — Sprenger, Ueber Verg. d. Schwefelkohlenstoff, Zeitschr. d. Zentralst. f. Arb.-Wohlf. 1896, Nr. 18. — Stadelmann, Ueber CS_2-Verg., Berl. klin. Wochenschr. 1896, S. 632. — Pichler, Ein Beitrag z. Kenntn. d. akuten CS_2-Verg., Berlin 1897 (Fischer). — Lehmann, Exp. Stud. über Schwefelk., Arch. f. Hyg. 1894, Bd. 20, S. 56 ff.; Zeitschr. f. Gew.-Hyg. 1899, Schutzmaßregeln der Kautschukindustrie in England. — Laudenheimer, Schwefelk.-Verg. d. Gummiarb. 1899, Leipzig, Veit & Comp.; Jahresber. d. deutschen Fabrikinsp. 1894, S. 426. — Roeseler, Die durch Arb. mit CS_2 entstehenden Verg., Vierteljahrsschr. f. ger. Med. 1900, S. 293 (Ref. Zeitschr. f. Gew. Hyg. 1901, S. 165). — Harmsen, Die Schwefelk.-Verg. im Fabr.-Betrieb, Vierteljahrsschr. f. ger. Med. 1905, S. 149. — Rathmann, Verg. m. Schwefelk. (Herstellung künstl. Seide), Zeitschr. f. med. Beamte 1907, S. 602. — Bernhardt, Ein Fall von CS_2-Verg., Berl. klin. Wochenschr. 1871, S. 13. — Haupt, Beitr. z. Kenntn. von CS_2-Verg., Ther. Monatsh. 1903, S. 331. — Köster, CS_2-Neuritis, Arch. f. Psych. 1900, S. 873. — Riegler, Die nervösen Störungen bei CS_2-Verg., Zeitschr. f. Nervenh. 1907, Bd. 33. — Roth, Gewerbl. CS_2-Verg. usw., Berl. klin. Wochenschr. 1901, S. 570. — Mendel, Z. Lehre von d. CS_2-Verg., Berl. klin. Wochenschr. 1901, S. 783. — Reiner, Schwefelk.-Amblyopie, Wiener klin. Wochenschr. 1895, S. 919. — Quensel, Geistesstörungen nach CS_2-Verg., Monatsh. f. Psych. 1905, Bd. 16.

Zyan und Zyanverbindungen (Zyangas, Zyanwasserstoff, Zyanide)

(Vorkommen von gewerblichen Vergiftungen siehe S. 115)

Gewerbliche Zyanvergiftungen sind nicht häufig (siehe die Angaben im I. Teil, S. 115—117). Als gewerbliche Gifte kommen das Zyangas (Dizyan C_2N_2, im Hochofengas, Leuchtgas und anderen Gasarten in geringen Mengen enthalten), vor allem aber der Zyanwasserstoff (CNH, Blausäure) in Betracht; letzterer ist eine sehr unbeständige, farblose, stechend riechende Flüssigkeit, die schon bei 27° siedet. Von den der Blausäure analog wirkenden, im Gewerbe verwendeten Zyaniden ist Zyankalium und Zyannatrium (KCN und $NaCN$), ferner Zyansilber ($AgCN$) und Zyanquecksilber ($Hg[CN]_2$) zu erwähnen.

Das Zyan und die Zyanverbindungen sind außerordentlich heftig wirkende Gifte. Die untere Giftigkeitsgrenze liegt, wie Lehmann durch Tierversuche nachwies, bei einem Zyanwasserstoffgehalt der Einatmungsluft von etwa 0,05 ‰. Tödlich wirken etwa 1—5 mg pro kg Tier; für den Menschen wären etwa 60 mg tödlich.

Die Giftwirkung des Zyans und der giftigen Zyanverbindungen beruht auf der Behinderung der Sauerstoffaufnahme aus dem Blute seitens der Körpergewebe; hierdurch behält das zum Herzen strömende venöse Blut die hellrote Farbe, die sonst nur das arterielle Blut aufweist. Diese Wirkung kommt einer Aufhebung des Gaswechsels im Körper, der inneren Atmung gleich und hat eine innere Erstickung zur Folge. Gleichzeitig kommt den in Rede stehenden Giften auch eine zunächst erregende und dann lähmende Wirkung auf das zentrale

Nervensystem zu. Bei schweren Vergiftungen wird diese Nervenwirkung durch die vorerwähnte Wirkung auf den Gaswechsel des Blutes verdeckt, da diese schnell zum Tode führt.

Die meisten hierher gehörigen gewerblichen Vergiftungen erfolgen durch Inhalation des Giftes, selten wird wohl die Aufnahme von (flüssigen) Zyanverbindungen durch die Haut in Betracht kommen.

Wenn größere Mengen von Zyanwasserstoff eingeatmet werden, tritt der Tod sehr rasch ein. Der Vergiftete stürzt jählings zusammen, holt mühsam Atem, der Puls wird bald unfühlbar, und nach einem mehr oder minder langen Stadium tiefer Bewußtlosigkeit (Koma) erlischt das Leben.

Bei leichten Vergiftungen fühlt der Betroffene Halskratzen, Schwindel, Uebelkeit und Atembeschwerden; mitunter bleiben derartige Störungen längere Zeit hindurch bestehen.

Ferner wurden von einzelnen Autoren bei mit Blausäure und Zyaniden hantierenden Arbeitern Vergiftungserscheinungen wahrgenommen, die als chronische Blausäurevergiftung gedeutet wurden. Die daran Erkrankten zeigten Brustbeklemmung, Halskratzen, Schwindelgefühl, Atembeschwerden, Herzklopfen, Benommenheit, Hinfälligkeit, auch Uebelkeit und Erbrechen; einzelne dieser Vergiftungsfälle führten unter den Erscheinungen der allgemeinen Erschöpfung und des allgemeinen Kräfteverfalles zum Tode. Es fragt sich, ob derartige Vergiftungen chronische Vergiftungen im wahren Sinne des Wortes sind. Im Hinblick auf die geschilderte Wirkungsweise des Zyanwasserstoffes kann man derartige Krankheitsbilder wohl eher als wiederholte akute oder subakute Vergiftungen mit kleineren Giftmengen auffassen.

Erwähnt sei, daß bei Arbeitern, die sich mit Zyanalkalien (insbesondere in der Galvanotechnik) beschäftigen, mitunter Hautleiden (Hautentzündungen, Ekzeme) zustande kommen, die auf die ätzende Wirkung der Zyanalkalien zurückzuführen sind.

Wie bei den akuten Vergiftungen mit den übrigen in diese Gruppe gehörigen Giften hat die Behandlung mit Sauerstoffinhalation bei eventueller gleichzeitiger künstlicher Atmung bei der Vergiftung mit Zyanverbindungen am meisten Aussicht auf Erfolg. Ueberdies werden Kochsalzinfusionen und Aderlaß, ferner die Verabreichung von Infusion von Natriumthiosulfatlösung (nach Hofmeister und Lang) empfohlen.

Spezielle Literatur über gewerbliche Zyanvergiftung: Merzbach, Chron. Zyanverg. bei einem Galvaniseur, Verh. d. Ges. f. öffentl. Ges.-Pfl. in Berlin, Hyg. Rundsch. 1899, Nr. 1. — Pfeiffer, Zyanverg. d. Kanalgase (Abgänge v. d. Zyangewinnung), Vierteljahrsschr. f. öffentl. Ges.-Pfl. 1904. — Stritt, Verg. d. Zyanverb. im Düngemittel, Zeitschr. f. Hyg. 1909, Bd. 62, S. 169. — Tatham, Zyanverg. beim Reinigen v. Goldspitzen, Brit. med. journ. 1884, S. 409. — Niewerth, Zyanverg. in einer Zyannatriumfabr., Zeitschr. f. med. Beamte 1907, Bd. 20. — Kockel, Blausäureverg. bei einem Zelluloidbrand, Vierteljahrsschr. f. ger. Med. 1903, S. 1; Zyanverg. u. Sauerstoffinhal. (Brat), Zeitschr. f. Gew.-Hyg. 1906, S. 588. — Lehmann, Ueber die Gift. d. gasförm. Blausäure (Giftigkeitsgrenzen), Berl. klin. Wochenschr. 1903, S. 918. — Blaschko, Berufsdermatosen d. Arb. (Hautleiden b. Verwendung v. Zyaniden), D. med. Wochenschr. 1889, S. 915. — MacKelway s. (Hautleiden), Amer. journ. of medic. science 1905, S. 684. — Wilkes (ditto), Lancet 1904, S. 1058.

Gruppe des Arsenwasserstoffes und Kohlenoxyds (Blutgifte)

Wir fassen in dieser Gruppe (wie in der vorigen) chemisch sehr unterschiedliche Stoffe zusammen, deren Wirkung besonders auf das Blut gerichtet ist. Ueberdies entfalten die hier besprochenen Stoffe mannigfaltige andere Wirkungen, so lokale Reizwirkung, Beeinflussung des Nervensystems u. a. Die gewerblichen Blutgifte, welche nach ihrer chemischen Konstitution der aliphatischen Reihe und der aromatischen Reihe der organischen Verbindungen zuzurechnen sind, werden der Uebersichtlichkeit halber nicht hier, sondern in den folgenden Kapiteln besprochen. Ueber die Art der Wirksamkeit der Blutgifte wurde in den diesen Abschnitt einleitenden Worten einiges Allgemeine gesagt (siehe S. 205 ff.). Die zuletzt genannten Glieder dieser Gruppe bilden den Uebergang zu der Besprechung der gewerblichen Gifte organischer Natur.

Arsenwasserstoff

(Vorkommen von gewerblichen Vergiftungen siehe S. 190)

Die akute Arsenwasserstoffvergiftung, durch Einatmung von relativ sehr geringen Mengen Arsenwasserstoffgas (AsH_3) herbeigeführt, ist in den meisten Fällen eine gewerbliche Vergiftung. Wie gesagt, genügt die Aufnahme von sehr kleinen Mengen dieses Gases, z. B. schon eine etwa 0,01 mg Arsen entsprechende Arsenwasserstoffmenge, um schwere Vergiftungserscheinungen hervorzurufen.

Die Giftwirkung des Arsenwasserstoffes beruht vor allem auf seinem Einfluß auf die roten Blutkörperchen, welche er auflöst (Hämolyse). Der Arsenwasserstoff ist somit ein echtes Blutgift. Die Wirkung auf das Blut hat im Fall, daß sie nicht unmittelbar tödlich ist, zur Folge, daß der gelöste Blutfarbstoff in die Gewebe übertritt, wo er zwar zum Teile verarbeitet wird, meist jedoch zu Organschädigungen (insbesondere in der Leber, Milz und Niere) führt. In den sofort tödlich verlaufenden Fällen ist somit die Verarmung des Blutes an dem zur inneren Atmung nötigen Farbstoff, also die innere Erstickung, die (primäre) Todesursache. In nicht sofort tödlichen Fällen können die erwähnten Organerkrankungen (z. B. der Ausfall der Nierenfunktion u. a.) zum Tode führen (sekundäre Todesursache).

Die Krankheitserscheinungen, welche oft erst einige Zeit nach der Vergiftung auftreten, leiten sich mit einem allgemeinen Unwohlsein, Uebelkeit, Erbrechen, Mattigkeit, Ohnmachtsanfällen, schwerem Atmen ein; darauf folgen nach einigen Stunden die charakteristischen Anzeichen: Der Harn wird dunkelrot bis schwarz, er enthält reichlich Blutfarbstoff und gelöste Blutbestandteile, später auch Gallenfarbstoff, so daß bei längerer Dauer der Erkrankung auch Gelbsucht (Ikterus) auftritt. Die Leber-, Milz- und Nierengegend sind schmerzhaft. Schwere Fälle enden meist schon im Verlaufe des ersten Krankheitstages, selten später, unter Zunahme der Atembeschwerden, mitunter nach einem vorhergehenden komatösen Stadium, in welchem Krämpfe und Delirien auftreten, mit dem Tode. Bei leichteren Vergiftungen klingen die Erscheinungen in einigen Tagen ab und erfolgt Genesung ohne bleibende Folgen.

Was die Behandlung der Arsenwasserstoffvergiftung anlangt, so gelten hier dieselben Verfahren wie bei allen anderen Blutgiften, so der Ersatz der Blutkörperchen, womöglich durch direkte Transfusion von Blut aus der Arterie des Spenders in die Vene des Empfängers, ferner die Flüssigkeitszufuhr (eventuell auch Kochsalzinfusion) und vor allem fortgesetzte Sauerstoffinhalationen (siehe S. 213).

Literatur: Arsenwasserstoffverg. (Verfertigen v. Kinderballons), Zeitschr. f. Gew.-Hyg. 1902, S. 441. — Arsenwasserstoffverg. (Ausleeren eines Schwefelsäuretanks), Gewerbl. techn. Ratgeber 1906, S. 109. — Arsenwasserstoffverg. im Hüttenbetriebe (O-Inhalation), Zeitschr. f. Gew.-Hyg. 1906, S. 589 u. S. 617. — Arsenwasserstoffverg., Zeitschr. f. Gew.-Hyg. 1908, S. 263, u. 1910, S. 179. — Arsenwasserstoffverg. in England, nach den Ber. d. engl. Gew.-Insp., Concordia 1909, S. 105. — Egli, Arsenwasserstoffverg., Unf. b. chem. Arb., II, S. 42. — Lunge, Arsenwasserstoffverg. beim Löten, Chem.-Ztg. 1904, S. 1169. — Trost, Arsenwasserstoffverg. bei der Silbergewinnung, Vierteljahrsschr. f. ger. Med. 1873, S. 269. — Barié, Arsenwasserstoffverg. durch Ballongas, Arch. f. krim. Anthrop. 1906, S. 147.

Kohlenoxyd (CO)

(Vorkommen gewerblicher Vergiftungen siehe S. 106)

Das Kohlenoxyd (CO) ist ein farbloses und geruchloses Gas, welches — wie in der betreffenden Abhandlung im I. Teil geschildert wurde (S. 106—109) — häufig zu akuten und auch chronischen gewerblichen Vergiftungen Veranlassung gibt.

Das Kohlenoxyd ist ein sehr giftiges Gas; bereits ein Gehalt von 0,5 ‰ Kohlenoxyd in der Atemluft wirkt vergiftend; ca. 2—3 ‰ dürften schon lebensgefährlich sein.

Die Wirkung des Kohlenoxyds beruht darauf, daß es mit dem Blutfarbstoff, dem Hämoglobin, eine Verbindung, das Kohlenoxydhämoglobin, eingeht; die Affinität des Kohlenoxyds zum Hämoglobin des Blutes ist eine mehr als 200 mal größere wie die des Sauerstoffes zum Blutfarbstoff; infolgedessen wird selbst bei einem geringen Kohlenoxydgehalt (von einigen Zehnteln pro mille) in der Luft das Kohlenoxyd in das Blut aufgenommen und im Blute gebunden. Dadurch wird das Blut, welches oft eine hellrote (kirschrote) Farbe annimmt, für den normalen Gaswechsel unbrauchbar — es tritt infolge Sauerstoffmangels Erstickung ein. Die Abgabe des Kohlenoxyds erfolgt allmählich durch die Atmung (in nicht CO-haltiger Atmosphäre).

Ohne Zweifel kommt jedoch dem Kohlenoxyd überdies eine unmittelbare Einwirkung auf das zentrale Nervensystem (zunächst Erregung, dann rasch Lähmung) zu. Auch wird behauptet, daß die Vergiftung mit Kohlenoxyd außer der geschilderten Einwirkung auf den Blutfarbstoff die Bildung von Gerinnseln im Blute (durch Zerfall der Blutkörperchen) bedingt. Die letztgenannten Angaben werden auch mit zur Erklärung der anzuführenden Folgeerscheinungen (Nachkrankheiten) der Kohlenoxydgasvergiftung herangezogen, doch können letztere auch zwanglos durch die direkte Einwirkung des Giftes erklärt werken.

Der Verlauf der Vergiftung ist, wenn größere Mengen reinen Kohlenoxyds eingeatmet werden, wie erwähnt, ein sehr jäher. Der Vergiftete stürzt sofort bewußtlos zusammen, und nach wenigen mühsamen Atemzügen tritt der Tod ein.

Bei den weniger akut verlaufenden gewerblichen Kohlenoxydgasvergiftungen leitet sich, wenn das Gift ganz allmählich eingeatmet wird, die Vergiftung meist mit einem Stadium der Vorboten ein; Kopfschmerz, Uebelkeit, Schwindel, Benommenheit, Schläfrigkeit pflegen die ersten Anzeichen zu sein, welche bei schnellerer Aufnahme größerer Giftmengen, ferner natürlich auch dann fehlen, wenn die Vergiftung den Betroffenen im Schlafe beschleicht, was mitunter auch in gewerblichen Betrieben, in denen sich Schlafstätten befinden, vorkommt. Schreitet die Vergiftung weiter, so tritt unter zunehmender Benommenheit, die von Uebelkeit (Erbrechen) begleitet wird, mitunter nach einem kurzen Stadium der rauschartigen Aufregung, allmählich tiefe Bewußtlosigkeit (Stadium der Betäubung) ein; während dieser kommt es oft zu einem verschieden lang währenden, sich mit Zittern einleitenden Stadium der Konvulsionen (meist klonische Krampfanfälle); dann folgt vollständige Gefühl- und Reaktionslosigkeit, die Atmung wird flach und setzt aus, der Puls wird klein und unregelmäßig (Stadium der Asphyxie und des Komas), und allmählich tritt der Tod ein. Mitunter kommt es auch in diesem Stadium zu tiefer Bewußtlosigkeit, auch zum Erstickungstode durch Eindringen erbrochener Massen in die Luftwege. Die Leiche zeigt hellrote Totenflecke.

Von einer schweren Kohlenoxydgasvergiftung betroffene Personen, die im Stadium der Bewußtlosigkeit der Giftwirkung entzogen werden, erholen sich zumeist sehr schwer; nicht selten tritt — trotz zweckentsprechender Behandlung — der Tod, mitunter erst geraume Zeit später, unter den eben beschriebenen Erscheinungen ein. In vielen Fällen aber haben sich schwer Vergiftete nach sehr langer, oft von wiederholten Krampfanfällen begleiteter Bewußtlosigkeit unter dem Einfluß richtiger Behandlung allmählich erholt. Bei den Geretteten dauern die für das Anfangsstadium als charakteristisch bezeichneten Erscheinungen (Kopfschmerz, Benommenheit, Uebelkeit, Schwindel) oft noch geraume Zeit, oft mindestens einen Tag, an. Ueberdies werden die von einer akuten Kohlenoxydgasvergiftung Wiederhergestellten von einer Reihe vielfach folgenschwerer Nachkrankheiten bedroht. Als solche kommen Erkrankungen der Lunge, schwere Lungenentzündung infolge von Infektion durch Eindringen erbrochener Massen in die Luftwege, ferner Hauterkrankungen (Geschwürbildungen, Ausschläge), namentlich aber schwere nervöse und geistige Erkrankungen in Betracht. Vielfach entwickeln sich diese Erkrankungen auf Grund von Erweichungsherden im Gehirn (Encephalomalacie) oder Entzündungen im Bereich der peripheren Nerven (Neuritis); mitunter dürfte die Vergiftung nur als Gelegenheitsursache zum Ausbruche eines bestehenden psychischen Leidens anzusehen sein. Es kann nicht unsere Aufgabe sein, alle die nach Kohlenoxydgasvergiftung beobachteten, sehr mannigfaltigen Störungen aufzuzählen; als Erscheinungen von seiten der peripheren Nerven beobachtet man Neuralgien und Lähmungen in verschiedenen Nervengebieten. Ferner ergeben sich mitunter verschiedene Formen von Gehirn- und Rückenmarkserkrankungen (Poliomyelitis, Paralyse, Sklerosen u. a.) und schließlich eine Reihe von Psychosen (Neurasthenie, Melancholie, Manie u. a.), die mitunter in Demenz und Blödsinn ausgehen; auch wurde das Auftreten von Glykosurie (Zucker im Harn) beobachtet.

Die chronische Kohlenoxydvergiftung, welche durch fortgesetztes Einatmen kleiner Mengen Kohlenoxyd entsteht, leitet sich meist mit ähnlichen Anzeichen ein wie die akute Kohlenoxydvergiftung (Stadium der Vorboten: Kopfschmerz, Schwindel, Uebelkeit, Herzklopfen usw.), wenn der Arbeiter jedoch der Schädlichkeit stetig ausgesetzt bleibt, kommt es in der Folge mitunter zu schweren Krankheitserscheinungen, die auf eine bedeutende Alteration des Blutes, später auch des gesamten Ernährungs- und Kräftezustandes des Körpers hindeuten. Unter den deutlichen Anzeichen einer oft rasch zunehmenden Blutarmut (Anämie), welche von Verdauungsstörungen (Appetitlosigkeit, Erbrechen usw.) begleitet ist, tritt allmählich Kräfteverfall und Abmagerung ein; unter Umständen treten auch schwere nervöse und geistige Erkrankungen ein, ähnlich denen, die wir als Folgekrankheiten der akuten Kohlenoxydvergiftung angeführt haben (Krampfanfälle, Störungen der geistigen Tätigkeit, Erscheinungen, die der progressiven Paralyse ähneln u. a.). Diese schweren Störungen können entweder allmählich zum Tode führen oder können dazwischentretende Erkrankungen (Tuberkulose, Lungenentzündung u. a.) dem Leiden früher ein Ende machen.

Behandlung: Bei der akuten Kohlenoxydvergiftung hat namentlich die unermüdlich fortgesetzte, auch von künstlicher Atmung (selbstredend nach Entfernung aus der giftigen Atmosphäre) unterstützte Sauerstoffinhalation Aussicht auf Erfolg. Aus der Schilderung der Wirkung des Kohlenoxyds und des Krankheitsverlaufes der Kohlenoxydgasvergiftung geht die dringende Notwendigkeit hervor, daß überall im Gewerbe und in der Industrie, wo die Gefahr der Kohlenoxydgasvergiftung droht, für die Möglichkeit der Rettung Verunglückter durch eine sachverständig geleitete, nachhaltige Sauerstoffbehandlung gesorgt sein muß. Auch Aderlaß und Kochsalzinfusion wurde empfohlen. Die Nachkrankheiten können naturgemäß nur symptomatisch, je nach den Erscheinungen, behandelt werden.

Allgemeine Literatur über gewerbliche *CO*-Vergiftungen: Becker, Die *CO*-Verg. u. ihre Verhütung, Vierteljahrsschr. f. ger. Med. 1893, S. 349. — Greiff, *CO*-Verg. bei d. Teerdestill., Vierteljahrsschr. f. ger. Med. 1890, S. 359. — Prahl, Gewerbl. *CO*-Verg. (Lumpenverarbeitung), Vierteljahrsschr. f. ger. Med. 1878, S. 372. — Brouardel, *CO*-Verg. d. Kalkofengase, Ann. d'hyg. publ. 1840. — Gruber, Nachweis der Giftigkeit d. Kohlenoxyds, Arch. f. Hyg. 1883, S. 145. — Becker, Nachkrankheiten d. *CO*-Verg., D. med. Wochenschr. 1893, S. 571. — Reinhold, Chron. *CO*-Verg., Münchn. med. Wochenschr. 1904, S. 793; *CO*-Verg. u. *O*-Inhal., Zeitschr. f. Gew.-Hyg. 1906, S. 589; *CO*-Verg. b. Kalkofen, Chem. Ind. 1907, S. 351. — *CO*-Verg. b. Austrocknen einer Blase, Chem. Ind. 1908, S. 325. — *CO*-Verg. beim Sengen des Garnes, Zeitschr. f. Gew.-Hyg. 1909, S. 267.

Literatur über *CO*-Vergiftungen in Leuchtgasfabriken: Jehle, Hyg. d. Gasarbeiter, Zeitschr. f. Gew.-Hyg. 1901, Heft 14 u. 15, S. 245 ff. — Schütte, Krankh. d. Gasarb., Weyls Arbeiterkrankh. 1908, S. 239 ff.; *CO*-Verg.-Fälle in Gasanstalten, Zeitschr. f. Gew.-Hyg. 1909, Nr. 12, Beilage Fabrikfeuerwehr, S. 46; Gewerbl. techn. Ratgeber 1906, S. 297; Chem. Ind. 1905, S. 442; (Rambousek) Concordia 1910, Nr. 6. — Leppmann, Leuchtgasverg. u. Betriebsunf., Aerztl. Sachv.-Ztg. 1899, S. 232.

Literatur über *CO*-Vergiftungen durch verschiedene *CO*-haltige Gasarten: Buchbinder, Verg. d. *CO*-haltige Gasarten; Vierteljahrsschr. f. öffentl. Ges.-Pfl. 1907, Bd. 39, S. 669—705; Ber. d. engl. Certifying Surg.; vgl. Concordia 1909, S. 105; Gewerbl. *CO*-Verg. in Böhmen (Rambousek), Concordia 1910, Nr. 6; Gewerbl. Wassergasverg., Zeitschr. f. Gew.-Hyg. 1906, S. 250; Giftigkeit d. Wassergases, Zeitschr. f. Bel.-W. u. Zeitschr. f. Gew.-Hyg. 1904, S. 131; Gewerbl.

Verg. d. Sauggas, Zeitschr. f. Gew.-Hyg. 1909, S. 297; (nach d. Ber. d. Gew.-Insp.) Zeitschr. f. Gew.-Hyg. 1906, S. 19; (Glaunig) Hyg. Rundsch. 1904, S. 882; Gewerbl. Verg. d. Druckgas, Gewerbl. techn. Ratgeber 1906, S. 297; Gewerbl. Verg. d. Hochofengas, (Nottebohm) Sozialtechn 1907, Bd. 7, S. 80; Gewerbl. Verg. d. Hochofengas, Ber. d. preuß. Gew.-Insp., vgl. Gewerbl. techn. Ratgeber 1906, S. 297; Zeitschr. f. Gew.-Hyg. 1909, S. 603; Generatorgasverg. (Finkelstein), Jahresb. f. Psych. 1897, S. 116. — Bachem, Die Zusammensetzung u. Giftigkeit d. Harzgases, Arch. f. exp. Path. u. Pharm. 1907, S. 222. — Schiller, Exp. Unters. über die Wirkung d. Wassergases, Zeitschr. f. Gew.-Hyg. 1888, S. 440. — Glaister, Watergas etc., Lancet 1906, S. 1578.

Kohlenoxychlorid

(Vorkommen von gewerblichen Vergiftungen siehe S. 134)

Das Kohlenoxychlorid ($COCl_2$), auch Phosgen genannt, ist bei der herrschenden Temperatur ein farbloses Gas von unangenehmem Geruche. Demselben kommt, da es an feuchter Luft auf Kohlenoxyd, Salzsäure bzw. Chlor zerfällt, neben den giftigen Eigenschaften des Kohlenoxyds eine heftige lokale Reizwirkung auf die Schleimhäute zu. Die gewerblichen Vergiftungen mit Phosgen verlaufen unter den Erscheinungen hochgradiger Atemnot und der entzündlichen Reizung der Atemwege (heftige Bronchitis mit blutigem Auswurf).

Mehrere der bekanntgewordenen Vergiftungsfälle wurden erfolgreich mit Sauerstoffinhalationen behandelt.

Literatur: Tödl. Verg. d. Phosgen in einer Farbenfabrik, Jahresber. d. Berufsgen. f. d. Chem. Ind. 1905, vgl. Gewerbl. techn. Ratgeber 1906, S. 108. — Klocke, Mehrere gewerbl. Phosgenverg., Zeitschr. f. Gew.-Hyg. 1906. — Sury-Bienz, B. z. Kasuistik d. Intox., Vierteljahrsschr. f. ger. Med. 1907, S. 251. — Müller, Zeitschr. f. angew. Chemie, Bd. 13 (Heft v. 12. Aug. 1910).

Nickelkarbonyl (vgl. auch S. 238 und 239)

Das Nickelkarbonyl (Nickelkohlenoxyd, Nickeltetrakarbonyl $[CO]_4Ni$), welches bereits (bei Nickel) erwähnt wurde, ist eine bei 43° siedende, dampfende und eigenartig riechende Flüssigkeit. Das Nickelkarbonyl ist ein heftiges Gift. Wie auch durch Tierexperimente nachgewiesen wurde, besteht die Giftwirkung zunächst in einer Temperaturherabsetzung, sodann kommt die CO-Wirkung zur Geltung (charakteristische Blutveränderung, zentrale Lähmung). Bei leichteren Vergiftungen kommt Unbehagen, Störungen der Atmung, Fiebererscheinungen, Mattigkeit u. ä. zustande.

Die Behandlung ist der der Kohlenoxydvergiftung analog.

Literatur: Langlois, Compt. rend. de la soc. de Biol. 1891, S. 212. — Mittasch, Arch. f. exp. Path. 1903, S. 367. — Vahlen, Arch. f. exp. Path. 1902, S. 117.

Kohlensäure

(Vorkommen gewerblicher Vergiftungen siehe S. 198, 199 u. a., vgl. im Register „Kohlensäure")

Die Kohlensäure (CO_2), ein farbloses Gas, ist schwerer als die Luft (spez. Gew. 1,526) und sinkt daher, wo sie sich anhäuft, zu Boden. Die Giftigkeit der Kohlensäure ist nicht groß; erst ein Gehalt von ca. 10% Kohlensäure in der Luft hat sich als giftig erwiesen. Das Erlöschen einer Kerzenflamme kann als Zeichen dienen, daß die Atmosphäre diesen Kohlensäuregehalt erreicht hat. Die gewerblichen

Kohlensäurevergiftungen sind akute Vergiftungen; sie ereignen sich nicht häufig.

Die Kohlensäure übt einerseits auf die Haut, die Schleimhäute und die Nerven eine vorübergehende Reizwirkung aus, mit nachfolgender Abstumpfung des Tastgefühls, andererseits schädigt sie den Prozeß der inneren Atmung. Die Erscheinungen der Kohlensäurevergiftung beginnen bei allmählicher Einwirkung des mit Luft gemengten Gases mit einem prickelnden Gefühl auf der Körperoberfläche, Rötung des Gesichtes, Reizung der Schleimhäute, der Atemorgane, sodann folgen Atembeschwerden, Herzklopfen, Ohnmachtsanwandlungen und tiefe Bewußtlosigkeit.

Im Gewerbe kommen — beim Betreten von Räumen, die mit Kohlensäure erfüllt sind — rapid verlaufende Vergiftungen vor, wobei die Betroffenen fast augenblicklich tot zusammenstürzen. Dies sind wohl Fälle von ausgesprochener Erstickung, bei welcher der Sauerstoffmangel jedenfalls in die Wagschale fällt. Wenn die von einer akuten Kohlensäurevergiftung Betroffenen rechtzeitig aus der Kohlensäureatmosphäre entfernt werden, erholen sie sich meist rasch.

Sauerstoffinhalationen und künstliche Atmung sind in schwereren Fällen anzuwenden. Die Vergiftung bleibt ohne Folgen.

Literatur: Kohlensäureverg. b. d. Kesselreinigung, Zeitschr. f. Gew.-Hyg. 1906, S. 129. — Kohlensäureverg. und *O*-Inhalation, ebenda 1906, S. 589. — Kohlensäureverg. beim Kalkofen einer Zuckerfabrik, Gewerbl. techn. Ratgeber 1906, S. 298. — Kohlensäureverg. (2 Fälle) b. d. Saturat. in Zuckerf. (Rambousek), Concordia 1910, Heft 6. — Kohlensäureverg. durch Brunnengase, Chem. Ind. 1906, S. 398. — Lehmann, Unters. über die langdauernde Wirkung mittlerer Kohlensäuremengen auf den Menschen, Arch. f. Hyg. 1900, S. 335.

Gruppe: Kohlenwasserstoffe der aliphatischen und aromatischen Reihe, deren Halogen- und Hydroxylsubstitutionsprodukte

Den in dieser Gruppe zusammengefaßten gewerblichen Giften kommt als Allgemeinwirkung vor allem eine schädigende Einwirkung auf die Funktionen des zentralen Nervensystems (im Sinne der Lähmung oder der Erregung) zu, die bei den meisten gewerblichen Vergiftungen mit diesen Stoffen in den Vordergrund tritt. Am ausgeprägtesten ist diese Wirkung bei den leichtflüchtigen (niedrigsiedenden) Kohlenwasserstoffen, während bei den höher siedenden (schwerer flüchtigen) Nebenwirkungen (so die lokale Reizwirkung) vielfach hervortreten. Auch bei den Chlor- und Hydroxylsubstitutionsprodukten (Gruppe des Chloroforms und Alkohols) ist hinsichtlich der Giftwirkung hauptsächlich die Beeinflussung des zentralen Nervensystems (Narkose) charakteristisch.

Untergruppe: Kohlenwasserstoffe des Erdöls und seiner Destillationsprodukte (Benzin, Ligroin, Petroleum, Paraffin, Vaselin)

(Vorkommen gewerblicher Vergiftungen siehe S. 72)

Das Erdöl (Rohpetroleum) hat je nach seiner Herkunft eine verschiedene Zusammensetzung. So enthält das amerikanische Erdöl vorwiegend Kohlenwasserstoffe der Methanreihe, das russische reichlich Kohlenwasserstoffe der aromatischen Reihe. Hierüber sowie über die Zerlegung des Rohpetroleums in seine verwertbaren Bestandteile wurde im I. Teile (S. 70—78) gesprochen.

Die durch das Rohpetroleum und seine Bestandteile hervorgerufenen Gesundheitsschädigungen bei den mit diesen Stoffen beschäftigten Arbeitern teilen sich in zwei Gruppen. Durch die direkte Berührung der Haut mit dem flüssigen Rohpetroleum und den halbflüssigen und festen Rückständen der Petroleumdestillation (Paraffin) kommen lokale Schädigungen der Haut (Hautkrankheiten) zustande. Die flüchtigen Anteile des Rohpetroleums rufen bei den diese Gase einatmenden Arbeitern schwere Allgemeinvergiftungen hervor, die vor allem in einer betäubenden Wirkung auf das Zentralnervensystem besteht. Den aus dem Rohpetroleum sich entwickelnden Dämpfen kommt überdies eine heftige Reizwirkung auf die Schleimhäute der Atemorgane zu. Bei diesen Stoffen zeigt sich die bereits auf S. 255 erwähnte Erscheinung recht deutlich, daß die niedrigsiedenden Kohlenwasserstoffe vornehmlich die Allgemeinvergiftung (als Nervengifte) hervorrufen, wogegen den höher siedenden Kohlenwasserstoffen und deren Gemischen die lokale Reizwirkung zukommt, während die Fernwirkung (Nervenwirkung) in den Hintergrund tritt.

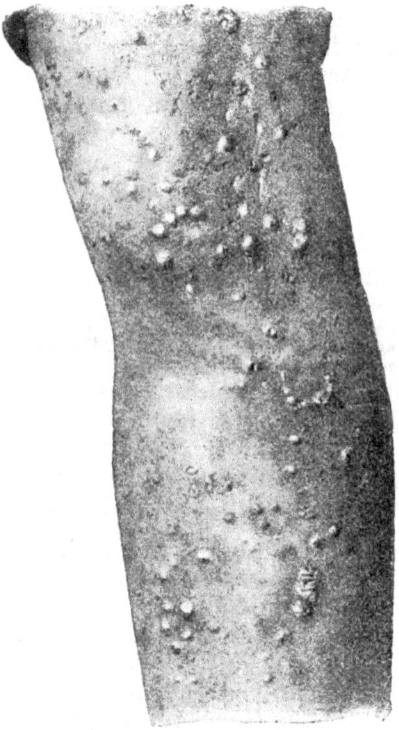

Fig. 47. Hautausschlag bei einem Petroleumrückstandarbeiter (nach Lewin, aus Kobert, Intoxikationen)

Die Hauterkrankungen der mit Rohpetroleum, Petroleumrückständen, Paraffin usw. hantierenden Arbeiter bestehen in Entzündungen der Haarfollikel (Akne), in Ausschlägen mit charakteristischen Bläschenbildungen (siehe Fig. 47 nach Lewin), auch kommen Knötchen-, Pustelbildungen vor, die zu tiefgreifenden Geschwürbildungen, Abszessen u. a. führen.

Bei Paraffinarbeitern werden die akneartigen Hautentzündungen als „Paraffinkrätze“ bezeichnet. Bei diesen Arbeitern kommen ferner auch schwere Erkrankungen an Hautkrebs vor (bösartige Wucherungen der Haut, sogen. Papillom).

Bei der durch Inhalation von Dämpfen des Petroleums und der Petroleumbestandteile hervorgerufenen Allgemeinvergiftung kommt die Wirkung auf das Zentralnervensystem um so deutlicher und klarer zur Geltung, je weniger das Vergiftungsbild durch die Reizwirkung der höher siedenden Kohlenwasserstoffe beeinflußt wird, je mehr es sich somit um Vergiftungen handelt, die lediglich durch aus niedrigsiedenden Kohlenwasserstoffen bestehende Industrieprodukte hervorgerufen werden; zu diesen Erzeugnissen zählt namentlich das Benzin (siehe I. Teil S. 70).

Die akute Vergiftung durch Einatmung von Benzindampf leitet sich mit Kopfschmerz, Uebelkeiten, Schwindelanfällen ein, allmählich tritt dann ein rauschartiger Zustand und Narkose ein. Wenn große Mengen eingeatmet werden, kommt es schnell zu tiefer Bewußtlosigkeit (Asphyxie), in welcher mitunter Muskelzittern, Zuckungen und krampfartige Anfälle, begleitet von Atembeschwerden und Zyanose, auftreten.

Bei der Einatmung der Dämpfe von rohem Petroleum wird dieses Krankheitsbild durch heftige Reizerscheinungen von seiten der Schleimhäute der Atemorgane — Husten, Erstickungsanfälle, Bronchitis, blutiger Auswurf, Lungenentzündung — kompliziert. Bei Arbeitern, welche sich häufig in einer mit Benzindampf erfüllten Atmosphäre aufhalten, werden ferner als Erscheinungen der chronischen Benzinvergiftung beschrieben: Benommenheit, Gliederschmerzen, Zittern, Muskelschwäche und andere Störungen im Bereiche des Nervensystems; es fragt sich wohl, ob es sich in solchen Fällen nicht zum Teil um fortgesetzte Anfälle akuter oder subakuter Vergiftung handelt; bei manchen Benzinarbeitern wurden auch Schädigungen des Blutes beobachtet (Anämie) und auf die Einwirkung des Benzins zurückgeführt.

Die Behandlung der akuten Benzinvergiftung besteht in Sauerstoffinhalationen unter gleichzeitiger Anregung der Atmung bzw. künstlicher Atmung. Die Behandlung chronischer Gesundheitsstörungen ist symptomatisch.

Spezielle Literatur über gewerbliche Petroleumvergiftung: Berthenson, Die Naphthaind. in sanit. Beziehung, Vortrag auf dem XII. Intern. Aerztekongr. in Moskau 1897 u. D. Vierteljahrsschr. f. öffentl. Ges.-Pfl. 1898, Bd. 30, S. 315. — Korschenewski, Wratsch 1887, Nr. 17. — Burenin, Die Naphtha u. i. Verarb. in sanit. Beziehung, Petersburg 1888. — Lewin, Ueber allg. und Hautverg. d. Petrol., Virchows Arch. 1888, Bd. 112, S. 35. — Bielczyk, Einfl. d. Petr.-Ausdünst. auf die Gesundh. d. Arb. d. Petrol.-Minen in den Karpathen, ref. in Wratsch 1886, Nr. 28, S. 520. — Sharps, The poison effects of petrol., Med. News 1888. — Felix, Hyg. Stud. über Petrol. u. seine Destillate; D. Vierteljahrsschr. f. öffentl. Ges.-Pfl. 1872, S. 226. — Samuel, Verg. in Petroleumtanks, Berl. klin. Wochenschr. 1904, Bd. 41, S. 1047. — Foulerton, ditto, Lancet 1886, S. 149. — Leidy, ditto, Ther. gaz. 1889, S. 443. — Mabille, ditto, Revue d'hyg. Bd. 18, 1896, Nr. 3; Ber. d. engl. Gew.-Insp.; vgl. Concordia 1909, S. 105; Ber. d. Berufsgen. f. chem. Ind. f. 1905; vgl. Gewerbl. techn. Ratgeber 1906, S. 108; Ber. d. preuß. Gew.-Insp. f. d. J. 1904.

Spezielle Literatur über Hauterkrankungen bei Petroleum- und Paraffinarbeitern: Dankwert, Ueber die Wirkung des Petroleums auf die in Raffin. Beschäft.; Pharm. Zentralh. 1868, S. 118. — Chevallier, Ann. d'hyg. 1864. — Lewin, Virchows Arch. 1888 (siehe oben). — Mitschell, Med. News, Bd. 53, S. 152. — Derville u. Guermonprez (Papillome), Annal. derm. 1890, S. 369. — Brémont, Revue d'hyg. 1895, S. 166. — Neisser, Intern. Uebers. über Gew.-Hyg., I, S. 96. — Rambousek, Concordia 1910, Nr. 6.

Spezialliteratur über Benzinvergiftung: Dorendorf (b. Kautschukarb.), Zeitschr. f. klin. Med. 1901, S. 42. — Siemon, Monatschr. f. Unfallh. 1896, Bd. 3, S. 366. — Foulerton, Leidy (siehe Lit. über Petroleumverg.). — Finlayton, Brit. med. journ. 1903, S. 546. — Bürgi (Verg. d. Autobenzin), Korr. f. Schweiz. Aerzte 1906, Bd. 36, S. 350. — Box, Brit. med. journ. 1908, S. 807; Zeitschr. f. Gew.-Hyg. 1908, S. 333, 1907, S. 157, und 1906, S. 515; Ber. d. preuß. Gew.-Insp. 1897, S. 131, ferner 1904 u. 1905. — Wichern (Zusammenfassung), Fabrikfeuerwehr 1909, S. 10 ff., u. Beil. z. Zeitschr. f. Gew.-Hyg. 1909, Nr. 3 u. 4. — Peters, Sehnervenentzündung d. Benzinverg., D. med. Wochenschr. 1900, S. 294. — Schäfer, Verwendung u. schädl. Wirkung einiger Kohlenwasserstoffe u. anderer Kohlenstoffverbindungen, Hamb. Gew.-Insp.-Arb. u. Sonderberichte 1909, S. 7.

Untergruppe: Kohlenwasserstoffe der aromatischen Reihe, Benzol und Homologe

(Vorkommen von gewerblichen Vergiftungen siehe S. 122)

Benzol C_6H_6 ist eine charakteristisch (aromatisch) riechende Flüssigkeit, die bei 80,5° siedet. Die akute Benzolvergiftung, welche als gewerbliche Vergiftung die Hauptrolle spielt, kommt durch Einatmung von Benzoldampf zustande (siehe I. Teil, S. 123—129). Die in der Technik verwendeten Handelsbenzolsorten (siehe I. Teil, S. 120) enthalten außer Benzol verschiedene Alkylbenzole, insbesondere Toluol (Methylbenzol $C_6H_5 \cdot CH_3$, Siedep. 111°), Xylol (Dimethylbenzol $C_6H_4[CH_3]_2$, Siedep. 140°), Pseudocumol und Mesitylen (Trimethylbenzol $C_6H_3[CH_3]_3$, Siedep. 169° bzw. 163°); ferner kommt die regelmäßige Gegenwart von Thiophen (C_4H_4S, Siedep. 84°) im käuflichen Benzol in Betracht. Die gewerbliche Benzolvergiftung kommt demnach in der Regel nicht durch die Einwirkung von reinem Benzoldampf zustande, sondern durch Dämpfe, die ein Gemisch der genannten Verbindungen darstellen.

Der Verlauf der gewerblichen Benzolvergiftung ist, falls größere Mengen der Dämpfe des Handelsbenzols eingeatmet werden, ein oft sehr akuter; der Tod tritt nach kurzem Unwohlsein (Schwindel, Taumel) fast plötzlich ein. Bei allmählicher Einatmung geringer Mengen der giftigen Dämpfe tritt zunächst Kopfschmerz, Schwindel und Unwohlsein auf, sodann stellen sich Zuckungen ein, die sich zu Krampfanfällen steigern, worauf tiefe Bewußtlosigkeit, Narkose folgt. — Um festzustellen, in welcher Weise die in den Handelsbenzolsorten enthaltenen Stoffe an der Giftwirkung derselben beteiligt sind, erschienen mir experimentelle Untersuchungen unerläßlich, zumal die bisherigen Angaben darüber keine vollständigen Aufschlüsse ergaben.

Soviel mir bekannt ist, gaben zwei Fälle von gewerblicher Benzolvergiftung Veranlassung zu eingehenderen experimentellen Untersuchungen über die Giftigkeit des Benzols.

Lewin hat Versuche an Tieren vorgenommen, die er in Glocken Dämpfe von chemisch reinem oder unreinem Benzol einatmen ließ. Er erwähnt, daß auch bei verhältnismäßig geringer Dampfkonzentration Vergiftung eintritt, und zwar — wie es scheint — energischer und nachhaltiger durch das unreine Benzol. Lewin fand, daß, selbst wenn man nur Luft langsam durch Benzol streichen und sie dann unter die Glocke eintreten läßt, schon nach 4–6 Minuten Vergiftungserscheinungen in Gestalt von Bewegungslähmung, Krämpfen, Bewußtlosigkeit auftreten. Nachkrankheiten auf diese Weise zu erzeugen, ist nicht gelungen. Lewin behauptet jedoch, daß beim Menschen auch nach leichter akuter Benzoleinwirkung Nachkrankheiten (Schwindel, Uebelkeit, Kopfschmerz, Atemnot, Herzbeklemmung) entstehen können und verweist auf einen derartigen von ihm selbst beobachteten und beschriebenen Fall.

Santesson hat aus Anlaß des im I. Teil (S. 126) erwähnten Vorkommens einiger Vergiftungen mit „unreinem Benzol“ (Steinkohlenteerbenzin) in einer Fabrik auf Pneumatikringe Untersuchungen über die Giftwirkung des Benzols angestellt. In der genannten

Fabrik wurden neun junge Frauen vergiftet, wovon vier starben. Die Erscheinungen der Giftwirkung bestanden in Mattigkeit, Anämie, Schwindel, Kopfweh, Erbrechen, Fieber. Bei der Sektion waren insbesondere Blutungen und die fettige Degeneration der Gefäßendothele und verschiedener Organe feststellbar. Experimentelle Untersuchungen ergaben, daß Fabrikbenzol und chemisch reines Benzol gleich wirken. Tiere durch Inhalation von Benzin und Benzoldampf (welche beiden gänzlich unterschiedlichen Gifte er, wie leider auch manche andere Autoren, nicht streng auseinanderhält) chronisch zu vergiften, ist Santesson nicht gelungen. Die von mir vorgenommenen experimentellen Untersuchungen über die Giftigkeit und Wirkung des Reinbenzols, Reintoluols, Cumols, Thiophens und der wichtigsten Handelsbenzolsorten ergaben im wesentlichen folgende Resultate:

Für Kaninchen ist die Schädlichkeitsgrenze ein Gehalt von 0,015—0,016 ‰ Reinbenzol in der Luft, d. h. 0,015—0,016 ccm Benzoldampf pro Liter Luft.

Eine Konzentration von 0,056 - 0,057 ‰ Reinbenzol in der Luft ruft zum Beispiel beim Kaninchen alsbald (nach 1 Minute) Zuckungen, nach 8 Minuten schwere Krämpfe und nach 10 Minuten tiefe Bewußtlosigkeit, nach 25 Minuten Koma hervor. Wird das Tier beizeiten aus der Glocke herausgenommen, so erholt es sich, selbst wenn es sehr schwere Vergiftungserscheinungen gezeigt hat, sehr schnell (in 2—10 Minuten) vollständig, ohne irgendwelche Nachkrankheiten zu zeigen. Folgezustände wurden auch bei wiederholt der Vergiftung ausgesetzten Tieren nicht beobachtet.

Der Hund ist gegen das Reinbenzol etwas empfindlicher wie das Kaninchen; 0,024 ‰ bedingt schon nach 10 Minuten schwere, nach 20 Minuten fortdauernde Krämpfe; 0,042 ‰ töten den Hund nach 20 Minuten (plötzlicher Tod im Streckkrampf).

Die Katze ist weniger empfindlich wie der Hund und empfindlicher wie das Kaninchen; 0,03—0,04 ‰ bedingen nach 10 Minuten Zuckungen, nach 20 Minuten Krämpfe; 0,05 ‰ bewirken sofort Vergiftungserscheinungen. Hinsichtlich der Qualität der Erscheinungen (Zuckungen, Krämpfe, kurze Dauer der Erholung, keine Nachkrankheiten) gilt für alle drei Tierarten (Kaninchen, Hund, Katze) in gleicher Weise das oben Gesagte.

Durch die Chloralhydratnarkose werden die Krämpfe gänzlich aufgehoben, die Tiere vertragen hierbei höhere Benzolkonzentrationen durch längere Zeit.

Das Benzol ist also zu den Nervenreizgiften zu zählen. Die beobachteten Zuckungen sind wahrscheinlich durch Erregung motorischer Hirnzentra ausgelöst.

Da eine Konzentration von 0,03—0,05 ‰ Thiophen in der Luft von Tieren durch eine Stunde ohne Vergiftungserscheinungen vertragen wurde, sind die in dem Handelsbenzol vorkommenden Thiophenmengen gewiß als hinsichtlich der Vergiftungsgefahr praktisch vollständig bedeutungslos anzusehen.

Das sog. 90er-Benzol — ein Handelsbenzol, von welchem 90% bei 100° übergehen — wirkt naturgemäß etwas schwächer, aber hinsichtlich der Vergiftungserscheinungen völlig gleich wie das Reinbenzol.

Reintoluol (Siedep. 110°) und gereinigtes Toluol (Handelsware, Siedep. 109—112°) bewirken bei allen drei zur Untersuchung herangezogenen Tiergattungen (Kaninchen, Hund, Katze) bei der Vergiftung durch Einatmung eine allmählich zunehmende reine Narkose, Zuckungen, Krämpfe fehlen gänzlich.

Die Erholung nach dem Herausnehmen aus der Glocke erfolgt nicht so schnell wie nach der Benzininhalation, sondern dauert 1/2—1 Stunde. Beim Kaninchen und der Katze rufen 0,046—0,05‰ nach 15 Minuten Taumeln und Paresen, nach 30 Minuten tiefe Narkose hervor. Der Hund ist wiederum etwas empfindlicher; bei ihm bewirken bereits 0,034‰ die obigen Vergiftungserscheinungen in derselben Zeit.

Das „gereinigte Toluol" (Handelsware) wirkt wohl etwas schwächer wie Reintoluol, doch dürfte dieser geringe Unterschied praktisch kaum in Betracht kommen.

Ferner wurden untersucht: Solventnaphtha I, eine Handelsware, von der 90% bei 160° übergehen; sie enthält wenig Toluol, hauptsächlich Xylol, Pseudocumol, auch Cumol.

Solventnaphtha II, von der 90% bei 175° übergehen, enthält neben Xylol hauptsächlich Pseudocumol, Mesitylen, auch Cumol u. a.

Der Dampf von Solventnaphtha I bewirkt, vom Kaninchen, Hund, Katze eingeatmet, eine allmähliche Narkose, jedoch bei ungefähr gleicher Konzentration viel später als Toluol; die Erholungsdauer nach dem Herausnehmen des tief narkotisierten Tieres aus der Glocke währt lange — meist über eine Stunde. Kaninchen und Katze reagieren wiederum ungefähr gleich. Der Hund ist empfindlicher. Das Kaninchen und die Katze vertragen etwa 0,012—0,013‰ Solventnaphtha I (Dampf) in der Luft durch lange Zeit ohne Erscheinungen. Bei 0,0536‰ in der Luft tritt erst nach 50 Minuten allmählich die Narkose ein. Beim Hund bewirken 0,036‰ schon nach 30 Minuten die Narkose.

Mit dem Dampf von Solventnaphtha II konnte ich Kaninchen überhaupt nicht vergiften. Auch die Katze zeigte trotz langer Einatmung der schweren, sich leicht kondensierenden Dämpfe keine schweren Vergiftungserscheinungen. Beim Hunde kam es bei der Einatmung von 0,048‰ erst nach einer Stunde zur allmählichen Narkose.

Reines Xylol bewirkte bei Kaninchen bei einem Gehalt von 0,05‰ Xyloldampf in der Luft nach 40 Minuten Narkose; nach dem Herausnehmen aus der Glocke erfolgte langsame Erholung (nach 1/2—1 Stunde).

Cumol ruft bei einer Konzentration von 0,06—0,07‰ (nach 1 Stunde) keine Vergiftungserscheinungen hervor. Damit ist die oben geschilderte Wirkung von Solventnaphtha I (vorwiegend Xylol) und Solventnaphtha II (vorwiegend Pseudocumol, Cumol usw.) erklärt. Erwähnt sei, daß bei keinem der bei den Versuchen angewendeten Stoffe eine Nachkrankheit beobachtet wurde.

Nebenbei zu bemerken ist, daß sowohl Benzol als Toluol- und insbesondere Solventnaphthadampf eine nicht unbedeutende Reizwirkung auf die sichtbaren Schleimhäute ausüben, welche jedoch gleichfalls ohne Folgen vorübergeht.

Am giftigsten wirkt demnach von den untersuchten Stoffen (bei Einatmung in Dampfform mit Luftgemisch) das reine Benzol; seine Wirkung (Zuckungen, Krämpfe, rasche Erholung) unterscheidet sich wesentlich von der des Toluols, der Solventnaphtha, des Xylols und Cumols (allmähliche Narkose, langsame Erholung). Dem Benzoldampf beigemengtes Thiophen ist hinsichtlich der Giftwirkung praktisch bedeutungslos. Die Dämpfe der höher siedenden Handelsbenzolsorten (Solventnaphtha) sind minder giftig bzw. praktisch ungiftig (Solventnaphtha II). Reinbenzoldampf wirkt hingegen, schon in sehr geringen Mengen in der Luft enthalten, giftig. Die Giftigkeitsgrenze für Tiere liegt bei 0,015—0,016 ‰.

Wojciechowski kam bei in Lehmanns Institut (Würzburg) vorgenommenen jüngst veröffentlichten Versuchen hinsichtlich der Giftigkeitsgrenze der in Rede stehenden Stoffe zu analogen Resultaten.

Lehmann hat — gleichfalls in einer jüngst publizierten Arbeit — gezeigt, daß von Menschen bei der Einatmung von einem Benzolluftgemenge 80% des in der Luft enthaltenen Benzols aufgenommen werden.

Die Behandlung der akuten gewerblichen Benzolvergiftung besteht in schweren Fällen in künstlicher Atmung, gegebenenfalls unter gleichzeitiger Sauerstoffzufuhr; bei leichten Vergiftungen, wo es keiner künstlichen Atmung bedarf, wird es genügen, den Betroffenen in frische Luft zu bringen, worauf die Erholung von selbst erfolgen wird.

Literatur: Benzolverg. b. d. Benzoldestill., Zeitschr. f. angew. Chemie 1896, S. 675; Chem. Ind. 1906, S. 398; Chem. Ztg. 1910, S. 177. — Benzolverg. (Benzolextrakt.-Appar.), Egli, Unf. b. chem. Arb. 1903, S. 58; Chem. Ind. 1907, S. 347, vgl. Lewin, Münchn. med. Wochenschr. 1907 und Zeitschr. f. Gew.-Hyg. 1907, S. 581; Benzolverg. b. Reinigen von Benzollagerkesseln: Chem. Ind. 1905, S. 444; 1907, S. 347; ferner 1909, Nr. 14, Beil. S. 25; Benzolverg. in einer Gummifabrik: Chem. Ind. 1905, S. 442; Benzolverg. bei d. Fabr. v. Antipyrin: Egli, Unf. b. chem. Arb., I, 1903, S. 58; Benzolverg. d. Asphaltanstrichmasse: Zeitschr. f. Gew.-Hyg. 1904, S. 292; Santesson, Benzolverg. in einer Gummiw.-Fabrik (und exper. Untersuchungen), Arch. f. Hyg. 1897, Bd. 31, S. 336, und Skand. Archiv. f. Physiol. 1900, S. 1—36; Lewin, Ak. tödl. Verg. d. Benzoldampf (u. Tierexper.), Münchn. med. Wochenschr. 1907, S. 2377; Rambousek, Die gewerbl. Benzolverg., Bericht am II. Int. Kongr. f. Gewerbekrankh. in Brüssel 1910, ferner Concordia 1910, Heft 21. Wojciechowski, Ueber die Giftigkeit versch. Handelssorten des Benzols in Gasform; Inaug.-Diss. Würzburg 1910. — Lehmann, Aufnahme von Benzol aus der Luft durch Tier und Mensch, Arch. f. Hyg. 1910, Heft 4. — Sury Bienz, Tödliche Benzolverg., Vierteljahrsschr. f. ger. Med. 1888, S. 138. — Beinhauer, Ueber Benzolverg., Münchn. med. Wochenschr. 1896, S. 915. — Schaefer, Verwendung u. schädl. Wirkung einiger Kohlenw. u. anderer Kohlenstoffverbindungen, Hamb. Gew.-Insp., Arb. und Sonderberichte 1909.

Naphthalin. Bei dem wasserunlöslichen Naphthalin ($C_{10}H_8$) kommt, soweit es als gewerbliches Gift überhaupt in Betracht zu ziehen ist, vornehmlich die Reizwirkung der sich aus demselben entwickelnden Dämpfe auf die Schleimhäute (Entstehen von Katarrhen) und die durch Berührung des Naphthalins bewirkte Reizwirkung auf die Haut (Hautentzündungen, Ekzeme) zur Geltung. Bei längerem Aufenthalt in einer Naphthalinstaub oder Naphthalindämpfe enthaltenden Atmosphäre kommt es auch zu Erscheinungen der Allgemeinwirkung, doch nur in geringerem Maße, so zu Kopfschmerzen, Uebelkeit, Schwindelanfällen u. a.

Untergruppe: Halogensubstitutionsprodukte der aliphatischen Reihe (narkotisch wirkende Gifte)

(Vorkommen von gewerblichen Vergiftungen siehe S. 36 ff.)

Die Halogensubstitutionsprodukte der aliphatischen Reihe kommen als gewerbliche Gifte nur wenig in Betracht (vgl. I. Teil, S. 36—39). Den hierher gehörigen Giften kommt als Allgemeinwirkung eine narkotische Wirkung, d. h. eine lähmende Wirkung auf das zentrale Nervensystem zu, der meist ein kurzes Stadium der Erregung vorausgeht. Typisch zeigt sich diese Wirkung bei der Einatmung der Dämpfe von Chloroform (Trichlormethan $CHCl_3$), welches jedoch als gewerbliches Gift keine Rolle spielt. Die narkotische Wirkung der übrigen Alkylchloride ist geringer als die des Chloroforms. Beim Tetrachlormethan (CCl_4) ist die narkotische Wirkung nur halb so groß wie beim Chloroform; es bedingt hingegen eine heftigere Erregung; die Einatmung der Dämpfe ruft Brechreiz, Hustenreiz, Uebelkeit, Kopfschmerz u. ä. hervor.

Chlormethyl (Methylchlorid CH_3Cl) hat ein noch weit gegeringeres Narkotisierungsvermögen. Dagegen kommt ihm eine bedeutendere lokale Reizwirkung zu, welche beim Chloroform zwar auch vorhanden ist, jedoch in den Hintergrund tritt. In komprimiertem Zustande wird dieses Gas bekanntlich als lokales Anästhetikum in der Heilkunde verwendet.

Reines Methylenchlorid (CH_2Cl_2) wirkt gleichfalls in weit geringerem Maße narkotisch wie das Chloroform. Schwere Vergiftungen, die durch angebliches Methylenchlorid herbeigeführt wurden, waren durch eine so benannte Mischung von giftigem Methylalkohol und Chloroform bewirkt worden.

Von den übrigen Halogensubstitutionsprodukten des Methans hat das Brommethyl (CH_3Br) und das Jodmethyl (C_2H_5J) zu gewerblichen Vergiftungen Veranlassung gegeben (Schuler, Jacquet).

Auch diese Gifte wirken im Prinzip analog den Alkylchloriden, doch ist die mit der Narkose einhergehende Erregung — soweit die wenigen Beobachtungen hierüber Schlüsse zulassen — hier stärker. Es treten zuerst Uebelkeit, Schwindel, Benommenheit, Verlangsamung der Atmung und Herztätigkeit, aber auch bis zur Tobsucht sich steigernde oder epileptiform verlaufende Krampfanfälle bei dieser Vergiftung auf.

Die Behandlung derartiger Vergiftungen besteht in künstlicher Atmung bzw. Unterstützung der Atembewegungen bei Zufuhr von Frischluft eventuell Sauerstoff; bei ausgesprochener Narkose sind anregende Mittel (Analeptika) anzuwenden.

Literatur: Pohl, Wirkung des Chloroforms, Arch. f. exp. Path. 1891, S. 255. — Kionka, Wirkung versch. Narkotika, Arch. f. klin. Chir. 1895, S. 339, und Eulenb. Realenc. 1898, Bd. 16, S. 425, und anderen Orts. — Egli, Unf. b. chem. Arb., Zürich 1902, S. 58 (Verg. d. Methylenchlorid nach Lewin). — Lehmann, Aufnahme chlorierter Kohlenwasserstoffe aus der Luft durch Mensch und Tier (Chloroform, Tetrachlorkohlenstoff, Tetrachloräthan), Arch. f. Hyg. 1910, Bd. 72, Heft 4. — Grandhomme, Die Fabr. d. A.-G. Farbwerke in Höchst a. M. in sanit. und soz. Beziehung 1893, 3. Aufl., S. 88 (Jodmethylverg. b. d. Antipyrinbereitung). — Jacquet, Gewerbl. Brom- und Jodmethylverg., D. Arch. f. klin. Med. 1901, Bd. 71,

S. 370. — Schuler, Gewerbl. Brommethylverg., D. Vierteljahrsschr. f. öffentl. Ges.-Pfl. 1899, Bd. 31, S. 696. — Schaefer, Verwendungsart u. schädl. Wirkung einiger Kohlenwasserst. u. anderer Kohlenstoffverg. (Tetrachlorkohlenstoff), Ber. d. Hamburger Gewerbe-Inspektion 1909, S. 11.

Untergruppe: Halogensubstitutionsprodukte der Benzolreihe

(Vorkommen von gewerblichen Vergiftungen siehe S. 139)

Chlorbenzol, auch Nitro- und Binitrochlorbenzol und Benzoylchlorid haben zu gewerblichen Vergiftungen Veranlassung gegeben.

Dem Chlorbenzol wird eine ähnliche Wirkung zugeschrieben wie dem Benzol (Kopfschmerz, Ohnmachtsanfälle, Atembeschleunigung, Zyanose); überdies wurden Veränderungen des Blutes (Methämoglobinbildung) bei der Chlorbenzolvergiftung beobachtet.

Nitro- und Binitrochlorbenzol wirkt sehr giftig; die Wirkung entspricht im allgemeinen der des Nitro- und Binitrobenzols (siehe dieses im folgenden Abschnitt).

Benzoylchlorid (C_6H_5COCl), eine farblose, stechend riechende Flüssigkeit, übt eine heftige Reizwirkung auf die Schleimhäute, indem es sich in Salzsäure und Benzoesäure zersetzt.

Die Behandlung ist bei diesen Vergiftungen analog der Behandlung bei Benzol- bzw. Nitrobenzolvergiftung und hinsichtlich der Benzoylchloridvergiftung analog der Behandlung bei Salzsäureeinwirkung.

Erwähnt sei, daß die Chlorakne auf gechlorte Teerprodukte (Chlorbenzolverbindungen) zurückgeführt wird (siehe Chlorakne S. 29).

Literatur: Leymann, Erkr.-Verh. in einigen chem. Betr., Concordia 1906, Heft 7 (Chlorbenzol, Benzoylchlorid); Verg. mit Chlorbenzol, Nitrochlorbenzol usw., Vierteljahrsschr. f. öffentl. Ges.-Pfl. 1902, Suppl. S. 371, und Concordia 1902, Nr. 5. — Mohr, Chlorbenzolverg., D. med. Wochenschr. 1902, S. 73.

Untergruppe: Hydroxylsubstitutionsprodukte der Fettreihe (Alkohole)

(Vorkommen von gewerblichen Vergiftungen siehe S. 201 u. a.)

Die Hydroxylsubstitutionsprodukte der Fettreihe zählen meist zu den betäubenden (narkotischen) Giften; je höher das Molekulargewicht der Alkohole, desto größer ist zumeist deren betäubende Wirkung. In diesem Sinne ist die Giftigkeit des Propylalkohols 18mal so groß wie die des Aethylalkohols; Butylalkohol und Amylalkohol haben eine 36mal bzw. 120mal größere narkotische Wirkung wie der Methylalkohol (Grützner).

Methylalkohol (Holzgeist CH_3OH) spielt als gewerbliches Gift unter den Alkoholen relativ die größte Rolle, weil er als Spiritusdenaturationsmittel im Gebrauche steht. Seine Giftigkeit ist eine relativ große, weil sehr nachhaltige (Pohl). Die gewerblichen Vergiftungen durch Methylalkohol kommen durch die Einatmung von Methylalkoholdampf zustande und sind selten schwerer Natur. Den Dämpfen kommt eine heftige Reizwirkung auf die Schleimhäute zu, wodurch Halskratzen, Husten, Heiserkeit, in schweren Fällen Bronchitis, Entzündung der Bindehaut des Auges u. a. hervorgerufen wird.

Ueberdies bewirkt die Einatmung von Holzgeistdämpfen Kopfschmerz, Schwindel, Uebelkeit (Brechneigung), mitunter auch Zuckungen und Zittern.

Die höheren Alkohole (Propyl-, Butyl-, Amylalkohol, $C_3H_7 \cdot OH$, $C_4H_9 \cdot OH$ und $C_5H_{11}OH$) kommen im Fuselöl vor. Sie geben, wenn überhaupt, nur zu gewerblichen Vergiftungen leichten Grades (durch Einatmung der Dämpfe) Veranlassung. Die Wirkung ist dann der durch die Einatmung von Methylalkoholdampf hervorgerufenen oben geschilderten ungefähr analog. Schwerere gewerbliche Vergiftungen durch Amylalkoholdampf wurden (in Fabriken auf rauchloses Pulver, Robert) beobachtet. Die Vergiftung begann mit Uebelkeit, Erbrechen, Kopfschmerzen, Schwindelanfällen und endete in einigen Fällen unter schweren nervösen Erscheinungen (Zuckungen, Bewußtlosigkeit, Delirien) mit dem Tode.

Außer der raschen Entfernung aus der gefährlichen Atmosphäre bedarf es wohl bei den seltener vorkommenden gewerblichen Vergiftungen mit Alkoholdämpfen keiner besonderen Behandlung.

Literatur: Pohl, Wirkungen von Methylalkohol, Arch. f. exp. Path. 1893, S. 281. — Grützner, Wirkungen versch. Alkohole, „Ueber Alkoholismus", Monogr. 1906. — Patillo u. Colbourn, Gewerbl. Methylalkoholverg., Ophthalm. Rec. 1899. — Robert, Amylalkoholverg. bei der Pulvererzeugung, Journ. med., Bordeaux 1907.

Gruppe: Nitro- und Amidoverbindungen der aliphatischen und aromatischen Reihe (Blutgifte, die Methämoglobin bilden)

Für die Nitro- und Amidoverbindungen der aliphatischen und aromatischen Reihe der organischen Substanzen ist die Wirkung auf das Blut charakteristisch. Durch die Einwirkung dieser Gifte wird aus dem normalen sauerstoffhaltigen Blutfarbstoff, dem Oxyhämoglobin, welches seinen nur locker an das Hämoglobin, den Blutfarbstoff, gebundenen Sauerstoff an die Gewebe leicht abgibt, das Methämoglobin, welches zwar ebensoviel Sauerstoff enthält wie das Oxyhämoglobin, jedoch in so fester Bindung, daß die zur Erhaltung des Lebens notwendige Abgabe des Sauerstoffes an die Gewebe (innere Atmung) unmöglich wird. Hierdurch kommt es zu innerer Erstickung infolge von Sauerstoffmangel in den Geweben. Das Methämoglobin hat eine dunkle (schokoladebraune) Färbung und das bekannte charakteristische Spektrum.

Von den zu dieser Gruppe gehörigen Giften haben mehrere eine große Bedeutung als gewerbliche Gifte. Soweit die hierher gehörigen Substanzen flüchtig sind — und dies ist bei den als gewerbliche Gifte in Betracht kommenden zumeist der Fall —, erfolgt die gewerbliche Vergiftung durch die Einatmung der Dämpfe der betreffenden Substanz. Bei den flüssigen Giften dieser Gruppe ist es erwiesen, daß diese auch durch die intakte Haut dringen können; zum Teil ist dieser Weg des Eindringens des Giftes bei gewerblichen Vergiftungen charakteristisch. Schwere derartige Vergiftungen kommen insbesondere durch Benetzung eines größeren Teiles der Körperoberfläche (Begießen der Kleider u. a.) durch das Gift zustande.

Der Verlauf der Vergiftung ist bei den hierher gehörigen gewerblichen Vergiftungen meist ziemlich gleich. Oft tritt die für diese

Vergiftungen charakteristische graublaue Verfärbung der sichtbaren Schleimhäute, insbesondere der Lippen, oft aber auch der ganzen sichtbaren Körperoberfläche auf, bevor noch die ersten Vergiftungserscheinungen auftreten. Diese Erscheinung wird von der Umgebung des Betroffenen oft früher bemerkt, ehe sich dieser noch unwohl fühlt, so daß er erst durch die Anwesenden darauf aufmerksam gemacht wird. Bald kommt es dann beim Vergifteten zu allgemeiner Uebelkeit (Erbrechen), Kopfschmerzen, Schwindelanfällen, schweren nervösen Erscheinungen, Angstgefühl, Atemnot; in schweren Fällen tritt, unter zunehmender Zyanose („Blausucht"), tiefe Bewußtlosigkeit (Koma) und der Tod ein.

Die Behandlung ist naturgemäß die, welche wir als für alle Blutgifte gültig in den einleitenden Worten zum II. Teil hervorgehoben haben (S. 212 ff.).

Bei dem relativ nicht so heftigen Verlauf der gewerblichen Vergiftungen mit den hierher gehörigen Blutgiften hat insbesondere die Sauerstofftherapie hier sehr gute Erfolge (siehe S. 212—214) aufzuweisen. Es ist dringend notwendig, daß in allen Gewerbebetrieben, wo derartige Vergiftungen vorkommen können, für die Sauerstoffrettung entsprechend gesorgt sei. Auch muß eine mit der Sauerstoffbehandlung vertraute Rettungsmannschaft stets zur Hand sein. Außerdem müssen die Arbeiter über die Vergiftungsgefahr und die Erscheinungen der Vergiftung, insbesondere die sie einleitende charakteristische Hautverfärbung, entsprechend unterrichtet sein, um den Kameraden und auch sich selbst rechtzeitig zu helfen.

Durch diese allgemeinen Darlegungen ist die Besprechung der einzelnen hierher gehörigen gewerblichen Gifte so weit vereinfacht, daß wir uns kurz fassen können.

Untergruppe: Nitroverbindungen der aliphatischen Reihe
(Vorkommen von gewerblichen Vergiftungen siehe S. 50)

Nitroglyzerin (dreifach salpetersaurer Ester des Glyzerins $C_3H_5 \cdot [NO_3]_3$), die bekannte ölige, explosive Flüssigkeit, wirkt auch lokal reizend. In den Körper aufgenommen, ruft es außer Methämoglobinbildung eine bedeutende Erweiterung der Gefäße, Verlangsamung der Atmung und der Herztätigkeit, auch Erstickungsanfälle hervor. Hinsichtlich der Vergiftungserscheinungen gilt das über diese Gruppe im allgemeinen Gesagte, doch treten hier die durch zentrale Lähmung bewirkten Symptome hervor, da die Methämoglobinbildung nur langsam zustande kommt. Die gewerblichen Vergiftungen kommen durch die Einatmung von Nitroglyzerin enthaltenden Gasen (Sprenggasen) und auch durch das Eindringen von Nitroglyzerin durch die Haut zustande. Die Angaben über die Giftigkeit sind recht verschieden. Es scheint, daß unter Umständen schon eine Benetzung der Haut mit kleinen Nitroglyzerinmengen genügt, um Vergiftungserscheinungen hervorzurufen. Wahrscheinlich dürfte die Empfänglichkeit verschiedener Personen für diese Vergiftung sehr verschieden sein. Hinsichtlich der Behandlung gilt das oben für die ganze Gruppe Gesagte.

Aehnlich dem Nitroglyzerin wirkt Amylnitrit (salpetersaurer Amylester $C_5H_{11}NO_2$), eine eigenartig riechende Flüssigkeit. Die

Dämpfe des Amylnitrits bewirken schon, in geringen Mengen eingeatmet, eine heftige Erweiterung der Blutgefäße durch Lähmung der Blutgefäßmuskulatur (Vasomotoren), wodurch eine auffallende Rötung des Gesichtes bewirkt wird, ferner wird der Puls zunächst schnell, dann schwach und langsam; bei schweren Vergiftungen kommt es auch zu heftigen Erscheinungen auf dem Gebiete des Nervensystems (Delirien, Krämpfe, Zuckungen), doch kommen derartige schwere Vergiftungsfälle als gewerbliche Intoxikationen nicht in Betracht.

(Ueber das Vorkommen von Vergiftungen mit Nitroglyzerin und Amylnitrit vgl. den I. Teil S. 48—52; dort auch Quellenangaben.)

Untergruppe: Nitro- und Amidoverbindungen der aromatischen Reihe

(Vorkommen von gewerblichen Vergiftungen siehe S. 134)

Den hierher gehörigen Körpern kommt als gewerblichen Giften eine größere Bedeutung zu.

Das Nitrobenzol ($C_6H_5NO_2$, Mirbanöl genannt), eine gelbliche Flüssigkeit von charakteristischem Geruch, bewirkt vor allem Methämoglobinbildung im Blut, die Wirkung auf das Zentralnervensystem (zunächst reizend, dann depressiv) tritt bei den gewerblichen Vergiftungen oft zurück. Das in den die Besprechung dieser Gruppe einleitenden Worten geschilderte Vergiftungsbild (S. 265) kommt hier ganz charakteristisch zur Geltung. Mitunter zeigen sich lediglich die Zeichen der inneren Erstickung; manchmal kommt es zu Zuckungen, Störungen des Empfindungsvermögens, auch Krampfanfällen; charakteristisch ist jedoch die frühzeitig auftretende Verfärbung der Schleimhäute und der sichtbaren Hautpartien, welche ein blaues bis grauschwarzes Kolorit annehmen.

Es wurden auch chronische Vergiftungen auf das Nitrobenzol bezogen; dieselben äußern sich angeblich in Mattigkeit, Kopfschmerz, Uebelbefinden, Schwindel und anderen Störungen im Bereiche des Nervensystems.

Eine dem Nitrobenzol analoge, jedoch schwächere Wirkung kommt den Nitrotoluolen ($C_6H_4CH_3NO_2$), von welchen die Orthoverbindung (1 · 2) am giftigsten wirkt, ferner dem Nitroxylol ($C_6H_3[CH_3]_2NO_2$) zu.

Die Dinitrobenzole ($C_6H_4[NO_2]_2$) sind feste Körper. Als gewerbliches Gift kommt das Metadinitrobenzol in Betracht, welches, in Staubform durch die Atmung oder anderweitig in den Körper gelangend, schwere Vergiftungserscheinungen hervorrufen kann, welche gleichfalls den Erscheinungen der Nitrobenzolvergiftung im wesentlichen völlig analog sind. Insbesondere ist die frühzeitig eintretende dunkle Hautverfärbung sehr charakteristisch.

Auch die Nitrophenole ($C_6H_4 \cdot OH \cdot NO_2$), von denen das Paranitrophenol am giftigsten ist, ebenso die Dinitrophenole ($C_6H_3[NO_2]_2OH$, feste kristallinische Körper von verschiedenem Schmelzpunkt), und die Mono- und Dinitrochlorbenzole ($C_6H_4 \cdot Cl \cdot NO_2$ und $C_6H_3 \cdot Cl[NO_2]_2$) bewirken Vergiftungserscheinungen, die der Nitrobenzolvergiftung im allgemeinen gleichen. Bei den (von Leymann) beobachteten gewerblichen Vergiftungen mit Dinitrophenol erkrankten die Vergifteten plötzlich unter Kollapserscheinungen, Brustschmerzen, Erbrechen, Atemnot, hochgradiger Pulsbeschleunigung, auch Krampfanfällen und starben binnen wenigen Stunden. In den Leichen fand man eine gelbfärbende Substanz mit Pikrinsäurereaktion, welche als Di- oder Trinitrophenol anzusprechen war. Bei (gleichfalls von Leymann) beobachteten, zum Teil tödlichen gewerblichen Nitrochlorbenzolvergiftungen zeigte sich vor allem die typische graublaue Verfärbung der Haut und die schokoladebraune durch Methämoglobin hervorgerufene Verfärbung des Blutes.

Trinitrophenol (Pikrinsäure $C_6H_2[NO_2]_3OH$) ist eine gelbe, bitter schmeckende kristallinische Verbindung; bei Vergiftungen mit diesem Stoff tritt neben der Blutwirkung (Hämoglobinbildung) und der Wirkung auf das Zentralnervensystem (Reizung) noch eine heftige lokale Reizwirkung (auf Haut und Schleimhäute und auf den Magendarmkanal, insbesondere auch auf die Niere) deutlich hervor. Bei längerer Einwirkung auf die Haut bewirkt die Pikrinsäure entzündliche Erscheinungen auf derselben. Die Aufnahme (Einatmen, Verschlucken) des Pikrinsäurestaubes bewirkt Entzündungen der Schleimhäute des Atemweges (mitunter schwere Katarrhe) und die Erscheinungen des Magen- und Darmkatarrhes sowie der Nierenentzündung.

Charakteristisch ist ferner eine der bei Gelbsucht (Ikterus) auftretenden Hautverfärbung sehr ähnliche Gelbfärbung der Haut (Pikrinikterus) und Dunkelfärbung des Harns; mitunter kommt es bei Pikrinsäurevergiftung zu masern- und scharlachähnlichen Ausschlägen.

Hier wird sich die Behandlung gegen die Reizerscheinungen und Entzündungen der Luftwege, gegen den Magen- und Darmkatarrh und die Nierenentzündung richten.

Bei Nitronaphthalin ($C_{10}H_7[NO_2]$) und Nitronaphthol ($C_{10}H_5 \cdot NO_2 \cdot OH$) tritt neben der Methämoglobinbildung gleichfalls die Reizwirkung in Erscheinung. Ueber eine durch Nitronaphthalin hervorgerufene Trübung der Hornhaut bei Arbeitern wird berichtet (Silex).

Auch die Azobenzole, die als Zwischenstufen zwischen Nitrobenzol und Anilin aufzufassen sind, sind Methämoglobinbildner (Azobenzol $C_6H_5N = NH_5C_6$).

Das Anilin (Amidobenzol $C_6H_5 \cdot NH_2$), eine farblose ölige Flüssigkeit von aromatischem Geruch, hat eine nur geringe lokale Reizwirkung. Bei den nicht seltenen gewerblichen Vergiftungen mit „Anilinöl“ oder Anilinsalz (salzsaurem Anilin, siehe I. Teil S. 142), bei welchem das Anilin durch die Haut dringt oder in Dampfform eingeatmet wirkt, stellen sich die auf S. 265 beschriebenen dieser Gruppe gemeinsamen typischen Erscheinungen der Einwirkung auf das Blut durch Methämoglobinbildung ein: Kopfschmerz, Schwäche, Blausucht, Schweratmigkeit usw., zu welchem Krankheitsbild auch nervöse Erscheinungen, wie Konvulsionen, auch psychische Störungen hinzutreten, die jedoch bei den gewerblichen Vergiftungen eine untergeordnete Rolle spielen. Schwere Vergiftungen zeigen meist das typische Bild der inneren Erstickung. Mitunter tritt im Falle der Genesung die Erholung allerdings erst allmählich ein, wobei Anzeichen der Nierenreizung, Entzündungen der Harnorgane vorkommen. Diese Erscheinungen treten wohl bei akuten gewerblichen Vergiftungen nur selten auf, sind aber insofern bemerkenswert, als bei Anilinarbeitern das häufige Auftreten von Blasentumoren konstatiert und auf die chronische Einwirkung des Anilins zurückgeführt wurde (siehe I. Teil S. 142). Es wäre möglich, daß hier die Reizwirkung des anilinhaltigen Harnes eine Rolle spielt. Die beobachteten und zum Teil mit Erfolg operierten Blasentumoren waren vielfach gutartige (nicht krebsartige) Geschwülste, wie polypöse Bildungen (Zottenpolypen) u. ä., oft aber auch bösartig verlaufende Karzinome (krebsartige Neubildungen), die nach der Operation wieder auftraten. Im Harn wird das Anilin an Schwefelsäure gepaart, zum Teil als Paramidophenolschwefelsäure ausgeschieden. Ich bin im Begriffe, über diese Verhältnisse eingehende Versuche anzustellen, die ich bald veröffentlichen werde.

Sonstige chronische Erkrankungen der Anilinarbeiter, die von den älteren Autoren beschrieben wurden, dürften durch den Arsengehalt des früher nach dem Arsenverfahren hergestellten Anilins bedingt gewesen sein.

Für die Behandlung der Anilinvergiftung gilt das auf S. 265 für alle Gifte dieser Gruppe Gesagte. Im Hinblick auf die Erfahrungen hinsichtlich der Blasentumoren bei Anilinarbeitern ist es notwendig, daß die Arbeiter dahin unterrichtet werden, bei den geringsten Beschwerden in dieser Richtung ärztliche Hilfe aufzusuchen, damit eine sorgfältige kystoskopische Untersuchung und eventuell die frühzeitige Operation durchgeführt werde.

Toluidin ($C_6H_4 \cdot CH_3 \cdot NH_2$), welches dem in der Industrie verwendeten Anilin beigemengt ist, erzeugt ein der Anilinvergiftung völlig analoges Vergiftungsbild: Blauschwarzwerden der Schleimhäute, kleiner Puls, Koma, mitunter Krämpfe. Als charakteristisch wird die heftige nach der Vergiftung auftretende und andauernde Reizung der Harnorgane (Hämaturie, Strangurie) beschrieben (Friedländer).

Von den Nitroanilinen ($C_6H_4 \cdot NH_2 \cdot NO_2$) ist das Paranitroanilin das giftigste. Auch für diese Verbindung ist hinsichtlich der Giftwirkung vor allem die Methämoglobinbildung neben der zentralen Lähmung und der Herzlähmung charakteristisch. Eine gewerbliche Vergiftung mit Paranitroanilin wurde von Lewin beschrieben (vgl. I. Teil S. 143).

Von den Benzoldiaminen kommt das Paraphenylendiamin ($C_6H_4[NH_2]_2$) als gewerbliches Gift in Betracht. Bei diesem Stoffe tritt die Reizwirkung in den Vordergrund; er ruft Hauterkrankungen, Entzündungen der Schleimhäute, insbesondere auch Erkrankungen der Atemorgane, wohl auch Nierenreizung hervor. Gewerbliche Erkrankungen dieser Art werden bei der Ursolfärberei beobachtet; hierbei kommt ohne Zweifel auch die Wirkung des als Zwischenprodukt entstehenden Diimins ($C_6H_4 \cdot NH \cdot NH$) in Betracht, welches eine heftige Reizwirkung ausübt (Georgievics). Ferner kommt dem Paraphenylendiamin als Allgemeinwirkung eine erregende Wirkung auf das Zentralnervensystem (als Krampfgift) zu.

Ueber gewerbliche Erkrankungen, die auf Anilinfarben zurückgeführt werden, siehe den I. Teil S. 144.

Literatur: Leymann, Erkr.-Verh. in einer Anilinfarbenfabrik, Concordia 1910, Heft 17, S. 355. — Grandhomme, Die Fabr. d. A.-G. Farbw. in Höchst a. M. in sanit. u. soz. Beziehung 1896 (und Vierteljahrsschr. f. ger. Med. 1880); Nitrobenzol-

und Anilinverg., Vorschr. f. d. Verhalten, Zeitschr. f. Gew.-Hyg. 1906, Nr. 22, S. 619; Nitrobenzol (in Mineralöl), Zeitschr. f. Gew.-Hyg. 1910, S. 159. — Röhl, Akute u. chron. Verg. m. Nitrokörpern d. Benzolreihe (Vierteljahrsschr. f. ger. Med. 1890, S. 202). — Posselt, Nitrobenzolverg. (Behandlung), Wiener med. Wochenschr. 1897, S. 1377. — Letheby, ditto, Proced. of the roy. soc. London 1863, S. 550. — Thompson, ditto, British med. journ. 1891, S. 801. — Friedländer, Intox. m. Benzol- u. Toluolderivaten, Neurol. Zentralbl. 1900, S. 294; Nitrotoluolverg. in einer Sprengstoffabrik, Zeitschr. f. Gew.-Hyg. 1908, S. 383; Nitroxylolverg., Chem. Ind. 1905, S. 444; Intox. m. Nitrokörpern u. deren Behandl. m. Sauerstoffinhal., Zeitschr. f. Gew.-Hyg. 1906, S. 617; Verschiedene Intox. m. Nitrokörpern, Neisser, Intern. Uebers. über Gew.-Hyg., I, S. 79. — Brat, Gew. Methämoglobinverg. u. deren Behandl. m. Sauerstoff, D. med. Wochenschr. 1901, S. 296. — Leymann, Verg. m. Nitrobenzol, Nitrophenol, Dinitrophenol, Nitrochlorbenzol usw., Concordia 1902, Nr. 5, ref. D. Vierteljahrsschr. f. öffentl. Ges.-Pfl. 1902, Suppl. S. 371. — Bachfeld, Verg. m. Benzolderivaten, Vierteljahrsschr. f. ger. Med. 1898, S. 392. — Schröder und Straßmann (Verg. in Roburitfabriken), Vierteljahrsschr. f. ger. Med., Suppl. 1891, S. 138. — Rump, ditto, Zeitschr. f. med. Beamte 1903, S. 57. — Brat, Erkr. in einer Roburitfabrik, D. med. Wochenschr. 1901, Nr. 19 und Nr. 20; Verg. m. Dinitrobenzol in England, Concordia 1909, S. 105. — Mohr, Verg. m. Chlorbenzol, D. med. Wochenschr. 1902, S. 73. — Silex, Augenschädigungen d. Nitronaphthalin, Zeitschr. f. Augenheilk. 1902, S. 178. — Häusermann und Schmidt, Gewerbl. Nitrobenzol- u. Anilinverg., Vierteljahrsschr. f. ger. Med. 1877, S. 307; Gewerbl. Anilinverg. Zeitschr. f. Gew.-Hyg. 1909, S. 350 u. S. 602, 1908, S. 384, 1906, S. 455, S. 599, S. 617 u. 619 (Behandlung), 1903, S. 133, 1902, S. 63; Anilinverg. in England, Concordia 1909, S. 105. — Meyer, Anilinfarbstoffe, Giftigkeit, Am. chem. Soc., Neuyork, Section 1907, Chem. Ztg. 1907, S. 259. — Hildebrandt, Anilinderivate, Giftwirkung (Intern. med. Kongr. Budapest 1909), Chem. Ztg. 1909, S. 997. — Seyberth, Blasengeschwülste d. Anilinarb., Münchn. med. Wochenschr. 1907, S. 1573; Erhebungen über das Vorkommen von Blasengeschwülsten bei Anilinarb., Zeitschr. für Gew.-Hyg. 1910, S. 156. — Veasey, Verg. d. Anilinsalzstaub, Am. journ. of ophth. 1898, S. 149. — Verg. d. Anilinsalz (Rambousek), Amtsarzt 1910, Nr. 7. — Rehn, Blasengeschwülste bei Anilinarb., Arch. f. klin. Chir. 1895, S. 588. — Stark, Gewerbl. Toluidinverg., Therap. Monatsh. 1892, S. 376. — Lewin, Paranitranilinverg., Obergutachten, Zeitschr. f. Gew.-Hyg. 1909, S. 597. — Criegern, Gewerbl. Paraphenylendiaminverg., XX. Kongr. f. inn. Medizin Wiesbaden 1902. — Erdmann, Vahlen, Wirkung des Paraphenylendiamins, Arch. f. exp. Path. 1905, S. 401. — Georgievics, (Wirkung d. Teerfarbstoffe), Farbenchemie 1907, S. 13.

Anhang: Terpene, Pyridinbasen, Alkaloide

(Vorkommen von gewerblichen Vergiftungen siehe S. 199 u. a.)

Terpentinöl. Terpentinöl ist eine eigentümlich riechende farblose Flüssigkeit von der Zusammensetzung $C_{10}H_{16}$ (Pinen); verschiedene Reaktionen beweisen, daß das Terpentinöl den aromatischen Kern (Cymol) enthält. Es wird in der Firniserzeugung verwendet und kann hierdurch gewerbliche Vergiftungen durch Einatmung der Dämpfe bedingen. Schon 3—4 mg Terpentinöldampf im Liter Luft rufen bei Tieren schwere Vergiftungserscheinungen hervor. Das Terpentinöl wirkt als lokales Reizgift, ferner entfaltet es, in den Organismus aufgenommen, eine erregende Wirkung auf das zentrale Nervensystem.

Bei der Einatmung größerer Mengen Terpentindampf kommt es zur Beschleunigung der Atmung und des Herzschlags, Schwindel, Betäubung, Zuckungen und anderen nervösen Störungen, ferner Brustschmerzen, Bronchitis, Husten, Lungenkatarrh, ferner Nierenentzündung. Die letztgenannten Erscheinungen kommen auch durch chronische Einwirkung des Terpentindampfes zustande.

Die Behandlung ist eine symptomatische und richtet sich vor allem gegen den Katarrh der Atemwege.

Literatur: Lehmann, Beiträge z. Kenntn. d. Terpentinölwirkung, Arch. f. Hyg. 1899, S. 321. — Reinhard, Gewerbl. Terpentinintox., D. med. Wochenschr. 1887, S. 256. — Schuler, Terpentinverg. in der Baumwollind., Vierteljahrsschr. f. öffentl. Ges.-Pfl. 1872. — Drescher, Terpentindampfinh. tödl. Verg. eines Arb. beim Innenanstrich eines Kessels, Zeitschr. f. med. Beamte 1906, S. 131. — Schaefer, Verwendungsart u. schädl. Wirkung einiger Kohlenwasserstoffe u. and. Kohlenstoffverbind., Hamburger Gew.-Insp., Arbeiten und Sonderabdrücke 1909, S. 9.

Pyridin. Pyridin (C_5H_5N), eine farblose Flüssigkeit mit eigentümlichem Geruch, wird neben Methylalkohol zur Denaturation des Alkohols verwendet. Die bei mit dem denaturierten Spiritus beschäftigten Arbeitern beobachteten Gesundheitsstörungen sind wohl vor allem auf die Inhalation der Dämpfe des giftigen Methylalkohols (siehe S. 199) zurückzuführen. Pyridin ist verhältnismäßig wenig giftig. Ekzeme, an denen die mit denaturiertem Spiritus hantierenden Handwerker leiden, werden auf Pyridin zurückgeführt. Größere Pyridingaben haben eine lähmende Wirkung, doch kommt diese bei gewerblichen Vergiftungen nicht zur Geltung.

Literatur: Blaschko, Möbelpoliererekzem, D. med. Wochenschr. 1890, S. 475.

Nikotin, Tabak. Nach verschiedenen Literaturangaben werden gewerbliche Erkrankungen der Tabakfabrikarbeiter auf den Nikotingehalt des Tabakstaubes und Tabakdunstes, der in hygienisch schlecht eingerichteten Tabakfabriken die Luft erfüllt, zurückgeführt. Das Nikotin wirkt in größeren Gaben auf das Zentralnervensystem erregend und dann lähmend; ferner bedingt es einen Krampf der glatten Muskeln, auch hat es eine lokale Reizwirkung.

Die Krankheitserscheinungen, die bei Tabakarbeitern und -arbeiterinnen beobachtet und auf das Nikotin bezogen werden, sind: Bindehautkatarrh, Katarrh der Luftwege, Herzklopfen, Kopfschmerzen, Appetitlosigkeit und insbesondere Neigung zu Abortus und starker Menstruation; diese Erscheinungen lassen sich wohl aus der oben besagten Wirkungsweise des Nikotins erklären. Schwerere gewerbliche Vergiftungen mit Nikotin (Tabak) kommen bei Arbeitern nur dann zur Geltung, wenn sie die Tabakblätter in den Mund nehmen oder kauen.

Literatur: Jehle, Gesundh. Verhältn. d. Tabakarb., Arch. f. Unf.-Heilk. 1901, ref. Zeitschr. f. Gew.-Hyg. 1901, S. 236. — Rochs, Einfluß d. Tabaks auf die Gesundheitsverhältnisse d. Tabakarb., Vierteljahrsschr. f. ger. Med. 1889, S. 104. — Waliczka, Wratsch 1887.

Giftiges Holz. Die bei der Bearbeitung gewisser Holzarten bei Arbeitern beobachteten Krankheitserscheinungen werden von einigen Autoren auf in diesen Holzarten angeblich enthaltene Alkaloide zurückgeführt. Das über diese offenbar als Vergiftungen aufzufassenden Erkrankungen bisher Bekannte findet sich samt den Literaturquellen im I. Teil S. 199—201 zusammengefaßt.

Dritter Teil

Schutzmaßnahmen gegen gewerbliche Vergiftungen

Allgemeine Maßnahmen zum Schutze gegen gewerbliche Vergiftungen

Wir wollen nunmehr bei der Erörterung der Schutzmaßnahmen gegen gewerbliche Vergiftungen den deduktiven Weg, den Weg vom Allgemeinen zum Speziellen, gehen. Aus den zahlreichen im ersten speziellen Teil dieses Buches angeführten Einzelfällen gewerblicher Vergiftungen haben wir eine allgemeine Basis für die Ableitung praktischer Folgerungen hinsichtlich des Arbeiterschutzes geschaffen und sind nun in der Lage, zunächst allgemeine Grundsätze in dieser Beziehung aufzustellen, um dann zur Schilderung spezieller Maßnahmen gegen die gewerblichen Vergiftungen überzugehen; bei diesen Erörterungen werden wir jedoch vor den technischen Einzelheiten haltmachen, da wir die Weiterarbeit in dieser Richtung grundsätzlich dem technischen Fachmann überlassen, der die Betriebsanlagen als Ganzes — samt den nötigen Arbeiterschutzvorkehrungen — zu entwerfen und je nach den Bedürfnissen des einzelnen Falles durchzuführen hat.

Es bedarf bei der Bekämpfung der gewerblichen Vergiftungen wie bei dem Kampfe gegen die Gewerbekrankheiten überhaupt unbedingt des planmäßigen Zusammenwirkens aller berufenen Faktoren. Zur Mitwirkung in diesem Sinne berufen ist jeder, der durch seine Kenntnisse und seinen Wirkungskreis imstande ist, zur Verhütung gewerblicher Vergiftungen beizutragen.

Der Mediziner kommt hier als Forscher auf dem Gebiete der Giftlehre — als Toxikologe —, ferner als Hygieniker, als praktischer Arzt, insbesondere als Arbeiterarzt, Krankenkassenarzt, aber auch als Beamter, Amtsarzt, Medizinalbeamter in Betracht; der Techniker ist als konstruierender Ingenieur, als Betriebsleiter und als Beamter, als Gewerbeaufsichtsorgan (Gewerbeinspektor, Revisionsingenieur) zur Mitarbeit berufen. Vor allem aber bedarf es auf diesem Gebiete des Interesses und der tatkräftigen Mitwirkung der Arbeitgeber und Arbeitnehmer, der Industriellen und der Arbeiter, sowie der Organisationen beider. Das Verständnis und die Mitwirkung der Arbeiterschaft ist für den Erfolg der Schutzmaßnahmen gegen Gewerbekrankheiten und insbesondere gegen gewerbliche Vergiftungen wesentlich; es wird im folgenden gezeigt werden, in welcher Richtung diese Mitwirkung vor allem nötig ist.

Um ein derartiges Zusammenwirken zu erzielen und zu ermöglichen, bedarf es der Weckung des Interesses und einer entsprechenden Information und Schulung der beteiligten Kreise. Mediziner und Techniker müssen bereits auf der Hochschule einen entprechenden gewerbehygienischen Unterricht erhalten, bei welchem auf die bedeutungsvolle Lehre von den gewerblichen Vergiftungen ein entsprechendes Gewicht gelegt wird; auch in den Staatsgewerbeschulen ist ein derartiger grundlegender Unterricht notwendig. Diejenigen Mediziner und Techniker, die als Beamte, Kassenärzte und anderweitig zu einer steten aktiven Mitwirkung auf diesem Gebiete berufen sind, sollen Gelegenheit haben, sich — in besonderen Kursen, Vortragszyklen — in dieser Richtung entsprechend weiterzubilden. Ferner kommen als Fortbildungseinrichtungen Spezialinstitute für Gewerbehygiene und Spezialkliniken für Arbeiterkrankheiten in Betracht, die das Studiummaterial behufs Erleichterung der Belehrung und Forschung zusammentragen und auch entsprechende Lehrkräfte bestellen. In dieser Beziehung wurde bereits mit dem Gewerbehygienischen Institut in Frankfurt a. M. und der Klinik für Arbeiterkrankheiten in Mailand der Anfang gemacht und so durch gute Vorbilder gezeigt, daß die ausgesprochenen Ideen realisierbar sind.

Von großer Bedeutung sind für die gleichmäßige Entwicklung und Entfaltung der hierher gehörigen Arbeiterschutzmaßnahmen die allgemeinen internationalen Veranstaltungen, die alle Mitwirkenden und die gesamten interessierten Kreise, ohne Unterschied auf Zunft, Stand und Nationalität, zum gemeinsamen Gedankenaustausch, zum gemeinsamen Beraten und Besprechen vereinen; die internationalen Kongresse, oft mit Ausstellungen in Verbindung, haben auf unserem Gebiet so manche sehr wertvolle Anregung gegeben; sie sind auch der Ursprung von bleibenden Gründungen, internationalen Gesellschaften, Vereinigungen und Organisationen geworden. Die Bedeutung dieser internationalen Schöpfungen für unsere Fragen wird im folgenden eingehender gewürdigt.

Allgemeines über soziale und legislative Maßnahmen zum Schutze gegen gewerbliche Vergiftungen und deren Folgen

(Internationale Schutzmaßnahmen, Frage der Anzeigepflicht, der Versicherung bei gewerblichen Vergiftungen, Listen und Verzeichnisse gewerblicher Gifte)

Die Erfahrung und Forschung auf dem Gebiete der gewerblichen Vergiftungen hat zu einer Reihe von Forderungen geführt, welche, von der allgemeinen Arbeiterschutzbewegung unterstützt, bald die Schaffung zahlreicher sozialer Einrichtungen und legislativer Maßnahmen zum Schutze der Arbeiter gegen die gewerblichen Vergiftungen und deren Folgen angeregt hat.

Die Arbeiterschutzbestrebungen zielen bereits seit geraumer Zeit dahin, den Schutz vor und bei gewerblichen Erkrankungen, insbesondere aber gewerblichen Vergiftungen, die den Krankheitscharakter tragen (chronische Vergiftungen), in derselben Weise wie den Unfallschutz auszugestalten. Doch ist hinsichtlich der Gewerbekrankheiten die analoge Durchführung des Arbeiterschutzes weit schwieriger; bietet hier ja schon das Studium des Gegenstandes viel größere Schwierigkeiten. Anderseits ist jedoch eine einheitliche, internationale Regelung der Fragen des Arbeiterschutzes gegen Gewerbekrankheiten nicht nur aus humanitären, sondern auch aus wirtschaftlichen Rücksichten geboten.

Die Idee einer internationalen Arbeiterschutzgesetzgebung ist um das Jahr 1870 erwacht. Die Frage der Möglichkeit und Notwendigkeit einer solchen wurde vielfach diskutiert und das Interesse hierfür insbesondere in der Schweiz dauernd wach erhalten, bis sich die Arbeiterorganisationen selbst dieses Gedankens bemächtigten. Mehrere Versuche scheiterten. In Frankreich wurde im Jahre 1883 ein auf eine internationale Verständigung hinsichtlich des Arbeiterschutzes hinzielender Antrag der sozialistischen Fraktion abgelehnt. Fürst Bismarck sprach sich 1885 (gegen Hertling) energisch gegen die Möglichkeit des internationalen Arbeiterschutzes aus. Doch der ins Rollen kommende Stein war nicht mehr aufzuhalten. In den Jahren 1886, 1887 und 1888 nahmen sich die französischen und englischen Gewerkschaften sowie der Schweizer Bundesrat abermals dieser Frage an. Daß diese Bestrebungen in der I. Internationalen Arbeiterschutzkonferenz, die in Berlin vom 15. bis 29. März 1890 tagte, endlich greifbare Formen annahmen, ist der Energie, dem Verständnis und dem Interesse des jungen Kaisers Wilhelm II. für soziale Fragen zu danken, welcher die Konferenz gegen den Willen des eisernen Kanzlers einberief. Dieser Zeitpunkt bleibt ein Markstein für die Entwicklung dieser Fragen, wenn auch erst der ein Dezennium später — 1900 — zu Paris tagende Kongreß für internationalen gesetzlichen Arbeiterschutz zu der schon wiederholt angeregten bleibenden Gründung führte: zur Schaffung eines Internationalen Arbeitsamtes, welches 1901 in Basel ins Leben trat und das internationale Zentrum für die in den einzelnen Staaten ins Leben gerufenen nationalen „Gesellschaften für gesetzlichen Arbeiterschutz“ zu bilden hat. (In Deutschland „Verein für soziale Reform“.)

Die Internationale Gesellschaft für gesetzlichen Arbeiterschutz tritt regelmäßig in Generalversammlungen, Delegiertenversammlungen und Konferenzen zusammen, so in Köln (1902), Bern (1905), Luzern (1908), zuletzt Lugano (1910); die hier aufgeworfenen und diskutierten Fragen werden im Internationalen Arbeitsamt, das von einer Reihe von Staaten finanziell unterstützt wird, der wissenschaftlichen Bearbeitung unterzogen, wobei das Streben im Vordergrund steht, eine Basis zu schaffen, um die verschiedenen Arbeiterschutzgesetzgebungen in Uebereinstimmung zu bringen. Im übrigen besteht die Aufgabe dieses rein wissenschaftlichen Institutes in der Beobachtung, Sammlung und Veröffentlichung der für den gesetzlichen Arbeiterschutz wichtigen Momente in verschiedenen Ländern, in der Erteilung von Auskünften sowie in der Verfassung von Gutachten und Denkschriften über Arbeiterschutz.

Durch die Beratungen und Beschlüsse der Internationalen Vereinigung für gesetzlichen Arbeiterschutz, seit deren Konstitution (28. September 1901), und die Tätigkeit des Internationalen Arbeitsamtes zieht sich gleichsam als roter Faden die Frage des Schutzes gegen industrielle Vergiftungen.

Bereits in der am 26. September 1901 stattgehabten Delegiertenversammlung der genannten Gesellschaft wurde eine Resolution gefaßt, welche auf die Herbeiführung eines internationalen Verbotes des weißen Phosphors und auf die Unterdrückung des Gebrauches des Bleiweißes hinzielte. Das Internationale Arbeitsamt in Basel wurde mit der Einleitung der notwendigen Arbeiten betraut. Es waren vornehmlich, wenn nicht ausschließlich, wirtschaftliche Bedenken und Einwände, welche hier Schwierigkeiten bereiteten, und dies um so mehr, als es sich um das Verbot von Artikeln handelte, die auf dem Weltmarkt eine Rolle spielen. Und eben darum erscheint eine internationale Behandlung und Regelung solcher Fragen notwendig, da sie nur auf diesem Wege einer befriedigenden und gerechten Lösung zugeführt werden können. Die internationalen Arbeiterschutzbestrebungen verfolgen hierbei den Zweck, die miteinander im Handelsverkehr bzw. in Handelskonkurrenz stehenden Staaten mit den notwendigen Forderungen der Arbeiterschutzgesetzgebung tunlichst gleichmäßig zu belasten oder einen wirtschaftlichen Ausgleich in dieser Beziehung herbeizuführen, damit die humanitären Bestrebungen nicht notgedrungen gleichzeitig wirtschaftliche Nachteile mit sich bringen; das Streben gilt ja der allgemeinen Wohlfahrt und nicht lediglich dem Schutze einer Volksklasse auf Kosten der anderen.

Durch diese internationale Verständigung der Staatswesen in Arbeiterschutzfragen ist tatsächlich ein Erfolg in dieser Richtung zu erhoffen und zum Teil bereits — wie in der Phosphor- und Bleifrage — erzielt worden, wenn die von der internationalen Arbeiterschutzzentrale gegebenen Anregungen auch in den einzelnen Staatswesen wegen der Rücksicht auf die wirtschaftliche Durchführbarkeit auf verschiedene Wege geführt haben. So war zum Beispiel Deutschland und Italien in der Lage, das Verbot des Weißphosphors frühzeitig einzuführen, während das benachbarte Oesterreich im Hinblick auf handelspolitische Beziehungen und die Verhältnisse der heimischen Zündhölzchenindustrie erst vor kurzem sich zum Weißphosphorverbot entschloß, zugleich aber an der Schwelle des Zündhölzchenstaatsmonopoles steht. Die Ablösung und Uebernahme der Zündhölzchenfabriken durch den Staat und die Durchführung der notwendigen Arbeiterschutzmaßnahmen auf Staatskosten soll hier ohne Schädigung der bisherigen Betriebsinhaber zum erwünschten Ziele führen.

Ist somit auf diesem Gebiete die internationale Verständigung hinsichtlich der Arbeiterschutzbestrebungen aus wirtschaftlichen Gründen notwendig, so erscheint es auch aus rein humanitären Motiven billig und gerecht, daß der Arbeiter ohne Rücksicht auf seine Staatsangehörigkeit und ohne Unterschied der Nationalität gleichmäßig geschützt werde. Außerdem bieten die internationalen Verhandlungen über solche Fragen den Vorteil, daß eine Elektion in den gestellten Forderungen geschaffen wird, so daß nur das allgemein gültige, wirklich notwendige und als notwendig Anerkannte zur Geltung gebracht wird. Es wäre ein Stehenbleiben auf halbem Wege gewesen, wenn man bei diesen Bestrebungen lediglich einzelne Arbeiterkrankheiten, einzelne Vergiftungen herausgegriffen hätte; das Ziel, die systematische Bekämpfung der Gewerbekrankheiten, mußte vor Augen bleiben. Die Voraussetzung zu einer derartigen umfassenden Bekämpfung ist die genaue Kenntnis der in Betracht kommenden Gewerbekrankheiten, insbesondere auch eine eingehende Orientierung über die Verbreitung und das Vorkommen dieser Erkrankungen — somit eine verläßliche Statistik der Gewerbekrankheiten, insbesondere der gewerblichen Vergiftungen. Aus diesem Grunde tauchte bald die Idee der Einführung der Anzeigepflicht für die in Betracht kommenden Krankheiten auf, d. h. der gesetzlichen Verpflichtung zur Anmeldung des betreffenden Erkrankungsfalles bei der zuständigen Behörde, etwa in derselben Weise, wie sie für Infektionskrankheiten besteht. Ein bezüglicher Antrag war bereits in der (im September 1904) in Basel tagenden Delegiertenkonferenz der Internationalen Vereinigung für gesetzlichen Arbeiterschutz eingebracht worden, und unmittelbar daraus ging der Auftrag an das Internationale Arbeitsamt hervor, eine Liste der anzeigepflichtigen Gewerbekrankheiten bzw. der gewerblichen Vergiftungen zu schaffen, in Analogie zu der Liste der anzeigepflichtigen Infektionskrankheiten. Derartige Listen wurden bereits ausgearbeitet und vor kurzer Zeit veröffentlicht. Weiter unten soll hiervon noch die Rede sein. Ein solches Verzeichnis ist als Basis für die Anzeigepflicht notwendig und unterstützt wesentlich die Realisierbarkeit dieses Gedankens. Doch sind damit die unverkennbaren großen Schwierigkeiten, die sich der praktischen Durchführung der Anzeigepflicht bei Gewerbekrankheiten bzw. gewerblichen Vergiftungen entgegenstellen, keineswegs überwunden, namentlich wenn man das Ziel, die Erlangung wertvoller, vollständiger (statistischer) Belege und verwertbarer Grundlagen und Handhaben für die Bekämpfung der Arbeiterkrankheiten, im Auge behält. Der Vorschlag der Internationalen Vereinigung für Arbeiterschutz geht dahin, einerseits die behandelnden Aerzte, anderseits die Betriebsunternehmer zur Anzeige zu verpflichten und sich hierbei auch die Unterstützung der Krankenkassen zu sichern. Das Projekt der Verpflichtung der behandelnden Fabrik- und Kassenärzte zur Anzeige von gewerblichen Erkrankungen erscheint im Hinblick auf die meist abhängige Stellung der Aerzte vorderhand kaum durchführbar. Auch dürfte es kaum zu dem gewünschten Erfolge führen, wenn man die Betriebsinhaber zu der Anzeige verpflichten wollte, abgesehen davon, daß diese dadurch meist gezwungen werden, gegen ihren eigenen Vorteil zu handeln, würde — selbst beim besten Willen — oft das mangelnde Verständnis hier große Schwierigkeiten bereiten. Ein erfolgreicher Versuch in dieser Richtung ist in Sachsen zu verzeichnen, wo zunächst die Anzeigepflicht für Bleivergiftungen eingeführt und sodann die allgemeine Anzeigepflicht für gewerbliche Vergiftungen mit dem an alle Kreishauptmannschaften gerichteten Erlasse des Ministeriums des Innern vom 4. März 1907 angeordnet wurde. Dieser lautet:

„Einer Anregung der Internationalen Vereinigung für gesetzlichen Arbeiterschutz Folge gebend, werden die Kreishauptmannschaften veranlaßt, die Krankenkassenärzte und Krankenkassenvorstände anzuweisen, in gleicher Weise und unter Beachtung der gleichen Formen, wie dies nach der Verordnung vom 27. Juni 1901 (Nr. 735, III A) bei Bleierkrankungen zu geschehen hat, auch bei Erkrankungen gewerblicher Arbeiter durch andere Gifte und Krankheitsstoffe

(Phosphor, Arsenik, Quecksilber, Milzbrandkeime usw.) Anzeige zu erstatten.

Von den zur Anzeige gelangten gewerblichen Erkrankungen, einschließlich der Bleierkrankungen, haben die Polizeibehörden die zuständige Gewerbeinspektion und den zuständigen Bezirksarzt am Schlusse jedes Monats in Kenntnis zu setzen."

Von der Unterstützung der Krankenkassenleitungen hingegen verspreche ich mir hinsichtlich der Bekanntgabe von Gewerbekrankheiten aus eigener Erfahrung nicht viel. In Oesterreich legen die Krankenkassen alljährlich Zusammenstellungen über die sanitätsstatistischen Verhältnisse, insbesondere auch über die Krankheitsursachen (auf Grund eines eigenen Schemas) den Zentralbehörden vor. Ich habe mich — in meiner Eigenschaft als Beamter der politischen Zentralstelle Böhmens — der Aufgabe unterzogen, auf Grund dieser Ausweise einen Ueberblick über das Vorkommen von Gewerbekrankheiten, insbesondere „spezifischen" Gewerbekrankheiten, somit vor allem gewerblicher Vergiftungen in dem industriereichen Böhmen zu gewinnen. (Rambousek, Concordia und Amtsarzt 1910.) Trotzdem diese Statistiken bereits von dem bei der Bezirksbehörde bestellten Amtsarzt, der die meisten in Betracht kommenden Betriebe wiederholt besichtigt und somit über eigene Erfahrungen verfügt, einer Vorbearbeitung unterzogen werden, ist es durchaus nicht möglich, aus diesem Material ein vollständiges Bild über das Vorkommen der gewerblichen Erkrankungen bzw. Vergiftungen zu gewinnen. Die Ausweise bieten lediglich unter Umständen wertvolle Anhaltspunkte zur dienstlichen Initiative. Von diesem Standpunkt unterschätze ich den Wert derselben nicht. Um aus ihnen jedoch bindende Schlüsse auf das Vorkommen von Gewerbekrankheiten überhaupt zu ziehen, dazu würden sie gewiß nicht hinreichen, trotzdem die seinerzeit in dieser Beziehung geäußerten Wünsche der Internationalen Vereinigung für gesetzlichen Arbeiterschutz hierbei auch insofern erfüllt erscheinen, als für besonders gefährdete Betriebe besondere Ausweise vorgelegt werden, da nach dem österreichischen Krankenversicherungsgesetz solche Betriebe eigene Betriebskrankenkassen errichten müssen und somit auch eine separate Statistik liefern.

Danach scheint mir, daß die Einführung der Anzeigepflicht hier — wenigstens unter den jetzt gegebenen Verhältnissen — kaum vollends zum erstrebten Ziele führen würde. Doch dürfte ein anderes Moment zu Hilfe kommen: das Streben danach, für die Gewerbekrankheiten eine analoge Versicherung und Entschädigungsberechtigung zu schaffen, wie sie für die Unfälle besteht. Die einschlägigen Fragen kamen bereits auf dem im Herbst 1908 in Rom abgehaltenen VIII. Internationalen Kongreß für Arbeiterversicherung entsprechend zur Geltung und Beratung. Eine Gleichstellung der Unfälle und Gewerbekrankheiten in dieser Richtung erscheint gerecht. Es gibt keinen triftigen Grund dafür, den Arbeiter nur gegen die durch den Betrieb hervorgerufene plötzliche Gesundheitsstörung — den Unfall, der akuten gewerblichen Vergiftung — und deren Folgen zu versichern bzw. zu entschädigen, denselben aber bei der gleichfalls durch den Betrieb bedingten allmählichen Gesundheitsstörung — der Gewerbekrankheit, der chronischen gewerblichen Vergiftung — solcher Wohltaten entbehren zu lassen, zumal im letzteren Fall die Folgen oft nicht minder schwerwiegend sind. Abgesehen von der Forderung der Billigkeit und Humanität ergeben sich aus der Einbeziehung der Gewerbekrankheiten in die Unfallversicherung, d. h. der Gleichstellung der Gewerbekrankheiten und Unfälle — welche in einigen Staaten, wie in Frankreich und der Schweiz, bereits besteht — weitere Vorteile. Es werden hierdurch schwebende Fragen gelöst und bestehende Schwierigkeiten beseitigt. Erstlich wird die erwünschte Grundlage für eine korrekte Statistik über das Vorkommen der Gewerbekrankheiten gegeben. Ferner wird der Arbeitgeber durch die Versicherung vor den Folgen der Schadenersatzklagen (Haftpflichtprozessen) bewahrt, welche in letzterer Zeit öfter beim Vorkommen von Gewerbekrankheiten, insbesondere chronischen gewerblichen Vergiftungen angestrengt wurden. Es bietet somit eine derartige Versicherung auch dem Arbeitgeber Vorteile und eine Sicherung vor Schaden; überdies erscheint die allgemeine Versicherung gegen Gewerbekrankheiten auch in dieser Beziehung der gerechtere und richtigere Weg, um Schadenersatzansprüche zu decken, als der Appell an die Haftpflicht in dem oder jenem Fall, zumal es bei einer sich allmählich entwickelnden Gewerbekrankheit beim Wechsel der Arbeit oft fraglich ist, ob diese in dem einen oder anderen Betriebe erworben wurde, welcher der Arbeitgeber somit haftbar gemacht werden soll. Ferner wird durch die Ausdehnung der Versicherung auf die Gewerbekrankheiten die oft schwierige Unterscheidung zwischen Gewerbekrankheit und Unfall (siehe II. Teil, Einteilung der gewerblichen Vergiftungen, S. 209), welche bis jetzt nötig ist, um die Ersatzansprüche rechtlich zu begründen und welche, wie gesagt, oft eine unbegründete Härte des Rechtsspruches im einzelnen Fall bedingt, in dieser Richtung gegenstandslos.

Es ist klar, daß für die Versicherung lediglich die spezifischen Gewerbekrankheiten in Betracht zu kommen haben, d. h. Erkrankungen, deren Zusammenhang mit dem Betriebe und der Betriebsart deutlich ist, und die mehr oder weniger infolge außerhalb des Betriebes gelegener Ursachen überhaupt nicht entstehen können; hierher zählen vor allem die chronischen gewerblichen Vergiftungen, die meist auf bestimmte im Gewerbe zur Verwendung und Verarbeitung kommende Stoffe (Materialien) zurückzuführen sind, wogegen zum Beispiel die Tuberkulose und die Staubinhalationskrankheiten (Bronchitis und sonstige Katarrhe und Entzündung der Luftwege), welche als Gewerbekrankheiten nur zu häufig auftreten, nicht spezifisch genannt werden können, weil dieselben häufig auch durch außerhalb des Betriebes gelegene Ursachen zustande kommen können, ohne daß hier eine Unterscheidung bzw. Entscheidung der Frage, ob es sich um eine im Betriebe erworbene Erkrankung handelt, möglich wäre.

Um hinsichtlich der hier in Betracht kommenden gewerblichen Gifte allen Zweifeln zu begegnen, sah man sich — wie bereits erwähnt — veranlaßt, Verzeichnisse, Listen der gewerblichen Gifte aufzustellen.

Mir liegen zurzeit ein von Sommerfeld (unter Mitwirkung von Oliver und Putzeys) im Jahre 1908 im Auftrage der Internationalen Vereinigung für gesetzlichen Arbeiterschutz veröffentlichter

Entwurf einer Liste der gewerblichen Gifte, ferner ein in italienischer Sprache verfaßtes Verzeichnis der gewerblichen Gifte von Carozzi (1909) und schließlich der von Fischer ausgearbeitete (als Bericht an die Internationale Vereinigung für gesetzlichen Arbeiterschutz verfaßte), 1910 in Druck gelegte Entwurf einer derartigen Giftliste vor.

Die von Sommerfeld und von Fischer verfaßten Giftlisten haben in analoger Weise 4 Rubriken: 1. die Bezeichnung der Substanz; 2. die Industriezweige, in denen die Substanz hergestellt oder verwendet wird; 3. die Art des Eintritts in den Körper; 4. die Vergiftungserscheinungen. Sommerfeld führt die Gifte in alphabetischer Folge an und fügt Bemerkungen über die Schutzmaßnahmen bei jedem einzelnen Gifte bei, während Fischer bezüglich der Reihenfolge der Gifte dem chemischen Einteilungsprinzip folgt und sich hinsichtlich der Schutzmaßnahmen auf allgemeine einleitende Bemerkungen beschränkt.

Auf eine detaillierte Kritik der bisher erschienenen Giftlisten sei hier — wo es sich um allgemeine Gesichtspunkte handelt — verzichtet. (Diesbezüglich siehe Blum, Concordia 1910, S. 180, und Leymann, Concordia 1910, S. 315.)

In der von Sommerfeld verfaßten Liste findet sich in den einleitenden Worten der Vorschlag enthalten, die Anzeigepflicht vorerst auf diejenigen Vergiftungen zu beschränken, welche ein mehr oder weniger scharf umgrenztes, hinreichend bekanntes Krankheitsbild liefern; hierzu werden gezählt: die Vergiftungen durch Blei, Phosphor, Quecksilber, Arsen, Chrom, Kohlenoxyd, Anilin, Benzol, Nitrobenzol, Dinitrobenzol, Schwefelkohlenstoff und salpetrige (nitrose) Gase. Dieser Vorschlag ist allerdings geeignet, die Durchführung der Anzeigepflicht zu vereinfachen, doch werden damit die früher geäußerten Bedenken nicht zerstreut. Nach meiner Ansicht hieße es jedoch den Zweck der Listen gänzlich verkennen, wenn man darin ein Verzeichnis der in die Versicherung einzubeziehenden, ersatzberechtigten Vergiftungen oder Gewerbekrankheiten erblicken und die Liste in dieser Hinsicht als Norm empfehlen wollte. Es ist wohl nicht möglich, eine vollständige Liste der gewerblichen Vergiftungen aufzustellen. Bei der heutigen Entwicklung der chemischen Industrie bringt fast jeder Tag neue Erfindungen, neue Substanzen, und damit oft neue Gefahren für die damit Beschäftigten. Es wäre daher nicht gerecht, wenn die Versicherung nur auf die in der Liste genannten Vergiftungen beschränkt bliebe, selbst dann, wenn die Liste stetig zeitgemäß erweitert würde, denn diese Erweiterungen würden dann wohl meist auf der Erfahrung fußen, daß die oder jene Vergiftung, die vorgekommen ist und nicht als ersatzberechtigt anerkannt wurde, einbezogen zu werden verdient.

Diesen Standpunkt habe ich auch auf dem II. Internationalen Kongreß für Arbeiterkrankheiten in Brüssel (1910) vertreten (Kongreßakten, II. Teil, Diskussion, S. 14). In ganz analoger Weise äußert sich Fischer in der Einleitung zu seiner Giftliste (S. 12 und 13), indem er der Meinung Ausdruck gibt, daß eine Giftliste immer mangelhaft bleiben werde, und betont, daß man dieselbe stetig ergänzen müsse, wenn man nicht besser von der Aufstellung einer Giftliste gänzlich absehen will. Ich spreche der Giftliste durchaus nicht den Wert ab. Sie ist gewiß eine wertvolle Direktive; als Norm und rechtliche Grundlage für eine Versicherungsgesetzgebung halte ich jedoch derartige Zusammenstellungen für nicht geeignet. Hier dürfte wohl nur möglich sein, eine tunlichst korrekte Definition für die ersatzberechtigte Gewerbekrankheit zu geben (siehe II. Teil, Definition, S. 205) und im einzelnen Fall das Gutachten Sachverständiger entscheiden zu lassen.

Die Ausdehnung der Versicherung auf die als Gewerbekrankheiten zur Geltung kommenden chronischen gewerblichen Vergiftungen ist jedoch zweifellos — bei richtiger Durchführung — in jeder Beziehung segenbringend und herbeizuwünschen im Interesse der Arbeiter und Arbeitgeber wie auch im Interesse der Wissenschaft. Die deutsche Unfallversicherungsgesetzgebung ist besonders geeignet, um die Ziele einer solchen Einrichtung wesentlich zu fördern, da die Berufsgenossenschaften um so mehr bemüht sein werden, ihr Interesse nicht nur der Verhütung der Unfälle, sondern auch der der Gewerbekrankheiten, somit auch aller gewerblichen Vergiftungen zuzuwenden.

Literatur: Fischer, Liste der gewerbl. Gifte (Entwurf), Frankfurt a. M. (als Manuskript gedruckt) 1910. — Sommerfeld, Liste der gewerbl. Gifte (Entwurf), Verlag Fischer, Jena 1908. — Carozzi, Avvelenamenti ed infezioni professionali (gewerbl. Gifte und Infektionen), Verlag Fossati, Mailand 1909. — Blum, Kritik der Fischerschen Giftliste, Concordia 1910, S. 180. — Leymann, ditto (Polemik gegen Blum, Concordia 1910, S. 314). — Rambousek, IIe Congrès int. des maladies prof. Bruxelles 1910, S. 14. — Anzeigepflicht bei gewerbl. Erkrankungen, Ber. über die Verh. d. Abt. f. Gewerbekrankh. auf der 36. Jahresvers. der British med. assoc. in Sheffield 1908, Brit. med. journ. 1908, S. 401—408 und 480—496, ref. Concordia 1909, S. 148—150; Die projektierte Ausdehnung der franz. Unfallversicherung auf Gewerbekrankh., Zeitschr. f. Gew.-Hyg. 1905, S. 479 ff.; Erlaß des Regierungspräsidenten in Potsdam über Anzeigen bei gewerbl. Erkrankungen, zit. Zeitschr. f. Gew.-Hyg. 1905, S. 490; Die intern. Arbeiterschutzkonferenz in Basel, Zeitschr. f. Gew.-Hyg. 1905, S. 447; Die XIV. Konferenz der Zentralstelle für Arb.-Wohlf.-Einr. in Hagen 1905 (offiz. Bericht), Zeitschr. f. Gew.-Hyg. 1905, S. 307, und Gewerbl. techn. Ratgeber 1905, S. 46. — Sommerfeld, Anzeigepflicht bei gewerbl. Erkrankungen, Voss. Ztg. 1905 und Gewerbl. techn. Ratgeber 1905, S. 126. — Lewin, Krankheit und Vergiftung, Berl. med. Wochenschr. 1905 und Gewerbl. techn. Ratgeber 1906, Nr. 1, S. 21; Ist Bleivergiftung ein Unfall im Sinne des Unf.-Vers.-Gesetzes? (Gewerbl. techn. Ratgeber 1906, Heft 20, S. 373). — Rambousek, Arbeiterschutz und Versicherung bei gewerbl. Erkrankungen, Sozialtechnik 1909, Heft 4, S. 65. — Lewin, Grundlagen für die med. und rechtl. Beurteilung des Zustandekommens und des Verlaufes von Vergiftungs- u. Infektionskrankheiten im Betriebe (Monogr.), Berlin, Heymanns Verlag, 1907. — Rambousek, Intern. und wirtschaftl. Fragen des Arbeiterschutzes, Rundsch. f. Techn. u. Wirtsch. 1909, Nr. 3. — Zusammenstellung der Gewerbekrankh., Zeitschr. f. Gew.-Hyg. 1909, Nr. 22, S. 595. — Unfall oder Gewerbekrankh., Zeitschr. f. Gew.-Hyg. 1908, S. 236. — Die Intern. Vereinigung für gesetzl. Arbeiterschutz, Zeitschr. f. Gew.-Hyg. 1908, S. 454.

Individuelle Schutzmaßnahmen für mit Giftstoffen hantierende Arbeiter im allgemeinen

(Auslese, Berufswahl, Verwendungsschutz, Arbeitswechsel, Aerztliche Kontrolle, Rettungsmittel, Belehrung und Mitwirkung der Arbeiter, persönliche Ausrüstung, Reinlichkeitspflege, Ernährung, Wohlfahrtspflege)

Als eine wirksame Schutzmaßregel gegen die Gefahren, welche dem Arbeiter im Betriebe drohen, kommt die Auslese derer in Betracht, welche durch ihre physische, individuelle Eignung imstande sind, der Gefahr zu trotzen. Im Hinblick auf die durch gewerbliche Gifte bedingte Gefährdung läge der Gedanke, eine solche Auslese der körperlich Widerstandsfähigen zu treffen und nur solche in Betrieben mit Giftgefahr zu verwenden, um so näher, als die Disposition zur Vergiftung bzw. die Giftfestigkeit individuell sehr verschieden ist (vgl. II. Teil S. 209 und 210).

Zum Teil kommt eine solche Auslese der Widerstandsfähigen in gefährlichen Betrieben insofern von selbst zustande, als die minder Widerstandsfähigen meist durch wiederholte Erkrankungen genötigt sind, die gefährliche Arbeit zu verlassen oder infolge dauernden Siechtums und frühen Tod ausscheiden.

Einer derartigen natürlichen Auslese, welche soziales und physisches Elend, unverschuldete Arbeitslosigkeit, Krankheit und frühes Sterben der Schwachen zur Folge hat, wäre durch eine rechtzeitige Auswahl der Widerstandsfähigen auf Grund sachverständiger Untersuchung zu steuern. Eine sachverständige, ärztliche Untersuchung der Arbeiter vor deren Eintritt in den gefährlichen Betrieb, gleichsam eine „Assentierung der Arbeiter", welche in manchen Industrien mit Giftgefahr tatsächlich eingeführt ist, bedingt große Härten gegen die Arbeitsuchenden und vermehrt die Zahl der unfreiwillig Arbeitslosen. Viel richtiger und gerechter würde der Notwendigkeit einer Auslese der geeigneten Arbeitskräfte durch eine entsprechende Beeinflussung der Berufswahl Rechnung getragen.

Ich habe auf der Internationalen Konferenz zur Bekämpfung der Arbeitslosigkeit in Paris (September 1910) auf dieses Moment hingewiesen und auch ausführlich erörtert, in welcher Weise eine derartige Beeinflussung der Berufswahl möglich wäre (Rambousek, Die Arbeitslosigkeit und ihre Bekämpfung vom hygienischen Standpunkt, Concordia 1910, Nr. 17, S. 341, dort auch Literaturangaben).

Die wichtigsten Gesichtspunkte in dieser Richtung sind: eine entsprechende, schon in den Schulen, insbesondere den Gewerbeschulen einzuführende Belehrung über die mit den einzelnen Berufsarten verbundenen Gefahren, die ärztliche Untersuchung der Zöglinge der Schulen, insbesondere der in gewerbliche Fachschulen eintretenden Schüler auf die körperliche Eignung zum gewählten Berufe, die Berücksichtigung der individuellen Eignung bei der Arbeitsvermittlung, Lehrlingsvermittlung u. a. m.

Die von Natur aus weniger widerstandsfähigen jugendlichen und weiblichen Hilfsarbeiter sind von mit Vergiftungsgefahr verbundener Arbeit gänzlich auszuschließen. Dieser Maßregel ist auch in den Gesetzgebungen der Kulturstaaten Rechnung getragen.

Vom Standpunkt des Verwendungsschutzes — unter diesem Namen werden die hierher gehörigen Arbeiterschutzmaßnahmen zusammengefaßt — ist es ferner geboten, die in Betrieben mit Giftgefahr beschäftigten Arbeiter dieser Gefahr nicht zu lange Zeit hindurch auszusetzen.

Daher ist es wünschenswert, daß jenen Arbeitern, welche einer derartig nachgewiesenen gesundheitsschädlichen Beschäftigung obliegen (abgesehen von den übrigen Schutzmaßnahmen), eine entsprechende Abkürzung der Arbeitszeit, eine Vermehrung und Verlängerung der Arbeitspausen gewährt werde.

Ein wichtiges Hilfsmittel des Verwendungsschutzes in dieser Beziehung ist der Arbeitswechsel, d. h. der Wechsel zwischen der gesundheitsgefährlichen Arbeit und gesunder Arbeit (wie z. B. Arbeit im Freien usw.) in bestimmter periodischer Folge. Der Arbeitswechsel wird insbesondere dort empfohlen, wo gewerbliche Vergiftungen durch allmähliche Aufspeicherung des Giftes im Organismus entstehen können; in der Arbeitsperiode, in welcher nicht mit der gefährlichen Substanz hantiert wird, hat der Organismus Zeit, das aufgespeicherte Gift auszuscheiden, wodurch schwerere Vergiftungen vermieden werden.

Durch einen rationellen Arbeitswechsel wird auch in derartig gefährlichen Betrieben eine Anzahl geschulter und widerstandsfähiger Stammarbeiter erhalten, die mit der Giftgefahr vertraut sind und ihr zu begegnen wissen (siehe später Belehrung der Arbeiter über die Giftgefahr). Der stete Arbeitswechsel, welcher in manchen Betrieben mit Giftgefahr zustande kommt und der eine Folge der häufigen Erkrankungen unter der Arbeiterschaft ist, bewirkt eine weitere Steigerung der Erkrankungshäufigkeit, da die Neulinge, die nicht geschulten Arbeiter, der Vergiftungsgefahr am meisten ausgesetzt sind; es kommt somit zu einem Circulus vitiosus, der erhöhte Arbeiterwechsel erhöht die Gefahr und die Zahl der Vergiftungen und umgekehrt diese wieder den Arbeiterwechsel, so daß die Zahl der Vergiftungsfälle sehr hoch steigt; hierdurch wird nicht nur die Arbeiterschaft, sondern auch der Bestand des Betriebes schwer gefährdet, da das Gedeihen des letzteren von dem Vorhandensein eines geschulten Arbeiterstammes wesentlich abhängt. Darum hat die von Hermann Weber und anderen geprägte Parole: „Arbeitswechsel statt Arbeiterwechsel" im besonderen für mit Giftgefahr verbundenen Betrieben große Wichtigkeit und Berechtigung (vgl. Vierteljahrsschr. f. ger. Med. 1906, Bd. 27, ref. Zeitschr. f. Gew.-Hyg. 1906, S. 565).

Von großer Bedeutung ist es ferner, daß die Arbeiterschaft in giftgefährlichen Betrieben nicht nur bei ihrem Eintritt, sondern auch periodisch während der Arbeit ärztlich untersucht werde, damit die körperlich Ungeeigneten ausgeschieden (siehe oben) und Kranke beizeiten, ehe sie noch schwere Erscheinungen zeigen, von der gefährlichen Arbeit abgehalten und der Behandlung zugeführt werden.

Es empfiehlt sich, über solche der Vergiftungsgefahr ausgesetzte Arbeiter, deren Gesundheitszustand, die stattgehabten periodischen ärztlichen Untersuchungen, deren Resultat, ferner über die Erkrankungen, deren Dauer, Anzeichen, die Behandlung usw. Buch zu führen, um eine ausreichende Kontrolle in dieser Beziehung zu ermöglichen.

Hinsichtlich mancher Betriebe mit Giftgefahr wurden in verschiedenen Staaten Vorschriften erlassen, welche eine derartige Kontrolle des Gesundheitszustandes der Arbeiterschaft durch Führung von Büchern und Vermerken anordnen. (Musterkontrollbücher, die den deutschen amtlichen Vorschriften für Maler-, Lackiererwerkstätten, Bleihütten, Gummiwarenfabriken usw. entsprechen, sind in Heymanns Verlag in Berlin erschienen.)

Eine wirksame Kontrolle des Gesundheitszustandes der Arbeiter hat allerdings zur Voraussetzung, daß dem mit dieser Kontrolle betrauten Arzt eine spezielle Schulung und Erfahrung auf dem Gebiete der Gewerbekrankheiten und gewerblichen Vergiftungen zu Gebote steht.

Außerdem empfiehlt sich in manchen Betrieben, in welchen mit Giften, insbesondere mit bestimmten akut wirkenden Giftstoffen hantiert wird, die ständige Ueberwachung des Gesundheitszustandes der Arbeiter durch Aufsichtsorgane (Aufseher, Vorarbeiter), welche in der Lage sind, die ersten Vergiftungszeichen zu erkennen und welche auch befähigt sind, in Vergiftungsfällen eine sachkundige erste Hilfe zu leisten; aus diesen entsprechend geschulten Organen rekrutiert sich dann eine stets bereite Rettungsmannschaft, der auch entsprechende Rettungsmittel zur Verfügung stehen müssen.

Abgesehen von den in gewerblichen Betrieben überhaupt bräuchlichen Rettungsutensilien (Rettungskoffern, Rettungskasten) kommen in Betrieben mit Giftgefahr insbesondere die auf S. 213 ff. ausführlich beschriebenen Sauerstoffapparate als Rettungsmittel in Betracht. Außer den zur Rettung Verunglückter bestimmten Apparaten müssen auch Schutzapparate (Atemhelme, Atemmasken) für die Retter vorhanden sein, damit diese ohne Schaden in der giftigen Atmosphäre das Rettungswerk vollziehen und die Verunglückten bergen können (S. 288). Nie darf die Rettungsmannschaft ohne eine derartige gegen die Vergiftung schützende Ausrüstung Lokale, Apparate, Gasleitungen, Kloaken, kurz Räume betreten, in denen sich eine Vergiftung ereignet hat oder in denen sich voraussichtlich eine gifthaltige Atmosphäre befindet bzw. in die giftige Gase und Dämpfe eindringen können. Selbstredend ist in Betrieben mit Giftgefahr für die tunlichst leichte Erreichbarkeit der ärztlichen Hilfe zu sorgen; in Großbetrieben wird gegebenenfalls die Einführung der ärztlichen Bereitschaft notwendig sein.

Sowohl bei akuten als auch bei chronischen Vergiftungen ist ein möglichst frühzeitiges ärztliches Eingreifen dringend geboten, und daher ist es notwendig, daß der von der Vergiftung Betroffene möglichst frühzeitig die ärztliche Hilfe aufsuche; hierzu gehört jedoch seinerseits eine entsprechende Kenntnis der Giftgefahr und der Wirkung des Giftes, mit dem er hantiert. So kommen wir auf die für den Arbeiterschutz in mit Giftgefahr verbundenen Betrieben außerordentlich wichtige Belehrung der Arbeiter zu sprechen.

Die Arbeiter, die mit Giftstoffen hantieren, sind vor allem über folgendes zu belehren: über die Giftigkeit dieser Stoffe im allgemeinen, über die Wirkung dieser Gifte, insbesondere über die Anfangserscheinungen der in Betracht kommenden Vergiftungen (behufs rechtzeitiger Befragung des Arztes), über den Schutz vor gewerblichen Vergiftungen, besonders über alle jene Einrichtungen und Maßregeln, bei denen die Mithilfe des Arbeiters notwendig ist. Die Mitwirkung der Arbeiter in dieser Richtung ist unerläßlich; sie ist die wichtigste Vorbedingung zu einem wirksamen Schutz gegen die Vergiftungsgefahr in gewerblichen Betrieben. Die besten hygienischen Betriebseinrichtungen, Schutzvorkehrungen und Maßnahmen sind wertlos, wenn der Arbeiter sie nicht benutzt und nicht befolgt. Der Arbeiter muß über den

Zweck solcher Maßnahmen und über die Art und Weise der Benutzung der Schutzvorkehrungen und Schutzmittel unterrichtet sein, er muß darüber belehrt werden, er muß angehalten werden, sie zu gebrauchen und zu befolgen, er muß gegebenenfalls dazu gezwungen werden. Außerordentlich wertvoll ist in dieser Richtung die Mitwirkung der Arbeiterorganisationen; diese sind zur Förderung dieser Arbeiterschutzbestrebungen um so mehr verpflichtet, als der Arbeiter am liebsten dem Arbeiter folgt. Wir haben in der neuesten Zeit genug Anregungen in dieser Richtung zu verzeichnen (vgl. Bender, Leitfaden für die Mitwirkung der Arbeiter bei der Unfall- und Krankheitsverhütung, Berlin, Verlag Seydel 1910; Teleky, Die Krankenkassen und die Bekämpfung der Gewerbekrankheiten; Arbeiterschutz 1907, Nr. 16 und 17, u. a. m.).

Die Belehrung der Arbeiter, welche insbesondere bei den in die giftgefährlichen Betriebe Neueintretenden unerläßlich ist, kann in verschiedener Art erfolgen. Abgesehen von Vorträgen und Broschüren, welche dieses Thema behandeln, von Uebungskursen u. dgl. sind es vor allem kurzgefaßte Belehrungen, die entweder in Form von Anschlägen oder mit anschaulichen Abbildungen illustrierten Plakaten in den Betriebsräumen affichiert werden oder als „Merkblätter" insbesondere den neueintretenden Arbeitern eingehändigt werden. Mitunter wird eine derartige Verlautbarung und Belehrung in den die Vergiftungen betreffenden staatlichen Verordnungen unmittelbar vorgeschrieben; auch wurden seitens einzelner Staatsverwaltungen offizielle Merkblätter verfaßt und herausgegeben, zu deren Verlautbarung und Verteilung die Arbeitgeber verpflichtet erscheinen. Wir kommen auf die wichtigsten derartigen Vorschreibungen und Merkblätter noch im einzelnen zurück. An dieser Stelle sei ein von Lewin, auf Grund der Verhandlungen der XIV. Konferenz der Zentralstelle für Arbeiterwohlfahrtseinrichtungen in Hagen, verfaßtes allgemeines Belehrungsblatt für Giftarbeiter (Berlin, Heymanns Verlag) angeführt, welches eine gute allgemeine Richtschnur für die Verfassung derartiger Merkblätter gibt; es lautet:

Was ist Gift? Gift ist alles, was nicht so schadet, wie es ein Schnitt oder ein Stich oder ein Stoß oder ein Druck oder der elektrische Strom oder das Feuer tut, und doch entweder den ganzen Menschen krank machen kann oder nur einzelne Teile von ihm.

Wer ist Giftarbeiter? Arbeiter, die Gift machen, z. B. in chemischen Fabriken, oder die Gifte für ihr Gewerbe in einer Fabrik oder in ihrer Wohnung gebrauchen, sind Giftarbeiter.

Wem schadet ein Gift? Jeder Arbeiter, der mit einem Gifte arbeitet, kann vergiftet werden, wenn er sich nicht zu schützen versucht oder nicht vorsichtig ist, oder wenn man in der Fabrik oder in der Wohnung nicht dafür sorgt, daß das Gift beseitigt oder vernichtet wird.

Wer da sagt, daß ihm ein Gift nichts anhaben kann, der irrt sich. Jeder Mensch wird vom Gift geschädigt, der eine früher, der andere später, der eine mehr, der andere weniger. Wenn ein Arbeiter auch schon ein oder mehrere Jahre mit Gift gearbeitet hat und sich noch nicht krank fühlt, kann er doch schon den Anfang einer Krankheit in seinem Körper haben; denn den Anfang einer Krankheit merkt man selbst gewöhnlich nicht. Wenn man sich krank fühlt, besteht die Krankheit oder eine Vergiftung schon einige Zeit.

Die schnelle und die langsame Vergiftung. Durch ein Gift kann ein Mensch sehr schnell krank werden, wenn er viel davon, auch nur einmal oder zweimal in seinen Magen bekommen hat. Wenn er zum Beispiel auf einmal viel

Kohlendunst oder Rauch oder andere giftige Dämpfe einatmet, kann er innerhalb 10 Minuten oder in einer Viertelstunde schwer vergiftet werden.

Schlimmer aber noch kann es werden, wenn er von einem Gifte immer nur sehr wenig in den Körper bekommt. Dann wird er meistens nach und nach immer kränker, und dies sieht so aus, als wenn er eine richtige Krankheit bekommen hätte. Sehr oft ist eine solche langsame Vergiftung unheilbar, besonders wenn man nicht frühzeitig etwas dagegen getan hat. Um wieder gesund zu werden, muß ein solcher langsam durch Gift krank gewordener Mensch mit der Giftarbeit aufhören.

Wie kommt ein Gift in den Körper? Gifte kommen auf sehr verschiedene Art in den Körper. Ein Gift macht krank, wenn man es verschluckt. Wenn der Arbeiter das Gift an seinen Händen hat und, ohne sich gründlich gewaschen zu haben, sein Brot mit den giftigen Händen jeden Tag anfaßt, kann er vergiftet werden. Auch wenn das Gift als Staub bei der Arbeit ihm in den Mund kommt und er sich nicht mehrmals am Tage den Mund gut ausspült, wird er das Gift mit dem Speichel oder mit seinem Essen verschlucken und dadurch vergiftet werden. Ebenso kann ein Gift krank machen, wenn man es durch die Nase oder den Mund einatmet. Giftarbeiter werden am häufigsten auf diese Weise vergiftet, wenn sie sich nicht schützen und auch nicht darauf sehen, daß die Fabrik das Ihrige zum Schutze tut.

Manche von den eingeatmeten Giften, wie Chlorgas oder saure Dämpfe, oder auch Giftstaub, wie z. B. von Arsenik, vergiften den Mund mit den Zähnen oder die innere Nase oder den Hals oder die Lunge. Sehr viele andere aber, wie z. B. Staub von Bleistoffen oder von Braunstein oder von Arsenik oder der Quecksilberdampf oder der Dampf von Holzgeist oder von Schwefelkohlenstoff gehen auch in das Blut, nachdem man sie eingeatmet hat, und können den ganzen Körper vergiften.

Es gibt auch Gifte, die in die Haut gehen und von da in das Blut kommen. Dies tun zum Beispiel alle Gifte, welche die Haut rot oder wund machen, wie z. B. gewisse Stoffe aus Quecksilber, Chrom und Arsenik.

Jedes Gift, das nicht die Haut rot oder wund macht, aber flüssig und flüchtig ist, wie z. B. Mirbanöl oder Anilinöl, oder das in einem flüchtigen Stoffe gelöst ist, wie z. B. in Spiritus oder in Benzin oder in Aether oder in Terpentinöl oder in Schwefelkohlenstoff oder in Chloroform, kann in die Haut eindringen und von dort in das Blut kommen und die Arbeiter vergiften.

Es ist auch möglich, daß, wenn die schweißigen Hände jahraus, jahrein manche Gifte anfassen müssen, wie z. B. Bleiröhren, das Gift durch die Haut in den Körper geht.

Wie zeigt sich eine Vergiftung? Durch Gifte können alle Teile des Menschen krank werden. Eine Krankheit, die durch ein Gift gekommen ist, kann man gewöhnlich nicht leicht von einer wirklichen Krankheit unterscheiden, weil die Leiden durch Gifte und die bei einer Krankheit kommenden sich zum Verwechseln ähnlich sein können.

Wenn zum Beispiel ein Giftarbeiter blaß oder gelblich oder bläulich aussieht, wenn er den Appetit verliert oder schwach wird oder Kopfschmerzen oder Schwindel hat oder auch Herzklopfen oder Schweratmigkeit oder Bruststiche oder Schmerzen in den Armen oder Beinen, oder wenn er Arme oder Beine nicht mehr ordentlich bewegen kann, oder wenn er schlecht sieht, oder die Haut Ausschläge und Geschwüre bekommt, oder wenn es im Munde weh tut und entzündet ist, oder wenn der Urin anders wie sonst abgeht, oder wenn bei einer Frau, die mit Giften arbeitet, das Monatliche gestört wird, oder wenn sie schwanger ist, sie das Kind nicht bis zum Ende richtig austrägt, so muß man dem Arzte sagen, womit man in der Fabrik oder der Wohnung arbeitet, weil er dann wissen kann, ob es von einer Vergiftung oder von einer wirklichen Krankheit kommt.

Was soll ein Giftarbeiter tun, um sich vor dem Gift zu schützen? Der vorsichtige und saubere Giftarbeiter bleibt länger gesund als der leichtsinnige und unsaubere.

Wenn der Arbeiter während der Giftarbeit an die Gefahr denkt, wird er das Gift so wenig wie möglich an seine Haut oder in den Mund und die Nase kommen lassen.

Das meiste von dem Gift, was doch dorthin gekommen ist, kann er wieder fortbringen, wenn er sich morgens, mittags und abends vor dem Essen Gesicht und Kopf gründlich mit Seife und die schmutzigen Hände mit Seife und Sand wäscht und den Mund ordentlich spült und Wasser in die Nase zieht. Dazu muß er sich Zeit nehmen.

Wer nicht baden kann, der soll zweimal in der Woche seinen Leib mit Seife und Sand zu Hause waschen. Giftige Gase und Dämpfe gehen schnell in die Lunge und das Blut. Hier nutzt die Reinigung wenig, aber wohl das Einlassen von viel Luft in die Werkstatt durch Fenster und Türen oder Absaugenlassen der Gifte. Der kluge Arbeiter verhindert eine solche Hilfe nicht, auch wenn es etwas zieht oder kühl wird.

Der kluge Arbeiter gebraucht auch andere Mittel zu seinem Schutze, die man ihm gibt, z. B.: Respiratoren, Schwämme, Handschuhe, auch wenn sie ihm sehr unbequem sind.

Der Giftarbeiter soll, so gut er kann, durch die Nase atmen. Bei der Arbeit soll der Giftarbeiter nicht essen, nicht trinken, nicht rauchen und nicht singen. Wer das Priemen nicht lassen kann, soll wenigstens nicht mit schmutzigen Fingern den Priem abreißen und in den Mund stecken, weil sonst Gift in seinen Mund kommt.

Branntweintrinken ist für viele Giftarbeiter gefährlich. Wenn der Giftarbeiter in der Fabrik oder zu Hause essen will, soll er sein Halstuch und seine giftigen Kleider ablegen und saubere anziehen, weil sonst Gift in das Essen kommen kann.

In giftigen Kleidern soll er auch nicht mit seinen Kindern spielen, weil sie dadurch auch Gift bekommen können.

Von den individuellen Schutzmaßnahmen gegen die Vergiftungsgefahr, welche, um wirksam zu sein, die sorgfältigste Einhaltung und Mitwirkung seitens des Arbeiters erfordern, haben jene die größte Bedeutung, die den Arbeiter vor der Berührung mit dem Gift nach Tunlichkeit schützen sollen. Dem Gifte soll die Berührung mit dem Körper, der Hautoberfläche, ferner das Eindringen in Mund und Nase nach Tunlichkeit verwehrt werden; ist dies aber nicht vollkommen möglich, dann muß das Gift von der Körperoberfläche so rasch als möglich entfernt werden, damit es nicht, oder wenigstens nicht in wirksamen Mengen, eindringe. Ein derartiger Schutz wird durch eine entsprechende persönliche Ausrüstung des Arbeiters (mit Arbeitskleidern, Nasen- und Mundschutz usw.) und ferner durch eine sorgfältige Reinlichkeitspflege, insbesondere bei dem Einnehmen der Mahlzeit erreicht. Es kann nicht genug betont werden, daß diese hierher zählenden Maßregeln zu den wirksamsten Schutzmitteln gegen die Giftgefahr im Gewerbe gehören, insbesondere gegen die tückische Gefahr der Vergiftung mit schleichend-chronisch wirkenden Giften. Die Belehrung der Arbeiter über die Vermeidung der Giftgefahr muß die Wichtigkeit dieser Schutzmaßnahmen in erster Reihe hervorheben; dies geht auch aus dem oben angeführten Merkblatt hervor.

Zu der persönlichen Ausrüstung des Arbeiters im Betriebe gehört vor allem eine entsprechende Arbeitskleidung.

Die Hauptanforderung an die Kleidung des Arbeiters ist das Tragen besonderer Arbeitsanzüge bei der Arbeit, welche sofort beim Beginn der Arbeit angezogen werden, nachdem die Straßenkleidung abgelegt wurde.

Es genügt nicht, daß ein Arbeitskleid (Anzug, Mantel, Schürze) über die Straßenkleidung angezogen werde.

Das Arbeitskleid muß vor dem Einnehmen der Hauptmahlzeit (Mittagspause) und vor dem Verlassen des Betriebes (zugleich mit der entsprechenden Reinigung) wieder abgelegt und mit der Straßenkleidung vertauscht werden.

Die Arbeitskleidung hat aus glatten, festen, leicht waschbaren Stoffen zu bestehen und soll in nicht zu langen Zwischenräumen —

etwa allwöchentlich — gehörig gewaschen und gut getrocknet werden. Die Arbeitsanzüge sollen vollkommen glatt geschnitten sein (ohne Falten und Taschen).

Durch das Ablegen der Arbeitskleidung vor der Mahlzeit und dem Feierabend wird in Betrieben, in denen mit giftigen Stoffen hantiert wird, eine Verschleppung des Giftes in die Speisehallen und in die Wohnungen der Arbeiter verhütet. Von der Einrichtung der Speisehallen ist noch später die Rede.

Die unmittelbare Berührung von giftigen Stoffen mit der Hand ist nach Tunlichkeit zu vermeiden. Wenn dies jedoch nicht möglich ist und der Arbeiter Giftstoffe unbedingt anfassen, seine Hände mit denselben benetzen oder bestauben muß, so sind hierbei undurchlässige Handschuhe zu verwenden. Dies ist besonders dringend notwendig, wenn es sich um Gifte handelt, die durch die Haut dringen oder diese schädigen, also Hautkrankheiten, Geschwüre u. a. hervorrufen können. — Wenn zu befürchten steht, daß Giftstoffe durch Verspritzen, Verstauben u. dgl. bei der Arbeit mit der übrigen Körperhaut in Berührung kommen können, wird es mitunter angezeigt sein, undurchlässige oder zum Teil undurchlässige Arbeitskleider (Schürzen u. dgl.) zu verwenden.

Beim Umgang mit leicht verstaubenden Giftstoffen ist der Arbeiter mit einer entsprechenden Kopfbedeckung zu versehen, da an den Haaren Giftstaub leicht haften bleiben kann.

Aus den oben angeführten zwingenden Gründen sind die Betriebsunternehmer in mit Giftgefahr verbundenen Betrieben zur Beistellung und Instandhaltung entsprechender Arbeitsanzüge für die Arbeiter verpflichtet; die Arbeiter sind ihrerseits zum Gebrauch dieser Arbeitskleider verpflichtet.

Von großer Wichtigkeit ist daher auch die Einrichtung von Garderoben in solchen Fabrikbetrieben. Unter Garderoben sind Räume zum Umkleiden zu verstehen, die mit Wascheinrichtungen in genügender Menge und mit Kasten zum Aufbewahren der Straßenkleidung einerseits und der Arbeitskleidung andererseits ausgestattet sind. Einem jeden Arbeiter ist eine mit Waschzeug wohlausgerüstete Waschstelle und ein Kasten in der Garderobe anzuweisen und mit dem Namen des Arbeiters zu versehen.

Die Aufbewahrungskasten für die Kleider der Arbeiter sollen Doppelkasten sein, d. h. durch eine Scheidewand in zwei streng getrennte (durch zwei gesonderte Türflügel verschließbare) Teile geschieden, wovon der eine zur Aufbewahrung der Arbeitskleidung dient, der andere für die der Straßenkleidung bestimmt ist. Diese Trennung der in und außer dem Betriebe getragenen Kleider ist von großer Wichtigkeit und darf insbesondere in Betrieben, wo mit Giftstoffen hantiert wird, nie außer acht gelassen werden.

Zum unmittelbaren Schutz der Atemwerkzeuge der Arbeiter stehen Apparate im Gebrauch, welche vor Mund und Nase gebunden werden, um das Eindringen der Luftverunreinigung in den Atemweg zu verhüten, sog. Respiratoren.

Oft dienen den Arbeitern einfache Schwämme oder Lappen, die vor Mund oder Nase gebunden werden, als Respiratoren. Meist sind jedoch komplizierte Apparate, welche Mund und Nase oder das ganze Gesicht maskenartig, ja den ganzen Kopf helmartig und luftdicht umschließen, im Gebrauch; dieselben schließen (mittelst Gummieinfassungen) dicht an den Körper an, besitzen eine Atemöffnung, welche meist mit zwei parallelen Gittern aus Drahtgaze abgeschlossen ist, zwischen denen sich eine Schicht Watte befindet, durch welche geatmet wird. Diese Watte hält als Filter sämtlichen Staub zurück. Das äußere Drahtgitter ist abhebbar oder mittelst eines Scharniers umklappbar, so daß die Watte stets entfernt und durch neue ersetzt werden kann.

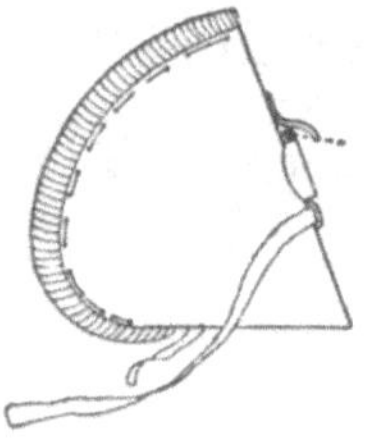

Fig. 48 a. Seitenansicht

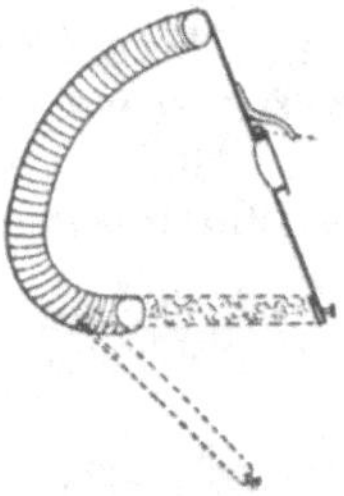

Fig. 48 b. Schnitt

Fig. 48 a—c. Respirator, Nasenteil (nach Albrecht)

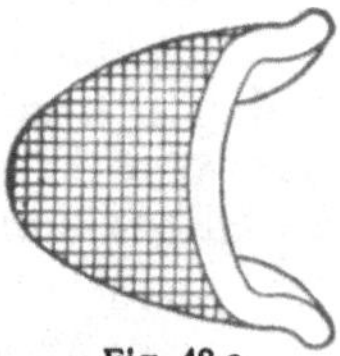

Fig. 48 c. Ansicht von unten

Im übrigen ist die Maske, sei es, daß sie nur Mund und Nase oder daß sie das ganze Gesicht oder den Kopf überhaupt umschließt, aus für Luft undurchlässigem Stoff konstruiert und gegebenenfalls mit Augenfenstern versehen. Die Konstruktionen der einzelnen Respiratoren sind außerordentlich mannigfaltig; verschiedene Formen sind aus den Fig. 48, 49, 50 zu ersehen.

Damit die Respiratoren nicht drücken, müssen sie entsprechend leicht sein; ferner soll durch den Respirator die Atmung nicht wesentlich erschwert werden, was durch ein Ventil in der Maske erzielt werden kann, das sich beim Einatmen schließt und nur beim Ausatmen die Luft unbehindert entweichen läßt, ohne daß sie den Filterstoff passieren muß.

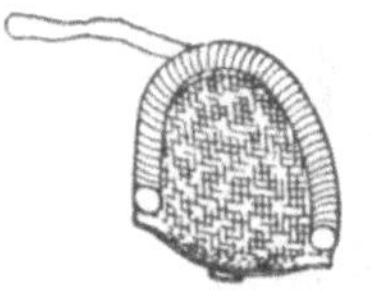

Fig. 49 a. Seitenansicht

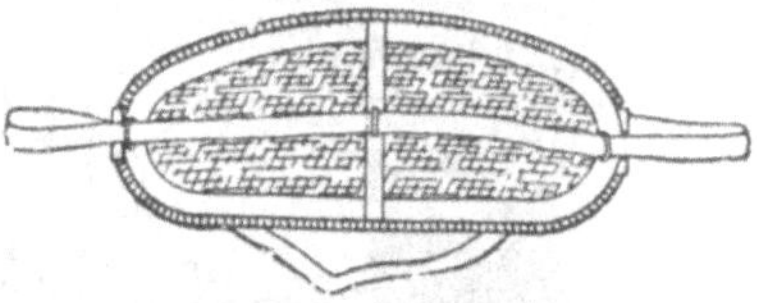

Fig. 49 b. Vorderansicht

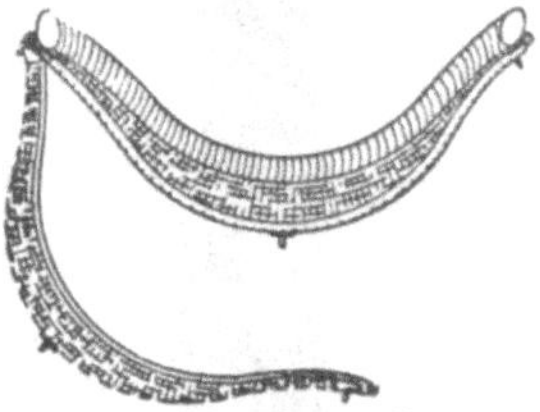

Fig. 49 c. Grundriß

Fig. 49 a—c. Respirator, Mundteil (nach Albrecht)

In der Regel erfüllen die gebräuchlichen Apparate die vorerwähnten Bedingungen nicht oder nicht vollkommen. Auf die Dauer wird der Druck des Respirators meist lästig empfunden, überdies entsteht beim langdauernden Tragen ein bis zur Unerträglichkeit sich

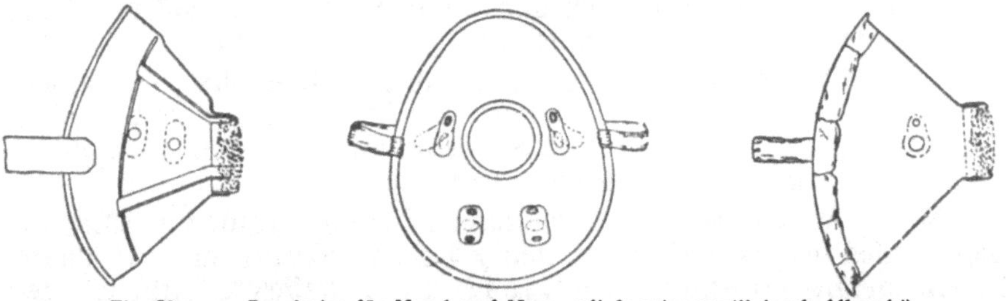

Fig. 50 a—c. Respirator für Mund und Nase, mit Ausatemventil (nach Albrecht)

steigerndes Hitzegefühl im Gesicht, auch wird die Atmung beim Einatmen durch den Respirator zweifellos erschwert. Der letztere Umstand kommt besonders zur Geltung, wenn, wie es mitunter zum Schutze gegen giftige Gase geschieht, mit Flüssigkeiten getränkte Schwämme oder Lappen als Respiratoren verwendet werden.

Im allgemeinen gilt der Grundsatz: Die Respiratoren sollen lediglich als Aushilfsmittel in Anwendung gelangen und nur vorübergehend getragen werden. Beim vorübergehenden Aufenthalt in einer mit giftigem Staub erfüllten Atmosphäre muß jedoch

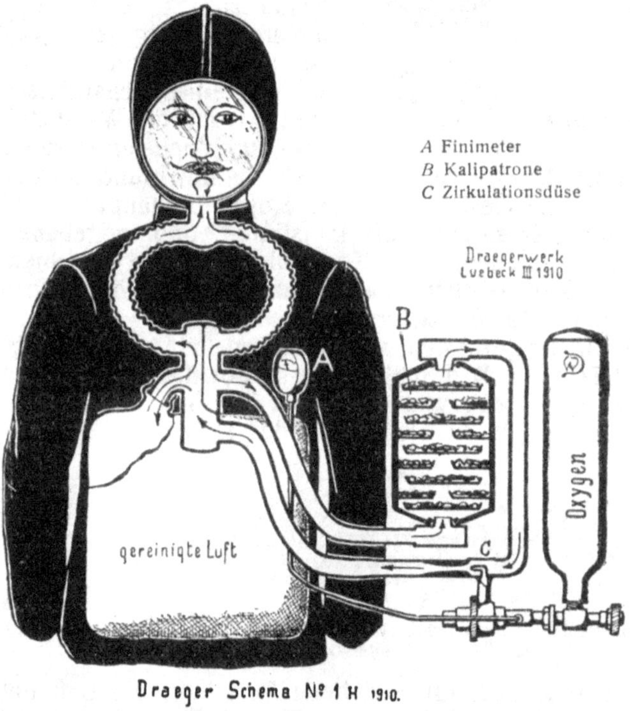

Fig. 51. Schematische Darstellung des Dräger-Sauerstoffapparates mit Rauchhelm

das Anlegen eines zweckmäßigen (am besten den ganzen Kopf schützenden) Apparates warm empfohlen werden.

Gegen schädliche Gase und Dämpfe gewähren die Respiratoren keinen oder einen sehr unvollkommenen Schutz, zumal mit neutralisierenden Flüssigkeiten getränkte Respiratoren — wie erwähnt — kaum durch längere Zeit ertragen werden.

Wenn mit Giftgasen erfüllte Räume betreten werden müssen, bedarf es der bereits mehrerwähnten Atemapparate, die für diesen Zweck derart konstruiert sind, daß der betreffende Arbeiter den nötigen Sauerstoffvorrat in einem entsprechenden Apparate (Tornister u. ä.) mit sich nimmt; der in diesem Apparat entwickelte Sauerstoff wird der Atemmaske (Atemhelm), die der Arbeiter aufsetzt, zugeführt, so daß seine Atmung von der ihn umgebenden Atmosphäre völlig unabhängig ist. Derartige Apparate sind naturgemäß nur für einen vorübergehenden Gebrauch von bestimmter Dauer eingerichtet.

Die Wirkungsweise des Apparates, die in Fig. 51, 52, 53 schematisch dargestellt ist, ist folgende: Zunächst wird der Luftsack nach Aufsetzen des Rauchhelms mit frischer Luft gefüllt, dann die Luftklappe geschlossen und der Sauerstoffzufuhr durch Aufschrauben der Sauerstoffflasche der Weg geöffnet, so daß nun der Sauerstoff, mit der Luft gemengt, im Apparat zu zirkulieren beginnt; die ausgeatmete Luft passiert die Kalipatrone *B*, wo sie von Kohlensäure befreit wird, so daß sie nach Zusatz von Sauerstoff aus dem Zylinder durch die Düse *C* wieder regeneriert wird und zur Einatmung geeignet ist. Der Druck im Zylinder wird durch das Finimeter *A* gemessen, das auch anzeigt, wann der Sauerstoffvorrat zu Ende geht; Sauerstoffvorrat und Kalipatrone reichen für die gleiche Zeit.

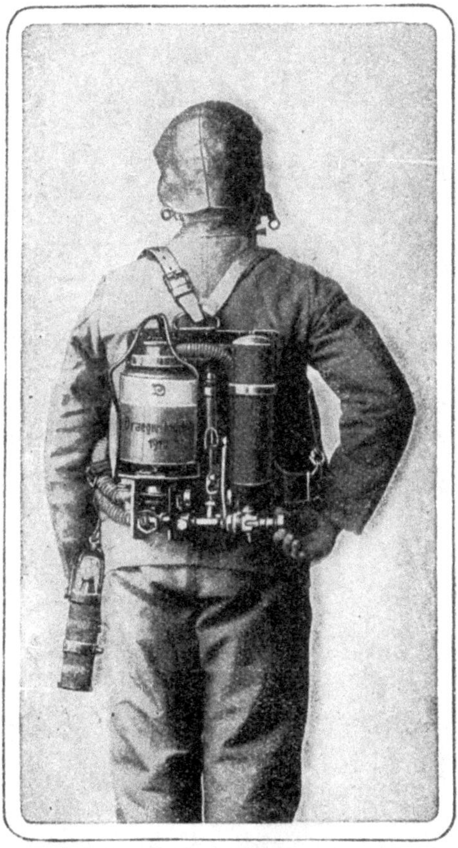

Fig. 52. Drägers Sauerstoffapparat von hinten
Die Abbildung zeigt die Kalipatrone mit ihrem Auswechslungsmechanismus, den Sauerstoffzylinder mit seinem Schlüssel und links ein Sechskantauge zum Entfernen der Verschlußmutter von Reservezylindern

Die Reinlichkeitspflege erfordert bei Giftarbeitern regelmäßige Reinigung des Körpers durch Waschungen und Bäder.

Dort, wo giftige staubende oder dampfende Materialien zur Verwendung kommen, ist die regelmäßige Reinigung der Hände und des Mundes (vor allem vor der Mahlzeit und beim Verlassen der Fabrik) von der größten Wichtigkeit; Waschwasser und Wascheinrichtungen (Waschbecken, Seife, Bürste, Handtuch) müssen in genügender Zahl zur Hand sein; der Arbeiter muß über die Wichtigkeit der Reinlichkeitspflege gehörig unterrichtet sein; die regelmäßige Reinigung muß zur Pflicht gemacht und durch Aufseher gehörig kontrolliert werden; die Arbeiter sollen durch die Arbeitsordnung angehalten werden, in einer bestimmten Reihenfolge auch Vollbäder (Brausebäder) zu nehmen; das Waschen und Baden soll die freie Zeit des Arbeiters nicht kürzen und soll daher innerhalb der Arbeitszeit geschehen.

Das Essen und der Tabakgenuß (Rauchen, Schnupfen, Tabakkauen) in durch Luftverunreinigung gefährdeten Lokalitäten sind zu verbieten. Nach Möglichkeit sind Speisesäle zu errichten, welche der Arbeiter erst nach gehöriger Reinigung betreten darf. Am zweckmäßigsten ist es, wenn der Arbeiter durch die Garderobe (in der er das Arbeitskleid abgelegt) und durch das Waschzimmer (in dem er sich reinigt) in den Speisesaal gelangt.

Die Einrichtung von Speiseräumen, in welchen entweder die mitgebrachten bzw. zugetragenen Mahlzeiten von den Arbeitern verzehrt oder die in der Arbeiterküche bereiteten Speisen eingenommen werden, ist, insbesondere dort, wo im Betriebe giftige Stoffe verarbeitet werden, unerläßlich. Wenn für derartige Räume nicht Vorsorge getroffen ist, dann nehmen die Arbeiter die Mahlzeiten häufig in den Betriebsräumen ein, was im allgemeinen, insbesondere aber in Betrieben, in denen mit Giftstoffen hantiert wird, unzulässig ist.

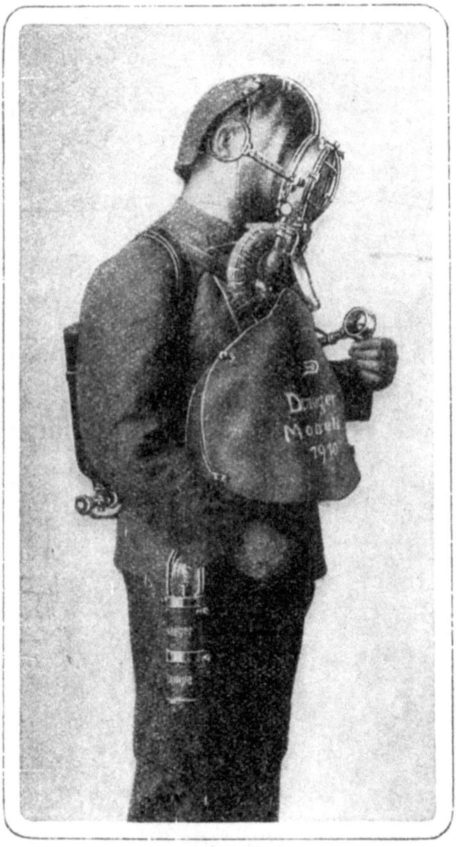

Fig. 53. Drägers Sauerstoffapparat von rechts
Die Abbildung zeigt die selbstablesbare Sauerstoffkontrolle durch ein auf der Brust liegendes Finimeter

Mit den Speisesälen werden die Waschanstalten und Garderoben in Verbindung gebracht, so daß die Arbeiter Gelegenheit haben, vor der Mahlzeit die Arbeitskleider abzulegen und sich gehörig zu reinigen.

Eine derartige Einrichtung ist aus Fig. 54 zu ersehen. — Die Speiseräume und Speisehäuser dienen der Arbeiterschaft auch als Aufenthaltsort innerhalb ihrer freien Zeit, insbesondere in den Arbeitspausen.

Von der Notwendigkeit der Einrichtung von Waschgelegenheiten in den Betrieben wurde bereits wiederholt Erwähnung getan.

Wenn man im allgemeinen sagen kann, daß „Reinlichkeit halbe Gesundheit" ist, so gilt dieser Grundsatz mit besonderem Nachdruck im Hinblick auf die Arbeiterwohlfahrt in Betrieben mit Giftgefahr. Das Vorhandensein von Wascheinrichtungen in den Garderoben muß auch in kleineren derartigen Betrieben unbedingt gefordert werden; größere Betriebe sollen überdies mit Arbeiterbädern versorgt sein.

Als Wascheinrichtungen zur Reinigung der unbedeckten Körperteile, der Hände und des Gesichtes, die am meisten der Beschmutzung ausgesetzt sind, empfehlen sich einfache Waschbecken. Waschgeräte, welche von mehreren Personen benutzt werden, wie Tröge, Rinnen u. ä., sind unzulässig.

Die Waschbecken müssen leicht zu reinigen sein, daher aus Porzellan oder glasiertem Email bestehen. Das Schmutzwasser muß sich aus denselben leicht entfernen lassen. Daher empfehlen sich die „Kippwaschbecken“ am meisten; solche sind in Fig. 55 dargestellt.

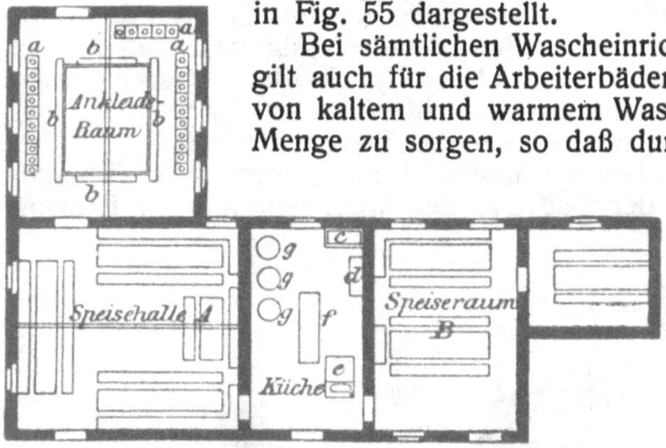

Fig. 54. Speisehalle mit Ankleide- und Waschraum in der Bleifarbenfabrik Leyendecker in Köln (nach Albrecht)

Bei sämtlichen Wascheinrichtungen — und dies gilt auch für die Arbeiterbäder — ist für den Zufluß von kaltem und warmem Wasser in unbeschränkter Menge zu sorgen, so daß durch die Mischung des Warmwassers mit Kaltwasser jede beliebige Temperatur des Waschwassers bzw. Badewassers innerhalb gewisser Grenzen erzielt werden kann. Dies wird durch die Einrichtung von „Mischhähnen“ in vollkommener Weise erzielt.

Arbeiterbäder können als Brause-, Wannen- oder Bassinbäder eingerichtet werden.

Das Brausebad (Dusche) zeichnet sich durch viele Vorteile aus und kommt daher für Arbeiterbäder weitaus am häufigsten zur Anwendung. Die Kosten der Errichtung von Brausebädern sind verhältnismäßig gering, da der Badeapparat außerordentlich einfach ist; daher kann das Bad seitens des Fabrikbesitzers den Arbeitern kostenfrei oder gegen eine sehr geringe Abgabe zur Verfügung gestellt werden. Durch das Brausebad wird bei einer raschen und mühelosen Abfertigung der Badenden eine gründliche Reinigung ermöglicht. Die Reinhaltung und Instandhaltung sowie die Bedienung einer mit Brausen ausgestatteten Badeanlage ist leichter durchführ-

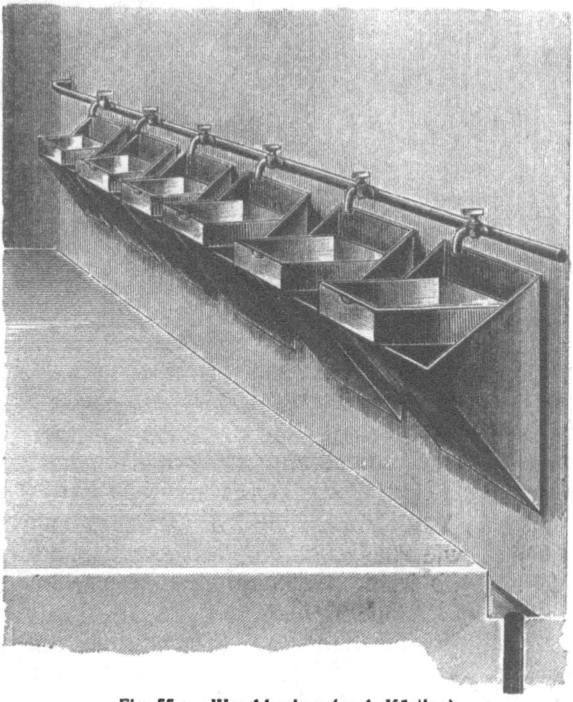
Fig. 55 a. Waschbecken (nach Körting)

bar, als dies bei Wannenbädern der Fall ist, bei denen der Wasserwechsel und die Reinhaltung der Wannen umständlich ist und eines größeren Zeit- und Bedienungsaufwandes bedarf. In den Badeanstalten mit Brausebädern ist die Einrichtung von Doppelzellen, die in Bade- und Ankleidezellen zerfallen, am zweckdienlichsten. Die Wände sowohl als der Fußboden der Zellen haben undurchlässig und glatt zu sein (Terrazzoböden, Asphalt-, Zementanwurf). In der Badezelle selbst soll sich der Fußboden nach einer muldenförmigen (trichterförmigen) Vertiefung hin senken, aus welcher das Wasser abfließt.

Die Brausen werden am besten durch Kettenzug in Tätigkeit versetzt, weil dann der Badende den Wasserstrom nach Belieben

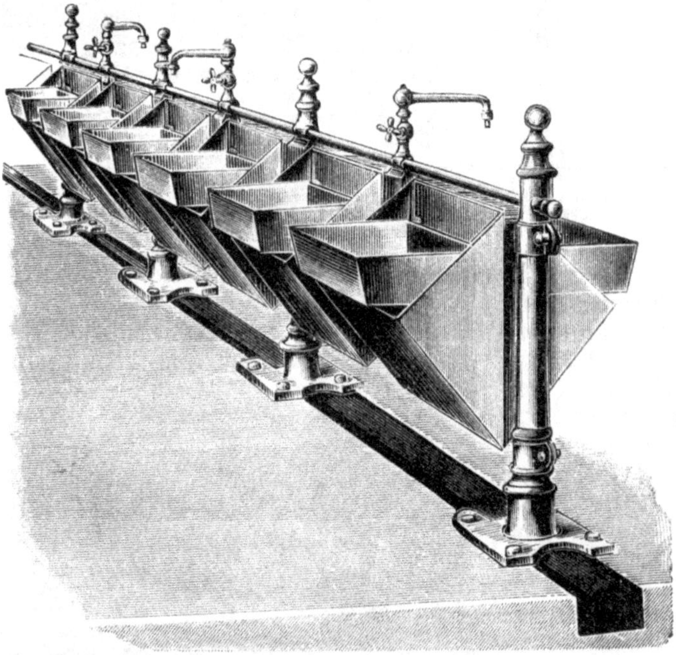

Fig. 55 b. Waschbecken (nach Körting)

unterbrechen kann, was zum Beispiel nicht möglich ist, wenn die Brause vermöge eines Mechanismus beim Daruntertreten automatisch zu funktionieren beginnt. Die Fig. 56 zeigt die Einrichtung von Arbeiterbädern.

Bei der Einrichtung größerer Badeanstalten werden jedoch auch Wannen-, gegebenenfalls auch Bassinbäder nicht fehlen.

Das Waschen muß den Arbeitern zur Pflicht gemacht werden, ebenso wie das Ablegen der Arbeitskleider; es muß kontrolliert werden, ob beides stets und genau vor der Mahlzeit sowie vor dem Feierabend geschieht.

Daß Garderoben und Waschräume am besten so angeordnet werden, daß der Arbeiter diese Lokalitäten passieren muß, ehe er in den Speisesaal gelangt, wurde bereits erwähnt.

Um auch das Baden pflichtmäßig zu machen, ist eine Badeordnung aufzustellen; durch dieselbe wird eine bestimmte Reihenfolge (Turnus) festgestellt, in welcher die Arbeiter baden; auch sollte, wie erwähnt, die Badezeit in die Arbeitszeit fallen.

In zahlreichen Großindustrien ist man den Forderungen der Reinlichkeitspflege durch die Errichtung großer Badehäuser gerecht geworden.

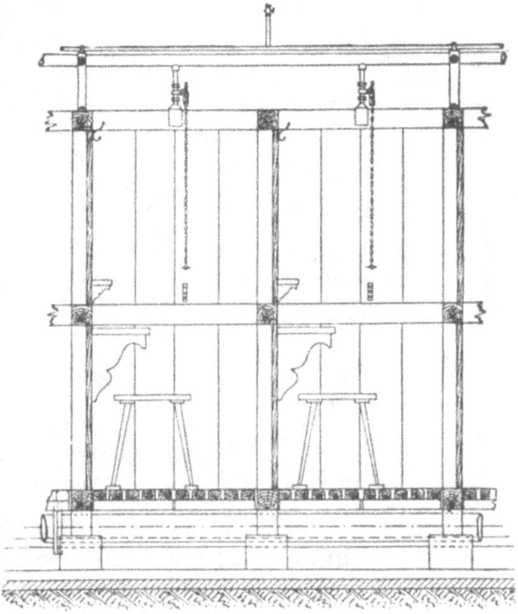

Fig. 56. Badezellen eines Brausebades (nach Albrecht)

Fig. 57 gibt den Plan der trefflich eingerichteten Badeanstalt der Farbwerke (vormals Lucius, Meister & Brüning) in Höchst a. M. wieder.

Auch eine entsprechende Ernährung der Arbeiter spielt unter den individuellen hygienischen Maßnahmen zum Schutz gegen gewerbliche Vergiftungen usw., insbesondere die chronischen Intoxikationen, eine bedeutsame Rolle. Wir haben im zweiten Teil bei einer Reihe derartiger gewerblicher Vergiftungen gelegentlich der Besprechung der Behandlung auf die Wichtigkeit einer rationellen Ernährung hingewiesen. Natürlich ist die Hebung des allgemeinen Ernährungszustandes durch eine kräftige Kost nicht nur ein kuratives Mittel, nicht nur ein wichtiges Hilfsmittel bei der Behandlung der chronischen gewerblichen Vergiftungen, sondern auch eines der besten

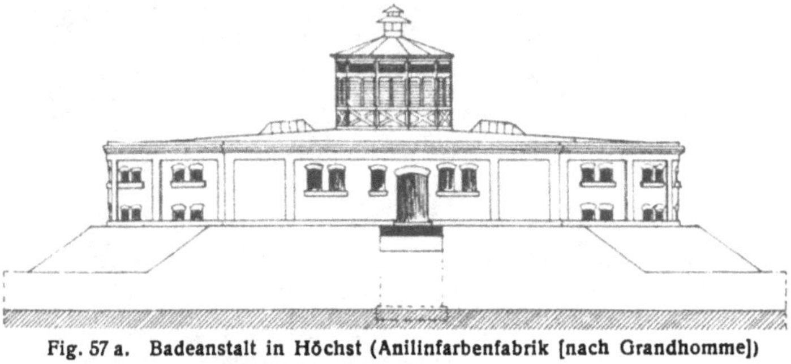

Fig. 57 a. Badeanstalt in Höchst (Anilinfarbenfabrik [nach Grandhomme])

Schutzmittel gegen solche Vergiftungen. Gut genährte, kräftige Arbeiter sind auch gegen den Einfluß der Giftwirkung relativ widerstandsfähig; ohne Zweifel sind hingegen schlecht ernährte, an Störungen der Verdauungstätigkeit leidende für die Giftwirkung besonders empfänglich. Es kann nicht unsere Aufgabe sein, hier die Frage der Ernährung des Arbeiters bzw. der Volksernährung eingehend zu erörtern. Wir weisen nur nochmals darauf hin, daß diese Fragen für die in Betrieben mit Giftgefahr beschäftigten Arbeiter die größte Bedeutung haben. Ganz besonders handelt es sich auch um die Beschaffung entsprechender Getränke für die Arbeiter, um dem Alkoholismus zu steuern. Bei den meisten chronischen gewerblichen Vergiftungen, aber auch bei den akuten Vergiftungen hat die Kombination mit chronischem Alkoholismus die schwersten Folgen. Die Alkoholvergiftung schafft durch ihren üblen Einfluß auf die Niere, die Leber, den Verdauungsapparat, das Nervensystem und den gesamten Stoffwechsel eine Reihe von

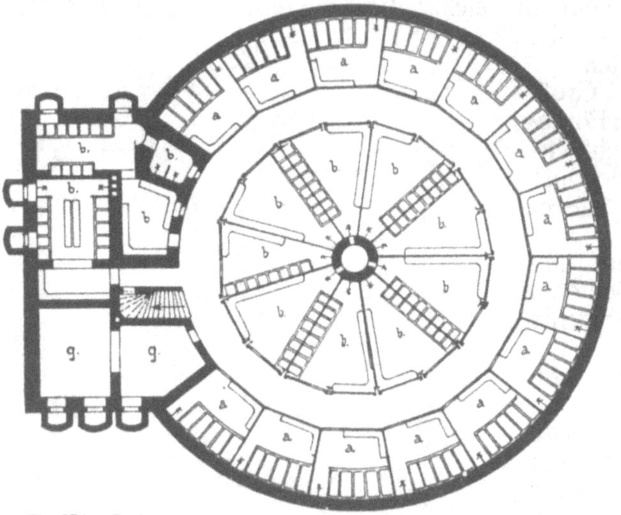

Fig. 57 b. Badeanstalt in Höchst (Anilinfarbenfabrik [Untergeschoß])

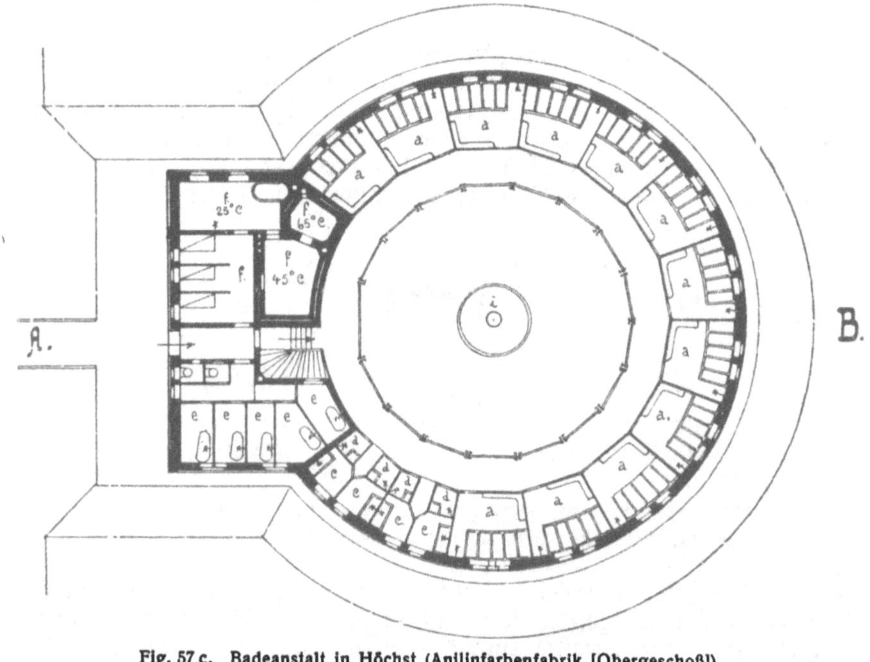

Fig. 57 c. Badeanstalt in Höchst (Anilinfarbenfabrik [Obergeschoß])
a Wannenbäder mit Brause. *b* Waschplätze mit Brause für Arbeiter. *c* Wannenbäder mit Brause. *d* Brausebäder für Aufseher. *e* Wannenbäder mit Brause für Beamte. *f* Römisch-irisches Bad. *g* Badewärter. *i* Warmwasserreservoir

Punkten geringerer Widerstandsfähigkeit, von Angriffspunkten für das Gift. Es ist daher von der größten Wichtigkeit, daß der Alkoholübergenuß bei den mit Giftstoffen hantierenden Arbeitern hintangehalten werde; daher müssen diesen Arbeitern alkoholfreie Getränke zur Verfügung stehen. Abgesehen von gutem Trinkwasser kommen vor allem Milch, gegebenenfalls auch Kaffee, Tee, Fruchtsäfte u. dgl. in Betracht. Wie gesagt, ist besonders der Milchgenuß zu empfehlen; die kostenfreie Verabreichung von Milch an die Arbeiter ist in manchen Betrieben mit Giftgefahr, namentlich mit Bleigefahr, eingeführt.

Schließlich darf nicht unerwähnt bleiben, daß auch sonstige Wohlfahrtseinrichtungen, welche der körperlichen Gesundung und Kräftigung der Arbeiter dienen und deren allgemeine Widerstandsfähigkeit zu erhöhen geeignet sind, unter die Schutzmittel gegen die Giftgefahr zählen. Hierher gehören vor allem Einrichtungen, welche den Aufenthalt der Arbeiter in frischer Luft während der arbeitsfreien Zeit, die Pflege von Sport und Körperstählung zum Zweck haben. Auch in dieser Beziehung wurde bereits von den Arbeitgebern, wohl auch von den Arbeiterorganisationen manches Nennenswerte geleistet, und es sei hier auf die Spezialwerke und Zeitschriften über Arbeiterwohlfahrtseinrichtungen hingewiesen.

Allgemeines über Betriebseinrichtungen zum Schutze der Arbeiter vor gewerblichen Vergiftungen

(Allgemeine Grundsätze, Ersatz von Produktionsmethoden mit Giftgefahr durch ungefährliche Arbeitsarten, Beschaffenheit, Reinheit der Betriebsstätten, Luftraum, Lüftung, Beseitigung der die Luft verunreinigenden Gifte)

Die Betriebseinrichtungen, welche zum Schutz der Arbeiter vor gewerblichen Vergiftungen dienen, streben im wesentlichen folgenden Zielen zu: Das höchste, aber leider unerreichbare Ziel wäre, die gewerblichen Betriebe so einzurichten, daß die Verwendung von Giftstoffen oder mit Giften verunreinigten Stoffen oder das Zustandekommen solcher Stoffe im Betriebe gänzlich vermieden würde. Dieses Ziel ist eben ein Ideal, und es muß daher getrachtet werden, es zu erreichen oder sich ihm zu nähern, wo es angeht. Als eine weitere derartige Forderung, die auch nicht allgemein durchführbar ist, gilt die tunlichste Vermeidung der Berührung von in gewerblichen Betrieben verwendeten oder sich entwickelnden Giftstoffen seitens des Arbeiters. Die Erfüllung dieser Forderung hat zur Voraussetzung, daß die Handarbeit, das Handanlegen bei der Arbeit mit dem Gift, entbehrlich sei oder durch entsprechende maschinelle Betriebseinrichtungen entbehrlich gemacht werden könne, was natürlich nicht überall bei allen Betriebsmanipulationen erreichbar ist. Man muß sich daher meist damit begnügen, die dem Arbeiter gefährlich werdenden Giftstoffe, mit welchen er bei der Arbeit in Berührung kommen kann oder die sich sozusagen unter seiner Hand entwickeln, so rasch als möglich zu beseitigen und aus der Nähe des Arbeiters fortzuschaffen oder wenigstens tunlichst unschädlich zu machen. Die größte Gefahr für den Arbeiter wird — wie wir aus den Betrachtungen im I. und II. Teil ersehen haben — durch jene Giftstoffe bedingt, welche vermöge ihrer staubförmigen Beschaffenheit, ihrer Flüchtigkeit oder als Gase imstande sind, die Luft zu verunreinigen, die Atmosphäre des Arbeitsraumes, die Atemluft des Arbeiters zu vergiften. Die Vermeidung und Beseitigung der giftführenden Luftverunreinigung spielt unter den Betriebseinrichtungen zum Schutz der Arbeiter vor gewerblichen Vergiftungen die größte Rolle. Dort, wo die Verbreitung der Luftverunreinigung in die Atmosphäre der Werkstätte sich nicht gänzlich vermeiden läßt, muß durch eine genügende Menge von Frischluft eine entsprechende Verdünnung der Luftverunreinigung bis auf ein unschädliches Maß erzielt werden. Ueberdies muß man trachten, durch eine entsprechende Beschaffenheit und Einrichtung der Betriebsräume ein Sichanhäufen und Absetzen der die Luft verunreinigenden Giftstoffe hintanzuhalten.

Diese Gedanken sollen im folgenden näher erörtert werden, indem die Grundprinzipien der Durchführung der hier aufgestellten Anforderungen behandelt werden. Auf eine Besprechung der technischen Details, die dem konstruierenden Techniker überlassen bleiben muß, wird, wie schon betont, hier verzichtet.

Nach Möglichkeit sind somit diejenigen Verfahren gänzlich zu vermeiden, bei welchen Giftstoffe verwendet werden, und insbesondere dann, wenn diese Verwendung mit einer schädlichen Luftverunreinigung verbunden ist. Ein solcher Ersatz von gesundheitsschädlichen Verfahren durch gesundheitlich einwandfreie oder doch weit weniger Nachteil bringende ist natürlich nur insoweit möglich, als es die Technik zuläßt, d. h. wenn das hygienisch unbedenkliche Verfahren in technischer Hinsicht der durch dasselbe ersetzten Produktionsart gleichwertig ist bzw. wenn ein gesundheitsschädliches Material oder Produkt einen vollwertigen Ersatz in einem gesundheitlich einwandfreien gefunden hat. Ein solcher Ersatz ist mitunter tunlich, mitunter wird er angestrebt. In einigen Fällen ist, wie bereits erwähnt wurde, das Verbot — das internationale Verbot — gewisser Produktionsarten in Erwägung gezogen und zum Teil auch durchgeführt worden. Wir haben auch bereits auf die wirtschaftlichen Bedenken und Erwägungen in dieser Richtung aufmerksam gemacht. Es leuchtet ein, daß durch Verbotsmaßregeln, die Industriezweige lahmlegen, ohne Ersatz zu schaffen, nicht nur die Arbeitgeber, sondern auch die Arbeitnehmer wirtschaftlich schwer geschädigt werden können; unter den Arbeitern sind es denn gerade die geschulten, gelernten, in der betreffenden Produktionsart eingearbeiteten alten Stammarbeiter, die schwer betroffen werden können, da sie nicht mehr in der Lage sind, eine andere gleichwertige Arbeit zu erlernen.

Diese Dinge müssen vor der Durchführung derartiger Maßregeln erwogen werden, damit man nicht mehr schadet als nützt. Hat man jedoch das Für und Wider allseits entsprechend erwogen und läßt sich ein genügender Ersatz für die gesundheitsschädliche Arbeitsmethode finden, dann können gewiß auch Mittel und Wege gefunden werden, um die Umwandlung der Produktion auch wirtschaftlich zu ermöglichen; oft wird dies naturgemäß Opfer von seiten der Arbeitgeber und Arbeitnehmer fordern. Der Fortschritt ist der Opfer wert.

Wir geben hier einige Beispiele, bei welchen ein Vermeiden der Verwendung von Giftstoffen und der durch dieselben bewirkten schädlichen Luftverunreinigung und ein Ersatz durch andere Methoden möglich ist: Die gefährliche Staubentwicklung kann mitunter bei Anwendung „nasser“ Methoden, wenn das Produkt oder Material eine Befeuchtung zuläßt, vermieden werden (feuchtes Ausräumen der Bleiweißkammern, nasse „Aufbereitung“ bei der Verhüttung usw.). Schädliche Gase und Dämpfe können vermieden werden in der Spiegelbelegerei (Ersatz der Quecksilberamalgamierung durch ein anderes Verfahren), Vergoldung (die Feuervergoldung durch Bestreichen der zu vergoldenden Gegenstände mit Quecksilberamalgam und Verdampfen des Quecksilbers ist durch ein anderes Verfahren zu ersetzen), Erzeugung der Glühlampen (Ersatz der Quecksilberluftpumpen und Quecksilberstromschalter durch Apparate ohne Quecksilber), Emaillierung (Ersatz des bleihaltigen Emails durch bleifreies), Zündhölzchenfabrikation (Ersatz der Phosphorzünder durch phosphorfreie schwedische), Beizen der Hasenfelle bei der Hasenhaarschneiderei in der Filzhutfabrikation (Ersatz der quecksilberhaltigen Beize durch eine andere) usw.

Nun wollen wir weiter die Einrichtungen im Prinzip besprechen, welche in Werkstätten und Betrieben in Betracht kommen, wo mit der Giftgefahr gerechnet werden muß.

Wir haben als wichtigste individuelle Schutzmaßnahme gegen gewerbliche Vergiftungen die persönliche Reinlichkeitspflege seitens des Arbeiters hervorgehoben. Die wichtigste Betriebsschutzmaßnahme gegen gewerbliche Vergiftungen ist die Reinlichkeitspflege im Betriebe mit Giftgefahr: die Reinerhaltung der Betriebsräume und die Reinerhaltung der Betriebsluft.

Die Betriebsräume, die Werkstätten in solchen Betrieben müssen daher vor allem so beschaffen sein, daß sie und die Raumluft in denselben leicht rein erhalten werden können.

Für solche Betriebe müssen lichte, hohe Werkstätten mit fugenfreiem, gegebenenfalls undurchlässigem (Zement, Terrazzo u. a.), jedenfalls leicht zu reinigendem Fußboden eingerichtet werden. Die Wände sollen mit leichtem, eventuell auch undurchlässigem (waschbarem) Wandanstrich versehen sein. Alle toten Winkel und Ecken, die sich nicht leicht reinigen lassen, sind zu vermeiden. Die Reinigung der Werkstätte hat tunlichst sorgfältig und möglichst häufig zu ererfolgen, und zwar entweder auf nassem, feuchtem Wege durch Abwaschen, wozu das nötige Wasser in ausreichender Menge vorhanden sein muß, oder durch Staubabsaugung (Vacuum cleaner, vgl. später örtliche Ventilation). Die Imprägnierung des Fußbodens der Werkstätte mit Stauböl wird von mancher Seite — auch behördlicherseits — für Betriebe mit Giftstaubentwicklung empfohlen bzw. als Surrogat für vorgeschriebene, regelmäßige Reinigungen zugelassen. Ich möchte dieser Methode der Staubbindung, die ja keine Staubbeseitigung ist, für Betriebe, wo gifthaltiger Staub vorkommt, nicht das Wort reden, da ich auf die Entfernung des Giftes aus der

Werkstätte das größte Gewicht lege und auch glaube, daß hierdurch — da man sich auf die staubbindende Wirkung des Stauböles verläßt — die Reinlichkeitspflege in der Werkstätte leicht vernachlässigt wird. Von einer Aufzählung der zahlreichen Staubölpräparate sehe ich ab.

Die Sorge für die Reinerhaltung der Betriebsluft erfordert vor allem, daß die Werkstätte einen genügenden Luftraum — Luftkubus — habe und daß ein entsprechender Luftwechsel garantiert sei. Beides ist von der größten Wichtigkeit, da hierdurch eine allfällige Verunreinigung der Luft mit Giftstoffen durch eine entsprechende Menge von Frischluft auf einen unschädlichen oder wenigstens minder schädlichen Verdünnungsgrad gebracht wird.

Hinsichtlich des Luftkubus soll man sich hier nicht mit dem in manchen Staaten auch gesetzlich für Werkstätten festgestellten Mindestmaß von 10—15 cbm begnügen, sondern ausgiebig mehr, womöglich ein Dreifaches oder Vierfaches hiervon, gewähren.

Hinsichtlich der Lüftung wird man sich nicht auf den natürlichen Luftwechsel, der sich bekanntlich im Wege der Poren des Baumaterials, durch die Ritzen und Fugen der Böden, Zwischendecken, Fenster, Türen usw. vollzieht, verlassen; dies schon darum nicht, weil ja, wie oben betont wurde, aus Rücksichten der Reinlichkeitspflege für derartige Werkstätten eine möglichst fugenfreie, eventuell gänzlich undurchlässige Bekleidung der Fußböden und Wände der in Rede stehenden Betriebsräume verlangt werden muß, wodurch die wirksamsten Komponenten der natürlichen Lüftung lahmgelegt werden.

Nur selten wird übrigens der natürliche Luftwechsel in Werkstätten überhaupt ausreichen, um im Verein mit dem Luftkubus den Luftbedarf zu decken. Unter gewöhnlichen Verhältnissen wird die Luft in den Räumen durch die natürliche Ventilation erst in etwa 1—2 Stunden einmal erneuert. Es muß daher zur künstlichen Raumventilation gegriffen werden.

Das einfachste Hilfsmittel der Raumlüftung ist das Oeffnen von Fenstern und Türen, die sog. Zuglüftung. Diese kommt jedoch für Werkstätten nur für die Zwischenpausen in Betracht und in der Regel nur für kleine Betriebe. Während der Arbeitszeit würde die Zuglüftung Belästigung oder Gesundheitsstörungen durch Zugluft hervorrufen; das Oeffnen der Fenster und Türen während der Zwischenpausen ergibt überdies nur einen einmaligen Luftwechsel und bringt bei zu langem Offenstehenlassen im Winter eine nicht erwünschte Abkühlung der Räume mit sich. Durch Anbringung sog. Ventilationsfenster wird getrachtet, diesen Uebelständen der Fensterlüftung abzuhelfen und die Fenster zum Zwecke einer dauernden Lüftung zu benutzen, indem die Oberfenster um eine horizontale Achse drehbar bzw. aufklappbar gemacht werden, so daß sie mittelst leicht stellbarer Hebelvorrichtungen mit Zugstange in dem gewünschten Maße geöffnet werden können. Doch wenn sich diese Einrichtung auch oft sehr gut bewährt hat (besonders als Sommerlüftung), so führt sie doch auch öfter, insbesondere in den Wintermonaten, zur Zugbelästigung und unter Umständen zu entgegengesetzten Wünschen bezüglich der Handhabung bzw. Regulierung und damit zu Mißhelligkeiten unter der Arbeiterschaft.

Die künstliche Lüftung wird im allgemeinen durch besondere Oeffnungen und Kanäle, die an einem geeigneten Ort des zu lüftenden Raumes angelegt werden, in der Weise bewirkt, daß durch diese Lüftungswege entweder Frischluft eingeführt oder die Binnenluft abgeleitet wird. Ersteres nennt man Pulsionsventilation, letzteres Aspirationsventilation oder Exhaustion. Als treibende Kräfte der künstlichen Lüftung, welche in den Lüftungskanälen den entsprechenden Luftstrom zu erzeugen haben, dienen: die Temperaturdifferenz zwischen Außen- und Binnenluft, die in entsprechend angelegten Ventilationskanälen einen Auftrieb bewirkt, welcher künstlich verstärkt werden kann, insbesondere durch entsprechende Ausnutzung der Wirkung des Windes, durch Erwärmung der Luft in den Ventilationskanälen, durch die Heizung, mechanische Kraft (Anwendung von Gebläsen).

Um eine geeignete Ausnutzung der Temperaturdifferenz zwischen Außen- und Binnenluft zu ermöglichen und eine belästigende oder schädliche Zugwirkung zu vermeiden, müssen die Oeffnungen der diesem Zweck dienenden Ventilationskanäle entsprechend angelegt sein (bekanntlich für die Sommer- und Winterventilation verschieden).

Um den Luftstrom im Ventilationskanal durch Ausnutzung der Kraft des Windes zu verstärken, muß das äußere Ende des Ventilationskanales mit Windaufsätzen versehen werden (die bekannten Saug- und Preßköpfe).

Der Zugverstärkung im Ventilationskanal dient ferner die künstliche Erwärmung der Luft desselben durch Anbringung von Lockflammen (auch Locköfen) in dem Kanal.

Ferner wird die Wirkung der Lüftungskanäle wesentlich dadurch unterstützt, daß sie in bestehende Kamine und Essen eingeleitet werden; unter Umständen werden auch zur Verstärkung der künstlichen Lüftung eigene senkrechte Ventilationsschächte in die Gebäude eingebaut oder Luftkanäle in Form von Ventilationskaminen (meist mit Windaufsätzen) über Dach verlängert.

Sehr wirksam ist die Vereinigung von Lüftung und Heizung bei den Ventilationsöfen und bei der Luftheizung.

Für Betriebsstätten mit Giftgefahr ist die wichtigste und meist zweckmäßigste Lüftungsart die Lüftung mittelst mechanischer Kraft durch Gebläse. Die bisher erwähnten Triebkräfte der künstlichen Lüftung sowie die Zugverstärkungsanlagen sind von einer Reihe von Faktoren (Wind-, Außen-, Innentemperatur usw.) wesentlich abhängig, deren Einfluß auf den Effekt der Lüftung begreiflicherweise sich nicht immer in dem gewünschten Maße regulieren läßt. Eine derartige Regulierung ist in der weitgehendsten Weise bei der Lüftung mit mechanischer Kraft möglich, wo der Effekt der Lüftung, d. h. das durch die Lüftungsmaschine (den „Ventilator") zu- oder abgeführte Luftquantum eine mathematisch feststellbare Funktion der aufgewendeten Kraft ist, d. h. eine Größe darstellt, die sich bei bekannten Verhältnissen der geplanten Lüftungsanlage von vornherein verläßlich berechnen läßt. Man kann daher auch anderseits die Ventilationsanlage, deren Ausgestaltung, maschinelle Ausrüstung, Kraftaufwand, Dimensionierung genau den zwecks

Lüftung des betreffenden Betriebes gestellten Forderungen anpassen, so daß nicht nur bei korrekter Anlage der Erfolg garantiert, sondern auch jegliche Verschwendung von Anlagekapital und Arbeitsaufwand hintangehalten wird. Allerdings bedarf es hierzu der wirklich korrekten Ausgestaltung und Berechnung, also einer speziell sachverständigen Hand; insbesondere kommt dies bei den in Betriebsstätten mit Giftgefahr oft sich ergebenden komplizierteren Ventilationsproblemen, wie es die der örtlichen Lüftung (siehe S. 304) sind, in Betracht; diese können nur durch Anwendung einer mechanischen Ventilationsanlage, die von allen auswärtigen Einflüssen unabhängig ist, gelöst werden.

Von den Lüftungsmaschinen (Ventilatoren) werden die Injektoren meist nur dann angewendet, wenn ihre Installation durch besondere technische oder wirtschaftliche Momente geboten ist.

Die Funktion der Injektoren (Strahlgebläse) besteht im Wesen darin, daß ein in den Luftkanal (durch eine Düse) eingeleiteter Wasserdampf oder Preßluftstrahl die umgebenden Luftpartikelchen mit sich reißt, hinter sich her einen luftverdünnten Raum erzeugend, wodurch im Luftkanal eine kräftige Saugwirkung hervorgerufen wird. Durch Regulierung der Intensität des Strahles ist eine Regulierung der Wirkung möglich („Viktoria"-Ventilator mit Wasserdusche, Körtings Dampfstrahlinjektoren).

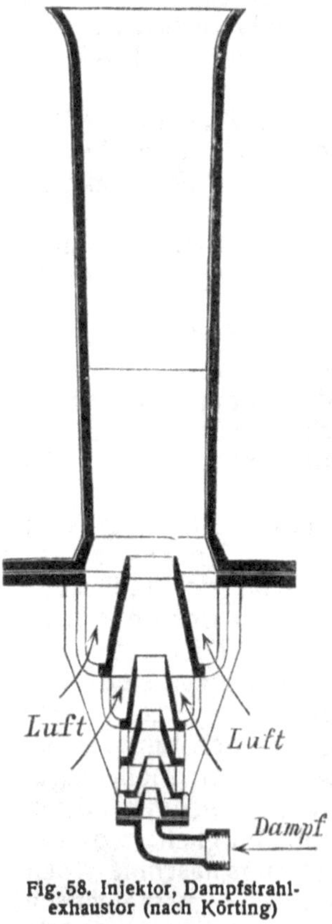

Fig. 58. Injektor, Dampfstrahlexhaustor (nach Körting)

Ueber die Einrichtung von Injektoren orientiert die Fig. 58. Die Verwendung der Injektoren kommt zum Beispiel bei der Absaugung saurer Dämpfe, welche eiserne Maschinen arrodieren würden, in Betracht, ferner werden sie zum Absaugen explosiver Staubgemische verwendet, da hier die Anwendung anderer Ventilationsmaschinen nicht ratsam ist; schließlich werden die Injektoren dort eingerichtet, wo genug Dampf, Wasser oder Preßluft zu diesem Zweck zur Verfügung steht.

Die weitgehendste Verwendung in der hier in Betracht kommenden Industrie finden die Radgebläse. Dies sind im Wesen Räder mit flügelförmig abgeflachten, verschieden ausgestalteten, mehr oder weniger zahlreichen Speichen. Diese werden mit einem Gehäuse versehen oder auch ohne dasselbe — sodann mittelst entsprechender ringförmiger Rahmen — in die Ventilationskanäle an verschiedenen Stellen, je nach der beabsichtigten Wirkung und der Art des Ventilators, eingesetzt.

Nach der Konstruktionsart unterscheidet man Schrauben- und Zentrifugalventilatoren, nach dem Wirkungsgrade: Niederdruck-, Mitteldruck- und Hochdruckventilatoren.

Die Ventilatoren können mittelst Riementransmissionen, Druckwasser oder Dampf oder, jetzt sehr häufig, durch Elektrizität angetrieben werden; in diesem Falle ist es sehr vorteilhaft, sie direkt mit dem Elektromotor zu kuppeln.

Die Schraubenradgebläse (siehe die Fig. 59—61) sind, analog einer Schiffsschraube, überwiegend aus Eisen konstruiert; sie haben meist schraubenförmig gebogene Flügel (mitunter nur vier, wie die Schiffsschraube, mitunter auch mehr) und werden mittelst Rahmen

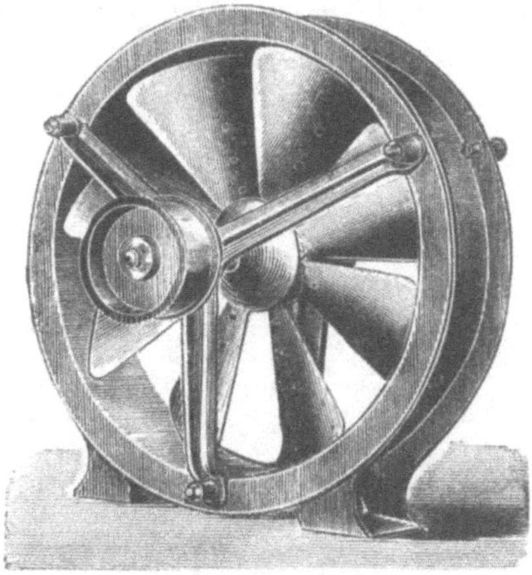

Fig. 59. Schraubenventilator

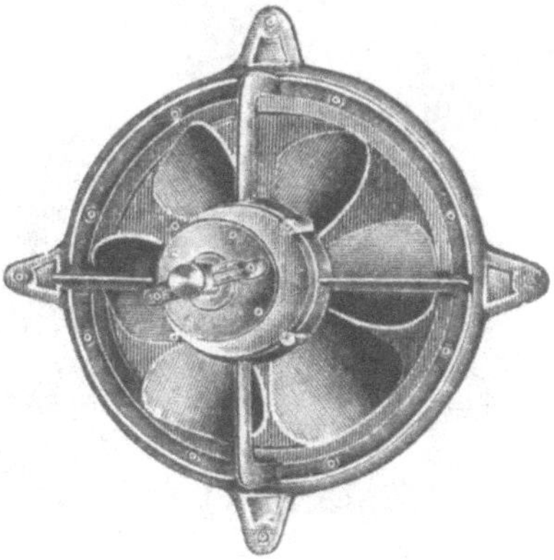

Fig. 60. Ventilator, direkt mit Elektromotor gekuppelt

ohne Gehäuse quer in den Ventilationskanal eingesetzt, auf dessen Luftsäule sie saugend bzw. drückend wirken. Im letzteren Fall heißen sie auch Luftpropeller. Die Luft wird im Sinne der Achse des Ventilators bewegt, und zwar ist es meist möglich, durch Umkehrung der Umdrehungsrichtung des Ventilators die Luft beliebig im Sinne der Exhaustion oder Pulsion zu bewegen.

Die Schraubenradgebläse erzeugen einen Wind von geringer Pressung (meist unter

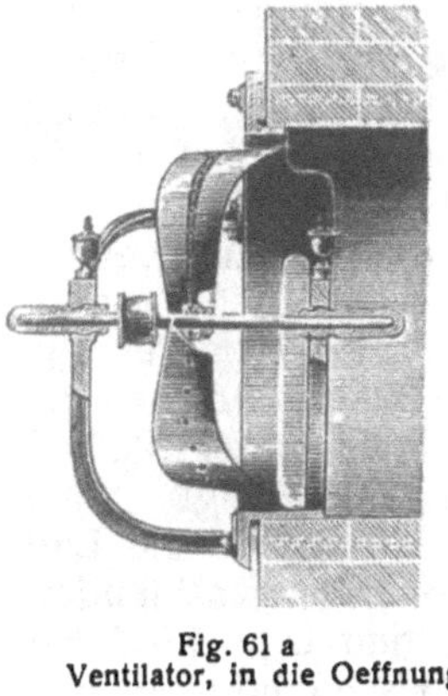

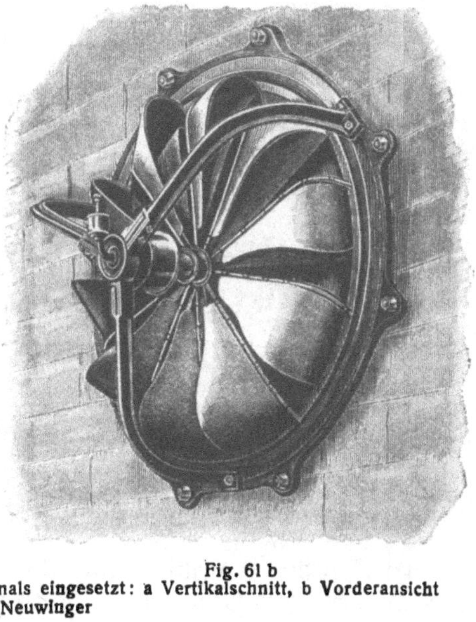

Fig. 61 a Fig. 61 b
Ventilator, in die Oeffnung eines Luftkanals eingesetzt: a Vertikalschnitt, b Vorderansicht (Neuwinger

15 mm Wassersäule) und heißen daher *Niederdruckventilatoren*. Der von denselben herbeigeführte Luftstrom hat eine verhältnismäßig geringe Geschwindigkeit; doch sind solche Ventilatoren bei entsprechender Dimensionierung imstande, große Luftmengen zu fördern.

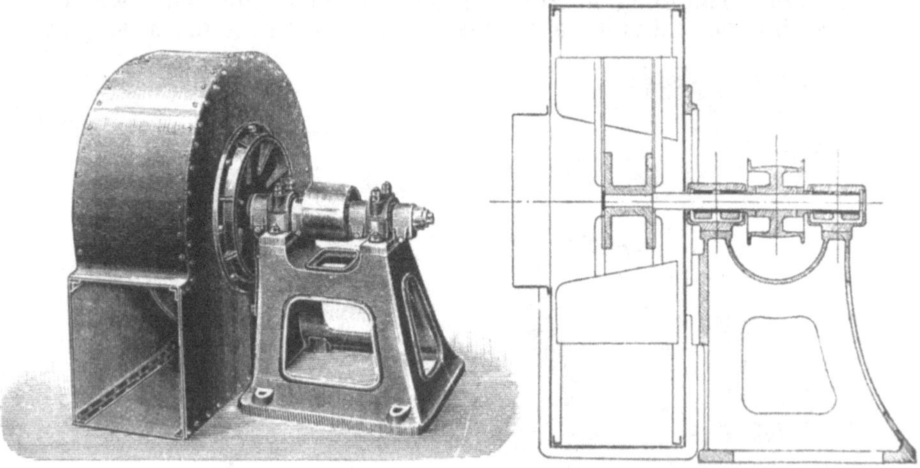

Fig. 62 a Fig. 62 b
Exhaustor im Blechgehäuse: a Ansicht, b Durchschnitt (Neuwinger)

Die Schraubenradgebläse (Niederdruckventilatoren) eignen sich vornehmlich zur *Raumventilation*, d. h. zum Herbeiführen des Luftwechsels in den Werkstätten selbst. Ihre Anwendung kommt somit in Betracht, wenn man fürchten muß, daß in einer Werkstätte nicht der nötige Luftwechsel vorhanden ist bzw. wenn man wünscht, daß eine unvermeidliche Luftverunreinigung der Werkstätte durch entsprechende Luftzu- oder -abfuhr oder durch Kombination beider die entsprechende Verdünnung auf ein unschädliches oder erträgliches Maß erfahre.

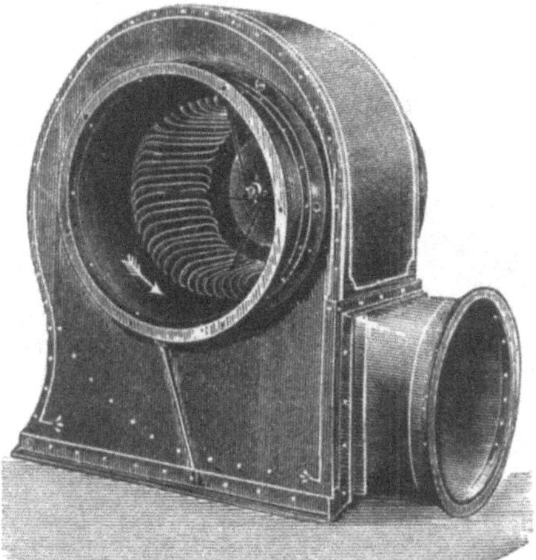

Fig. 63. Zentrifugalventilator (White, Child, Beney) (Ansicht von der Einströmungsöffnung aus)

Die *Zentrifugal-* oder *Schleudergebläse* (Exhaustoren [siehe die Fig. 62, 63]) sind stets mit Gehäusen versehen, die derart in den Ventilationskanal eingesetzt sind, daß die Luft beiderseits oder einseitig an der Achse (Nabe) eintritt und zwischen die zahlreichen ebenen (nicht gebogenen), radialförmig gestellten Speichen (Flügel) gelangt, durch deren schnelle Rotation die Luft an die Peripherie geschleudert wird, wo sich die Austrittsöffnung des Gehäuses befindet, von welcher aus sich der Ventilationskanal fortsetzt. Die Geschwindigkeit der

Umdrehung (Tourenzahl) ist hier — wie gesagt — eine große, was auch dem erzeugten Luftstrom eine bedeutende Geschwindigkeit und hohe Windpressung verleiht. Bei einer Windpressung bis 120 mm Wassersäule werden die Zentrifugalgebläse Mitteldruckgebläse, bei noch größerer Pressung Hochdruckgebläse genannt. Bei ersteren genügt ein Gehäuse aus Eisenblech, letztere werden in der Regel mit Gußeisenkapseln versehen.

Die Mitteldruckzentrifugalventilatoren sind es, welche zur örtlichen Ventilation — der Absaugung der Luftverunreinigung an der Entstehungsquelle — verwendet werden. Ihre Anwendung spielt in der Gewerbehygiene eine große Rolle.

Die Hochdruckventilatoren dienen meist technischen Zwecken, unter anderem zur Beförderung des Gasstromes mit hoher Pressung (bei großem Widerstand) u. a.

Das Prinzip und die Notwendigkeit der örtlichen Ventilation geht aus der Forderung hervor, daß die im Betriebe entstehende Luftverunreinigung auf die Quelle ihrer Entstehung beschränkt bleibe.

Diese Forderung wird durch das völlige Abschließen der die Luftverunreinigung bewirkenden Betriebsteile hervorgerufen. Das Abschließen der von der Luftverunreinigung bzw. von der Giftgefahr betroffenen Räume gegen die übrigen Betriebsräume ist im allgemeinen als zweckmäßig zu bezeichnen, um die Durchführung der Maßnahmen zur Bekämpfung der Giftgefahr zu erleichtern und diese zu beschränken. Doch kann man sich mit dieser Maßregel, die nur die mit dem Gifte nicht unmittelbar beschäftigten Arbeiter schützt, natürlich nicht begnügen. Es gilt vielmehr, den „Giftarbeiter" selbst vor der Vergiftung zu schützen und eine gefahrlose Arbeit mit dem Gifte zu ermöglichen. Das völlige Abschließen der giftigen Staub entwickelnden Maschinen, der schädliche Gase und dampfende Flüssigkeiten enthaltenden Apparate durch Verschalungen, Ummantelungen oder das Abschließen eines ganzen Fabrikationssystemes durch komplizierte technische Anordnungen ist nur dann möglich, wenn die in Betracht kommenden Apparaturen während ihrer Funktion nicht zugänglich sein müssen, wenn es nicht nötig ist, sie zu öffnen, und wenn an ihnen keine Handarbeit verrichtet werden muß. Nur durch den tunlichsten Ersatz von Handarbeit durch maschinelle, mechanische Arbeit ist ein derartiger Abschluß und damit ein hinreichender Arbeiterschutz möglich.

Wo sich jedoch das Eingreifen des Arbeiters an dem Bildungsorte der Luftverunreinigung nicht vermeiden läßt, muß die Luftverunreinigung an der Entstehungsquelle abgesaugt werden. Dies geschieht durch die erwähnte lokalisierte oder örtliche Ventilation (lokalisierte Einwirkung der Exhaustion auf die Entstehungsquelle der Luftverunreinigung) nach folgendem Prinzip: Der Bildungsort der Luftverunreinigung wird, soweit dies die Arbeit zuläßt, mittelst einer geeigneten Verschalung (Einkapselung, Ummantelung) aus Blech, Holz usw. derart abgeschlossen, daß womöglich nur die Arbeitsstelle zugänglich bleibt; geht dies, wie bei Verrichtungen mit ausschließlicher Handarbeit, nicht an, muß man sich begnügen, einen Fangtrichter in der nächsten Nähe der Luftverunreinigungsquelle anzubringen. Die Verschalung (Einkapselung, Ummantelung) oder der Trichter wird nun mit dem Ventilationskanal (Ventilationsrohre) in Verbindung gebracht, in welchem der nötige Zug herrschen muß, um die Luftverunreinigung insgesamt mit fortzureißen. Die treibenden Kräfte, welche zur Verfügung stehen,

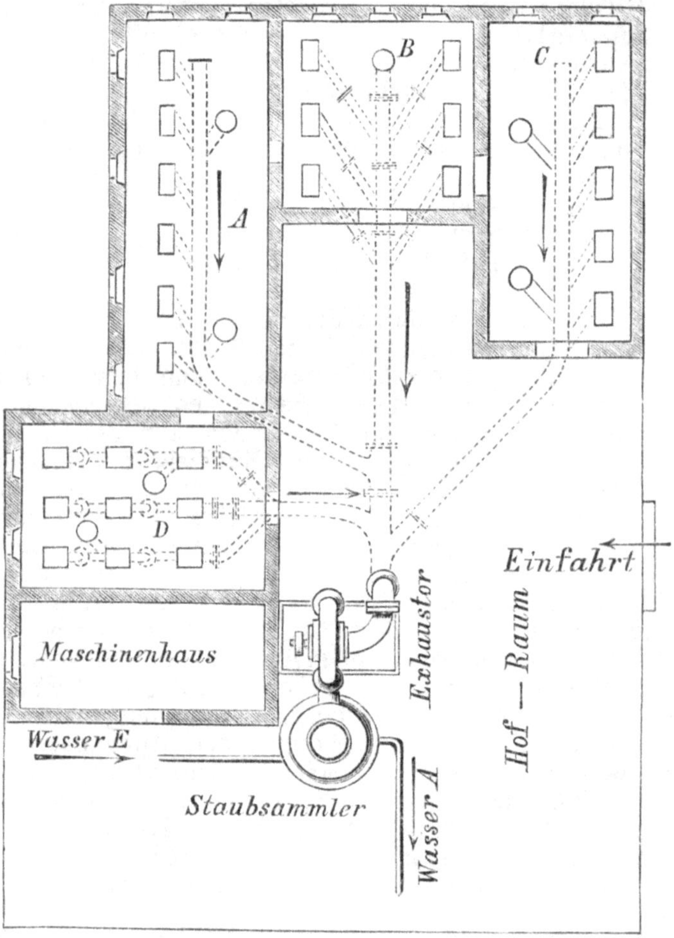

Fig. 64. Schema einer Anlage mit Staubabführung bei verschiedener Anordnung der Maschinen (entworfen von Körting, Körtingsdorf-Hannover). — *A*, *B*, *C*, *D* Arbeitsräume. ▭ Arbeitsmaschinen ○ Kehrstaubabführöffnungen. (Die Röhren liegen unter dem Fußboden.)

um die nötige Luftströmung zu erzeugen, haben wir auf S. 299 kurz erörtert. Nur bei geringgradiger Entwicklung von giftigem Staub oder Gasen und Dämpfen und nur unter bestimmten Verhältnissen wird die Verwendung von Temperaturdifferenzen (Dunstabzüge über Kessel, Essenzug) zur erfolgreichen örtlichen Ventilation genügen. Meist muß auf den Ventilationsschlauch hier die Kraft von Exhaustoren (siehe S. 302) einwirken, um einen entsprechenden Erfolg zu erzielen. Am häufigsten kommen die Mitteldruckgebläse (siehe S. 303) als Exhaustoren in Anwendung. In größeren Betrieben, wo eine Exhaustion an vielen Stellen erforderlich ist, empfiehlt sich die Einrichtung einer zentralisierten Exhaustionsanlage.

Eine derartige Anlage besteht darin, daß alle die Luftverunreinigung abführenden Kanäle (Rohre) in einen gemeinsamen Kanal von entsprechendem Querschnitt (Sammelkanal, Sammelrohr) einmünden, in welchem durch die Arbeit eines oder mehrerer in den Kanal eingeschalteter kräftiger Exhaustoren der notwendige Zug unterhalten wird. Die verunreinigte Luft wird dann der Reinigungsanlage zugeführt; gereinigt entweicht sie ins Freie. Wo die Ventilationskanäle in der Nähe des Fußbodens liegen, empfiehlt es sich (hart am Fußboden), verschließbare Oeffnungen zwecks Kehrstaubabfuhr in denselben anzubringen (vgl. früher S. 297), Reinigung der Werkstätte). Es genügt, den Kehrstaub in die Nähe der Oeffnung zu kehren und diese dann während der Funktion der Exhaustoren zu öffnen, worauf der hingekehrte Staub mitgerissen wird. Eine derartige Exhaustionsanlage erscheint in Fig. 64 schematisch dargestellt.

Bei der Herstellung von örtlichen Ventilationsanlagen entscheidet die zweckmäßige Einrichtung und Ausgestaltung über die Wirkung, den Erfolg und das Schicksal der Anlage, weshalb stets ein versierter Fachmann bei der Ausführung zu Rate gezogen werden soll, was nicht genug betont werden kann.

Die richtige und verständnisvolle Ausgestaltung der die Luftverunreinigung an der Entstehungsquelle abfangenden Vorrichtungen,

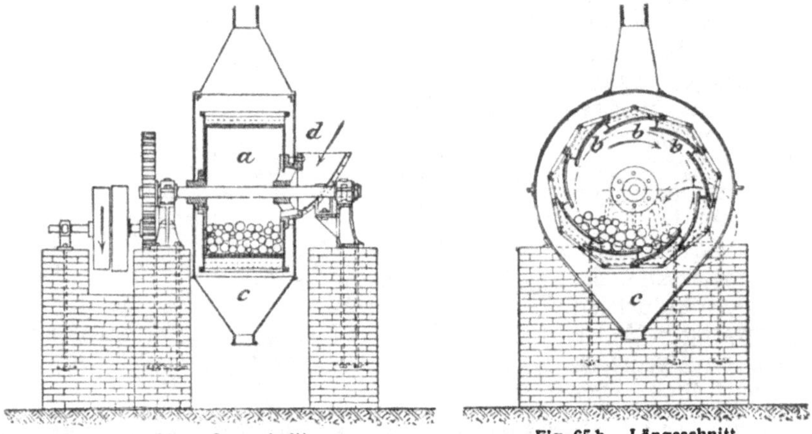

Fig. 65a. Querschnitt Fig. 65b. Längsschnitt
Kugelfallmühle (nach Albrecht)

die Art und Weise, wie das zu geschehen hat, ist außerordentlich wichtig. Im allgemeinen gilt der Grundsatz, daß die Anlage so wirken muß, daß der Luftstrom an der Arbeitsstelle vom Arbeiter weg seine Richtung nimmt. Darum empfiehlt sich die Absaugung womöglich senkrecht nach unten und seitwärts (schief nach unten) in die dem Arbeiterplatz entgegengesetzte Richtung, sodann ein Weiterführen der Rohre oder Kanäle entlang des Fußbodens. Man sieht viele mißlungene Anlagen, bei welchen die mit dem Gift verunreinigte Luft erst an Mund und Nase des Arbeiters vorbeistreicht (!), um dann in einem eventuell über dem Haupte des Arbeiters befindlichen Trichter aufgefangen zu werden. Ferner müssen die Dimensionen der Rohre (Kanäle), die Kraft und Beschaffenheit der Exhaustoren richtig gewählt sein. Das Rohrsystem muß dem Luftstrom einen möglichst geringen Widerstand bieten, um nicht Kraft zu verschwenden; dies wird auch dadurch erreicht, daß die Röhren bzw. Kanäle keine scharfen Biegungen (Knickungen) haben, und daß die Seitenkanäle in den Hauptsammelkanal unter möglichst stumpfem Winkel (niemals senkrecht) einmünden. — In diesem Sinne werden giftigen Staub oder schädliche Gase und Dämpfe entwickelnde Apparate abgeschlossen, mechanisch funktionierend und ventiliert konstruiert. Eine solche hygienisch einwandfreie Konstruktion bedarf großer Sachkenntnis und bei komplizierten Apparaturen oft besonderen Scharfsinns.

Wir werden über die Durchführung solcher Konstruktionen in einzelnen Betrieben noch einiges später folgen lassen. Hier sei behufs Vermeidung von Wiederholungen die Anwendung der obigen Grundsätze bei einzelnen typischen, technischen Prozessen, die in diversen Industrien in gleichartiger Weise vorkommen, erörtert.

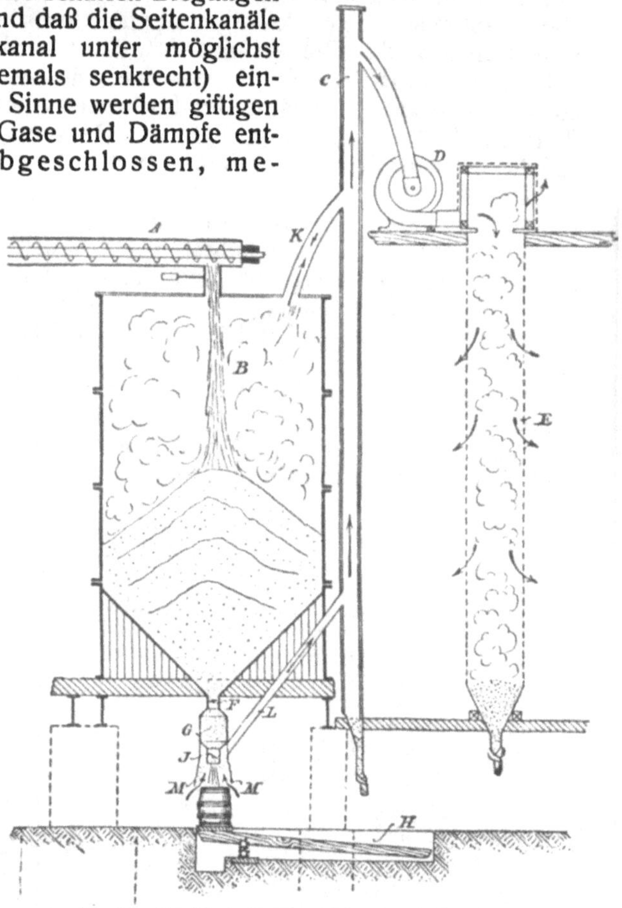

Fig. 66. Ventilierte Packmaschine (nach Albrecht) A Schnecke. B Silo. D Exhaustor. E Filterschlauch. J, F Drosselklappen. H Rüttelvorrichtung

Hinsichtlich der Staubentwicklung kommen vor allem nachfolgende Prozesse in Betracht: Zerkleinerungsapparate, wie Steinbrecher, Desintegratoren und Mühlen, lassen sich im allgemeinen mit geschlossenen und ventilierten Gehäusen versehen; die Kugelmühle gestattet den völligen Staubabschluß am besten, da sie in einem geschlossenen rotierenden Eisenzylinder besteht, in welchem Stahlkugeln hin und her geworfen werden und das Material zermalmen (siehe Fig. 65).

Auch der Transport giftiger, staubförmiger Materialien (zum Beispiel Bleiweiß) kann durch mechanische Transportmittel (Transportschnecken usw.) oder auf pneumatischem Wege in geschlossenen Rohrleitungen erfolgen.

Beim Verpacken staubförmigen, giftigen Materials kommt oft eine sehr bedeutende Staubbelästigung zustande, welche durch die Anwendung von ventilierten Packmaschinen (siehe Fig. 66) nahezu gänzlich vermieden werden kann. (Bei Staubbleiweiß, Chromat usw. ist die Anwendung solcher Maschinen notwendig, auch bei Thomasschlacke u. ä. sehr empfehlenswert, siehe die betreffenden Industrien am Schlusse.)

Schwieriger gestaltet sich der Staubabschluß beim Bestreuen, Sieben und Mischen von staubförmigem Gut, da hierbei meist Handarbeit zur Anwendung gelangen muß. Aber auch hier gelingt es (z. B. durch Kästen mit Armlöchern und oberer Wand aus Glas), die Staubquelle abzuschließen; auch kann die Gefährdung des Arbeiters durch die Anwendung ventilierter Tische vermieden werden (Ersatz der Tischplatte durch ein Drahtsieb mit einem trichterförmigen Ansatz unter dem Tische und Anschluß an die Exhaustorleitung, siehe Fig. 67).

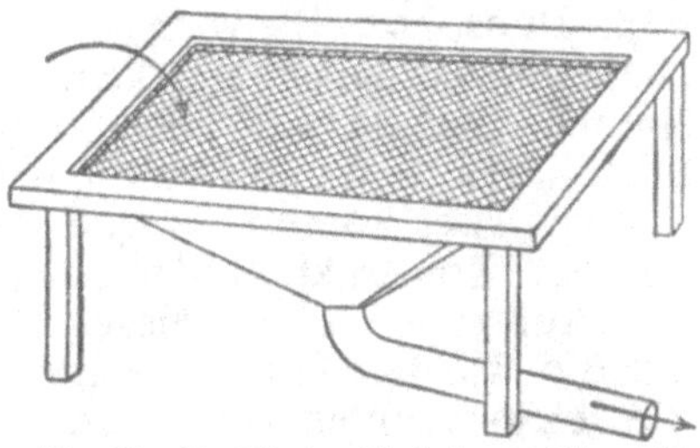

Fig. 67. Ventilierter Tisch (nach Albrecht)

Derartige ventilierte Tische kommen zum Beispiel auch bei verschiedener Handarbeit, bei der giftiger Staub in Abfall kommt, wie zum Beispiel bei der Glasurputzerei, wenn es sich um Bleiglasur handelt, in Betracht.

Beim mechanischen Abschleifen, Putzen, Egalisieren usw. von gifthaltigem Material sind ventilierte Schleifscheiben, Bürst-

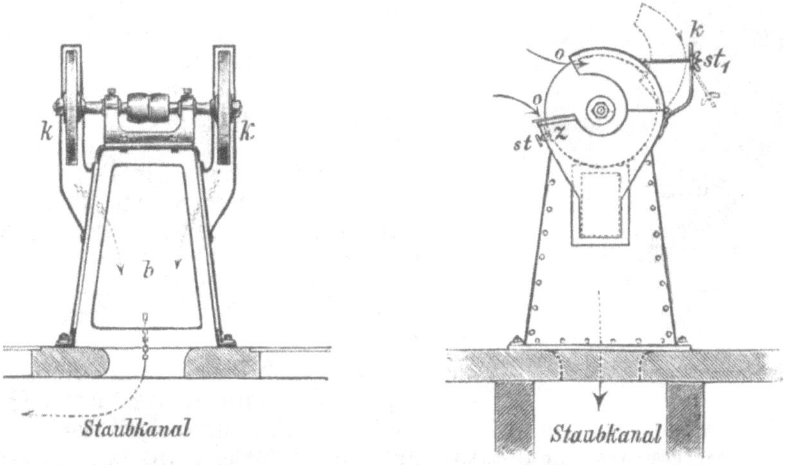

Fig. 68 a. Vorderansicht Fig. 68 b. Seitenansicht
Ventilierte Schleifscheibe (nach Recknagel)

maschinen usw. anzuwenden. Eine derartige Schleifscheibe, die bis auf die freibleibende Arbeitsstelle eingekapselt ist und deren Umhüllung mit der Exhaustorleitung in Verbindung steht, ist in Fig. 68 dargestellt.

Zur Verhütung der Verbreitung *schädlicher Gase* und *Dämpfe* im Betriebe müssen alle *Destillations- und Ofenanlagen* möglichst dicht sein; besser noch ist es, auf den Ofenraum bzw. die Destillationsapparatur Exhaustoren einwirken zu lassen, so daß die Wände der Entwickler und Oefen vom Drucke der sich bildenden Gase entlastet werden und sich im Innern ein kleiner Druckabfall bildet, der dafür bürgt, daß keine Gase ausströmen können (vgl. insbesondere Leuchtgas, Destillation im allgemeinen, Röstöfen usw.). *Rührapparate* (vgl. insbesondere „Nitrieren" und Petroleum) müssen abgeschlossen, mit mechanischer (eventuell Preßluft-) Rührung versehen, eventuell ventiliert sein. *Trockenapparate* sollen desgleichen möglichst dicht abgeschlossen, mechanisch bedient sein (vgl. Phosphor, Bleiweiß usw.). Bei *Extraktionssystemen* ist ebenfalls möglichst gänzlicher Abschluß des ganzen Systems anzustreben. Im übrigen lassen sich die zur Verhütung der Verbreitung schädlicher Gase und Dämpfe dienenden Vorkehrungen schwer systemisieren. Hier kommt es eben auf die Findigkeit und das Geschick bei der Konstruktion der Anlage von Fall zu Fall am meisten an.

Auf eines sei in dieser Richtung noch hingewiesen, und zwar auf die wichtige Frage: Wohin mit dem *aus dem Betriebe* durch die letzterwähnten Maßnahmen *entfernten Gifte* bzw. der abgeführten abgesaugten Luftverunreinigung? Was hat damit zu geschehen? Die Rücksicht auf die Umgebung des Betriebes verlangt, daß die schädliche Emanation die Fabrik nicht verlasse; der Arbeiterschutz gebietet, daß sie in der Fabrik unschädlich gemacht werde, und die Betriebsökonomie fordert, daß die in dieser Emanation enthaltenen ausnutzbaren Stoffe nicht verloren gehen, daß sie nutzbar gemacht, zurückgewonnen werden. Diese drei Gesichtspunkte entscheiden in den vorliegenden Fragen, deren Lösung wir nur ganz kurz berühren, weil dieser Fragenkreis mit dem Arbeiterschutz zum Teil nur indirekt im Zusammenhang steht, der Vollständigkeit halber aber erörtert werden muß, da auf den hier zur Geltung kommenden Prinzipien wichtige Arbeiterschutzmaßnahmen beruhen.

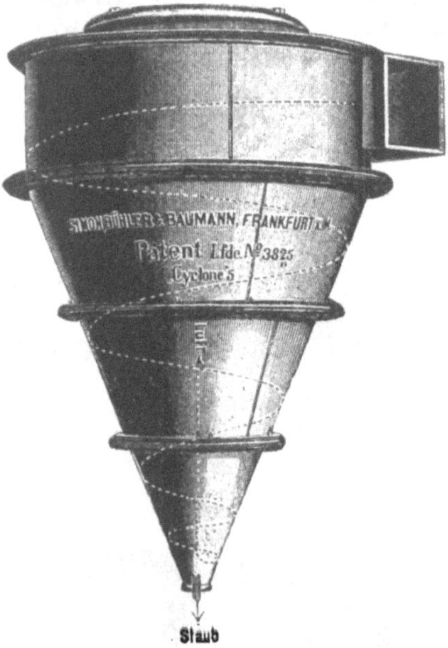

Fig. 69. Zyklonstaubsammler (nach Leymann)

Die durch die örtliche Ventilation (Exhaustion) abgeführte, durch Giftstoffe verunreinigte Luft ist daher geeigneten *Reinigungsprozessen* zu unterwerfen, wobei *wertvolle* staub- oder gasförmige Beimengungen der Luft nach Tunlichkeit *aufgefangen, gesammelt* und entsprechend verwertet werden, während die wertlosen Emanationen durch *Vernichtung* unschädlich zu machen sind.

Die Sammlung von Staub geschieht in Staubkammern, in welchen die staubführende Luft stagniert und so den Staub absetzt, oder in besonderen Staubsammlern (z. B. System „Zyklone"), wobei die zu reinigende Luft in einem abgeschlossenen Trichter kreist, so daß sich der Staub in der Trichterspitze absetzt und von da abgelassen wird (siehe Fig. 69).

Die gründlichste Entfernung von Staub aus der Luft, auch bei feinstem Staube anwendbar, geschieht durch Filtration derselben. Die Staubfiltration besteht darin, daß die zu reinigende Luft genötigt wird, durch eine oder mehrere Gewebsschichten durchzustreichen derart, daß der Staub in dem Gewebe haften bleibt, während die Luft völlig gereinigt den Betrieb verläßt.

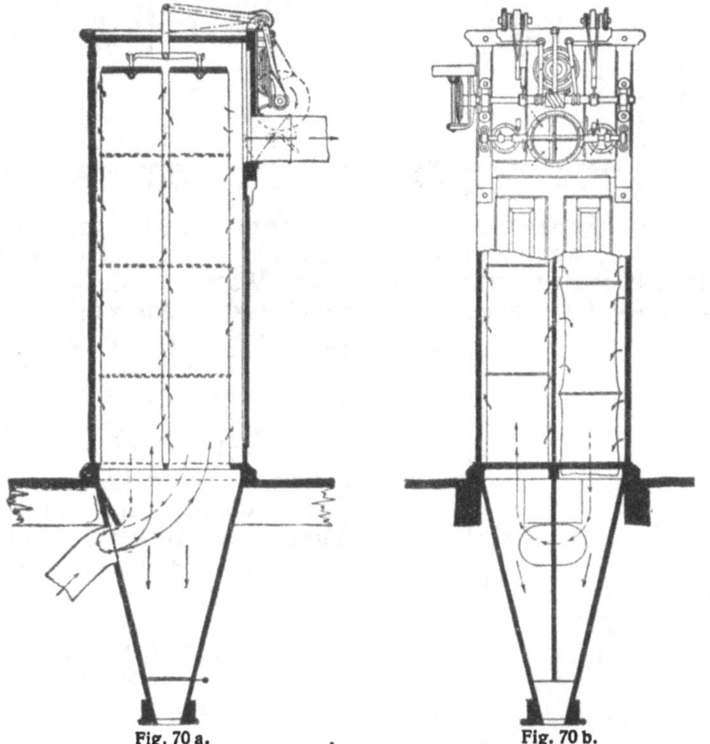

Fig. 70 a. Fig. 70 b.
Staubfilter von Beth-Lübeck (nach Albrecht)

Die Filterstoffe sind meist taschen- oder schlauchförmig angeordnet und in verschiedener Weise auf Rahmen gespannt (die wichtigsten Typen sind „Möller"- und „Beth"-Filter, siehe Fig. 70, 71). Größere Schwierigkeiten bietet das Ausstauben des Filters, welches während der Funktion erfolgen muß, da mit der Verlegung des Filters durch den Staub dasselbe immer undurchlässiger wird und der durchströmenden Luft einen wachsenden Widerstand entgegensetzt. Das Entstauben erfolgt durch zeitweiliges Schütteln, Straffspannen, Abklopfen des Filtertuches mittelst mechanischer Vorrichtungen.

Die rationelle Einrichtung von Filteranlagen für Giftstaub ist vom Standpunkt des Arbeiterschutzes dringend notwendig, da bei nicht sachkundig konstruierten und bedienten Anlagen dieser Art schwere Gefahren für die dabei beschäftigten Arbeiter erwachsen können.

Der von den Filtern abgeschüttelte Staub sammelt sich unten in dem Filtergehäuse an, das daher auch zur Staubkollektion dient.

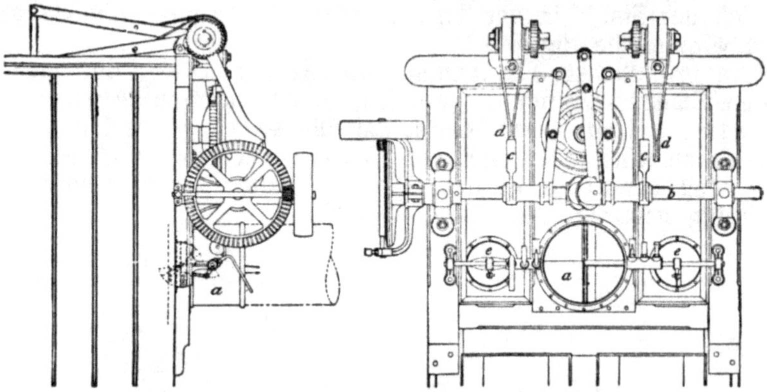

Fig. 71. Staubfilter von Beth-Lübeck, Detail der Abklopfvorrichtung (nach Albrecht) *a* Saugstützen. *b* Welle. *c* Daumen. *d* Abklopfhebel

Die Vernichtung von wertlosem Staub geschieht durch Verbrennen, wenn der Staub brennbar ist, was bei Giftstaub seltener der Fall ist; dieser muß meist durch Wasser niedergeschlagen (gelöscht) werden, indem der staubführende Luftstrom ins Wasser eingeleitet oder mittelst Brausen, Regen, Wasserschleiern usw. gewaschen wird (siehe Fig. 72).

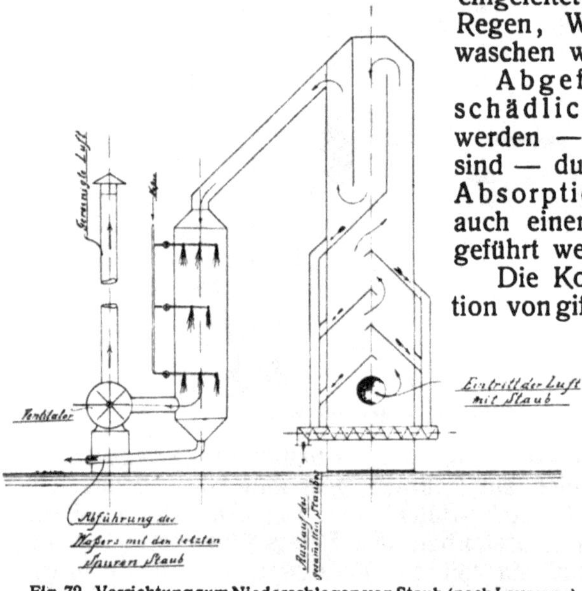

Fig. 72. Vorrichtung zum Niederschlagen von Staub (nach Leymann)

Abgeführte (abgefangene) schädliche Gase und Dämpfe werden — wenn sie verwertbar sind — durch Kondensation und Absorption verwertet oder können auch einer Nebenindustrie zugeführt werden.

Die Kondensation und Absorption von giftigen Gasen und Dämpfen ist auch eine der wichtigsten Arbeiterschutzmaßnahmen in dieser Richtung. Je vollständiger und sorgfältiger die notwendige Kondensation und Absorption gasförmiger oder vergaster Materialien, Zwischenprodukte oder Produkte geschieht, desto sicherer sind die Arbeiter vor den durch etwaiges Entweichen nicht kondensierter Giftstoffe bedingten Gefahren.

Die Kondensation — Verdichtung — besteht in der Ueberführung des Gases in den tropfbarflüssigen oder festen Zustand mittelst

Abkühlung. Die Kondensation, welche bei allen mit Destillation (Vergasung) arbeitenden Verfahren ein außerordentlich wichtiger Betriebsvorgang ist, geschieht mittelst verschiedener Apparaturen, von denen die wichtigsten in den Kapiteln über die chemische Industrie angeführt sind. — In den Kondensationsapparaten wird die nötige Kühlung entweder durch die Außentemperatur erreicht, indem der Weg der zu kondensierenden Dämpfe (durch Passieren gewundener Kanäle und Leitungen) unter gleichzeitiger Vergrößerung der Oberfläche des Kondensationsapparates durch entsprechende Ausgestaltung der Wand desselben (Einsetzen von durchbrochenen Scheidewänden, Krümmung der Wand usw.), Erweiterungen durch Kammern, Kästen und Zylinder möglichst verlängert wird. Je länger der Weg, um so vollkommener dann die Kondensation. Ueberdies wird künstliche Kühlung der Wand durch Berieselung oder Bespülung mit Wasser angewendet.

Die Absorption, die Aufnahme der giftigen Gase oder Dämpfe durch Flüssigkeiten (Wasser oder geeignete Lösungen), seltener durch feste Stoffe, wird dadurch erreicht, daß man die verunreinigte Luft in mit Wasser gefüllten Kammern oder Gefäßen in Blasen aufsteigen und durch dieselben durchstreichen läßt oder durch Kammern leitet, in welchen Wasser versprengt wird. Neben solchen Absorptionskammern und Gefäßen verschiedener Konstruktion, welche behufs möglichst gründlicher Aufnahme des in der Luft enthaltenen Gases in großer Zahl hintereinandergeschaltet werden können, werden mit größerem Vorteil Absorptionstürme verwendet, in welche die zu reinigende Luft (resp. das zu absorbierende Gas) unten eingeleitet wird, während von oben Wasser herabrieselt (sog. Gegenstromprinzip). Die Konstruktion und Füllung der Türme behufs Verteilung der Absorptionsflüssigkeit ist verschieden. Es gibt Koks-, Kalk-, Tonplattentürme usw. (die Details vgl. die Kapitel über chemische Industrie, insbesondere S. 9, 18, 41).

Die durch Kondensation oder Absorption wiedergewonnenen Stoffe können auf verschiedene Weise wieder verwertet werden. Oft liefern sie das entgangene Material, Zwischenprodukt oder Produkt der Industrie wieder zurück oder ergibt sich aus ihnen ein wertvolles Nebenprodukt. Mitunter läßt sich, wie erwähnt, das abgeführte Gas, ohne es früher zu kondensieren oder zu absorbieren, unmittelbar einer Nebenindustrie zuführen, so zum Beispiel beim Anschluß der Schwefelsäureerzeugung an den Röstprozeß u. dgl.

Wertlose schädliche Gase werden — wenn möglich — verbrannt; doch ist dies erstens nur für brennbare Gase anwendbar und zweitens nur für solche, welche bei der Verbrennung relativ unschädliche Abgase und nicht etwa wiederum ein schädliches Gas liefern.

So wäre es natürlich zum Beispiel ein Fehler, den giftigen Schwefelwasserstoff verbrennen und das Verbrennungsprodukt entweichen lassen zu wollen, da er bei der Verbrennung die schädliche schweflige Säure ergibt. Es müßte diese erst wieder verwertet werden, wie es tatsächlich auch unter Umständen geschieht (so bei der Verwertung der Sodaäscher). Im allgemeinen eignen sich zur Verbrennung am besten Gase, welche als Verbrennungsprodukt Kohlensäure und Wasserdampf ergeben. Häufig kann hierbei ein bedeutender, sehr wertvoller Heizeffekt erzielt werden, so bei der Verbrennung von kohlenoxydhaltigen Gasen (vgl. Gichtgase, Gasfeuerung S. 101, 102, 193), was in der Industrie oft eine große Rolle spielt.

Schutzeinrichtungen gegen gewerbliche Gifte in den einzelnen Betriebszweigen

Nachdem wir die allgemeinen Grundsätze der Prophylaxe, des Schutzes gegen gewerbliche Gifte, genügend erörtert haben, können wir uns bei der Besprechung der Schutzeinrichtungen gegen gewerbliche Gifte in den einzelnen Betriebszweigen kurz fassen, was die Uebersichtlichkeit der Darstellung erhöht. Den einzelnen Kapiteln werden Angaben über die wichtigsten Literaturquellen und über die bedeutsamen gesetzlichen Verfügungen angeschlossen.

Chemische Industrie

Schwefelsäureindustrie

(Betriebsbeschreibung mit Abbildungen siehe S. 7, Vorkommen von Vergiftungen siehe S. 11, Schädlichkeit der Schwefelsäure siehe S. 217)

Bei der Schwefelsäureindustrie ist die Gefährdung der Arbeiterschaft durch das Herausdringen von sauren Gasen aus dem Fabrikationssystem hintanzuhalten; ferner sind insbesondere jene Arbeiter der Gefahr der Vergiftung mit sauren Gasen ausgesetzt, welche bei der Bedienung genötigt sind, die Kammern, Türme, Behälter usw. zu betreten und auszuräumen.

Es muß daher die möglichste Dichtigkeit des ganzen Kammersystems und eine möglichst gründliche Ausnutzung der schwefligsauren und salpetrigsauren Gase und Dämpfe gefordert werden, was auch im Interesse einer rationellen und ökonomischen Betriebsgebarung liegt. Die Kiesöfen müssen dicht und derartig beschaffen und betrieben sein, daß bei der Arbeit keine Gase aus ihnen herausdringen, was am besten dadurch erzielt wird, daß durch Zugverstärkung mittelst Ventilatoren in den Oefen ein geringer Unterdruck erzeugt wird. Ferner müssen die aus dem Ofen gezogenen Abbrände, aus denen nicht geringe Mengen schwefliger Säure sich entwickeln, bis zur Abkühlung in einem geschlossenen (eventuell künstlich ventilierten) Raum verbleiben (vgl. Kiesöfen und deren Bedienung in den Kapiteln über Metallurgie). Die Bedienung der Türme und Bleikammern soll durch bestimmte Vorschriften geregelt sein, welche insbesondere auch den Vorgang beim Ausräumen (Betreten) zu berücksichtigen haben. So hat die Berufsgenossenschaft für chemische Industrie besondere Maßnahmen für das Auspacken des Gay-Lussac-Turmes ausgearbeitet; dieselben sind im „Reichsanzeiger" 1893 Nr. 283 veröffentlicht. Danach soll unter anderem vor dem Ausräumen des Schlammes am Boden des Gay-Lussac Wasser eingelassen und dann erst der Schlamm aufgerührt werden. Beim Auftreten von Gasen ist diese Prozedur zu wiederholen. Ferner müssen die Bleikammern vollkommen dicht sein; der Salpeterersatz, der früher durch Einführen von Salpeter in eine Kammer geschah, erfolgt jetzt meist durch Aufgabe des nötigen Salpeters auf den Gloverturm, was auch vom Standpunkte des Arbeiterschutzes am besten entspricht. Für die Hintanhaltung des Entweichens saurer Gase ist ferner die tadellose und gründliche Funktion des am Ende der Kammerreihe befindlichen Gay-Lussac-Turmes wichtig. Es ist oft zweckmäßig, die aus dem Kammersystem austretenden Gase zwei oder drei solche Türme hintereinander passieren zu lassen oder, wenn mehrere Kammersysteme da sind, ihnen außer dem zugehörigen Gay-Lussac-Turm noch einen gemeinsamen Zentral-Gay-Lussac zu geben (Einrichtung in Griesheim a. M.). Durch einen derartig gut eingerichteten und geregelten Betrieb kann der durchschnittliche Gesamtsäuregehalt der Endgase einer Schwefelsäurefabrik auf 0,1 Vol.-Proz. herabgesetzt werden. In England wurde schon im Jahre 1881 (durch die Alkali work etc. regulation act) vorgeschrieben, daß die Menge der einer Schwefelsäurefabrik entweichenden Gase nicht mehr wie 9,2 g Schwefelsäure im Kubikmeter betragen darf, was gleichbedeutend ist mit 0,26 % schwefliger Säure. Das wäre auch im allgemeinen als Grenzwert für den Säuregehalt der Endgase in Schwefelsäurebetrieben anzusehen. Die Absorption der in der Konzentrationsstation (Eindampfstation) sich entwickelnden sauren Dämpfe ist notwendig und erfolgt am besten durch einen (mit Koks od. dgl. gefüllten) Turm mit Wasserberieselung.

Betont sei, daß das Betreten und Ausräumen der Kammern und Türme nach Tunlichkeit nur seitens mit Atemapparaten ausgerüsteten Arbeitern, niemals aber ohne vorhergehende besondere Vorsichtsmaßregeln geschehen sollte, da sich gerade hierbei oft schwere Unglücksfälle ereignen. Die Türme werden daher am besten so eingerichtet, daß das Entleeren derselben von außen möglich ist; bei irgendwie auftretender Gasentwicklung werden Rauchhelme aufgesetzt (Chem. Ind. 1907, S. 351). Dasselbe gilt von dem Einsteigen in Schwefelsäurebehälter und Schwefelsäuretankwaggons, welches gleichfalls sehr gefährlich werden kann. Anläßlich mehrerer hierdurch bewirkter Vergiftungen in einer Fabrik wurden zur Verhütung derartiger Vorkommnisse seitens der zuständigen Polizeiverwaltung nachfolgende Bestimmungen erlassen: Der Bodensatz aus den Waggons bzw. Tanks ist entweder durch Ausspülen zu entfernen, ohne daß der Tank selbst von Arbeitern betreten wird, oder aber: der Bodensatz ist aus dem Tank durch die Arbeiter auszuschöpfen, ohne daß eine Verdünnung mit Wasser oder dünner Sodalösung stattfindet. Eine Spülung mit den Flüssigkeiten darf erst hinterher erfolgen, nachdem die Leute den Tank verlassen haben. Die Arbeiter sind vor der jeweiligen Inangriffnahme der Reinigung darüber zu belehren, daß es bei der Verdünnung des Bodensatzes im Tank zur Entwicklung giftiger Gase kommt (Gewerbl. techn. Ratgeber 1906, Heft 6, S. 109).

Ferner sind die Kesselwagen am unteren Ende mit einem Ablaufstutzen oder Schlammloch zu versehen, damit die Reinigung von außen vorgenommen werden kann (Ber. d. Berufsgen. f. chem. Ind. f. das Jahr 1901). Letztere Bestimmung befindet sich auch im § 2 unter II der Vorschriften zum Schutze gegen die Wirkung salpetriger Gase;

jedenfalls wäre es angezeigt, dieselbe auch für den vorliegenden Fall zur Geltung zu bringen.

Da die hier in Betracht kommenden Vergiftungen zum Teil durch den Gehalt der in der Technik verwendeten Schwefelsäure an Verunreinigungen, insbesondere Arsen (Entwicklung von Arsenwasserstoff) bedingt sind, wäre die tunlichste Verwendung von reiner, vor allem arsenfreier Schwefelsäure in der Technik wünschenswert, welchem Wunsche sich jedoch schwer entsprechen läßt.

Hinsichtlich der Verhütung der Bleivergiftung beim Bleikammerbetriebe gilt auch das zur Verhütung der Bleigefahr im allgemeinen (siehe später Blei) Gesagte.

Ueber die wichtigsten auf den Arbeiterschutz gegen Vergiftungen bezüglichen Bedingungen, welchen eine nach dem Kontaktverfahren arbeitende Schwefelsäurefabrik entsprechen soll, geben nachfolgende einer im Jahre 1903 erfolgten Entscheidung des hessischen Ministeriums entnommene Angaben Aufschluß:

Die gesamte Apparatur ist so dicht herzustellen und dauernd dicht zu erhalten, daß Säure und saure Dämpfe nicht an die Luft treten können. — Kommen Reparaturen vor, bei denen ein solcher Austritt oder Ausfluß nicht würde vermieden werden können, so ist der Betrieb in dem betreffenden System so lange zu unterbrechen, bis die Reparatur vollständig beendigt ist. — Hinter Anhydrid-Absorptionsbehältern, in welchen die Absorption nach dem zweiten Kontakt stattfindet, ist ein zweiter Ventilator einzuschalten, welcher auch den zweiten Teil der Apparatur unter Minderdruck hält. Für diese ist stets ein schnell montierbarer Reserveventilator bereitzuhalten. — Hinter dem zweiten Ventilator ist ein Sandfilter einzuschalten. — Handhabungen, welche zur Beobachtung und Prüfung des Betriebes und des Erzeugungsvorganges nötig sind, sind so vorzunehmen, daß weder Säure noch saure Dämpfe austreten können. — Zur Beobachtung der Zugwirkung sind an den Aggregatsabschnitten, namentlich vor und hinter den Anhydrid-Absorptionsbehältern, Zugmesser anzubringen, die dauernd im wirksamen Zustand zu erhalten sind. — Die Fabrikräume müssen mit einer dauernd gut wirkenden Ventilationseinrichtung versehen sein. — Beim Entfernen der Abbrände aus den Betriebsräumen ist jede Verstaubung in geeigneter Weise zu verhindern; bis zur Wegschaffung aus der Fabrik sind dieselben in einer geschlossenen, mit betoniertem Boden versehenen Halle zu sammeln. — Die Abgase sind nach dem Passieren des Sandfilters zum Zwecke der Entsäuerung in Behälter zu leiten, die mit Kalksteinen gefüllt sind, welch letztere ständig und reichlich mit kaltem Wasser berieselt werden. In diesen Behältern müssen die Abgase so weit entsäuert werden, daß alle sauren Gase — in Schwefelsäureanhydrid umgerechnet — nicht mehr betragen als 2,5 g Schwefelsäureanhydrid im Kubikmeter Austrittgas. — Es bleibt der Firma überlassen, die Abgase vor deren Einleitung in den Schornstein technisch zu verwerten, sofern hierdurch ein wenigstens gleich hoher Grad der Entsäuerung, wie vorgeschrieben, erreicht wird. — Das Umfüllen der Säure und der Anhydridmischungen darf nur in geschlossenen Gefäßen unter Anwendung von Druckluft geschehen. — Eintretendenfalls muß durch Abgabe geeigneter Schutzmittel an die Arbeiter sowie Anhalten der

Arbeiter zum Gebrauche dieser Schutzmittel (Schwämme, Respiratoren, Schutzbrillen, Gummihandschuhe usw.) die direkte Berührung der Haut mit Säure oder sauren Dämpfen und ein Einatmen der letzteren vermieden werden. — Bei eintretenden Erkrankungen oder Verletzungen von Arbeitern ist deren sofortige ärztliche Behandlung einzuleiten und ein Krankenbuch fortlaufend zu führen, welches die Personalien, Art der Beschäftigung, deren Dauer seit Eintritt in die Fabrik, Zeit und Art der Krankheit oder Verletzung enthalten muß. Dieses Krankenbuch ist dem zuständigen Polizei- und Gewerbeaufsichtsbeamten auf Verlangen jederzeit vorzulegen.

Literatur: Schwefelsäureerzeugung, Schutz gegen Nitroseverg., Gewerbl. techn. Ratgeber 1906, Heft 6, S. 109. — Schwefelsäureerzeugung, Reinigung von Tankwaggons, Gewerbl. techn. Ratgeber 1906, Heft 6, S. 109. — Schwefelsäuretransport, Zeitschr. f. Gew.-Hyg. 1902, Nr. 4, S. 63. — Schwefelsäureverg., Verhütung, Chem. Ind. 1909, Beilage, Ber. d. Berufsgen. f. d. chem. Ind. f. d. J. 1908, S. 26. — Ausräumen des Gay-Lussac, Verhütung von Verg., Chem. Ind. 1907, S. 351. — Sauerstoff gegen Schwefelsäureverg., Atemapparate, Zeitschr. f. Gew.-Hyg. 1906, Nr. 20, S. 562, und 1906, Nr. 22, S. 617.

Die Salzsäure-, Sulfat-, Schwefelnatrium und Sodaindustrie

(Betriebsbeschreibung mit Abbildungen siehe S. 16, Vorkommen von Vergiftungen siehe S. 22, Gesundheitsschädlichkeit der Salzsäure siehe S. 216)

Die Maßnahmen gegen gewerbliche Vergiftungen in diesen Industrien gehen unmittelbar aus den von uns erörterten allgemeinen Grundprinzipien der Bekämpfung der gasförmigen Luftverunreinigung im Betriebe (siehe S. 310) hervor.

Für die Sulfaterzeugung ist die richtige und dichte Konstruktion des aus Schale und Muffel bestehenden Gefäßofens und ferner die richtige Bedienung dieses Ofens wichtig. Deshalb wurden schon frühzeitig (in England) Bedienungsvorschriften für diese Oefen ausgearbeitet, durch deren Befolgung das Herausdringen der sauren Gase während der Manipulation des Uebergießens mit Säure, Hinüberkrückens in die Muffel und insbesondere beim Herauskrücken des noch dampfenden Sulfats vermieden werden sollen.

Die wichtigsten Punkte dieser sehr beachtenswerten Maßnahmen sind: Die Sulfatschale darf nicht zu heiß beschickt werden. Man darf nicht die Schwefelsäure früher einfließen lassen, bevor nicht alles Salz hineingeworfen und die Tür vorgestellt ist. Wenn während des Einfließens der Kammerschwefelsäure Salzsäuredämpfe aus der Arbeitsöffnung herausströmen, so ist sogleich der Schwefelsäurezufluß zu mindern oder zu unterbrechen. Während der Arbeit sind alle Türen zu schließen. Es sind bestimmte Stunden für das Herausnehmen des Sulfats aus dem Röstofen festzustellen, damit das herausgenommene Sulfat nicht noch saure Gase entsende; wenn dies dennoch der Fall ist, ist der herausgenommene Sulfatposten sofort mit kaltem Sulfat zu überschütten (Heinzerling in Weyl).

Auch hier wird das allgemeine gewerbehygienische Prinzip mit Vorteil zur Anwendung gebracht, daß man bei geringem Unterdruck im Ofen arbeitet, wodurch jegliches Herausdringen der Gase aus den

Oeffnungen des Ofens vermieden wird. Der Unterdruck wird durch Zugverstärkung mittelst Einschaltung von Ventilatoren in die Gasabzüge erzielt (Leopoldshall, Neustaßfurt). Das Dampfen des herausgezogenen Sulfats wird, wie oben erwähnt, entweder durch Uebergießen mit kaltem Sulfat verringert oder es wird das fertige Sulfat zum Kühlen unmittelbar in ventilierte Kasten oder Kammern entleert, was noch sicherer vor den Dämpfen schützt.

Vom hygienischen Standpunkt, aber auch aus ökonomischen Rücksichten ist die möglichst gründliche Absorption der gasförmigen Salzsäure notwendig, die sich bei dem Uebergießen des Salzes mit Schwefelsäure (in der Schale), ferner in dem Muffelofen und auch aus dem noch heißen Sulfat in den Kühlgefäßen (siehe oben) entwickelt. Von der Schale, Muffel und den Kühlkammern muß das Gas in vollkommen dichten Leitungen zu den Absorptionsgefäßen (Tourilles, Bombonnes) geleitet werden, deren Reihe noch von einem entsprechend hohen Absorptionsturm abgeschlossen werden soll (meist Tonturm mit Koks- und Schamottefüllung, in dem Wasser herabrieselt). Wenn die Absorption richtig durchgeführt ist, so beträgt der gesamte Salzsäureverlust mehr wie ca. 1,5 % der im Betriebe zur Entwicklung kommenden Salzsäure. Die Grenze von 2 % sollte nicht überschritten werden. In England waren seinerzeit nach der Alkali etc. act 5 % zulässig, was nach der Vervollkommnung der Kondensation nicht mehr zeitgemäß ist.

Bei der Leblanc-Sodaerzeugung ist das Schmelzen im Drehofen der Handofenarbeit, bei der die Arbeiter durch Abgase leiden, in jeder Hinsicht vorzuziehen, zumal ein Drehofen, der nur den Raum von drei Handöfen braucht, bis 18 solcher ersetzt. Die Sodaäscher, die hauptsächlich aus Schwefelkalzium bestehenden Rückstände der Fabrikation, welche in hohen Halden um die Fabrik sich anhäufen und sich an der Luft unter Entwicklung von Schwefelwasserstoff zersetzen, bedingen eine starke Belästigung der Arbeiter, die zum Teil auch bei den verschiedenartigen Methoden, welche von Schaffner, Mond, Chance und Claus u. a. zur Aufarbeitung der Sodaäscher unter Wiedergewinnung des wertvollen Schwefels angegeben wurden, zur Geltung kommt. Daher ist vom Standpunkt des Arbeiterschutzes die Erzeugung der Soda nach Solvay vorzuziehen. Die Solvay-Werke bedingen für die Arbeiter weder erhebliche Gesundheitsgefahren noch wesentlichere Belästigung.

Die bei den in Rede stehenden chemischen Betrieben vorkommenden Kristallisationsprozesse ergeben keine Gesundheitsgefahren.

Auch die Schwefelnatriumerzeugung braucht keine schädlichen Emanationen zu entwickeln; nur wenn saures Sulfat zur Verarbeitung gelangt, entsteht viel schweflige Säure, welche zu absorbieren oder sonst unschädlich zu machen ist.

Anhang: Sulfonal, Oxalsäure, Ultramarin, Alaun
(Gewinnung siehe S. 24)

Bei der Sulfonalherstellung belästigt sich entwickelndes Merkaptan durch seinen außerordentlich unangenehmen (an Katzenexkrement erinnernden) Geruch die Arbeiterschaft. Es muß daher nur mit ganz dichten Apparaten und sorgfältiger Kühlung gearbeitet werden. Die dann noch entweichenden Dämpfe sollen in Azetonlösung und fein zerstäubtem Wasser aufgenommen und etwaige Reste noch verbrannt werden. Außerdem soll im ganzen System (durch die Saugwirkung des Schornsteines) Druckabfall herrschen, damit keine Dämpfe herausdringen können (Leymann).

Bei der Herstellung der Oxalsäure entstehen, wenn nicht geschlossene Gefäße angewendet werden, belästigende, süßlich riechende, gesundheitsschädliche Gase (Leymann). Wenn offene Pfannen zur Anwendung gelangen, ist über diesen die Anbringung von Hauben und die Ableitung der Dünste mittelst eines Ventilators und deren Verbrennung notwendig.

Bei der Ultramarin- und Alaunerzeugung muß die Zerkleinerung der Rohmaterialien in geschlossenen Zerkleinerungsapparaten (Kugelmühlen, Desintegratoren, siehe S. 305) vorgenommen werden. Der durch örtliche Ventilation abgesaugte Staub ist abzufiltrieren. Beim Brennprozeß entwickeln sich Gase, die ca. 3% schweflige Säure enthalten. Die Oefen müssen daher dicht sein, und die schwefligsauren Gase müssen (mittelst Exhaustoren) abgeführt und absorbiert werden. Dies geschieht am zweckmäßigsten in Kammern oder Türmen durch Wasser, welches Soda oder Kalk gelöst (Kalkmilch) enthält. Die in dieser Lösung aufgenommene schweflige Säure läßt sich eventuell weiter verwerten (Verarbeitung auf schwefligsaure Salze).

Chlor, Chlorkalk, Chlorverbindungen

(Betriebsbeschreibung mit Abbildungen siehe S. 25, Vorkommen von Vergiftungen siehe S. 28, Giftwirkung des Chlors siehe S. 219, des Mangans siehe S. 235)

Um das Entweichen von Chlor zu verhindern, müssen die Apparate, in welchen die Herstellung des Chlors erfolgt, sowie die Chlorleitungen sorgfältig dicht erhalten werden. Die ganze Apparatur muß an einen gut ziehenden Schornstein oder eine mechanische Saugvorrichtung (Ton- bzw. Steinzeugexhaustoren) angeschlossen werden, so daß im Innern ein kleiner Unterdruck herrscht; die mechanische Absaugung kann gleichzeitig dazu dienen, um das Chlor auf seinen Verwendungsort in Gasleitungen weiterzudrücken.

Am Ende der Anlage muß eine Vorrichtung angebracht sein, um etwaige Chlorreste zurückzuhalten. Dies geschieht am besten durch mit Aetzkalk beschickte Türme oder — dies ist bei größeren Anlagen notwendig — durch Bereithalten von mit Aetzkalk beschickten Kammern und, für den Fall, daß überschüssiges Chlor vorhanden ist, Chlorkalk erzeugen zu können, indem das Chlor an Kalk gebunden wird (Leymann). Am leichtesten gestaltet sich die Erfüllung aller genannten Anforderungen, insbesondere die dichte Ausgestaltung des Systems, bei der elektrolytischen Chlorerzeugung, welche vom hygienischen Standpunkt wohl den übrigen Verfahren vorzuziehen ist.

Zur Verhütung der Entstehung der Chlorakne (S. 219) bei den mit der elektrolytischen Chlorerzeugung beschäftigten Arbeitern ist vor allem eine sorgfältige Reinlichkeitspflege (Hautpflege) seitens derselben notwendig. Die Arbeiter sind entsprechend zu belehren, und beim Auftreten der Erscheinungen ist der Arzt zu befragen. In einzelnen Fabriken wurde der Versuch gemacht, statt der präparierten Kohle andere Stoffe (Magnetit) zur Herstellung der Anoden zu verwenden; der günstige Erfolg dürfte als ein Beweis mehr anzusehen sein, daß die bei der Herstellung der Anode dienenden teerhaltigen Bindemittel die Chlorakne mitveranlassen (Zeitschr. f. Gew.-Hyg. 1906, S. 281).

Beim Weldon-Verfahren muß auf das Geschlossensein der Wasserverschlüsse geachtet werden; auch dürfen die Entwickler nicht früher geöffnet werden, bevor nicht das Chlor abgetrieben ist. Alle Vorgänge, bei welchen sich der giftige Manganstaub entwickeln kann, müssen unter Staubabschluß, gegebenenfalls verbunden mit örtlicher Exhaustion, erfolgen, so insbesondere das Mahlen des Braunsteines, Trocknen des Weldon-Schlammes.

Bei der Chlorkalkerzeugung, die mitunter, wie oben erwähnt, nur dazu dient, um überschüssiges Chlor nutzbar zu verwerten, muß darauf geachtet werden, daß die Kammern beim Ausräumen des fertigen Chlorkalkes kein Chlor mehr enthalten, was durch Absaugen des Chlors in die Nachbarkammer vor dem Ausschalten der „reifen" Kammer zu geschehen hat. Auch ist es notwendig, daß so viele Kalkkammern aneinandergehängt werden, daß alles Chlor aufgenommen wird, so daß aus der letzten kein Chlor mehr entweicht. Das Chlorkalkkammersystem muß dicht sein. Das Ausräumen des reifen Chlorkalkes soll nicht von der Hand geschehen, da hierbei bedeutende Chlormengen entweichen und insbesondere die damit Beschäftigten unmittelbar gefährden; es sollten nur mechanisch entleerbare Chlorkalkkammerbetriebe zugelassen werden. Hingewiesen sei auf den Ersatz des Chlorkalkkammerverfahrens durch besondere, geschlossene, mechanisch arbeitende Apparaturen, von welchen der auf S. 27 beschriebene Apparat von Hasenclever der geeignetste sein dürfte.

Salpetersäuregewinnung und Verwendung (Sprengstoffe)

(Betriebsbeschreibung und Abbildungen siehe S. 41, Vorkommen von Vergiftungen siehe S. 42, Giftigkeit der Salpetersäure siehe S. 218)

Bei der Salpetersäuregewinnung ist neben einer möglichst vollkommenen Verdichtung (Kondensation) der Gase durch zahlreiche Tourilles, Kühlschlangen und Anhängen einer entsprechenden Zahl von Türmen mit entsprechender Ausstattung eine vollkommene Dichtigkeit des Systems notwendig (siehe Fig. 9 auf S. 41). Die von Valentiner vorgeschlagene Herstellung der Salpetersäure in Apparaten, die unter Luftverdünnung arbeiten, hat vom hygienischen Standpunkt Vorteile.

Zur Fortbewegung der salpetersauren Gase dienen Tonexhaustoren, die den Druck im Entwicklungssystem in vorteilhafter Weise herabsetzen. Gegebenenfalls ist für den Abzug der sauren Dämpfe zu sorgen, die dem aus den Entwicklungszylindern entfernten Rückstand (Sulfat) entsteigen.

Wegen der Gefahren, die beim Verkehr mit Salpetersäure das Verschütten von Säure mit sich bringt, muß das Umfüllen, die

Packung und der Transport der Säure mit großer Vorsicht geschehen. Ferner ist große Sorgfalt auf die Lagerung der Säure zu verwenden. Die hierbei verwendeten Flaschen müssen in einwandfreiem Zustand sein und dürfen nicht in zu schwachen oder schlecht gefütterten Körben sitzen. In den Fabrikationsräumen, in denen Salpetersäure verwendet wird, sollen nie größere Salpetersäurevorräte in Korbflaschen gehalten werden, als es unbedingt nötig ist; auch soll dafür gesorgt sein, daß im Falle des Platzens eines der Ballons die auslaufende Säure nicht mit Substanzen zusammenkommt, die — wie zum Beispiel alle organischen Stoffe — bei der Einwirkung der Säure zur reichlichen Entwicklung salpetrigsaurer und untersalpetrigsaurer Dämpfe Veranlassung geben. Die Lagerplätze für die Salpetersäure sind derart anzulegen, daß ein gefahrloser Abfluß der Säure gewährleistet ist.

Die Arbeiter sind davor zu warnen, in Räumen, in denen Salpetersäure verschüttet wurde oder die mit salpetrig- und untersalpetrigsauren Gasen erfüllt sind, sich längere Zeit aufzuhalten; derartige Räume sind sofort zu verlassen und nur von mit Atemapparaten (Rauchhelmen) ausgerüsteten Arbeitern zu betreten.

An hierhergehörigen behördlichen Vorschriften ist der preußische Ministerialerlaß vom 8. Januar 1900, betreffend nitrose Gase und Schutzmaßregeln bei der Verwendung von Salpetersäure, zu erwähnen (B. 11267 M. f. H. u. G.).

Bezüglich der Vorsichtsmaßregeln beim Transport von Salpetersäure und Mischsäure in Tankwaggons und insbesondere beim Ausräumen und Reinigen solcher Waggons gilt im allgemeinen das bei Schwefelsäure auf S. 313 Gesagte.

Bei der Sprengstofferzeugung (siehe S. 48) durch „Nitrieren" ist es vor allem notwendig, daß die Nitrierapparate hermetisch abgeschlossen sind, daß das notwendige Rühren mechanisch (mittelst Rührwerk oder besser noch durch „Agitation" mit Preßluft) geschieht und daß die sich hierbei entwickelnden Gase und Dämpfe abgeführt und kondensiert (verdichtet) werden.

Bei der Nitroglyzerinerzeugung (siehe S. 49) kommt es auch auf die sorgfältige Kondensation der bei der Denitrierung der Abfallsäure sich entwickelnden Gase an. Ueberdies ist in Anbetracht der Giftigkeit des Nitroglyzerins das Benetzen der Haut mit demselben zu meiden; die Arbeiter sind auf die damit verbundene Gefahr aufmerksam zu machen (siehe S. 50).

Die Erzeugung der Schießbaumwolle (siehe S. 51) geschieht in zweckentsprechender Weise in „Nitrierzentrifugen" (nach Selvig-Lange), die Nitrieren und Ausschleudern auf einmal besorgen; zunächst werden diese Apparate mit Nitriersäure gefüllt, darauf wird Baumwolle eingetragen, die Säuredämpfe mittelst Tonexhaustoren abgesaugt, dann die große Menge der Säure abgelassen und die Reste der Säure durch die Zentrifuge entfernt. Wie ersichtlich, gestatten diese Apparate am besten die Anwendung der gewerbehygienischen Hauptprinzipien des Abschließens der Entstehungsquelle von Giftgasen und Abführens der letzteren am Orte der Entstehung.

Bei der Darstellung des Knallquecksilbers (siehe S. 48)

entwickeln sich insbesondere bei der Reaktion des Quecksilbers mit Salpetersäure und Alkohol gefährliche giftige Gase (salpetrige Säure, Zyanverbindungen, essigsaure Verbindungen), die unschädlich gemacht werden müssen. Chandelon (D. polyt. Journal, Bd. 108, S. 23) schlägt vor, den Nitrierballon mit einem Kondensationsapparat (Woulffsches Flaschensystem) in Verbindung zu bringen, in welchem die Absorption zunächst durch Sodalösung, sodann durch Bleioxydlösung erfolgt; um den Zug im System zu verstärken, ist allenfalls ein Exhaustor einzuschalten. Bei der Quecksilbererzeugung kommt überdies die Gefahr der Quecksilbervergiftung in Betracht (siehe S. 233).

An behördlichen Verfügungen ist der preußische Ministerialerlaß vom 31. März 1892 (B. 2203), betreffend die Darstellung von Knallquecksilber, zu erwähnen.

Kunstdünger

(Betriebsbeschreibung siehe S. 59, Giftigkeit der Flußsäure siehe S. 216, Aetzwirkung des Kunstdüngers siehe S. 60)

Beim Mahlen des Phosphorites und des fertigen Superphosphates entwickelt sich ätzender Staub; das Mahlen muß daher in geschlossenen Apparaten (Kugelmühlen, Desintegratoren) geschehen. Beim Aufschließen der Phosphorite durch Schwefelsäure und Trocknen des Produktes entwickelt sich die hochgradig ätzend wirkende und gefährliche gasförmige Flußsäure (Fluorwasserstoff), welche mittelst säurefester Ventilatoren abgesaugt und unschädlich gemacht wird, indem man sie in Kammern oder Türme leitet, wo sie durch zersprühtes Wasser aufgenommen (siehe Fig. 73) und gegebenenfalls zur Fluorwasserstoffgewinnung weiter verwertet werden. Besonders zweckmäßig sind die modernen rotierenden Trockenapparate.

Bei der Erzeugung von Kunstdünger aus Thomasschlacke (s. Eisen S. 194) kommt es zur Entwicklung von schädlichem ätzenden Staub, der auf den Schleimhäuten der Arbeiter Geschwüre erzeugt. Das Mahlen und die übrigen Manipulationen mit dem staubförmigen Material müssen daher unter Staubabschluß (mittelst Kugelmühle oder Desintegrator) und unter örtlicher Ventilation erfolgen. Genaue Angaben über die hygienische Einrichtung von Thomasschlackenfabriken enthält die im folgenden — einigermaßen gekürzt — wiedergegebene Bekannt-

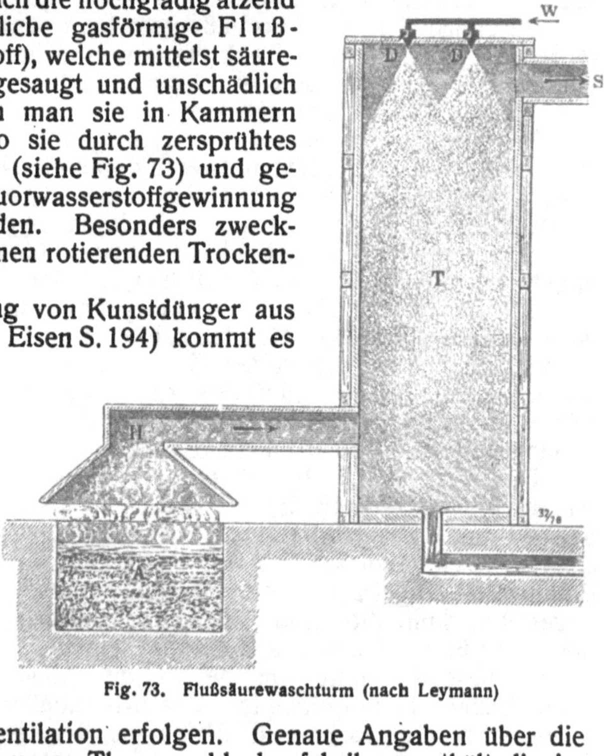

Fig. 73. Flußsäurewaschturm (nach Leymann)

machung des Reichskanzlers vom 3. Juli 1909 (R.G.Bl., S. 543), betreffend die Einrichtung und den Betrieb gewerblicher Anlagen, in denen Thomasschlacke gemahlen oder Thomasschlackenmehl gelagert wird:

Auf Grund des § 120e der Gewerbeordnung hat der Bundesrat über die Einrichtung und den Betrieb gewerblicher Anlagen, in denen Thomasschlacke gemahlen oder Thomasschlackenmehl gelagert wird, folgende Vorschriften erlassen:

§ 1. Die Arbeitsräume, in denen Thomasschlacke zerkleinert oder gemahlen wird, und die Niederlagen von Thomasschlackenmehl, in denen dieses nicht dauernd in geschlossenen Säcken verbleibt, müssen geräumig und so eingerichtet sein, daß in ihnen ein ausreichender Luftwechsel stattfindet.

Sie müssen mit einem dichten und festen Fußboden versehen sein, der eine leichte Beseitigung des Staubes gestattet.

§ 2. Die Vorzerkleinerung der Schlacke von Hand darf nicht in den Aufgaberäumen für die Feinmühlen, sondern muß entweder im Freien oder in Schuppen vorgenommen werden, die auf allen Seiten offen sind.

§ 3. Die zur maschinellen Vorzerkleinerung der Schlacke dienenden Apparate sowie die Feinmühlen und anderen Apparate, die bei der Herstellung von Thomasschlackenmehl Verwendung finden, müssen so eingerichtet sein, daß ein Austritt des Staubes in die Arbeitsräume tunlichst vermieden wird. Sie müssen, sofern nicht durch andere Vorkehrungen eine Verstäubung nach außen verhindert ist, mit wirksamen Vorrichtungen zur Absaugung und zum Auffangen des Staubes versehen sein.

§ 4. Die Zuführung des Mahlguts sowie dessen Aufgeben an die in § 3 bezeichneten Apparate und an die Feinmühlen muß so eingerichtet sein, daß eine Staubentwicklung tunlichst verhütet wird.

Wird die Schlacke den Feinmühlen in Transportgefäßen zugeführt, so muß die Beschickung so eingerichtet sein, daß die Transportgefäße unmittelbar über den Aufgabetrichtern entleert werden und daß, z. B. durch teilweise Ummantelung der Aufgabestellen und durch Staubabsaugung, das Eindringen von Staub in die Arbeitsräume tunlichst verhindert wird.

§ 5. Die Außenwandungen und Fugen der Mühlen, der Zerkleinerungs- und sonstigen staubentwickelnden Apparate, der Staubleitungen, Staubkammern und Filteranlagen müssen staubdicht sein; entstehende Undichtigkeiten sind sofort zu beseitigen.

Die Staubleitungen, Staubkammern und Filteranlagen müssen so eingerichtet sein, daß sie im regelmäßigen Betriebe von außen gereinigt und entleert werden können.

§ 6. Reparaturarbeiten an den im § 5 bezeichneten Apparaten und Einrichtungen, bei denen die Arbeiter der Einwirkung von Schlackenstaub ausgesetzt sind, darf der Arbeitgeber nur von solchen Arbeitern ausführen lassen, welche von ihm gelieferte zweckmäßig eingerichtete Respiratoren oder andere Mund und Nase schützende Vorrichtungen, wie feuchte Schwämme, Tücher usw., tragen.

§ 7. Das Schlackenmehl darf nur unter Vorsichtsmaßregeln so aus den Mühlen und Staubkammern entleert und in die zur Lagerung losen Mehles dienenden Räume (Silos) verbracht werden, daß eine Staubentwicklung tunlichst verhindert wird.

§ 8. Die Abfüllung des Mehles in Säcke (Absackung) an den Ausläufen der Mühlen, der Transporteinrichtungen und Staubkammern darf nur unter der Wirkung einer ausreichenden Absaugevorrichtung erfolgen.

§ 9. Säcke, in denen das Mehl transportiert und in Stapeln gelagert wird, dürfen keine geringere Stärke und Dichtigkeit haben als diejenigen, die im Handel mit dem Gewichte von 14 Unzen bezeichnet werden; Säcke, in denen das Mehl in Stapeln von mehr als 3,5 m Höhe gelagert wird, dürfen nicht unter 15 Unzen haben.

Die Lagerung von Mehl in Säcken muß, sofern sie nicht bloß vorübergehend erfolgt, in besonderen, von anderen Betriebsräumen getrennten Räumen geschehen. In den Mühlräumen dürfen höchstens die Säcke der letzten Tagesproduktion verbleiben . . .

§ 10. Als lose Masse darf Mehl nur in besonderen Lagerräumen (Silos) aufbewahrt werden, die gegen alle anderen Betriebsräume dicht abgeschlossen sind.

Es müssen Einrichtungen dahin getroffen sein, daß ein Betreten der Silos bei ihrer Entleerung und beim Abfüllen des in ihnen lose gelagerten Mehles in Säcke vermieden wird.

Die Absackung des Mehles darf nur unter der Wirkung einer ausreichenden Absaugevorrichtung erfolgen.

§ 11. Die Fußböden der im § 1 bezeichneten Räume sind, sofern Arbeiter darin beschäftigt werden, vor Beginn jeder Arbeitsschicht oder während jeder Schicht in einer Arbeitspause zu reinigen. Während des Reinigens darf den damit nicht beschäftigten Arbeitern der Aufenthalt in diesen Räumen nicht gestattet werden.

Wird die Reinigung auf trockenem Wege vorgenommen, so darf sie der Arbeitgeber nur von solchen Arbeitern ausführen lassen, welche von ihm gelieferte, zweckmäßig eingerichtete Respiratoren oder andere Mund und Nase schützende Vorrichtungen, wie feuchte Schwämme, Tücher usw., tragen.

§ 12. Der Arbeitgeber darf nicht gestatten, daß die Arbeiter Branntwein mit in die Anlage bringen.

§ 13. In einem staubfreien Teile der Anlage muß für die Arbeiter ein Wasch- und Ankleideraum und getrennt davon ein Speiseraum vorhanden sein. Diese Räume müssen sauber und staubfrei gehalten und während der kalten Jahreszeit geheizt werden.

In dem Wasch- und Ankleideraume müssen Wasser, Seife und Handtücher sowie Einrichtungen zur Verwahrung derjenigen Kleidungsstücke, welche vor Beginn der Arbeit abgelegt werden, in ausreichender Menge vorhanden sein.

Der Arbeitgeber hat seinen Arbeitern Gelegenheit zu geben, täglich vor dem Verlassen der Arbeit in einem innerhalb der Betriebsanlage gelegenen, während der kälteren Jahreszeit geheizten Baderaum ein warmes Bad zu nehmen.

§ 14. In denjenigen Räumen der Anlage, in welche Thomasschlacke oder Thomasschlackenmehl lose eingebracht wird, darf Arbeiterinnen sowie männlichen Arbeitern unter 18 Jahren die Beschäftigung und der Aufenthalt nicht gestattet werden.

Ferner dürfen zum Klopfen gebrauchter Säcke Arbeiter unter 18 Jahren nicht verwendet werden.

§ 15. Die Beschäftigung der Arbeiter, welche beim Zerkleinern oder Mahlen der Thomasschlacke sowie beim Abfüllen, dem losen Lagern oder dem Verladen des Thomasschlackenmehls verwendet werden, darf täglich die Dauer von 10 Stunden nicht überschreiten. Zwischen den Arbeitsstunden müssen Pausen von einer Gesamtdauer von mindestens 2 Stunden, darunter eine Pause von mindestens einer Stunde, gewährt werden.

Sofern die Arbeiter täglich nicht länger als 7 Stunden beschäftigt werden, und die Dauer ihrer durch eine Pause nicht unterbrochenen Arbeitszeit 4 Stunden nicht überschreitet, braucht nur eine Pause von mindestens 1stündiger Dauer gewährt zu werden.

§ 16. Der Arbeitgeber darf zu den im § 15 bezeichneten Arbeiten nur solche Personen einstellen, welche die Bescheinigung eines von der höheren Verwaltungsbehörde dazu ermächtigten, dem Gewerbeaufsichtsbeamten (§ 139 b der Gewerbeordnung) namhaft zu machenden Arztes darüber beibringen, daß bei ihnen Krankheiten der Atmungsorgane oder Alkoholismus nicht nachweisbar sind. Die Bescheinigungen sind zusammen aufzubewahren und dem Aufsichtsbeamten (§ 139 b der Gewerbeordnung) auf Verlangen vorzulegen. Diesem Arzte hat der Arbeitgeber auch die dauernde Ueberwachung des Gesundheitszustandes der Arbeiter dergestalt zu übertragen, daß der Arzt mindestens einmal monatlich die Arbeiter im Betrieb aufzusuchen und bei ihnen auf Anzeichen etwa vorhandener Erkrankungen der Atmungsorgane und auf Anzeichen des Alkoholismus zu achten hat.

Der Arbeitgeber darf Arbeiter, die nach ärztlichem Urteil solcher Erkrankungen oder des Alkoholismus verdächtig sind, zur Beschäftigung mit den im § 15 bezeichneten Arbeiten nicht zulassen. Arbeiter, die sich gegenüber den Einwirkungen des Thomasschlackenstaubes besonders empfindlich erweisen, sind dauernd von jenen Beschäftigungen auszuschließen.

§ 17. Der Arbeitgeber ist verpflichtet, zur Kontrolle über den Wechsel und Bestand sowie über den Gesundheitszustand der Arbeiter ein Buch zu führen oder durch einen Betriebsbeamten führen zu lassen. Er ist für die Vollständigkeit und Richtigkeit der Eintragungen, soweit sie nicht etwa von einem Arzte bewirkt werden, verantwortlich.

Das Kontrollbuch ist dem Gewerbeaufsichtsbeamten (§ 139 b der Gewerbeordnung) sowie dem zuständigen Medizinalbeamten auf Verlangen vorzulegen.

§ 18. Der Arbeitgeber hat für die Arbeiter verbindliche Bestimmungen darüber zu erlassen, daß die Arbeiter weder Branntwein in die Anlage noch Nahrungsmittel in die Arbeitsräume mitnehmen dürfen und daß das Einnehmen der Mahlzeiten nur außerhalb der Arbeitsräume gestattet ist.

In den zu erlassenden Bestimmungen ist vorzusehen, daß Arbeiter, die trotz wiederholter Warnung diesen Bestimmungen zuwiderhandeln, vor Ablauf der vertragsmäßigen Zeit und ohne Aufkündigung entlassen werden können.

Ist für einen Betrieb eine Arbeitsordnung erlassen (§ 134a der Gewerbeordnung), so sind diese Bestimmungen in die Arbeitsordnung aufzunehmen.

§ 19. In jedem Arbeitsraume sowie in dem Ankleide- und Speiseraume muß eine Abschrift oder ein Abdruck der §§ 1 bis 18 dieser Vorschriften an einer in die Augen fallenden Stelle aushängen.

Flußsäureherstellung

(Betriebsbeschreibung siehe S. 39, Schädlichkeit der Flußsäure siehe S. 216)

Die bei der Herstellung von Flußsäure übergehenden Dämpfe werden in Bleikühlern und Bleigefäßen aufgefangen; die Reste desselben müssen in Türmen durch zerstäubtes Wasser aufgenommen werden. Die Apparatur muß sorgfältig gedichtet sein; außerdem ist für guten Zug in der Apparatur (eventuell durch Einschalten eines Gebläses, das einen entsprechenden Druckabfall hervorruft) zu sorgen.

Chrom

(Betriebsbeschreibung siehe S. 61 und S. 63, Giftigkeit des Chroms siehe S. 237)

Die wesentlichsten hygienischen Maßnahmen in Chromatfabriken enthalten die Bekanntmachungen des Deutschen Bundesrates vom 2. Februar 1897, R.G.Bl. S. 11, und vom 16. Mai 1907, R.G.Bl. S. 233, und zwar: Arbeiter mit Geschwüren, Hautwunden und Ausschlägen sind in den Betrieb nicht aufzunehmen und daher die Aufnahme von einem diesbezüglichen ärztlichen Zeugnis abhängig zu machen. Hände, Arme und Gesicht sind womöglich täglich auf das Vorhandensein von Geschwüren oder Wunden zu revidieren, um die Betroffenen sofort der ärztlichen Behandlung überweisen zu können; überdies ist eine regelmäßige (monatliche) ärztliche Untersuchung der Arbeiterschaft notwendig. Die Beistellung von Respiratoren (für die Arbeiten, bei denen Staubentwicklung unvermeidlich), Arbeitsanzügen, Wasch-, Ankleide- und Speiseräumen ist zur Pflicht zu machen; auch Bäder sind herzustellen. Bei der Hantierung mit Chromaten ist das Tragen wasserdichter Handschuhe nötig und das Einreiben von Händen und Gesicht mit Vaselin empfehlenswert. Außer diesen persönlichen Maßnahmen ist jedoch vor allem die Verbreitung von Staub und chromathaltigen Dämpfen im Betriebe dadurch hintanzuhalten, daß insbesondere die zum Zerkleinern der Rohmaterialien dienenden Mühlen und Mischapparate staubdicht sein müssen und mit Entstaubungsvorrichtungen (Exhaustion) zu versehen sind, daß ferner die Beschickung der Oefen womöglich mechanisch erfolge und die sich bei den Manipulationen am Ofen sowie aus den heißen Chromlaugen entwickelnden Dämpfe abgefangen und abgeführt werden.

Ein Belehrungsblatt für Chromarbeiter in chemischen Fabriken und Zündhölzchenfabriken sowie für Färber, Walker, Gerber, Holzbeizer, Zeugdrucker, Tapetendrucker, Maler usw. hat Lewin verfaßt (Verlag Carl Heymann, Berlin; Preis für 25 Stück 75 Pf.).

Es enthält eine Aufzählung der giftigen Chromstoffe, der Gewerbe, in denen Chromvergiftungen vorkommen, Angaben über die Art der Wirkung des Chroms auf die Haut und Schleimhaut im Körper und über den Schutz gegen die Chromstoffe. In letzterer Hinsicht wird angeführt: Einreiben der Haut mit Oel, Tragen undurchlässiger Handschuhe, Tragen von Respiratoren bei Staubentwicklung, Reinlichkeitspflege und sonstige individuelle Maßnahmen, wie Eßverbot, Rauchverbot, ferner regelmäßige ärztliche Untersuchung.

Für die Chromgerbereibetriebe wurde vom Kaiserlichen Gesundheitsamt in Berlin ein „Merkblatt" ausgearbeitet, welches die Maßnahmen gegen die Chromvergiftung in diesen Betrieben kurz zusammenfaßt und auch für die Belehrung der Arbeiter sehr praktisch ist; es sei daher im nachfolgenden wiedergegeben:

Die bei der Chromgerberei nach dem Zweibadverfahren für das erste Bad zur Anwendung kommende Lösung von rotem chromsaurem Kalium (Kaliumdichromat), welcher zumeist noch Salzsäure zugesetzt wird, wirkt auf wunde Hautstellen (Hautrisse, Hautschrunden, sog. aufgesprungene Haut, Ausschläge u. dgl.) ätzend ein. Infolge der Aetzung entstehen rundliche, mit einem harten Rande versehene schwer heilende Hautgeschwüre (Chromatgeschwüre), die sich in der Regel immer mehr vergrößern, wenn nicht die Beschäftigung mit jener Gerbflüssigkeit unterbrochen wird. Bei Personen mit heiler, aber besonders empfindlicher Haut führt das Hantieren mit der Flüssigkeit mitunter zu einem hartnäckigen Hautausschlag (Ekzem) an den Händen und Unterarmen.

Die beim Einbadverfahren gebräuchlichen Chromsalzlösungen wirken nicht ätzend, sind aber ebenso wie die Kaliumdichromatlösung des Zweibadverfahrens starke Gifte. Innerlich genommen, verursachen sie gleich diesen Erbrechen, Durchfälle, Nierenleiden usw. und können sogar zum Tode führen. Chromverbindungen können auch von wunden Hautstellen aus in den Körper gelangen und zur Erkrankung führen.

Verhütung von Erkrankungen. Um die Entstehung von Chromatgeschwüren zu vermeiden, haben die mit Chromaten oder Chromatlösungen beschäftigten Arbeiter sich, auch außerhalb ihrer Berufstätigkeit, sorgfältig davor in acht zu nehmen, daß sie sich Hautverletzungen an den Händen oder Unterarmen zuziehen. Dies gilt hauptsächlich für solche Arbeiter, die mit dem Oeffnen der Chromate enthaltenden Versandbehälter (Tonnen u. dgl.), mit dem Abwägen und Auflösen von Kaliumdichromat zu tun haben oder die mit der aus diesem Salz hergestellten Gerbbrühe oder mit Häuten und Fellen (Blößen) in Berührung kommen, welche in solche Brühe eingelegt waren.

Haben sie sich trotzdem solche Hautverletzungen zugezogen oder finden sie sonst an ihren Händen oder Unterarmen Hautrisse, Hautschrunden, Ausschläge od. dgl., so empfiehlt es sich, daß sie bis zu deren Abheilung alle Arbeiten unterlassen, bei denen sie mit ätzender Gerbbrühe in Berührung kommen.

Um das Haften der Gerbbrühe an der Haut zu erschweren und Anätzungen vorzubeugen, werden die in der oben angeführten Weise beschäftigten Arbeiter guttun, wenn sie vor dem Beginnen der Arbeit sich die Hände und Unterarme mit ungesalzenem Schweinefett, Vaselin od. dgl. ordentlich einfetten und während der Arbeit eine Beschmutzung der bloßen Hände und Arme mit der Gerbbrühe, soweit es durchführbar ist, vermeiden.

Hat sich ein Arbeiter dennoch ein Chromatgeschwür oder einen Hautausschlag an den Händen oder Unterarmen zugezogen, so soll er die Hilfe eines Arztes in Anspruch nehmen und diesem gleichzeitig mitteilen, daß er bei seiner Beschäftigung mit ätzenden Chromverbindungen in Berührung gekommen ist.

Die inneren Chromerkrankungen, die sowohl im Ein- als auch im Zweibadverfahren beschäftigte Arbeiter treffen können, sind dadurch vermeidbar, daß die zur Verwendung kommenden Chromverbindungen weder als Staub noch in Lösungen in den Körper gelangen. Daher haben die mit Zubereitung der Bäder betrauten Arbeiter jede Verstäubung der Chromsalze sorgsam zu verhüten. Diese und alle sonst mit chromhaltigen Brühen beschäftigten Arbeiter sollen erst dann Speisen und Getränke zu sich nehmen oder die Arbeitsstätte verlassen, nachdem sie zuvor die Arbeitskleider abgelegt und Hände und Unterarme mit

Seife gewaschen haben. Einer gleichen Reinigung bedürfen das Gesicht und besonders der Bart, wenn während der Arbeit eine Beschmutzung erfolgt ist. Läßt sich das Trinken während der Arbeit ausnahmsweise nicht vermeiden, so sollen die Ränder der Trinkgefäße nicht mit den Händen berührt werden; das Rauchen, Schnupfen und Kauen von Tabak ist während der Arbeit zu unterlassen.

Petroleum, Benzin

(Betriebsbeschreibungen siehe S. 70, Vorkommen von Vergiftungen siehe S. 72, Giftigkeit des Petroleums und seiner Bestandteile siehe S. 255)

In Anbetracht dessen, daß Rohpetroleum und die höher siedenden Bestandteile des Petroleums auf die Haut der Arbeiter schädlich einwirken, wenn sie mit diesen Stoffen in Berührung kommt, ist die Benetzung der Haut mit Petroleum nach Tunlichkeit zu vermeiden; ferner ist eine sorgfältige Reinlichkeitspflege seitens der betreffenden Arbeiter im Sinne unserer allgemeinen Erörterungen dringend geboten.

Im Hinblick auf die Vergiftungen von Arbeitern durch die den Naphthaquellen und Naphthafontänen entströmenden Gase müssen diejenigen Arbeiter, welche sich dem Einfluß dieser Giftgase aussetzen müssen, mit Atemapparaten (Rauchhelmen) ausgerüstet sein; dasselbe gilt für die Arbeiter, die in die Destillationskessel (siehe Fig. 12 auf S. 70) und sonstige Apparate der Petroleumdestillation einsteigen müssen.

Eine bedeutendere Belästigung bzw. Gefährdung der Arbeiterschaft ruft ferner die Reinigung des Petroleums durch Schwefelsäure hervor, wobei sich schweflige Säure in großen Mengen entwickelt; daher muß diese Prozedur in geschlossenen, mit mechanischem Rührwerk oder Preßluftagitation versehenen Gefäßen erfolgen. Die zweckmäßigste Konstruktion dieser Art ist die auf S. 71 (Fig. 13) abgebildete, von Nawratil angegebene Vorrichtung.

Gefährlich ist ferner das Betreten von Petroleumtanks (Petroleumbehälter), welche vor der Reinigung energisch zu durchlüften sind und gegebenenfalls auch nur von mit Atemapparaten ausgerüsteten Arbeitern betreten werden dürfen.

Im Hinblick auf die Giftigkeit des Petroleumbenzins (siehe S. 76 und 257) müssen bei der Verwendung desselben (bei der Knochen- und Oelsamenentfettung, in der Kautschukindustrie, in chemischen Waschanstalten) die Apparate, in welchen sich Benzin befindet, nach Tunlichkeit abgeschlossen sein und dicht erhalten werden; wo sich Benzindämpfe entwickeln, sind dieselben sogleich durch entsprechende Ventilationsvorkehrungen zu entfernen. Dies gilt — schon wegen der Feuersgefahr — auch von den chemischen Wasch- und Reinigungsanstalten, in welchen die Reinigung mittelst Benzin in geschlossenen Trommeln zu erfolgen hat; überdies müssen die Lokalitäten solcher Waschanstalten gut gelüftet sein.

An einschlägigen behördlichen Vorschriften ist der preußische Ministerialerlaß, betreffend Benzinextraktionsanlagen, vom 5. Januar 1909 (H.M.Bl. S. 16) und ferner der Ministerialerlaß, betreffend Benzinwäschereien und ähnliche Betriebe, vom 3. August 1903

(H.M.Bl. S. 277) zu erwähnen, welch letzterem „Sicherheitsvorschriften" beigegeben sind, die im wesentlichen feuerpolizeiliche Verfügungen enthalten. Von unserem Standpunkt sind vor allem nachfolgende Punkte dieser Vorschriften von Interesse: Für ausreichende Absaugung der Luft dicht über dem Fußboden ist Sorge zu tragen. Die abgesaugte Luft darf aber nicht in die Nähe von Feuer geführt werden. Räume, in denen mit Benzin gereinigte Stoffe getrocknet werden, sind besonders hoch und luftig herzustellen und von anderen Arbeitsräumen zu trennen. Betriebe, in denen Arbeitsmaschinen motorisch angetrieben werden, haben auf Erfordern der Polizeibehörde für ihre Trockenkammer wirksame künstliche Ventilationsvorrichtungen zu verwenden. Waschtrommeln, Zentrifugen, Benzinspülgefäße sind mit gut schließenden Deckeln zu versehen, die nur so lange geöffnet bleiben dürfen, als dies für das Ein- und Ausbringen der zu reinigenden, auszuschleudernden oder nachzuspülenden Gegenstände unbedingt notwendig ist. Die genannten Gefäße sind mindestens vierteljährlich einmal von einem Betriebsleiter, Meister oder Vorarbeiter auf ihre Dichtigkeit zu revidieren. Der Befund ist in einem Buch zu vermerken, welches den Gewerbeaufsichts- und Polizeiorganen auf Verlangen vorzuweisen ist.

Erwähnt sei schließlich, daß auch der Ersatz des Benzins durch andere, minder giftige Stoffe, wie Tetrachlorkohlenstoff (siehe diesen), mehrfach angeregt wurde.

Literatur: Berthenson, Die Naphthaindustrie in sanit. Beziehung, Vierteljahrsschr. f. öffentl. Ges.-Pfl. 1898, Bd. 30, S. 315. — Korschenewski, Wratsch 1887, Nr. 17. — Burenin, Die Naphtha und ihre Verarbeitung in sanit. Beziehung, Petersburg 1888. — Mabille, Revue d'hygiène, Bd. 18, Nr. 3. — Bericht der Berufsgen. f. chem. Ind. 1905. — Bericht der preuß. Gew.-Insp. 1904. — Wichern, Benzinverg., Zeitschr. f. Gew.-Hyg. (Fabrikfeuerwehr) 1909, Heft 3 u. 4. — Klocke, Zeitschr. f. Gew.-Hyg. 1908, S. 379; Benzinersatz (in chem. Wäschereien), Zeitschr. f. Gew.-Hyg. 1906, S. 248, und 1908, S. 384; Schutz des Arbeiters vor Benzindämpfen, Zeitschr. f. Gew.-Hyg. 1906, S. 236.

Phosphor, Phosphorzündhölzchen

(Betriebsbeschreibung und Vorkommen von Vergiftungen siehe S. 52, Giftigkeit des Weißphosphors siehe S. 241)

In Anbetracht der Gefährlichkeit der Phosphorzündhölzchenindustrie wurden in fast allen Kulturstaaten frühzeitig Maßnahmen gegen die Phosphorvergiftung getroffen, welche in vielen Staaten im Weißphosphorverbot gipfelten. Ein derartiges gänzliches auf die Erzeugung und den ganzen Handel bezügliches Verbot wurde zuerst in Finnland (1872) und in Dänemark erlassen (Gesetz vom 14. Januar 1874, mit dem vom 1. Januar 1875 die Gewinnung, vom 1. Juli 1875 der Verkauf und die Einfuhr von Weißphosphorzündhölzchen verboten wird). Dann wurde das Verbot in der Schweiz (1879, im Jahre 1882 zwar aufgehoben, doch mit dem Bundesgesetz vom 2. November 1898 neuerlich erlassen) und den Niederlanden mit dem Gesetz vom 28. Mai 1901 erlassen.

In Deutschland wurde das ab 1. Januar 1908 allgemein gültige Weißphosphorverbot mit dem Gesetz vom 10. Mai 1903, R.G.Bl. S. 217, betreffend Phosphorzündwaren, erlassen, dieses lautet:

§ 1. Weißer oder gelber Phosphor darf zur Herstellung von Zündhölzern und anderen Zündwaren nicht verwendet werden. Zündwaren, die unter Verwendung von weißem oder gelbem Phosphor hergestellt sind, dürfen nicht gewerbsmäßig feilgehalten, verkauft oder sonst in Verkehr gebracht werden. Die vorstehenden Bestimmungen finden auf Zündbänder, die zur Entzündung von Grubensicherheitslampen dienen, keine Anwendung.

§ 2. Wer den Vorschriften dieses Gesetzes vorsätzlich zuwiderhandelt, wird mit Geldstrafe bis zu 2000 Mark bestraft. Ist die Handlung aus Fahrlässigkeit begangen worden, so tritt Geldstrafe bis zu 150 Mark ein.

Neben der Strafe ist auf Einziehung der verbotswidrig hergestellten, eingeführten oder in Verkehr gebrachten Gegenstände sowie bei verbotswidriger Herstellung auf die Einziehung der dazu dienenden Gerätschaften zu erkennen, ohne Unterschied, ob sie den Verurteilten gehören oder nicht. Ist die Verfolgung oder die Verurteilung einer bestimmten Person nicht ausführbar, so ist auf die Einziehung selbständig zu erkennen.

§ 3. Die Vorschriften des § 1 Abs. 2 treten am 1. Januar 1908, im übrigen tritt das Gesetz am 1. Januar 1907 in Kraft.

In Rumänien und Frankreich besteht ein Zündhölzchenstaatsmonopol; in diesen Staaten werden seit 1900 bzw. 1898 keine Weißphosphorzündhölzchen mehr erzeugt. Frankreich hat überdies mit dem Gesetz vom 17. Dezember 1908 den Beitritt zur Internationalen Konvention hinsichtlich des Weißphosphorverbotes (siehe unten) zum Ausdruck gebracht (Loi du 17 déc. 1908 portant approbation de la convention internationale de Berne, sur l'interdiction de l'emploi du phosphore blanc dans l'industrie des allumettes).

In Schweden und Norwegen besteht das Weißphosphorverbot nur für das Inland bzw. den Innenhandel. Eine kgl. schwedische Verordnung vom 9. Dezember 1896 regelte den Betrieb der Exportfabriken, die weißen Phosphor verwenden dürfen; mit der kgl. norwegischen Resolution vom 17. August 1899 wurden in Norwegen Gesundheitsvorschriften für Phosphorzündhölzchenfabriken erlassen, die den eben erwähnten schwedischen fast völlig gleichen. Die kgl. schwedische Verordnung vom 30. März 1900 bestimmt, daß Zündhölzchen mit Weißphosphor nur exportiert, nicht aber im Inlande verkauft werden dürfen. In Oesterreich ergaben sich zunächst hinsichtlich der Einführung des Weißphosphorverbotes Schwierigkeiten, und dies wegen der Rücksichtnahme auf die Handelsverhältnisse (insbesondere im Orient) und das Verhalten der im Zündhölzchenhandel mit Oesterreich konkurrierenden Staaten, besonders Italiens und Japans. Daher machte auch Oesterreich seine Zustimmung zu einem internationalen Weißphosphorverbot und den Beitritt zu einer diesbezüglichen Internationalen Konvention auf der seitens der Schweiz auf Betreiben des Internationalen Arbeitsamtes in Basel einberufenen Internationalen Konferenz in Bern (8.—17. Mai 1905) vor allem von dem Verhalten Japans abhängig; da letzteres nicht beitrat, unterblieb zunächst die bezügliche Entscheidung Oesterreichs. Als jedoch im Jahre 1906 Italien sich der genannten Konvention anschloß, wurden auch in Oesterreich die Schwierigkeiten überwunden und durch das dem oben angeführten deutschen Gesetz analoge Gesetz vom 13. Juli 1909, R.G.Bl. Nr. 119, das Verbot der Erzeugung und des Vertriebes von Weißphosphorzündhölzchen vom Jahre 1912 ab eingeführt.

In Ungarn steht eine analoge Verfügung noch aus, doch sind — soviel mir bekannt — darauf hinzielende Verhandlungen bereits im Gange.

Belgien hat von einem Weißphosphorverbot abgesehen, dagegen eine Reihe von Verfügungen bezüglich der Zündhölzchenfabriken getroffen, von denen die wesentlichsten hier angeführt seien, da sie die Maßnahmen charakterisieren, die für Fabriken in Betracht kommen, in denen noch Weißphosphor verwendet wird.

Arrêté royal du 25 mars 1890. Modifié par les arrêtés royaux des 12 février 1895 et 17 novembre 1902 portant réglementation du travail dans les fabriques d'allumettes chimiques.

Article premier. Les exploitants de fabriques d'allumettes chimiques seront, à partir du 1 avril 1891, tenus de se soumettre aux obligations suivantes:

A. Dans les fabriques d'allumettes au phosphore blanc, chacune des opérations de préparation de la pâte et de séchage des allumettes trempées s'effectueront dans un local spécialement affecté à cette destination.

B. La préparation de la pâte au phosphore blanc s'opérera dans un appareil hermetiquement clos ou tout au moins surmonté d'une hotte large et basse, communiquant avec une cheminée d'appel à tirage énergique.

Il est interdit d'introduire dans la pâte une proportion de phosphore blanc dépassant en poids 8 p. c. des matières totales, non compris l'eau.

C. On installera au niveau des plaques de trempage des allumettes au phosphore blanc et des vases renfermant la pâte de ces allumettes, des bouches d'aspiration communiquant avec un ventilateur mécanique.

D. Les séchoirs d'allumettes au phosphore blanc dans lesquels les ouvriers pénètrent devront être aérés mécaniquement.

La quantité d'air nécessaire à cet airage sera fixé, dans chaque cas particulier, par un arrêté de la députation permanente, sur l'avis du service central d'inspection du travail et de surveillance des établissements dangereux, insalubres et incommodes.

E. Tous les locaux où peuvent se produire des vapeurs phosphoreuses seront spacieux et énergiquement ventilés. La ventilation sera établie de préférence par un systeme de bouches d'aspiration s'ouvrant au niveau des tables de travail ou au ras du sol et communiquant avec des carneaux en rapport avec la grande cheminée de la fabrique.

Ces locaux seront entretenus en parfait état de propreté. Il est défendu d'y manger ou d'y boire.

F. Dans toute fabrique d'allumettes chimiques les ouvriers auront à leur disposition un vestiaire spécial et un local où seront placés des vases contenant de l'eau, ainsi que du savon, de façon à pouvoir changer de vêtements au moment de commencer ou de quitter le travail et se laver les mains et la figure au sortir des ateliers. Ces soins de propreté seront strictement obligatoires pour les ouvriers manipulant le phosphore, ou la pâte phosphorée, ou les allumettes et frottoirs garnis de cette pâte.

G. Tous les ouvriers employés dans les ateliers où l'on manipule le phosphore blanc, la pâte phosphorée ou les allumettes et les frottoirs garnis de cette pâte, seront visités mensuellement par un médecin agréé par le ministre de l'industrie et du travail.

Les frais de l'examen mensuel, tarifés par arrêté ministériel, incombent aux fabricants.

Les ouvriers ayant une carie dentaire non obturée, ceux qui présentent des symptômes de gingivite ou de stomatite et ceux dont l'état de santé serait mauvais au moment de l'examen seront temporairement écartés des mêmes ateliers.

Le médecin agréé consignera sur un registre spécial, conforme au modèle délivré par l'administration, les constatations faites au cours de ses examens mensuels.

Ce registre, confié aux soins de l'industriel, doit être remis aux agents de l'autorité à chaque réquisition.

Ergänzt werden diese Vorschriften durch weitere Verfügungen hinsichtlich der Entnahme von Zündmasseproben in Fabriken und Lagern für Phosphorzündhölzchen (Arrêté royale du 25 mars 1890, 12 février 1895, 18 avril 1898, 17 novembre 1902).

Wie aus der belgischen Verfügung ersichtlich, muß man in Staaten, wo das Weißphosphorverbot noch nicht besteht, mit Palliativmaßnahmen sein Auskommen zu finden trachten, die auf der Anwendung der von uns dargelegten allgemeinen hygienischen Forderungen für Giftbetriebe beruhen, halbwegs wirksam aber wohl nur in Großbetrieben angewendet werden könnten.

In diesen Betrieben ist nicht nur die strengste Durchführung der Forderungen der persönlichen Hygiene (Reinlichkeitspflege, ärztliche Untersuchung, Arbeitwechsel) notwendig, sondern auch eine entsprechende technische Ausgestaltung des Betriebes durch Verwendung von Maschinen und möglichste Eliminierung der Handarbeit bei den gefährlichen Verrichtungen zu fordern. In diesem Sinne ist insbesondere auf die Einführung geschlossener, ventilierter und mit mechanischem Rührwerk versehener Massekochapparate, geschlossener und ventilierter Tunkapparate (Walzentunkmaschinen) und ebensolcher Trockenapparate hinzuwirken (siehe die Fig. 74, 75). Es gibt auch moderne, amerikanische Maschinen, die den ganzen komplizierten Vorgang der Phosphorzündhölzchenindustrie oder wenigstens einen Teil desselben auto-

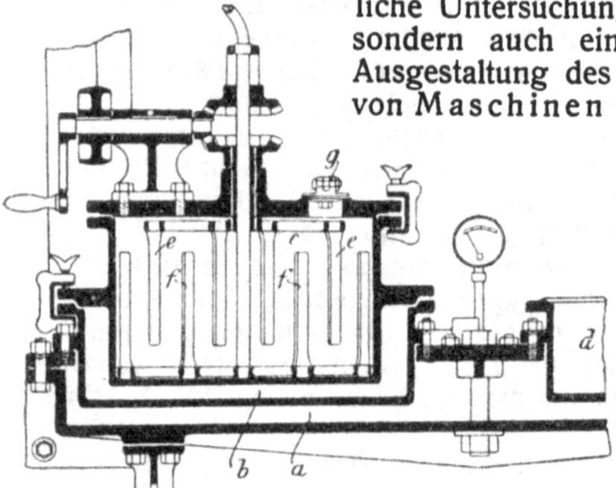

Fig. 74. Zündmassekochapparat (nach Albrecht)
a, b Dampf- und Wasserbehälter. *c* Massekochtopf.
e, f Rührwerk

matisch durchführen. Nachdem die Durchführbarkeit des Weißphosphorverbotes bzw. die Möglichkeit des Ersatzes der Weißphosphorzündhölzchen durch giftfreie erwiesen ist, ist die allgemeine Durchführung des Weißphosphorverbotes in den Kulturstaaten anzustreben. — Gegen den Ersatz der Phosphorzündhölzchen durch chromhaltige spricht die Giftigkeit des Chroms (siehe S. 56, 57 und 237).

Literatur: Hofmann, Phosphorzündhölzchenfabriken, Oesterr. Sanitätsw. 1896. — Teleky, Die Phosphornekrose in Oesterreich, Schriften der österr. Gesellsch. f. Arbeitersch., Heft 12, Verlag Deuticke, 1907. — Friedrich, Die Phosphorvergiftung in Ungarn (in ung. Sprache), Schriften der ung. Gesellsch. f. Arbeitersch., Heft 4, Budapest 1908. — Phosphorersatzausstellung, Zeitschr. f. Gew.-Hyg. 1907, S. 254; Phosphorfrage, Chem. Ztg., H.-Bl. 1907, S. 1051, und Berl. Hyg.-Kongr. 1907.

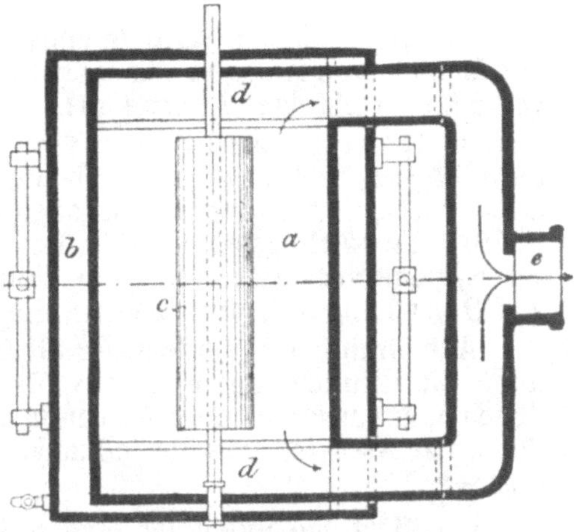

Fig. 75 a. Walzentunkapparat (Grundriß [nach Albrecht]) *a* Massebehälter. *b* Wasserkasten. *c* Walze. *d*, *e* Abzugsrohr

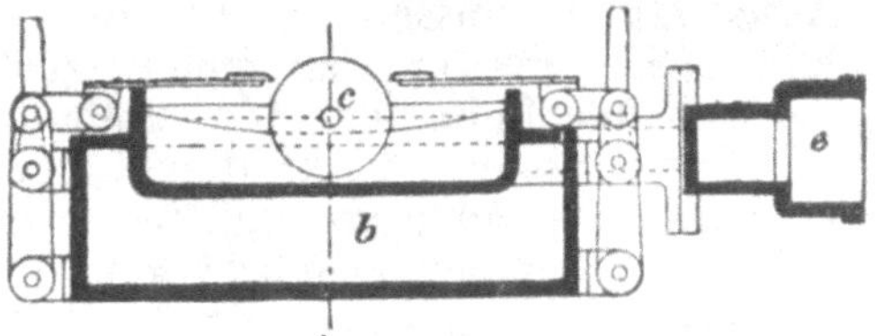

Fig. 75 b. Querschnitt

Schwefelkohlenstoff

(Betriebsbeschreibung siehe S. 83, Vorkommen von Vergiftungen siehe S. 85, Giftigkeit siehe S. 246)

Bei der Schwefelkohlenstofferzeugung ist große Sorgfalt auf die Dichtigkeit des Systems, die sorgfältige Kühlung (Verdichtung) der sich entwickelnden Dämpfe zu legen, welche, da sie auch Schwefelwasserstoff mitführen, um sie unschädlich zu machen, mit Wasser und Kalkmilch gewaschen oder durch Kalk und Eisenoxyd behandelt werden (Leymann).

Bei der Verwendung des Schwefelkohlenstoffes zur Vulkanisation von Gummiwaren entwickelt sich sowohl beim Eintauchen der zu vulkanisierenden Objekte in den Schwefelkohlenstoff als beim Trocknen derselben (meist mittelst Heißluftstrom) viel Schwefelkohlenstoffdampf, insbesondere wenn die zu trocknenden Gegenstände frei in der Werkstätte aufgehängt oder auf Stellagen gelegt werden, was unbedingt unzulässig ist. Das Trocknen hat wegen der Entwicklung giftiger Dämpfe in Trockenschränken unter Anwendung örtlicher Ventilation zu erfolgen.

Auch können sämtliche beim Eintauchen dienende Schwefelkohlenstoffgefäße in einem hölzernen Luftkanal untergebracht werden, welcher über den Tauchgefäßen mit mittelst Deckel schließbaren Manipulationsöffnungen versehen und mit einem Exhaustorsystem verbunden ist. (Letztere Anordnung wurde von Recknagel in einer Berliner Fabrik durchgeführt.)

An behördlichen Verfügungen, betreffend die Einrichtung und den Betrieb von Anlagen zur Vulkanisierung von Gummiwaren, seien vor allem nachfolgende erwähnt:

In Deutschland gilt für die Einrichtung und den Betrieb gewerblicher Anlagen zur Vulkanisierung von Gummiwaren die Bekanntmachung des Reichskanzlers vom 1. März 1902 (R.G.Bl. S. 59); die wichtigsten Verfügungen derselben seien, da hierdurch die hygienischen Maßnahmen in Gummiwarenfabriken kurz und klar zur Darstellung gebracht werden, im folgenden angeführt:

Auf Grund des § 120e der Gewerbeordnung hat der Bundesrat über die Einrichtung und den Betrieb gewerblicher Anlagen, in denen Gummiwaren unter Anwendung von Schwefelkohlenstoff oder durch Chlorschwefeldämpfe vulkanisiert werden, folgende Vorschriften erlassen:

§ 1. Der Fußboden derjenigen Arbeitsräume, in denen Gummiwaren unter Anwendung von Schwefelkohlenstoff vulkanisiert werden, darf nicht tiefer liegen als der sie umgebende Erdboden. Diese Arbeitsräume müssen mit Fenstern versehen sein, welche ins Freie führen, in ihrer unteren Hälfte geöffnet werden können und eine ausreichende Lufterneuerung ermöglichen.

Die Räume müssen durch mechanisch betriebene Ventilationseinrichtungen wirksam entlüftet werden. Mit Genehmigung der höheren Verwaltungsbehörde kann von einem mechanischen Betrieb der Ventilationseinrichtungen Abstand genommen werden, sofern auf andere Weise für kräftige Lufterneuerung gesorgt ist. Von besonderen Ventilationseinrichtungen für die Vulkanisierungsräume kann mit Genehmigung der höheren Verwaltungsbehörde überhaupt Abstand genommen werden, sofern durch eine kräftige Absaugung der Schwefelkohlenstoffdämpfe unmittelbar an ihrer Entstehungsstelle eine genügende Reinhaltung der Luft gewährleistet ist.

§ 2. Die Vulkanisierungsräume (§ 1) dürfen weder als Wohn-, Schlaf-, Koch- noch als Lager- oder Trockenräume benutzt werden. Auch dürfen andere Arbeiten als das Vulkanisieren darin nicht vorgenommen werden. Anderen als den beim Vulkanisieren beschäftigten Arbeitern darf der Aufenthalt in den Vulkanisierungsräumen nicht gestattet werden.

Die Zahl der darin beschäftigten Personen muß so bemessen sein, daß auf jede mindestens 20 cbm Luftraum entfallen.

§ 3. In die Vulkanisierungsräume dürfen nur die dem Tagesbedarf dienenden Mengen von Schwefelkohlenstoff gebracht werden. Die weiteren Vorräte sind in besonderen, von den Arbeitsräumen getrennten Lagerräumen aufzubewahren.

Die zur Aufnahme der Vulkanisierungsflüssigkeit bestimmten Gefäße müssen von dauerhafter Beschaffenheit sein; die gefüllten Gefäße sind, solange sie außer Benutzung sind, gut bedeckt zu halten.

§ 4. Die Vulkanisierungs- und Trockenräume dürfen nur durch Dampf- oder Warmwasserheizung erwärmt werden.

Eine künstliche Beleuchtung dieser Räume darf nur mittelst elektrischer, durch starke Schutzglocken verwahrter Glühlampen erfolgen.

Von den Vorschriften der Abs. 1, 2 können Ausnahmen durch die höhere Verwaltungsbehörde gestattet werden.

§ 5. Die zum Vulkanisieren langer Stoffbahnen dienenden Maschinen (Walzensysteme) müssen, um den Austritt von Schwefelkohlenstoffdämpfen in die Arbeitsräume tunlichst zu verhindern, mit einer Ummantelung (z. B. einem Glasgehäuse) überdeckt werden, aus welcher die Luft durch einen mechanisch betriebenen Ventilator kräftig abzusaugen ist. Das Betreten des ummantelten Raumes darf Arbeitern nur bei Betriebsstörungen gestattet werden.

In den Fällen, in denen eine Ummantelung der Maschine aus technischen Gründen nicht angängig ist, kann die höhere Verwaltungsbehörde unter der Bedingung anderer geeigneter Schutzvorkehrungen, insbesondere der Aufstellung der Maschine in einer offenen Halle, der Beschäftigung derselben Arbeiter an der Maschine nur an zwei Tagen in der Woche, Ausnahmen von den Vorschriften des Abs. 1 gestatten.

§ 6. Das Vulkanisieren aller anderen, nicht im § 5 bezeichneten Gegenstände muß, sofern es nicht im Freien erfolgt, unter Schutzkästen (Digestorien, Glasgehäusen) geschehen, in welche der Arbeiter nur seine Hände einzuführen braucht und welche die Dämpfe von dem Gesicht des Arbeiters fernhalten.

Aus den Schutzkästen muß die Luft kräftig abgesaugt werden.

§ 7. Die Vorschrift des § 6 findet auch auf das Vulkanisieren sowohl der Außen- wie der Innenwände von Gummischläuchen Anwendung.

Beim Vulkanisieren der Innenwände darf es nicht geduldet werden, daß die Arbeiter die Vulkanisierungsflüssigkeit mit dem Munde ansaugen.

§ 8. Nach ihrer Benetzung mit der Vulkanisierungsflüssigkeit dürfen die Waren nicht offen in dem Vulkanisierungsraume liegen bleiben, sondern müssen entweder unter einem ventilierten Schutzkasten (§ 6) gehalten oder sofort in besondere Trockenräume gebracht werden.

Die Trockenschränke oder sonstigen Trockenräume, in denen die Waren alsbald nach dem Vulkanisieren künstlicher Wärme ausgesetzt werden, müssen so eingerichtet sein, daß sie zum Einsetzen und Herausnehmen der vulkanisierten Gegenstände nicht betreten zu werden brauchen. Das Betreten der Trockenräume, während sie im Betriebe sind, darf den Arbeitern nicht gestattet werden. Die höhere Verwaltungsbehörde kann Ausnahmen hiervon hinsichtlich des Trocknens von langen Stoffbahnen zulassen, wenn ausreichende Schutzvorkehrungen getroffen sind.

§ 9. Erfolgt das Vulkanisieren durch Chlorschwefeldämpfe, so müssen die zu ihrer Entwicklung dienenden Behälter oder Kammern so eingerichtet sein, daß ein Austritt der Dämpfe verhindert ist. Das Betreten der Vulkanisierungskammern darf erst nach ihrer völligen Auslüftung gestattet werden; sie dürfen zu anderen Arbeiten als den zu dem vorbezeichneten Vulkanisierungsprozeß erforderlichen nicht benutzt werden.

§ 10. Die Beschäftigung mit dem Vulkanisieren unter Anwendung von Schwefelkohlenstoff oder mit sonstigen Arbeiten, bei denen die

Arbeiter der Einwirkung von Schwefelkohlenstoff ausgesetzt sind, darf ununterbrochen nicht länger als 2 Stunden und täglich nicht länger als 4 Stunden dauern; nachdem sie 2 Stunden gedauert hat, muß vor ihrer Wiederaufnahme den Arbeitern eine Arbeitspause von mindestens 1 Stunde gewährt werden.

Personen unter 18 Jahren dürfen mit solchen Arbeiten überhaupt nicht beschäftigt werden.

§ 11. Der Arbeitgeber hat allen Arbeitern, welche mit den im § 10 bezeichneten Arbeiten beschäftigt werden, Arbeitsanzüge in ausreichender Zahl und zweckentsprechender Beschaffenheit zur Verfügung zu stellen.

Er hat durch geeignete Anordnungen und Beaufsichtigung dafür Sorge zu tragen, daß die Arbeitskleider während der Zeit, wo sie sich nicht im Gebrauch befinden, an den dafür bestimmten Plätzen aufbewahrt werden.

§ 12. Von den Arbeitsräumen getrennt müssen für die im § 11 bezeichneten Arbeiter nach Geschlechtern gesonderte Wasch- und Ankleideräume vorhanden sein. Diese Räume müssen sauber gehalten und während der kalten Jahreszeit geheizt werden.

In den Wasch- und Ankleideräumen müssen Wasser, Seife und Handtücher sowie Einrichtungen zur Verwahrung derjenigen Kleidungsstücke, welche vor Beginn der Arbeit abgelegt werden, in ausreichender Menge vorhanden sein.

§ 13. Der Arbeitgeber hat die Ueberwachung des Gesundheitszustandes seiner der Einwirkung von Schwefelkohlenstoff ausgesetzten Arbeiter einem dem Gewerbeaufsichtsbeamten namhaft zu machenden approbierten Arzte zu übertragen, der mindestens einmal monatlich jene Arbeiter im Betrieb aufzusuchen und bei ihnen auf die Anzeichen etwa vorhandener Schwefelkohlenstoffvergiftung zu achten hat.

Auf Anordnung des Arztes sind Arbeiter, welche Zeichen von Schwefelkohlenstoffvergiftung aufweisen, bis zur völligen Genesung, solche Arbeiter aber, welche sich der Schwefelkohlenstoffeinwirkung gegenüber besonders empfindlich erweisen, dauernd von Arbeiten der im § 10 bezeichneten Art fernzuhalten.

§ 14. Der Arbeitgeber ist verpflichtet, zur Kontrolle über den Wechsel und Bestand sowie über den Gesundheitszustand der mit Arbeiten der im § 10 bezeichneten Art beschäftigten Arbeiter ein Buch zu führen oder durch einen Betriebsbeamten führen zu lassen.

Ferner sei auf den preußischen Ministerialerlaß, betreffend Herstellung, Lagerung und fabrikatorische Verwendung von Schwefelkohlenstoff, vom 23. Februar 1910 und auf das französische Circulaire ministerielle du 20 janvier 1909 (Manifacture de caoutchouc) hingewiesen.

Ohne Zweifel ist die Verwendung von Benzin und Chlorschwefel zur Vulkanisation der Verwendung des weit gefährlicheren Schwefelkohlenstoffes vom hygienischen Standpunkte vorzuziehen. Dasselbe gilt hinsichtlich der Fettextraktion (vgl. Benzin S. 326).

In unseren Erörterungen über allgemeine Betriebseinrichtungen zum Schutze der Giftarbeiter wurde bereits der Möglichkeit gedacht, ein Extraktionssystem vollständig dicht abzuschließen (siehe S. 308). Dies hat selbstredend auch für die Extraktion mittelst Schwefelkohlenstoff Geltung; auch hier kann das ganze Extraktions- und Verdichtungssystem vollkommen dicht sein, was im Interesse der Betriebsökonomie, behufs Vermeidung unnötiger Verluste an Extraktionsmitteln, liegt, namentlich aber wegen der Gesundheitsschädlichkeit und Feuergefährlichkeit der Extraktionsmittel (Schwefelkohlenstoff, Benzin) erforderlich ist.

Wegen der Gesundheitsschädlichkeit und Giftigkeit der Extraktionsmittel trachtete man, ein ebenbürtiges, ungefährlicheres Mittel an deren Stelle zu setzen. Ein solches Mittel dürfte in dem in Griesheim dargestellten Tetrachlorkohlenstoff gefunden sein, welcher vorzüglich extrahiert und Flecken putzt (wie Benzin), dabei nicht explosiv, kaum brennbar und weniger giftig ist wie die bräuchlichen Extraktionsmittel, seine Verwendung ist vom hygienischen Standpunkt zu empfehlen, doch dürfte, soviel mir bekannt, der relativ hohe Preis hindernd im Wege stehen.

Literatur: Nachweisung von Schwefelkohlenstoffdämpfen in Fabrikräumen, Zeitschr. f. Gew.-Hyg. 1908, Nr. 5, S. 107. — Hygienische Einrichtung beim Vulkanisieren (Glibert), Zeitschr. f. Gew.-Hyg. 1902, Nr. 1, S. 1. — Absaugung der Dämpfe an Vulkanisiertischen, Zeitschr. f. Gew.-Hyg. 1903, Nr. 14, S. 305. — Laudenheimer, Die Schwefelkohlenstoffverg. bei Gummiarbeitern, Leipzig, Veit & Comp., 1899. — Roeseler, Schwefelkohlenstofferkrankungen und deren Verhütung, Vierteljahrsschr. f. Med. u. öffentl. Sanitätswesen 1900, 3. Folge, Bd. 20, S. 293 (ref. Zeitschr. f. Gew.-Hyg. 1901, S. 164). — Einrichtungen von Gummifabriken, Zeitschr. f. Gew.-Hyg. 1903, S. 260 u. 484.

Leuchtgasindustrie, Teergewinnung, Kokerei

(Betriebsbeschreibung und Abbildungen siehe S. 91, Vorkommen von Vergiftungen siehe S. 94, Giftigkeit des Kohlenoxyds siehe S. 251, des Zyans siehe S. 248)

In Leuchtgasfabriken ist vom ökonomischen und hygienischen Standpunkt die Dichtigkeit des ganzen Fabrikationssystems besonders wichtig, da nur hierdurch die Gefährdung der Arbeiterschaft zu vermeiden ist. Dies gilt insbesondere von den Retorten, aus welchen keinerlei Gase austreten dürfen. Bei einer korrekten Funktion der Exhaustorstation ist dies auch tatsächlich nicht möglich, da durch die saugende Wirkung der Exhaustoren der Druck der bei dem Destillationsprozeß sich in den Retorten entwickelnden Gase aufgehoben wird, so daß weder durch etwaige Risse, die in der Retortenwand auftreten, noch bei der Bedienung der Retorten Gase austreten können. Die richtige Druckregelung ist somit von der größten Bedeutung für die Verhütung von Vergiftungen in Gasfabriken.

Ferner ist bei den Manipulationen mit der zyanhaltigen Gasreinigungsmasse (siehe S. 93 und 114) besondere Vorsicht notwendig, da die Arbeiter sonst unter den sich aus dem Gaskalk entwickelnden Gasen leiden und vergiftet werden können.

Die Arbeiten an der Gasreinigungsmasse müssen so vorgenommen werden, daß die erwähnten schädlichen Gase durch geeignete Ventilationsvorkehrungen abgeführt werden, so daß sie sich im Arbeitsraume nicht in größerer Menge anhäufen können. Die Rücksicht auf die Umgebung verbietet das Entweichenlassen derselben und auch die Manipulationen mit der Gasreinigungsmasse im Freien vorzunehmen, daher ist eine unschädliche Beseitigung dieser Gase notwendig.

Auch das Kokslöschen hat wegen der großen Belästigung der Arbeiterschaft unter Abzug der hierbei entstehenden Dämpfe und Einleitung in hohe Essen (auch behufs Minderung der Belästigung der Umgebung) zu erfolgen.

In Kokereien ist das Entweichen von Teerbestandteilen und giftigen Ausströmungen durch die Dichtheit der Apparatur, durch entsprechende Zugverstärkung und allenfalls dadurch zu verhindern, daß man die nicht kondensierbaren Destillationsprodukte unter eine Feuerung leitet oder durch Berieselung mit Wasser oder Oel aufnimmt und unschädlich macht; die beim Kokslöschen sich entwickelnden Gase und Dämpfe sind in derselben Weise zu behandeln, wie dies oben bezüglich der Leuchtgasfabriken gesagt wurde.

Besonderer Vorsichtsmaßregeln bedarf es ferner bei der Destillation des Waschöles; auch ist vor allem durch die tunlichste Dichtigkeit des Destillationssystemes und entsprechende Druckregelung (Zugverstärkung) das Entweichen von giftigen Ausströmungen zu verhindern.

Schließlich sei bezüglich der Anstalten für Gasbereitung und Gasbewahrung, ebenso der Kokereien, der Anstalten für die Bereitung von Braunkohlen- und Steinkohlenteer und Teerwasser auf die der deutschen Gewerbeordnung beigegebene „technische Anleitung" hingewiesen, welche, abgesehen von den Weisungen hinsichtlich des Anrainerschutzes, dem sie zunächst gilt, auch Anhaltspunkte für den Arbeiterschutz betreffende Betriebseinrichtungen enthält.

Literatur: Leuchtgasverg.-Verhütung, Zeitschr. f. Gew.-Hyg. 1909, Heft 22, S. 604. — Kokslöscheinrichtung, Zeitschr. f. Gew.-Hyg. 1908, Heft 10, S. 231. — Bedeutung der Sauerstoffinhalationen in der Leuchtgasindustrie, Zeitschr. f. Gew.-Hyg. 1906, Heft 21, S. 590. — Entleerung der Reinigungskästen in der Leuchtgasfabrik, Zeitschr. f. Gew.-Hyg. 1903, Nr. 13, S. 283. — Jehle, Hygiene der Gasarbeiter, Zeitschr. f. Gew.-Hyg. 1901, Nr. 14, S. 245.

Gasmotoren (Kraftgasanlagen)

(Betriebsbeschreibung siehe S. 103, Vorkommen von Vergiftungen siehe S. 106, Giftigkeit des Kohlenoxyds siehe S. 251)

Für die Verhütung von Vergiftungen bei dem Betriebe von Kraftgasanlagen sind nachfolgende Gesichtspunkte maßgebend, die einem österreichischen Ministerialerlasse (vom 2. Dezember 1903) entnommen sind: Bei den Mischgas-(Dowson-, Halbwassergas-)Anlagen älteren Systems bringt es die Art der Gaserzeugung mit sich, daß die sämtlichen Apparate und Leitungen der Anlage unter einem gewissen, wenn auch geringen inneren Druck stehen, weil der für den Prozeß erforderliche Dampf in den Vergaser oder Gaserzeuger (Generator) eingeblasen werden muß. Daher ist bei diesen Anlagen auch ein eigener kleiner Dampfkessel und zur Aufspeicherung des erzeugten Gases ein besonderer Gas- bzw. Reglerbehälter erforderlich.

Bei den neueren Sauggeneratorgas-(Unterdruckgeneratorgas-)Anlagen wird die Saugwirkung des laufenden Gasmotors dazu benutzt, um Dampf und Luft sowie auch die im Vergaser (Generator) entstehenden Gase anzusaugen und in den Motorzylinder zu leiten. Die ganze Apparatur einer Sauggeneratorgasanlage befindet sich daher während des Betriebes im Zustande eines geringen Unterdruckes.

Während des Betriebes der Sauggeneratorgasanlagen wird kontinuierlich immer nur so viel Gas erzeugt, als der Motor jeweilig verbraucht, so daß bei diesen Anlagen ein größerer Gasvorrat nicht vorhanden ist.

Bei der Einrichtung solcher Anlagen ist folgendes zu beachten.

Alle Apparate, Gasrohrleitungen, Verschlußvorrichtungen und sonstigen Einrichtungen der Sauggeneratorgasanlagen, welche Gas enthalten oder leiten, müssen vollkommen dicht hergestellt sein und in diesem Zustande dauernd erhalten werden. Insbesondere sind auch die etwa vorhandenen Wasserverschlüsse in gutem Zustand zu erhalten.

Es sind Vorkehrungen zu treffen, welche das Einströmen von Gasen aus dem Gaserzeuger in die Kühl- und Reinigungsapparate (Wäscher, Reiniger u. dgl.) während des Stillstandes des Motors verhindern.

Ferner ist dafür Sorge zu tragen, daß bei einer Nachentwicklung während eines längeren oder kürzeren Stillstandes der Anlage unter keinen Umständen Gas in den Aufstellungsraum gelangen kann.

Der Rücktritt von Explosionsgasen aus dem Gasmotor in die Gasleitung bei Fehlzündungen oder anderen Störungen muß durch geeignete Vorkehrungen unmöglich gemacht werden.

Die zur Beschickung von Generatoren mit Brennstoff dienenden Einrichtungen müssen einen dichten Doppelverschluß besitzen, welcher das Entweichen des Gases in den Aufstellungsraum während der Beschickung des Generators verhindert.

Die Einrichtungen und Rohrleitungen zur Ableitung des mit übelriechenden bituminösen Bestandteilen und mit Schwefelwasserstoff vermischten Skrubberabwassers (Ueberlaufkasten) sind gegen den Ausstellungsraum luftdicht abzuschließen.

Es sind Vorkehrungen zu treffen, welche die Belästigungen und Gefährdung durch Dämpfe während des Reinigens der Generatorfeuerung (Ascheziehen, Ausschlacken) auf ein Mindestmaß einschränken. Gebotenenfalls sind die heißen Dämpfe und Gase an den Räumungsöffnungen abzusaugen und fortzuleiten.

Alle Hähne und sonstigen Verschlußvorrichtungen sind so einzurichten, daß ihre jeweilige Stellung (offen oder zu) von außen deutlich ersichtlich ist.

Reiniger mit mehr als zwei Kubikmeter Inhalt sind mit Einrichtungen zu versehen, welche eine gründliche Beseitigung des Gases vor dem Oeffnen derselben ermöglichen.

Die Gas-, Wasch- und Reinigungsapparate sowie die Gasleitungen sind mit Vorrichtungen auszustatten, welche den in denselben jeweilig herrschenden Druck erkennen lassen.

Bei der ersten Inbetriebsetzung einer Sauggeneratorgasanlage und auch sonst, wenn in Gasleitungen und sonstigen Einrichtungen zwischen dem Gaserzeuger und dem Motor kein Gas enthalten ist, muß vor dem Anlassen des Motors in diese Teile der Anlage so lange Gas eingeblasen werden, bis alle Luft aus denselben verdrängt ist.

Bei allen Reinigungsarbeiten an den Apparaten und Leitungen, welche betriebsmäßig Gas enthalten, ist für eine genügende Ventilation des Aufstellungsraumes zu sorgen.

Die Räume, in welchen Sauggeneratorgasanlagen aufgestellt werden, müssen so hoch und groß sein, daß die einzelnen Apparate, Leitungen und sonstigen Ausrüstungsgegenstände bequem und sicher erreicht und bedient werden können.

Die zur Aufstellung von Apparaten zur Erzeugung und Reinigung des Gases dienenden Räume sind reichlich und solcherart zu lüften, daß eine Ansammlung von Gasen ausgeschlossen bleibt.

Diese Aufstellungsräume müssen von Wohnräumen durch eine öffnungslose, genügend starke Mauer getrennt sein. Auch ist soweit als möglich zu verhindern, daß in die über den Generatorgasanlagen befindlichen Wohn- oder Arbeitsräume Dünste eindringen.

In Kellerräumen ist die Aufstellung von Apparaten zur Erzeugung und Reinigung des Sauggases nur dann zulässig, wenn eine besonders wirksame Entlüftung auf natürlichem oder auf mechanischem Wege vorgesehen ist.

An weiteren behördlichen Verfügungen sind die dem preußischen Ministerialerlasse vom 20. Juni 1904, H.-M.-Bl. S. 338, beigegebenen Grundsätze für die Einrichtung und den Betrieb von Sauggaskraftanlagen zu erwähnen, welche den oben angeführten Gesichtspunkten analoge Bestimmungen hinsichtlich des Arbeiterschutzes vor etwaigen giftigen Emanationen solcher Anlagen enthalten.

Azetylengasanlagen

(Betriebsbeschreibung mit Abbildungen siehe S. 104, Vorkommen von Vergiftungen siehe S. 106, Giftigkeit des Phosphorwasserstoffs siehe S. 243)

Die nachfolgenden für den Arbeiterschutz vor giftigen Emanationen von Azetylengasanlagen maßgebenden Gesichtspunkte sind den dem preußischen Ministerialerlasse vom 2. November 1897, M.-Bl. S. 262, beigegebenen Bedingungen für die Errichtung von Azetylenfabriken entnommen:

Die Herstellung und Verdichtung von Azetylen einerseits und die Verflüssigung andererseits muß in getrennt liegenden Gebäuden vorgenommen werden.

Sofern der zur Verdichtung des Gases angewandte Druck acht Atmosphären übersteigt, muß diese Arbeit in einem gesonderten Raume erfolgen.

Die Räume, in denen Azetylen hergestellt, verdichtet oder verflüssigt wird, dürfen sich nicht unter bewohnten Räumen oder in unmittelbarer Verbindung mit solchen befinden. Sie müssen hell und gelüftet sein.

Das Karbid ist zum Schutz gegen Feuchtigkeit in wasserdicht verschlossenen Gefäßen aufzubewahren und darf diesen nur nach Maßgabe des jeweiligen Bedarfes entnommen werden. Die Gefäße sind in trockenen, hellen, gut gelüfteten Räumen zu lagern; Kellerräume dürfen zur Lagerung nicht benutzt werden.

Die Zerkleinerung des Karbids muß mit möglichster Vermeidung von Staubentwicklung erfolgen. Die Arbeiter sind während ihrer Beschäftigung mit Respiratoren und Schutzbrillen zu versehen. Azetylengasbehälter sind im Freien oder in einem von dem Gasentwickler gesonderten, gut gelüfteten Raume aufzustellen. Jeder Gasbehälter ist mit einem Wassermanometer zu versehen, an welchem der in dem Behälter vorhandene Druck jederzeit ersichtlich ist.

Zwischen Entwickler und Gasbehälter ist zur Beseitigung etwa vorhandener Verunreinigungen (Phosphorwasserstoff, Arsenwasserstoff, Schwefelwasserstoff, Ammoniak usw.) ein gut wirkender Gaswäscher einzuschalten.

Die Verdichtung des Azetylengases mit einem 10 Atmosphären übersteigenden Druck darf nur bei starker Abkühlung erfolgen.

Verteilung und Verwendung von Nutz- und Leuchtgas

Hinsichtlich der Verteilung und Verwendung von Nutz- und Leuchtgas bestehen in verschiedenen Staaten Vorschriften (Regulative), welche auch die notwendigen Maßnahmen hinsichtlich des Arbeiterschutzes vor giftigen Emanationen aus derartigen Anlagen enthalten.

Dem österreichischen Gasregulativ (vom 18. Juli 1906, R.G.Bl. Nr. 176) entnehmen wir diesbezüglich folgende Gesichtspunkte: Die allgemeinen Bestimmungen enthalten Vorschreibungen bezüglich der Dichtheit und Festigkeit der Gasleitungen und der Aufsicht über das mit der Ausführung solcher Anlagen betraute Personal. Es folgen weitere besondere Bestimmungen über die Hauptrohrleitungen, deren Material, Dimensionen, Abzweigungen und Verbindungen, über die Dichtung der Rohrverbindungen, die Absperrvorrichtungen, die Prüfung der Rohrleitungen auf deren Dichtigkeit, das Verhalten beim Aufsuchen von Undichtigkeiten und sonstiger Gebrechen der Anlage; ferner wird die Beschaffenheit der Nebenleitungen (Dimensionen und Material), die Herstellung von Absperrvorrichtungen, Siphons und Wassersäcken, ferner die Druckregler und Automaten und die Beschaffenheit der Gasverbrauchsgegenstände erörtert. Angeschlossen sind Vorschriften über die Prüfung der Gaseinleitungen, deren Untersuchung und Erprobung, das Verhalten bei Gasausströmungen, Einfrieren der Leitungen und sonstigen Gebrechen.

Ammoniak

(Betriebsbeschreibung und Abbildungen siehe S. 110, Vorkommen von Vergiftungen siehe S. 111, Giftigkeit des Ammoniaks siehe S. 221)

Bei der Erzeugung von Ammoniak und Ammoniaksalzen (Ammoniumsulfat) bilden die beim Eintreten der ammoniakalischen Dämpfe in die Schwefelsäure entweichenden übelriechenden und gefährlichen Gase, welche Schwefelwasserstoff und Zyanverbindungen enthalten, eine bedeutende Belästigung, gegebenenfalls auch Gefährdung der Arbeiterschaft; das Einleiten dieser Gase in die Feuerung (mitunter bei kleineren Betrieben geübt) ist nicht zweckmäßig, da Schwefelwasserstoff zu belästigender schwefliger Säure verbrennt; einer Verbrennung derselben müßte die Absorption der schwefligen Säure durch Kalk oder die Ausnutzung zu Schwefelsäure folgen

(Leymann). Oft werden diese Gase mittelst Gasreinigungsmasse wie bei der trockenen Reinigung in der Leuchtgasfabrikation von Zyanverbindungen und Schwefelwasserstoff befreit. Sämtliche Apparate und Ammoniakleitungen müssen dicht gehalten werden; mit ammoniakhaltigen Flüssigkeiten muß unter Dunstabzügen hantiert werden.

Zyan, Zyanverbindungen

(Betriebsbeschreibung siehe S. 114, Vorkommen von Vergiftungen siehe S. 115, Giftigkeit des Zyans siehe S. 248)

Alle Manipulationen, bei welchen sich Zyan entwickeln kann, und auch die Aufbewahrung von Zyankali muß unter gut ziehenden Abzügen erfolgen.

Bei der Erzeugung der Zyanverbindungen muß gleichfalls die Möglichkeit des Entweichens von Blausäure berücksichtigt werden. Dies ist insbesondere bei der Erzeugung der Zyanverbindungen aus tierischen Rohstoffen möglich, wobei die Schmelzprozedur unter Dunstabzug (Exhaustion der entstehenden Dämpfe) zu erfolgen hat.

In den Fabriken und Betrieben, in welchen Zyanverbindungen erzeugt werden, oder wo mit solchen Verbindungen hantiert wird, ist die peinlichste Reinlichkeitspflege und die genaue Einhaltung der allgemeinen Vorschriften der individuellen Hygiene notwendig (Körperpflege, Bade-, Wascheinrichtungen, Eßverbot in den Arbeitsräumen, Arbeitskleider, Garderoben usw.). Beim Zerschlagen der Zyankaliumschmelzen müssen die Arbeiter Gummihandschuhe anlegen und auch Respiratoren tragen, die sie vor der Einatmung des giftigen Staubes schützen. Die Erzeugnisse müssen in geschlossenen Behältern, in trockenen, separierten Vorratsräumen aufbewahrt werden; größere Vorräte dürfen in dem Arbeitsraume nicht aufgestapelt werden..

Die modernen Zyankali- (Zyannatrium-) Fabriken, welche entzuckerte Melasse und Schlempe verarbeiten, werden den hygienischen Anforderungen dadurch gerecht, daß sämtliche Apparate und Rohrleitungen der Fabrikation unter Unterdruck stehen, so daß bei jeder, übrigens durch besondere Apparate ununterbrochen kontrollierten Undichtigkeit nur Luft von außen eindringen kann, keineswegs aber die giftigen Gase in die Arbeitsräume austreten können. Die Einrichtungen einer derartigen Fabrik finden sich in dem Bericht der Gewerbeinspektoren in Oesterreich für das Jahr 1908 angeführt, dieselben sind auch in jeder sonstigen Richtung mustergültig und nachahmenswert (vgl. Zeitschr. f. Gew.-Hyg. 1909, S. 545).

Steinkohlenteer, Teerprodukte

(Betriebsbeschreibung siehe S. 117, Vorkommen von Vergiftungen siehe S. 122, Giftigkeit des Teers und der Teerprodukte siehe S. 258 ff.)

Da sich bei den Hantierungen mit Teer und bei dessen Verwendung (der Teerdestillation) und den sich an diese anschließenden Reinigungsverfahren verschiedene giftige und für die Gesundheit der Arbeiter schädliche Gase entwickeln, muß für deren Beseitigung Sorge getragen werden. Am vollkommensten wird dieser Forderung im Sinne der von uns dargelegten allgemeinen Betriebsmaßnahmen zur

Verhütung gewerblicher Vergiftung dadurch entsprochen, daß sämtliche Verrichtungen in geschlossenen Apparaten vorgenommen werden. Hofmann (Vierteljahrsschr. f. ger. Med. u. öffentl. Sanitätsw., 3. Folge, Bd. 5, Heft 2) beschreibt zum Beispiel eine derartige Fabrik, in welcher sämtliche Mischgefäße, in denen die Destillationsprodukte weiter behandelt werden, vollständig abgeschlossen sind und auch das Mischen und Ablassen sowie die Zuleitung bei vollständigem Abschluß vor sich gehen.

Jedenfalls müssen bei allen Manipulationen mit Teer die Behälter für Teer, Teerwasser usw. dicht hergestellt und bedeckt gehalten werden. Nur abgekühltes Pech und Asphalt darf auch in offenen Gruben gelagert werden. Die Abkühlung der Destillationsprodukte und Rückstände, sofern und solange sie giftige und stark riechende Dämpfe entwickeln, muß in metallenen oder gemauerten Behältern erfolgen. Diese Bestimmungen finden sich auch in der der Deutschen Gewerbeordnung beigegebenen „technischen Anleitung" aufgenommen.

Ohne Zweifel wird Teer, wo mit ihm hantiert wird, durch seinen Geruch und anderweitig für die Arbeiterschaft lästig, was auch in Anbetracht der mit der Berührung des Teers verbundenen Gesundheitsgefahren nicht gleichgültig ist. Das Verschütten kleiner Teermengen beim Transport, Umfüllen und den sonstigen Manipulationen mit dem Teer läßt sich kaum vermeiden, ebensowenig die Berührung und Verunreinigung der Haut der Arbeiter mit Teer. Daher ist die sorgfältigste Reinlichkeitspflege bei diesen Arbeitern dringend geboten. Erwähnt sei ferner, daß, wenn der Teer von einer Gaswasserschicht überdeckt ist, beim Zusammentreffen desselben mit sauren Wässern sich Schwefel- und Zyanverbindungen entwickeln, die für die Arbeiterschaft gefährlich werden können. Daher ist das Teerwasser vorher vom Teer sorgfältig abzuscheiden und der Ammoniakbereitung zuzuführen.

Hinsichtlich der Verwendung des Teeres bei der Pappe-, Ruß- und Briketterzeugung gilt vor allem das bezüglich der Reinlichkeitspflege, ferner der Aufbewahrung des Teeres bereits Gesagte.

Bei der Pappefabrikation hat das Tränken der Pappe in geschlossenen Apparaten zu erfolgen, und ist diese sofort mit Sand zu bestreuen; auch die Darstellung von Pflasterkitt muß in geschlossenen Gefäßen erfolgen.

Bei der Rußherstellung entweicht selbst bei einer großen Anzahl von Rußkammern immer noch die Arbeiter und Nachbarn belästigender Ruß. Eine vollkommene Abhilfe scheint hier nur schwer zu gelingen; es kommen daher hinsichtlich des Arbeiterschutzes vor allem die Maßnahmen der persönlichen Hygiene in Betracht.

In Brikettfabriken hat es sich bewährt, den Teer statt durch direktes Feuer durch Dampf zu erhitzen, was den Abschluß des Apparates und die Anwendung eines mechanischen Rührwerkes ermöglicht.

Bei der weiteren Verarbeitung des Teers durch Destillation usw. kommen, abgesehen von den mehrerwähnten Maßnahmen hinsichtlich der Reinlichkeitspflege und der Aufbewahrung der Teervorräte, soweit sich der eingangs erwähnte gänzliche Abschluß der

Apparate nicht erzielen oder nicht anwenden läßt, noch eine Reihe besonderer Vorsichtsmaßregeln zum Schutze der Arbeiterschaft vor gewerblichen Vergiftungen in Betracht, die in den Grundzügen im folgenden angeführt seien.

Aus den Destillierkesseln entweichen bei der Destillation des Teeres in der ersten Destillationsperiode (Vorlauf) übelriechende und gesundheitsschädliche Ammoniak und Schwefel enthaltende Gase. Dieselben müssen (nach Leymann) durch geschlossene Leitungen, welche von dem unteren Ende der Ablaufröhren abgezweigt werden, entweder in eine Feuerung geleitet werden, wobei ein eventuelles Zurückschlagen der Flamme verhindert werden muß, oder sie sind einer (der trockenen Reinigung der Leuchtgaserzeugung analogen) Reinigung durch Kalk oder Eisenoxyd zu unterziehen resp. auf Ammoniak und Schwefel zu verarbeiten. Die untersten Enden der Destillationsröhren sind U-förmig zu krümmen, damit hier ein Flüssigkeitsverschluß zustande komme. Die Röhren zum Ableiten der Gase müssen vor diesem Verschluß abgezweigt werden. In den weiteren Stadien der Destillation kann durch eine sorgfältige Kühlung und einen guten Abschluß der Apparate eine wesentlichere Belästigung bzw. Gefährdung der Arbeiter hintangehalten werden.

Sehr unangenehme und lästige Dämpfe von gelber Farbe entwickeln sich in großen Mengen beim Auslassen des Pechs, nämlich beim Oeffnen der noch heißen Destillationskessel. Das heiße Pech ist daher — wie bereits im allgemeinen erwähnt — nicht in offene Pechgruben abzulassen, sondern zur Kühlung zunächst in geschlossene Sammelbehälter in einer Weise einzubringen, daß hierbei ein die Arbeiterschaft gefährdendes Einströmen der Gase ausgeschlossen ist.

Die beim Destillieren erhaltenen Rohprodukte (Leicht-, Kreosotöle) werden einer Reinigung unterworfen, welche in der Behandlung mit Lauge einerseits und mit Säure andererseits und fraktionierter Destillation bestehen, bei welchen Prozeduren sich schädliche Dämpfe entwickeln können, daher müssen sie — wie bereits eingangs erwähnt — nach Tunlichkeit in geschlossenen Gefäßen unter Ableitung der Dämpfe und Anwendung von mechanischer Rührung erfolgen; die abgeleiteten Dämpfe sind in den Schornstein zu führen.

Bei der Braunkohlen-, Teer-, auch Harz- usw. Destillation kommt es analog wie bei der Steinkohlenteerdestillation vor allem auf eine sorgfältige Kühlung und Kondensation an und auf ein gründliches Auffangen nicht kondensierter Gase in mit Wasser oder Oel berieselten Türmen.

In Anbetracht der Vergiftungen, die sich durch das Betreten von mit giftigen Gasen erfüllten Teerdestillationsblasen (vgl. Fig. 27 auf S. 119) behufs Reinigung derselben ereignen können, sind in dieser Richtung besondere Vorsichtsmaßregeln notwendig. Solche wurden von der englischen Behörde (home office) im Hinblick auf die zahlreichen in dieser Weise zustande gekommenen Unfälle im Jahre 1904 verfügt; die wichtigsten dieser Maßnahmen sind:

Während der Vornahme der Reinigung einer Destillationsblase (Pfanne) ist dieselbe von den benachbarten Apparaten vollkommen zu isolieren, was durch Einschieben von Blindflanschen in die Rohrleitungen zu erfolgen hat. Auch der Pechablaßhahn oder das

Ablaßrohr am Boden der Pfanne ist abzuflanschen. Jede Teerpfanne muß genügend abgekühlt und ventiliert sein, bevor sich jemand in dieselbe begibt. Jede Teerpfanne ist durch den Vorarbeiter oder eine andere verantwortliche Person zu visitieren, bevor irgendein Arbeiter dieselbe betreten darf. Jede Person, welche in eine Teerpfanne oder ein entleertes Reservoir steigt, muß einen Sicherheitsgürtel anlegen, dessen Seil von zwei außerhalb der Pfanne stehenden Leuten gehalten wird, welche ausschließlich nur den Arbeiter in der Pfanne zu beobachten und ihn sofort herauszuziehen haben, wenn es scheint, daß er von einer Gasvergiftung befallen wurde. Ein Sauerstoffzylinder mit Schlauch und Mundstück ist gebrauchsfertig vorbereitet zu halten. Ueber den Gebrauch des Apparates sind die Arbeiter gehörig zu instruieren. Die besagte englische Verfügung enthält ein Muster für eine derartige Instruktion. Schließlich wird zum Gebrauch bei eventuellem Auftreten von Schwefelwasserstoff oder anderen giftigen Gasen empfohlen, einen Vorrat von guten „chemischen" Respiratoren bereitzuhalten. (Granulierte Kohle, mit einer Lösung kaustischer Soda gesättigt, wird als geeignetes Material zum Füllen dieser Respiratoren angegeben, da hierdurch Schwefelwasserstoff gierig absorbiert wird.) Nach unserer in den allgemeinen Erörterungen (siehe S. 288) geäußerten Anschauung ist für diese Zwecke der Gebrauch von Atemapparaten (Rauchhelmen) mit Sauerstoffvorrat angezeigter; diese Apparate sind dann auch beim Einsteigen in die Pfanne anzulegen.

Bei der Imprägnierung des Holzes ist das Oeffnen der Kessel und das Herausnehmen des imprägnierten Holzes erst zu besorgen, wenn der Inhalt der Kessel entsprechend abgekühlt ist, da sonst belästigende Dämpfe entweichen.

In der Asphaltkocherei entstehen beim Erhitzen des Asphaltes unangenehm und scharf riechende schädliche Dämpfe, welche in eine Feuerung einzuleiten oder durch einen mit Oel beschickten Kondensator niederzuschlagen sind (Leymann); offene Pfannen sind hierbei zu vermeiden, da sonst die Arbeiter gefährdet werden können.

Organische Farbstoffe. Teerfarben

(Betriebsbeschreibung u. Abbildungen siehe S. 130, Vorkommen von Vergiftungen siehe S. 134, Giftigkeit der Teerprodukte siehe S. 258 u. 266)

Die gewerbehygienischen Maßnahmen, welche zur Verhütung von gewerblichen Vergiftungen in Teerfarbenfabriken ergriffen werden müssen, beziehen sich vor allem einerseits auf die Giftigkeit der Ausgangsmaterialien (Benzol, Toluol usw.), anderseits auf die Giftigkeit der Zwischenprodukte (Nitrobenzol, Anilin, Toluidin usw.) und auf die Giftigkeit der zur Verwendung gelangenden Hilfssubstanzen (Chlor, Säuren, insbesondere Salpetersäure u. a. m.).

Die wichtigsten Maßnahmen sind folgende: Beim Reinigen der Ausgangsmaterialien (des Benzols usw.) muß das Umdestillieren unter guter Kühlung und in dichten Apparaten geschehen (vgl. Fig. 28 auf S. 120); letztere sind auch für das Sublimieren, Filtrieren usw. notwendig. Wenn schädliche bzw. belästigende Lösungsmittel (wie Pyridin bei der Anthrazenerzeugung) verwendet werden, müssen die betreffenden Manipulationen in geschlossenen Apparaten, womöglich unter Anwendung von Luftverdünnung vorgenommen werden. Die abgesaugten Dämpfe sind durch Kühlung sorgfältig zu verdichten oder in zerstäubtem Wasser oder Oel aufzunehmen.

Im Hinblick auf die Giftigkeit des Benzols dürfen Apparate, Kessel, Destillierblasen, Behälter, Tanks, Waggonkessel u. a., die mit Benzol gefüllt waren, behufs Reinigung, Reparatur usw. erst nach vorhergehender gründlichster Beseitigung aller Benzolreste, vollständiger Lostrennung des betreffenden Behältnisses von allen Nachbarapparaten und gründlichster Durchlüftung unter den nötigen Vorsichtsmaßregeln betreten werden; um Vergiftungen mit Sicherheit zu vermeiden, sollten Arbeiter, die in solche Kessel einsteigen, stets mit Atemapparaten (Rauchhelmen) mit Sauerstoffvorrat ausgerüstet sein (siehe S. 288). Jedes andere Hilfsmittel, wie Ueberwachung und Beobachtung dieser Arbeiter, Sicherheitsgurten, die von Helfern gehalten werden, u. a., ist hier in Anbetracht der oft plötzlich eintretenden, tödlichen Vergiftungen nicht angezeigt, zumal die Helfer hierbei leicht veranlaßt werden, dem Verunglückten ohne entsprechende Ausrüstung beizuspringen und so von dem gleichen Geschick ereilt werden. Die Häufigkeit solcher Unglücksfälle mahnt dringend zum Gebrauche von Atemapparaten in solchen Fällen.

Beim Herstellen von Diazo- und Nitroso- (Salpetersäure-) Verbindungen (siehe oben) und beim Nitrieren entweichen salpetrige Säure und Untersalpetersäure, die (vgl. Salpetersäure S. 218) giftig sind. Beim Reduzieren in saurer Lösung können saure Dämpfe und daneben oft eigenartig stechend riechende Verbindungen entstehen.

Wenn mit Zinn reduziert wird (vgl. oben), kann der Arsengehalt des Zinns zur Entstehung des außerordentlich giftigen Arsenwasserstoffes (siehe S. 250) Veranlassung geben. Beim Sulfurieren kann schweflige Säure (siehe S. 217), beim Schmelzen mit Schwefel oder Schwefelnatrium (vgl. S. 16) Schwefelwasserstoff entweichen (vgl. die Betriebsbeschreibung auf S. 80, ferner die Fig. 29 auf S. 131, die eine geschlossene Apparatur zur Darstellung der Zwischenprodukte der Anilinfarbenindustrie zeigt).

Alle Manipulationen müssen in vollkommen dicht verschlossenen, mit Abzug versehenen Apparaten vorgenommen werden und die entwickelten Gase niedergeschlagen oder entsprechend verdünnt abgeleitet und je nach der Beschaffenheit und Menge der Gase unschädlich gemacht werden. Bei großen Mengen schädlicher Gase darf man sich mit der Einleitung in die Esse nicht begnügen, sondern muß dieselben verdichten und so beseitigen. Hierbei werden saure Gase (salpetrige Säure, Untersalpetersäure, schweflige Säure, Salzsäure, Chlor) durch Wasser oder Kalkmilch oder Sodalösung, Ammoniak oder Alkohol durch Wasser, Schwefelwasserstoff und Arsenwasserstoff durch Kalk und Eisenoxyd, Anilin usw. durch verdünnte Säuren neutralisiert.

Das Nitrieren des Benzols behufs Erzeugung von Nitrobenzol (vgl. Nitrieren S. 130, ferner die Fig. 30 auf S. 132) muß in geschlossenen, mit mechanischem Rührwerk versehenen Apparaten erfolgen. Beim nachfolgenden Trennen der Nitriersäure von den entstandenen Nitroverbindungen und beim Auswaschen der Säure läßt sich auch, wenn geschlossene Apparate verwendet werden, ein Entweichen von verdampfenden Nitroverbindungen kaum vermeiden, daher muß für eine ausgiebige Raumventilation der Betriebsräume Vorsorge getroffen werden. Die Reduktion der Nitroverbindungen (Nitrobenzol, -toluol) auf Anilin (Toluidin, Rotöl) hat wieder in geschlossenen Rührgefäßen zu erfolgen. Auch die Einbringung von Eisenfeilspänen und Schwefel- oder Salzsäure, die darauffolgende Uebersättigung mit Kalk und Uebertreiben des Anilins usw. mit Wasserdampf und Auffangen des Produktes (Destillates) hat in einer völlig abgeschlossenen Apparatur zu geschehen; doch läßt es sich auch hierbei schwer vermeiden, daß nicht kleine Anilinmengen entweichen, die dann gefährlich und belästigend wirken können, wenn nicht für ausgiebige Ventilation gesorgt ist.

Bei der Darstellung von Fuchsin durch Erhitzen von salzsaurem Anilin (Toluidin, Rotöl) mit Nitrobenzol (früher Arsensäure) in geschlossenen, mit mechanischem Rührapparate versehenen Kesseln wird nach Beendigung der Schmelzarbeit das nicht umgewandelte Anilin (Rotöl) mittelst Wasserdampf entfernt, wobei selbst bei sorgsamer Kondensation gleichfalls Anilindampf entweicht, so daß auch hier neben ausgiebiger Ventilation die übrigen allgemeinen Maßnahmen zum Schutze der der Vergiftungsgefahr ausgesetzten Arbeiter, die auf S. 279—295 dargestellt sind, Platz greifen müssen.

Eine bedeutende Schädigung und Belästigung der Arbeiter durch saure Gase ergibt sich ferner mitunter beim Denitrieren der bei dem Nitrierprozeß (vgl. oben S. 344 und Nitroglyzerin S. 50 sowie Schwefelsäure S. 217) verwendeten abfallenden Schwefelsäure-Salpetersäuremischung, d. h. bei der Abscheidung der Salpetersäure aus der Säuremischung. Dieses Denitrieren erfolgt meist in den Glovertürmen einer oft mit der Anilinfabrikation verbundenen Bleikammerapparatur. Doch werden hierbei die der Abfallsäure beigemengten Nitroverbindungen meist nicht vollständig kondensiert, so daß sie die Kammern und Gay-Lussacs durchstreichen und in die Luft entweichen, was die Hauptquelle des ständigen Nitrobenzolgeruches in Anilinfabriken bilden dürfte (Leymann) und sich nur schwer vermeiden läßt. Bei der Naphthylaminerzeugung und der Gewinnung gechlorter Produkte (Benzyl-, Benzal-, Benzotrichlorid, Chloressigsäure usw.) ist entweichendes Chlor in Chlorkalkkammern (vgl. S. 27), entstehende Salzsäuredämpfe in mit Wasser und Kalkmilch oder Sodalösung berieselten Türmen aufzufangen.

Wie aus dem Gesagten zu entnehmen ist, läßt es sich in den Anilinfabriken kaum gänzlich vermeiden, daß die Arbeiter einerseits mit Giftstoffen, wie Nitrobenzol, Anilin u. ä., in Berührung kommen und anderseits auch trotz aller technisch-hygienischen Maßnahmen der Einatmung der Dämpfe dieser Stoffe bis zu einem gewissen Grade ausgesetzt sind. Es müssen daher in diesen Betrieben, abgesehen von den technischen Einrichtungen zum Schutze gegen die Giftgefahr, auch die in unseren allgemeinen Erörterungen angeführten allgemeinen Maßnahmen zum Schutze der Arbeiter gegen die Giftgefahr (siehe S. 279—295) in ausgiebigem Maße zur Anwendung gegelangen, und zwar insbesondere die Reinlichkeitspflege in den Räumen, die Körperpflege seitens der Arbeiter (Waschungen, Bäder, Arbeitsanzüge, Garderoben usw.). Ueberdies ist die Berührung von Anilin, Nitrobenzol usw., die Benetzung des Körpers und der Kleider mit diesen Stoffen, überhaupt das Verschütten, Vergießen und Verspritzen dieser Flüssigkeiten auf das sorgfältigste zu vermeiden. Die Arbeiter sind über die Anzeichen der Nitrobenzol- und Anilinvergiftung und über das Verhalten bei diesen Vergiftungen entsprechend zu belehren. Sauerstoffapparate müssen immer gebrauchsfähig zur Hand sein; die Arbeiter sind über deren Gebrauch zu instruieren. Ferner sind die mit den genannten Giftstoffen hantierenden Arbeiter (insbesondere Neulinge) durch Aufseher zu überwachen, damit ihnen gleich beim Auftreten der ersten Vergiftungserscheinung entsprechende Hilfe zuteil werde; ärztliche Hilfe soll leicht erreichbar sein. Auch über die Gefahr und die Anzeichen des Blasenkrebses (siehe S. 137, 142 und 268) sind die Anilinarbeiter entsprechend zu belehren, damit sie rechtzeitig ärztliche Hilfe aufsuchen.

Zum Schutze gegen die staubförmigen giftigen Nitroderivate des Benzols (Nitrophenole, Pikrinsäure u. ä. siehe S. 266, 267) ist eine möglichst vollständig staubdichte Apparatur (dichte Zerkleinerungs-, Trocken-, Packapparate vgl. S. 307), allenfalls Staubabsaugung an der Entstehungsquelle mit entsprechendem Unschädlichmachen des Staubes, ferner eine sorgfältige Reinlichkeitspflege in der Werkstätte und individuelle Hygiene der Arbeiter (Waschen, Baden, Arbeitskleider, Respiratoren) notwendig.

An behördlichen Maßnahmen ist der preußische Ministerialerlaß vom 18. Dezember 1908 (H.-M.-Bl. 1909, S. 5), betreffend die Benzolgewinnung und Lagerung, und ferner nachfolgende englische Verfügungen über die Erzeugung von Nitro-Amidoderivaten des Benzols zu erwähnen: Regulations, dated December 13, 1907, and December 30, 1908, made by the Secretary of State, for the Manifacture of Nitro- and Amidoderivate of Benzene and the Manifacture of explosives with use of Dinitrobenzol or Dinitrotoluol (Stat. Rules and Orders 1908, No. 1310).

Die mit dem preußischem Ministerialerlaß vom 24. Oktober 1903 herausgegebene Anleitung zu Vorschriften für die Anlage und den Betrieb von Pikrinsäurefabriken (H.-M.-Bl. S. 349) betrifft vornehmlich Verfügungen zum Schutze gegen die Explosionsgefahr.

Literatur: Grandhomme, Die Fabriken der A.-G. Farbwerke vorm. Meister, Lucius & Brüning zu Höchst a. M. in sanitärer und sozialer Beziehung, Frankfurt a. M. 1896. — Leymann, Ueber die Erkrankungsverhältnisse in einer Anilinfabrik, Concordia 1910, Heft 17, S. 355 ff. — Leymann, Die Verunreinigung der Luft durch gewerbliche Betriebe (Fischer, Jena 1903). — Sauerstoffinhalationen in Anilinfabriken, Zeitschr. f. Gew.-Hyg. 1906, Nr. 22, S. 617, und 1908, S. 327.

Gewinnung und Verwertung der Metalle (Hüttenarbeit im allgemeinen)

(Vorkommen von Vergiftungen siehe S. 144)

Die Arbeiterschaft wird einerseits gefährdet, wenn durch Undichtigkeit des Ofens, die sich mit der Zeit ergibt, Gase austreten oder wenn der Gasaustritt bei der Bedienung des Ofens erfolgt. Diesen Gefahren kann dadurch begegnet werden, daß die Ofenwände möglichst dicht gehalten werden, doch sind kleine Undichtigkeiten hier kaum zu vermeiden; daher besteht das beste Hilfsmittel darin, den Zug im Ofensystem (unter Anwendung von Exhaustoren) derart zu regeln, daß im Ofenraum stets ein geringer Unterdruck (Druckabfall gegen die Außenluft) herrscht; dadurch können sowohl durch eventuelle Risse und Undichtigkeiten als auch bei den Manipulationen an den Ofenöffnungen keine Gase und Dämpfe austreten (vgl. Leuchtgasretorten S. 91 und 335). Im übrigen müssen aus dem Ofen tretende giftige Gase, wie schweflige Säure, Kohlensäure und Kohlenoxyd, sowie Kohlenwasserstoffe abgefangen, abgeführt und unschädlich gemacht werden. Oft genügt das Einleiten in die Esse. Kohlenoxyd enthaltende Gase, die einen hohen Brennwert haben, werden in der Regel durch entsprechende Gichtverschlüsse (bei Schachtöfen) an dem Ausströmen ins Freie behindert und durch vollkommen dichte Gasleitungen abgeführt und für Heizzwecke oder zum Betriebe von Gaskraftmaschinen (Explosionsmotoren) verwertet (siehe im folgenden: Eisen). Vergiftungsgefahren für die Arbeiter ergeben sich besonders beim Einsteigen und Befahren der Gasleitungen behufs Reparatur, Untersuchung oder Reinigung. Da sich trotz sorgfältiger Isolierung des betreffenden Leitungsteiles gegen die übrige Leitung durch Wasserverschlüsse u. a. Maßnahmen und trotz vorhergegangener gründlicher Lüftung immer wieder Vergiftungsfälle ereignen, muß die Ausrüstung der betreffenden Arbeiter mit Atemapparaten (Rauchhelmen, Sauerstoffvorrat) empfohlen werden (über Atemapparate siehe S. 288).

Beim Röstprozeß kann die Handarbeit durch die Einführung mechanischer Röstöfen mehr oder weniger durch mechanische Arbeit ersetzt werden.

Zum Schutze gegen die beim Röstprozeß entweichenden Gase, insbesondere die schweflige Säure, ist es am besten, wenn sie entsprechend verwertet und auf diese Weise gleichzeitig unschädlich gemacht werden. Sind Gase reich genug an schwefliger Säure, so werden sie zur Schwefelsäuregewinnung (siehe Bleikammerverfahren S. 7) oder zur Erzeugung von flüssiger schwefliger Säure entweder unmittelbar oder nach erfolgter Anreicherung benutzt. Genügt der Gehalt an schwefliger Säure hierzu nicht, dann werden diese Gase in Absorptionstürmen mit Kalkmilchberieselung unschädlich gemacht. Andere Verfahren, um die zur direkten Schwefelsäuregewinnung nicht geeignete schweflige Säure unschädlich zu machen, beruhen auf Anwendung von kohlensauren Kalk enthaltenden Mineralien, ebenso Magnesia und Tonerdehydrat, Schwefelnatrium u. a. Auch werden die schwefligsauren Gase in Schachtöfen mit Eisenoxyd und Kohle (behufs Bildung von Schwefeleisen) eingeleitet oder mittelst feuchten Eisenblechabfällen oder mit Braunkohlen oder Torfbriketts mit verschiedenen Zutaten absorbiert.

Bei der Anwendung von Chlorverbindungen, bei der Extraktion von Metallen aus Erzen (Silber, Kupfer) kommt es zur Entwicklung und zum Entweichen von Chlor und Chlorwasserstoff. Diese Gase sind in Anbetracht ihrer Gefährlichkeit abzuleiten und in Türmen mit Wasserberieselung aufzufangen.

Metallische Dämpfe werden durch entsprechende Kondensationsvorrichtungen verdichtet, Der Flugstaub wird durch Flugstaubkammern (Giftfänge) zurückgehalten. Gefahren für die Arbeiterschaft bieten sich beim Ausräumen der zur Kondensation giftiger Metalldämpfe dienenden Vorrichtungen — Kanäle — und ferner der Flugstaubkammern (siehe später Quecksilber, Arsen). Die mit diesen Arbeiten beschäftigten Hüttenleute müssen mit Respiratoren, entsprechenden Arbeitskleidern und sonstigen persönlichen Schutzmitteln ausgerüstet sein, da sie der Vergiftungsgefahr stark ausgesetzt sind.

Für alle Hüttenleute gelten insbesondere auch die Vorschriften, betreffend eine sorgsame Reinlichkeitspflege, da eine Berührung mit mehr oder minder großen Giftmengen in der Hütte unvermeidlich ist (siehe „Hüttenrauch" S. 144) und durch eine mangelhafte Körperpflege bei den Hüttenleuten schleichende innere Vergiftungen und auch Hautkrankheiten hervorgerufen werden („Hüttenkrätze", vgl. S. 188).

Eisen

(Betriebsbeschreibung siehe S. 193, Vorkommen von Vergiftungen siehe S. 108 und 194, Giftigkeit des Kohlenoxyds siehe S. 251)

Beim Hochofenbetriebe kommen gewerbliche Vergiftungen vor allem durch die Gichtgase zustande. Solange im Hochofenbetriebe mit offener Gicht gearbeitet wurde, waren die an der Gicht beschäftigten Arbeiter den aus der Gicht entweichenden Gichtgasen ausgesetzt. Die Gichtgase (Hochofengase) sind insbesondere durch ihren hohen Gehalt an Kohlenoxyd (vgl. S. 251) giftig, überdies können sie auch schweflige Säure und Zyanverbindungen enthalten. Der hohe Kohlenoxydgehalt macht diese Gase jedoch auch wertvoll und verwertbar, weil ihnen hierdurch ein hoher Heizwert zukommt; man fängt die Gichtgase daher nunmehr stets ab, indem man die Gicht durch rationelle Gichtverschlüsse (am besten Glocken- oder Trichterverschlüsse nach Parry) abschließt und nur beim Gichten mittelst mechanischer Vorrichtungen öffnet; während des Oeffnens, wobei für kurze Zeit die Gichtgase ausströmen und auch Flammen herausschlagen, entfernen sich die Arbeiter von der Gichtöffnung, so daß jedwede Gefahr für sie ausgeschlossen ist. Die Konstruktion eines Hochofens mit Gichtverschluß ist aus Fig. 39 auf S. 193 ersichtlich. Die Gichtgase werden durch eine seitliche Oeffnung abgeleitet und in eigene Gasleitungen der Verwertung zugeführt, nachdem sie meist noch einem Reinigungsprozeß behufs Beseitigung von Flugasche usw. unterzogen worden sind. Die Gase dienen teils zum Heizen der Windhitzer des Hochofens selbst, außerdem werden mit ihnen Gaskraftmaschinen (Explosionsmotoren vgl. S. 194) betrieben, die oft zum Betriebe sämtlicher elektrischen Kraftanlagen, Beleuchtungsanlagen usw. des Eisenwerkes dienen. Durch diese rationelle Verwertung der Hochofengase sind die Arbeiter vor dem schädlichen Einfluß derselben während der Hochofenarbeit geschützt. Schwere Gasvergiftungen der Arbeiter ereignen sich aber nicht selten beim Einsteigen in die Gasleitungen behufs Reinigung. Daher ist es notwendig, daß, wie schon hinsichtlich der Hüttenprozesse im allgemeinen gesagt wurde, in die Gasleitungen erst längere Zeit nach der Außerbetriebsetzung und nach vorangegangener, möglichst gründlicher Lüftung eingestiegen wird.

Die Gasleitung, welche befahren werden soll, ist zu diesem Zwecke von den Nachbarleitungen zunächst gänzlich zu isolieren und mittelst sicher funktionierender Verschlüsse abzusperren. Bei Wasserverschlüssen muß dafür gesorgt werden, daß sie vollkommen dicht sind, damit nicht durch teilweises oder gänzliches Ausfließen des Wassers ein Nachdringen von Gichtgas in den außer Betrieb gesetzten Leitungsteil möglich sei. Die Lüftung der zu befahrenden Gasleitung geschieht am gründlichsten und verläßlichsten durch Einführung frischer Preßluft, welche Maßregel sehr empfehlenswert ist. So hat ein Hüttenwerk (im Duisburger Bezirk) alle Keller und Kanäle, durch die gasführende Leitungen gehen und die bei Reparaturen betreten werden müssen, mit Preßluftleitungen versehen (vgl. Zeitschr. f. Gew.-Hyg. 1909, S. 271). Ratsam ist es jedoch, daß — wie wir bereits auf S. 346, betreffend die Hüttenwerke im allgemeinen, hervorhoben — Gasleitungen überhaupt nur von mit Atemapparaten und Sauerstoffvorrat (siehe S. 288) ausgerüsteten Arbeitern betreten werden. Natürlich ist überdies eine entsprechende Belehrung der Arbeiter und deren Ausbildung in der ersten Hilfeleistung bei Gasvergiftungen sowie das Vorhandensein von Sauerstoffvorräten in genügender Menge notwendig.

Schädliche Gase können auch beim Abstich und Schlackenlauf aus dem Hochofen austreten; ebenso entstehen unangenehm riechende, giftige, weil Schwefelwasserstoff enthaltende Gase beim Granulieren der Schlacke, d. h. beim Einleiten der flüssigen Schlacke ins Wasser behufs Verwertung derselben zur Zementgewinnung (siehe Granulieren der Schlacke S. 194). Diese Gase sollen nach Möglichkeit durch Dunstfänge aufgefangen und abgeführt werden.

Bei der Stahlerzeugung nach dem Bessemer- bzw. Thomasverfahren (siehe S. 194) ist der aus den Birnen während des Blasens entsteigende dunkle Rauch abzuführen (in Essen zu leiten), da er gesundheitsschädlich bzw. giftig wirken kann. Beim Martinofenbetrieb sind Vergiftungen vor allem wieder beim Befahren von Gasleitungen nach der Außerbetriebsetzung zu befürchten. Beim Auslassen des Gases behufs Außerbetriebsetzung der Gasöfen sind die Gas- und Luftventile zunächst zu schließen und die Abzüge für Gas aus der Leitung erst nach deren Füllung mit Wasserdampf zu öffnen. Der Wasserdampf ist so lange einzuführen, bis die Leitung ganz frei von Gas ist; erst dann, wenn sie vollständig erkaltet ist, darf sie befahren werden. Wenn sich die Notwendigkeit ergibt, abgesperrte Leitungsteile zu befahren, während benachbarte noch mit Gas gefüllt sind, müssen die betreffenden Arbeiter unbedingt mit Atemapparaten und Rauchhelmen ausgerüstet sein.

Von den hygienischen Maßnahmen, die bei der Verarbeitung der beim Thomasprozeß entstehenden Thomasschlacke in Betracht kommen, sowie von den diesbezüglichen behördlichen Bestimmungen war auf S. 320—324 die Rede.

Wegen der mehrfach vorgekommenen Vergiftungen beim Transport von Ferrosilizium (siehe S. 195 und 239) sind Vorsichtsmaßregeln in dieser Richtung notwendig (vgl. Tittler, Concordia 1910, S. 497).

Solche sind in der Polizeiverordnung des preußischen Ministers für Handel und Gewerbe, betreffend die Beförderung ätzender und giftiger Stoffe auf dem Rhein (vom 27. Juni 1900; Zusatz vom 29. September 1910), enthalten. Es wird vorgeschrieben:

daß das Ferrosilizium in starken wasserdichten Behältern aus Holz oder Metall verpackt sei;

daß die Behälter (in deutlicher und dauerhafter Weise) mit der Aufschrift bezeichnet sind: „Ferrosilizium. Giftig! Vor Nässe zu bewahren! Nicht stürzen!";

daß der Stoff trocken und in trockenen Behältern angeliefert werde;

daß die Behälter an luftigen Stellen auf dem Deck des Schiffes derart verstaut werden, daß sie vor Nässe geschützt sind.

Weiterhin ist darauf zu achten, daß die Verstauung auf den Schiffen derart geschieht, daß durch etwaige Beschädigung der Verpackung Gefährdungen für die Sicherheit und Gesundheit nicht entstehen können. Die Aufsichtsbehörden der Häfen, wo das Ein- und Zuladen stattfindet, können für den Einzelfall entsprechende Anordnungen treffen.

Eine allgemeine, eventuell internationale Regelung des Ferrosiliziumtransportes im Sinne obiger Vorschriften wäre in Anbetracht des überseeischen Verkehrs mit diesem Stoffe sehr wünschenswert (vgl. Tittler, zit. oben).

Blei

(Betriebsbeschreibung, Vorkommen von Vergiftungen siehe S. 145 bis 182, Giftigkeit des Bleis siehe S. 223—232)

Bei dem Schutze gegen die Bleivergiftung, der verbreitetsten der schleichenden gewerblichen Vergiftungen, kommen alle jene Maßnahmen in Betracht, die wir in unseren allgemeinen Erörterungen über den Schutz gegen die Giftgefahren in gewerblichen Betrieben als individuelle Schutzmaßnahmen (siehe S. 279—295) und als allgemeine Betriebseinrichtungen (siehe S. 295—312) beschrieben haben.

Die persönliche Prophylaxe, insbesondere eine peinliche Reinlichkeitspflege, pflichtgemäßes Waschen nach der Arbeit, Eßverbot in den Betriebsräumen, zweckmäßige Arbeitskleidung, Errichtung von Garderoben, Speisesälen, Bädern usw. (Näheres siehe S. 285, 286, 290—295) stellen die wichtigsten und wirksamsten Arbeiterschutzmaßnahmen gegen die gewerbliche Bleivergiftung dar, so daß durch die peinliche Befolgung derselben dem Arbeiter selbst das wichtigste Schutzmittel an die Hand gegeben ist und hier viel von seinem eigenen Verhalten abhängt.

Natürlich ist es notwendig, daß der Arbeiter über die Gefahr entsprechend informiert und belehrt werde (siehe S. 282). Abgesehen von Vorträgen und für die Arbeiter bestimmten Druckschriften, dienen insbesondere geeignete Merkblätter diesem Zweck; einige dieser Merkblätter werden bei der Besprechung der einzelnen Bleibetriebszweige noch im folgenden angeführt werden.

Auch wäre es sehr empfehlenswert, in Betrieben mit Bleigefahr eine Auslese unter der Arbeiterschaft durch ärztliche Untersuchung im Sinne des auf S. 280 Gesagten zu treffen. Insbesondere sollten Arbeiter, die mit bestimmten Leiden behaftet sind, welche in Kombination mit Bleivergiftung besonders gefährlich werden können, unbedingt von jeder Beschäftigung mit Blei ferngehalten werden. Zu solchen Krankheiten zählt die Tuberkulose in allen ihren Formen (also Lungentuberkulose und Tuberkulose anderer Organe, der Hydrocephalus (sog. Wasserkopf), der Alkoholismus, die Epilepsie, die Veranlagung zu Geisteskrankheiten (nervöse Disposition, Hysterie, Neurasthenie usw.), auch Rheumatismus, ferner Erkrankungen der Niere (Näheres darüber Rambousek, Verhütung der Bleigefahr, Hartleben 1908).

Auch ist ein tunlichst weitgehender Verwendungsschutz (siehe S. 280) in Betrieben mit Bleigefahr geboten. Die körperliche Ueberanstrengung erhöht ohne Zweifel die Gefahren der Bleivergiftung (auch dies findet sich in meiner oben zitierten Arbeit ausführlich begründet); es ist daher die Arbeitszeit der Bleiarbeiter tunlichst abzukürzen, eine einseitige Körperanstrengung zu vermeiden und die Handarbeit, dort wo es möglich ist, durch Maschinenarbeit zu ersetzen, was auch hinsichtlich der Staubbeseitigung von größtem Vorteil ist (vgl. S. 303). Insbesondere sind Jugendliche und Frauen von Arbeiten mit Bleigefahr auszuschließen.

Gute Erfolge können ferner durch den Arbeitswechsel erzielt werden.

Bei Verrichtungen mit notorisch bedeutender Bleivergiftungsgefahr ist ein Wechsel zwischen der absolut ungefährlichen und gefährlichen Arbeit dringend geboten. Dies ist darin begründet, daß sich der Giftstoff im Körper ansammelt und nur wenn eine Pause eintritt, während welcher absolut kein Gift einverleibt wird, Zeit hat, aus dem Körper sich wieder auszuscheiden, so daß es zu keinen schweren Vergiftungserscheinungen kommt (vgl. S. 281).

Von großem Werte für den Schutz gegen die Bleigefahr ist ferner eine regelmäßige periodische Untersuchung der Arbeiter durch einen sachverständigen Arzt; ferner die Führung von Büchern über den Gesundheitszustand der mit Blei Beschäftigten (siehe S. 281); in diesen Vermerken sind Erkrankungen an Bleivergiftung besonders hervorzuheben.

In dieser Richtung ist die tunlichst frühzeitige Erkennung der beginnenden Bleivergiftung (vgl. Initialsymptome der Bleivergiftung S. 223) von der größten Bedeutung, damit Arbeiter, bei denen sich die ersten Anzeichen der Bleivergiftung zeigen, sogleich die gefährliche Arbeit aufgeben, um vor schwereren Vergiftungserscheinungen bewahrt zu bleiben.

Auch ist auf eine zweckmäßige Ernährung der Bleiarbeiter (siehe S. 293) zu sehen; namentlich ist gegen übermäßigen Alkoholgenuß (siehe S. 294) anzukämpfen.

Wenn die Bleigefahr im Betriebe durch die Verunreinigung der Betriebsatmosphäre bewirkt wird und sich die Arbeiter vorübergehend in der mit bleihaltigem Staub erfüllten Luft aufhalten müssen, so sind sie durch eine entsprechende persönliche Ausrüstung (siehe S. 286) nach Möglichkeit von der Berührung mit dem Bleistaub und durch Respiratoren vor der Einatmung desselben zu schützen (siehe S. 287).

Vor allem kommen jedoch zum Schutze gegen die Bleigefahr die auf S. 295—312 beschriebenen Betriebseinrichtungen in Betracht, besonders jene, welche auf die Reinerhaltung der Betriebsräume und der Betriebsluft hinzielen; peinliche Reinlichkeit im Betriebe, ausgiebige Raumventilation und eine zweckentsprechende örtliche Ventilation — die Absaugung des bleihaltigen Staubes und der Blei mit sich führenden Dämpfe an der Entstehungsquelle — sind die wichtigsten hygienischen Maßnahmen in dieser Hinsicht. Ueber die Art der Anwendung derselben in den wichtigsten der Bleibetriebe wird noch im einzelnen gesprochen.

Dem Ersatz und der Einschränkung bei der Erzeugung von Bleipräparaten, Bleiverbindungen und der Verwendung bleierner Bestandteile an Maschinen durch Erzeugung und Verwendung von giftfreien oder wenigstens minder giftigen Substanzen ist dort wärmstens das Wort zu reden, wo derselbe ohne technische Schwierigkeiten vollzogen werden kann, wie zum Beispiel der Ersatz der Bleischeiben der Edelsteinschleifer durch Karborundumscheiben, der Ersatz der Bleigewichte der Jacquardstühle durch Verwendung anderer Metalle, der Ersatz der Bleiglasur bei Töpferware durch bleifreie Glasur (nach Tunlichkeit, vgl. später), der Ersatz bleihaltiger oder bleierner Unterlagen, Formen, Modelle usw. (bei verschiedenen Gewerben) durch bleifreie usw. In einer Reihe von Fällen ist jedoch der Bleiersatz technisch nicht oder nicht vollkommen durchführbar, z. B. in der Buchdruckerei (Letternguß usw.), ferner auch in der Bleifarbenindustrie, in welcher (siehe später) der Bleiersatz bzw. das Bleiverbot bereits wiederholt angestrebt wurde. Bis jetzt muß leider festgestellt werden, daß nach den verschiedentlich vorgenommenen Versuchen in dieser Richtung ein vollständiger Ersatz der Bleifarben, insbesondere ein vollwertiger Ersatz des Bleiweißes durch ungiftige Farben in technischer Hinsicht bisher nicht gelungen ist. Die bisherigen Vorschläge, das Bleiweiß durch andere Farbstoffe zu ersetzen, gründeten sich vornehmlich auf Versuche mit Zinkpräparaten (Zinkweiß, „Lithopone", „Hohenzollernweiß", „Glasurit" usw.), welche bis jetzt (hinsichtlich der Haltbarkeit, Deckkraft usw.), wie gesagt, keinen vollen Erfolg erzielten.

Nicht unerwähnt sollen die Maßnahmen bleiben, die sich auf die relative Ungiftigkeit des Bleisulfids stützen und auf die ich wiederholt aufmerksam gemacht habe. Das Bleisulfid — das Schwefelblei – ist trotz verschiedener gegenteiliger Behauptungen (vgl. die Schriften des I. Kongresses für Arbeiterkrankheiten in Mailand 1906) als praktisch ungiftig anzusehen, was auf seine Unlöslichkeit in Wasser und schwachen Säuren (Magensaft) zurückzuführen ist. Da das Schwefelblei die einzige nicht giftige Bleiverbindung ist, so lag es nahe, diesen Umstand für die Bleiprophylaxe, die Verhütung der Bleigefahr, auszunutzen. Versuche in dieser Beziehung wurden durch die Einführung von Schwefelseifen in Bleibetrieben gemacht. Seifen, die eine größere Menge von löslichen Alkalisulfiden enthalten, verwandeln beim Gebrauche an der Haut haftende Bleiverbindungen in schwarzes Bleisulfid. Die betreffenden Bleiverbindungen werden auf diese Weise unschädlich gemacht, und überdies ist der Arbeiter durch die Schwarzfärbung der Haut durch die Bildung des Bleisulfids auf das auf seinem Körper haftende Blei aufmerksam gemacht und genötigt, dasselbe durch Abwaschen zu beseitigen. Eine derartige Schwefelseife wurde unter dem Namen Akreminseife in den Handel gebracht, erfreut sich aber wegen ihres Schwefelwasserstoffgeruches keiner sonderlichen Beliebtheit bei der Arbeiterschaft. In der Notwendigkeit, den übelriechenden und giftigen Schwefelwasserstoff oder leichtlösliche Alkalisulfide, die Schwefelwasserstoff abgeben, zur Erzeugung von Bleisulfid zu verwenden, liegen die Schwierigkeiten, die sich entgegenstellen, die Ungiftigkeit des Bleisulfids für die Bleiprophylaxe weitgehender auszunutzen. Wie ich mir solche Verfahren denke, habe ich in der mehrerwähnten Arbeit „Ueber die Verhütung der Bleigefahr" (Hartleben 1908) ausführlich dargelegt. Die Durchführbarkeit dieser Vorschläge wurde — ob mit Recht sei dahingestellt — angefochten. Wie dem auch sei, man sollte bei den Bestrebungen, die Bleigefahr in der Industrie und im Gewerbe zu bannen, auch den hier gewiesenen Weg, die Ausnutzung der relativen Ungiftigkeit des Bleisulfids, nicht unbetreten lassen und weitere Versuche in dieser Richtung anstellen.

Ueber die staatlichen und behördlichen Arbeiterschutzmaßnahmen zur Verhütung der gewerblichen Bleivergiftung im allgemeinen sei im folgenden eine Uebersicht gegeben.

Die Bekämpfung der Bleigefahr ist seit dem Beginn der Arbeiterschutzbestrebungen stets im Vordergrund geblieben.

Wir haben schon in unseren allgemeinen Erörterungen über soziale und legislative Maßnahmen zum Schutze gegen gewerbliche Vergiftungen (auf S. 272—279) darauf hingewiesen, daß die internationalen Arbeiterschutzbestrebungen sich frühzeitig der Frage der Verhütung der Bleivergiftung zuwendeten.

Die internationale Gesellschaft für gesetzlichen Arbeiterschutz gab die fruchtbringendsten Anregungen in dieser Richtung. Wiederholt war die Frage der Bekämpfung der Bleigefahr Gegenstand der Verhandlungen dieser Gesellschaft und deren in den einzelnen Staaten bestehenden Sektionen. Auch befaßte sich das Internationale Arbeitsamt eingehend mit der Bleifrage und schritt — unterstützt vom Institut für Gemeinwohl in Frankfurt a. M. — im Jahre 1906 zu einem Preisausschreiben für Arbeiten über die Verhütung von Bleierkrankungen in der Industrie. Die Resultate dieses Preisausschreibens sind in dem zusammenfassenden Werke Leymanns „Die Bekämpfung der Bleigefahr in der Industrie" (Verlag Fischer, Jena 1908) enthalten.

Wie gesagt, fielen die erwähnten Anregungen in verschiedenen Staaten auf fruchtbaren Boden. — Im Anschluß an die auf dem III. Kongreß der Internationalen Vereinigung für gesetzlichen Arbeiterschutz angenommenen Resolutionen richtete im Herbst 1904 der Verein für soziale Reform, als deutsche Sektion der genannten Vereinigung, an den Bundesrat eine Petition, welche sich mit der Bleiweißfrage befaßte; die wesentlichsten Forderungen waren: auf Grund des § 120 der Gewerbeordnung gesetzliche Vorschriften hinsichtlich des Maler- und Anstreichergewerbes zu erlassen; das Kaiserliche Gesundheitsamt mit der Untersuchung der Frage des Bleiersatzes zu betrauen; die Reichsbehörden und Regierungen der Einzelstaaten dahin zu beeinflussen, daß bleihaltige Farben von der Verwendung bei öffentlichen Anstreicher- und Malerarbeiten ausgeschlossen werden; beim Reichsversicherungsamt dahin zu wirken, daß Bleivergiftungen als entschädigungspflichtige Betriebsunfälle behandelt werden.

Diese Forderungen wurden von der Zentralstelle für Arbeiterwohlfahrtseinrichtungen unterstützt, welche sich schon auf ihrer VII. Konferenz am 16. und 17. Mai 1898 mit der Frage der gesundheitsgefährlichen Industrien beschäftigt hatte und insbesondere auf der XIV. Konferenz am 5. und 6. Juni 1905 in Hagen Beratungen über den Arbeiterschutz gegen gewerbliche Vergiftungen anregte.

Diese Bestrebungen führten in Deutschland zu einer Reihe gesetzgeberischer Maßnahmen hinsichtlich der einzelnen Betriebszweige mit Bleigefahr, welche wir noch im besonderen besprechen werden.

Auch in den anderen Industriestaaten nahmen sich die Staatsverwaltungen der Frage der Verhütung der gewerblichen Bleivergiftung an.

Frühzeitig beschäftigte sich in Oesterreich die Regierung mit der Bleifrage, welcher hier im Hinblick auf die recht ausgedehnte heimische Bleiindustrie (Bleiproduktion in den Alpenländern, insbesondere in Kärnten, ferner in Böhmen) eine erhöhte Bedeutung zukommt.

Die österreichische Regierung betrachtete es zunächst als ihre Aufgabe, die Verhältnisse in den der Bleivergiftungsgefahr unterworfenen Betriebsarten sicherzustellen. Zu diesem Zweck wurden durch das Arbeitsstatistische Amt im Handelsministerium seit dem Jahre 1904 umfassende kommissionelle Erhebungen gepflogen, welche sich auf die Blei- und Zinkhütten, die Bleifarbenfabriken und die Bleifarben verwendenden Anstreicher-, Lackierer- und Malerbetriebe, ferner auch die Schriftsetzereien und Schriftgießereien und auf die keramische Industrie erstrecken. Den Erhebungen folgen Beratungen in Enqueten, denen auch Fachmänner und Interessenten aus den Kreisen der Gewerbetreibenden und Industriellen beigezogen werden. Das umfangreiche Material dieser Erhebungen und Beratungen ist in der Publikation des Arbeitsstatistischen Amtes: „Bleivergiftungen in hüttenmännischen und gewerblichen Betrieben, Ursachen und Bekämpfung“ (Verlag Hölder, Wien), niedergelegt.

Die auf Grund dieser Erhebungen erlassenen Vorschriften werden bei der folgenden Besprechung der einzelnen Bleiindustriezweige erwähnt.

In ähnlicher Weise wie in Deutschland und Oesterreich wurden auf Grund von vorhergegangenen offiziellen Studien und Erhebungen in England, Frankreich, der Schweiz, in Belgien und den Niederlanden Vorschriften zur Verhütung der Bleigefahr in einzelnen Gewerben und Betriebszweigen erlassen. Die meisten dieser legislativen und behördlichen Maßnahmen betreffen die Herstellung von Bleifarben und deren Verwendung im Maler- und Anstreichergewerbe sowie in anderen Betriebszweigen; ferner wurden Vorschriften für Blei- und Zinkhütten, Akkumulatorenfabriken, Buchdruckereien und Schriftgießereien, Feilenhauereien, für keramische

Betriebe und die Fransenknüpferei in verschiedenen Staaten erlassen (siehe diese Betriebszweige im folgenden).

Allgemeine behördliche Verfügungen zur Verhütung der Bleigefahr in der Industrie, welche sich auf alle Blei verwendenden Industrien und Gewerbe beziehen, wurden nur seitens weniger Staaten erlassen. Und doch wären nach meiner Anschauung derartige allgemeine legislative Grundlagen für die Bekämpfung der Bleigefahr von nicht zu unterschätzender praktischer Bedeutung, da es bei der großen Zahl und Mannigfaltigkeit der Blei verwendenden Berufe kaum möglich ist, für jeden einzelnen Betriebszweig separate Bestimmungen zu erlassen. Diese allgemeinen Verfügungen hätten — etwa nach Art eines Rahmengesetzes — die für alle Bleibetriebe ohne Unterschied in Betracht kommenden hygienischen Maßnahmen (die wir am Anfang dieses Kapitels zusammengefaßt hatten) in prägnanter Kürze auf den Boden des Gesetzes, der behördlichen Verordnung zu stellen. Die große Ausdehnung der Bleigefahr im Gewerbe, über die wir auf S. 145—182 genügende Belege gebracht haben, würde eine solche Maßnahme wohl in allen Industriestaaten rechtfertigen. Eine derartige Grundlage würde dann die nachgeordneten Behörden des betreffenden Verwaltungsgebietes und deren ausübende Beamte in die Lage versetzen, für die einzelnen Gewerbe und Betriebe den örtlichen Verhältnissen angepaßte Anordnungen und Bestimmungen zu erlassen.

Die in Deutschland geltende Bekanntmachung des Reichskanzlers vom 26. Mai 1903, R.G.Bl. S. 225, betreffend den Betrieb von Anlagen zur Herstellung von Bleifarben und anderen Bleiprodukten, ist zwar umfassend gehalten, doch bezieht sie sich vor allem auf die Farbenfabriken (siehe später) und stellt daher keine allgemeine Verfügung im Sinne der obigen Ausführungen dar. Hingegen wurden derartige allgemeine Anordnungen in Sachsen getroffen, und dies durch die Verordnung des Kgl. Sächsischen Ministeriums des Innern vom 27. Juni 1901, Nr. 735 (III A), betreffend die Bleierkrankung der gewerblichen Arbeiter und ihre Bekämpfung, mit welcher auch die Anzeigepflicht bei Bleierkrankungen verfügt wurde und die darauffolgende Verordnung vom 16. April 1909, betreffend Schutzmaßregeln gegen Bleierkrankungen gewerblicher Arbeiter. Auf Grund der erstgenannten Verordnung haben der Rat der Stadt Chemnitz am 14. August 1901 und der Rat der Stadt Leipzig am 15. Juli 1903 Bekanntmachungen, die Verhütung von Bleierkrankungen gewerblicher Arbeiter betreffend, erlassen.

In der Schweiz haben einzelne Kantone derartige allgemeine Verfügungen zur Verhütung der Bleigefahr im Gewerbe erlassen, so zum Beispiel der Kanton Neuenburg mit dem Erlaß vom 7. August 1903, welchem auch Instruktionen, betreffend die Vorsichtsmaßregeln in Berufen, in welchen Blei und Bleiverbindungen verwendet werden, beigegeben sind.

In Frankreich wurden auf Grund des Gesetzes vom 12. Juni 1893 über die Hygiene und Sicherheit der Arbeiter in Industriebetrieben mit dem Dekret des Präsidenten der Republik vom 23. April 1908 für alle Betriebe, in welchen das Personal der Bleivergiftung ausgesetzt ist, Vorschriften erlassen. Wir lassen den Wortlaut dieses interessanten Dekrets, welches ein passendes Beispiel für die von mir empfohlenen allgemeinen Verfügungen zur Verhütung der Bleigefahr in der Industrie darstellt, folgen:

Décret du 23 avril 1908 prescrivant les mesures particulières d'hygiène dans les industries où le personnel est exposé à l'intoxication saturnine.

Art. 1. Dans les travaux du plomb désignés ci-après: metallurgie, coupellation du plomb argentifère, fabrication d'accumulateurs, cristallerie, fabrication des émaux plombeux, leur application, fabrication des poteries, décoration de la porcelaine ou de la fayence, chromolithographie céramique, fabrication des alliages, des oxydes, des sels et des couleurs de plomb, les chefs d'industrie, directeurs ou gérants sont tenus, indépendamment des mesures générales prescrites par le décret du 29 novembre 1904, de prendre les mesures particulières de protection et de salubrité énoncées aux articles suivants.

Art. 2. Les chaudières de fusion du plomb doivent être installées dans un local aéré, séparé des autres ateliers.

Des hottes ou tous autres dispositifs d'évacuation efficace des fumées seront installées:

a) Au-dessus des trous de coulée du plomb et des scories dans l'industrie de la metallurgie du plomb;
b) Devant la porte des fours, dans l'industrie de la fabrication des oxydes du plomb;
c) Au-dessus des chaudières de fusion du plomb ou de ses alliages, dans les autres industrie énumérées à l'article 1er.

Art. 3. Tout travail des oxydes et autres composés du plomb susceptibles de dégager des poussières doit être effectué, autant que possible, sur des matières à l'état humide.

Quand ce travail n'est pas practicable en présence de l'eau ou d'un autre liquide, il doit être exécuté mécaniquement, en appareil clos, étanche.

En cas d'impossibilité de se conformer aux prescriptions de l'un ou de l'autre des deux premiers paragraphes du présent article, le travail dont il s'agit doit être fait sous le vent d'une aspiration énergique établie de telle façon que les produit nocifs soient arrêtés par les appareils convenablement disposés.

Enfin, si aucun de ces systèmes n'est réalisable, les ouvriers recevront des masques respiratoires.

Art. 4. Il est interdit de manier avec la main nue les oxydes et les autres composés plombiques, qu'ils soient à l'état sec, à l'état humide, en suspension ou en dissolution. Le chef d'industrie est tenu de mettre gratuitement à la disposition de son personnel, pour ses manipulations, soit des gants en matière imperméable comme le caoutchouc, soit des outils appropriés, et d'en assurer le bon entretien et le nettoyage fréquent.

Art. 5. Les tables sur lesquelles ces produits sont manipulés doivent être recouvertes d'une manière, imperméable, entretenue en parfait état d'étanchéité.

Il doit en être de même pour le sol des ateliers qui sera en outre maintenue à l'état humide. Le sol sera légerement incliné dans la directions d'un récipient étanche où seront retenues les matières plombiques entraînées.

Le travail sera organisé de manière qu'il n'y ait pas d'éclaboussures projetées. Les tables, le sol, les murs seront lavés une fois par semaine au moins.

Art. 6. Sans préjudice des prescription édictées par l'article 3, la pulvérisation des produits plombeux, leur mélange et leur emploi au poudrage seront effectués dans les locaux spéciaux où sera pratiquée une ventilation énergique.

S'il est impossible d'humecter les matières, les ouvriers recevront des masques respiratoires.

Art. 7. Est prohibé le trempage à la main nue des poteries dans les bouilles contenant en suspension de la litharge, du minium, de l'alquifoux, de la céruse.

Art. 8. Il est interdit d'introduire dans les ateliers aucun aliment ou aucune boisson.

Art. 9. Les chefs d'industrie sont tenus de mettre à la disposition du personnel employé et d'entretenir gratuitement des surtouts ou vêtements exclusivement affectés au travail, indépendamment des gants et masques respiratoires.

Art. 10. Dans une partie de la fabrique séparée des ateliers, sera établi, à l'usage des ouvriers exposés aux poussières ou aux émanations plombeuses, un vestiaire-lavabo, soigneusement entretenu, pourvu de cuvettes ou de robinets en nombre suffisant, d'eau en abondance, ainsi que de savon et, pour chaque ouvrier, d'une serviette remplacée au moins une fois par semaine.

Ces vestiaires seront munis d'armoires ou de casiers fermés à clef ou par un cadenas, les vêtements de ville étant séparés des vêtements de travail.

Art. 11. Un bain chaud ou un bain-douche sera mis chaque semaine à la disposition du personnel exposé aux poussières ou aux émanations plombeuses.

Un bain chaud ou un bain-douche sera mis chaque jour, aprés le travail, à la disposition de tout ouvrier chargé: soit de vider ou de nettoyer les chambres et les carnaux de condensation; soit de réparer les fours dans les usines à plomb; soit de transporter le plomb sortant des fosses dans les fabriques de céruse; soit d'embariller du minium; soit, enfin, de pratiquer la pulvérisation des émaux plombeux et le poudrage à sec.

Art. 12. Les chefs d'industrie sont tenus d'afficher, dans un endroit apparent les locaux de travail, un réglement d'atelier imposant aux ouvriers les obligations suivantes: se servir des outils, gants, masques respiratoires, vêtements de travail mis gratuitement à leur disposition; n'introduire dans les ateliers ni nourriture, ni boisson; veiller avec le plus grand soin, avant chaque repas, à la propreté de la bouche, des narines, et des mains; prendre chaque semaine ou chaque jour les bains prévus à l'article 11.

Art. 13. Le Ministre du travail et de la prévoyance sociale peut, par arrêté pris avis du Comité consultatif des arts et manufactures, accorder à un établissement, pour un délai déterminé, dispense de tout ou partie des prescriptions de l'article 2, §§ a, b, c, de l'article 5, § 2, et de l'article 6, § 1, dans le cas où il est reconnu que l'application de ces prescriptions est pratiquement impossible et que l'hygiène et la sécurité des travailleurs sont assurées dans des conditions au moins équivalentes à celles qui sont fixées par le présent décret.

Art. 14. Sous réserve des délais supplementaires qui seraient accordés par le ministre en vertu de l'article 6 de la loi du 12 juin 1893, modifiée par la loi du 11 juillet 1903, le délai d'exécution des travaux de transformation qu'implique le présent règlement est fixé à un an à dater de sa publication.

Art. 15. Le Ministre du travail et de la prévoyance sociale est chargé de l'exécution du présent décret, qui sera publié au Journal Officiel de la République Française et inséré au Bulletin des Lois.

Diese Verfügung wird durch eine weitere sehr beachtenswerte Maßnahme, welche die Einführung des ärztlichen Dienstes in Bleibetrieben anordnet, ergänzt.

Diese lautet:

Décret du 28 décembre 1909, organisant le service médical dans les industries où le personnel est exposé à l'intoxication saturnine.

Art. 1. Dans les établissements où sont exécutés les travaux dangeureux énumérés à l'article 1er du décret du 23 avril 1908, les chefs d'industrie, directeurs ou gérants sont tenus d'assurer le service médical dans les conditions définies ci-après:

Art. 2. Un médecin désigné par le chef d'établissement procède aux examens et constatations prévus aux articles 3 et 4. La rénumeration de ces visites est à la charge de l'entreprise.

Art. 3. Aucun ouvrier ne doit être admis aux travaux visés à l'article 1er du décret du 23 avril 1908, s'il n'est muni d'un certificat délivré par le médecin, et constatant qu'il ne présente aucun symptôme d'affection saturnine ni de maladie susceptible d'être aggravée dangeureusement par le saturnisme.

Art. 4. Aucun ouvrier ne doit être maintenu aux mêmes travaux, si le certificat n'est pas renouvelé un mois après l'embauchage et ensuite une fois par trimestre.

En dehors des visites périodiques, le chef d'établissement est tenu de faire examiner par le médecin tout ouvrier qui se déclare indisposé par les travaux auxquels il est occupé, ou qui exprime le désir d'être soumis à un examen médical.

Art. 5. Un registre spécial mis constamment à jour et tenu à la disposition de l'inspecteur du travail, mentionne pour chaque ouvrier:

1. Les dates et durées d'absence pour cause de maladie quelconque;
2. Les dates des certificats présentés pour justifier de ces absences, les indications d'ordre médical qu'ils contiennent et la mention du médecin qui les a délivrés;
3. Les avis donnés par le médecin de l'établissement par l'application des articles 3 et 4 ci-dessus.

Art. 6. Le délai d'exécution des mesures édictées par le présent décret est fixé à trois mois à partir de sa publication.

Art. 7. Le Ministre du travail et de la prévoyance sociale est chargé de l'exécution du présent décret, qui sera publié au Journal Officiel de la République Française et inséré au Bulletin des Lois.

Literatur: Bleiverg. in gewerbl. u. hüttenmänn. Betrieben Oesterreichs, herausgeg. vom k. k. Arbeitsstatist. Amte, I—VI, Verlag Hölder, 1905—1909. — Leymann, Die Bekämpfung der Bleigefahr in der Ind., Verlag Fischer, Jena 1908. — Wächter, Die gewerbl. Bleiverg. im Deutschen Reiche, Verlag Braun, Karlsruhe 1908. — Kaup, Bleiverg. in österr. gewerbl. Betrieben, Schriften d. Oesterr. Vereins f. Arbeiterschutz 1902, Heft 3. — Blum, Untersuch. über Bleiverg., Frankfurt a. M. 1900, Wiener klin. Wochenschr. 1904, S. 1935. — Wegener, Maßreg. geg. Bleiverg., Vierteljahrsschr. f. öffentl. Ges.-Pfl. 1896, S. 483. — Roth, Bleiverg. im allgem., Berl. klin. Wochenschr. 1901, Heft 19, 20. — Weber, Ueber die bisherige Wirksamkeit der Gesetze gegen Bleiverg., Vierteljahrsschr. f. ger. Med. u. öffentl. Sanitätsw. 1904, Bd. 27, S. 116. — Rambousek, Ueber die Verhütung der Bleigefahr, Wien, Hartleben 1908. — Sternberg, Die gewerbl. Bleiverg. in Wien, Oesterr. Sanitätsw. 1906, Zeitschr. f. Gew.-Hyg. 1906, S. 625. — Teleky, Die gewerbl. Bleiverg. in Oesterr., Sozialtechnik 1909, S. 333, Wiener klin. Wochenschr. 1907, S. 1500.

Bleihütten

(Betriebsbeschreibung mit Abbildungen siehe S. 149, Vorkommen von Vergiftungen siehe S. 154, Giftigkeit des Bleis siehe S. 223)

Da der in der Bleihütte sich entwickelnde Hüttenrauch (siehe S. 144) einen hohen Bleigehalt aufweist, muß die Entstehung desselben nach Tunlichkeit dadurch verhindert werden, daß ein Eindringen der bei dem Hüttenprozeß entstehenden gasförmigen und staubförmigen Emanationen in die Hüttenräume sorgfältig hintangehalten wird.

Alle Apparate (insbesondere die Herde, die Oeffnungen der Oefen u. a.) müssen mit gut ziehenden (eventuell mit mechanischen Exhaustoren betriebenen) Abzugsvorrichtungen versehen sein; alle Leitungen, Oefen und sonstige Apparate müssen möglichst dicht sein. Wo sich Bleistaub entwickelt, ist derselbe abzusaugen. Die wichtigsten Maßnahmen des Arbeiterschutzes liegen auch hier in der persönlichen Prophylaxe (siehe S. 279—295), insbesondere der Reinlichkeitspflege und im entsprechenden Arbeitswechsel.

Der beim Hüttenbetriebe entstehende, von den Hüttengasen mit fortgerissene Flugstaub im Verein mit dem abgeführten Hüttenrauch und Staub wird in Flugstaubkammern zurückgehalten, in welchen sich auch die kondensablen Bestandteile der Hüttengase kondensieren. In manchen Hütten werden die Gase mittelst verspritzten Wassers gewaschen und der ausgewaschene Flugstaub verwertet. Bezüglich der Behandlung der Gase des Röstprozesses (schweflige Säure) siehe S. 347; über Zinkgewinnung und Zinkwirkung siehe S. 152 und 232.

Im Hinblick auf die große Wichtigkeit, welche einer entsprechenden Belehrung der Hüttenarbeiter hinsichtlich der Bleigefahr zukommt, sei hier das vom Institut für Gewerbehygiene in Frankfurt a. M. herausgegebene Bleimerkblatt für Hüttenarbeiter, welches eine möglichst weitgehende Verbreitung unter den Hüttenarbeitern finden sollte, angeführt:

Bleimerkblatt für Hüttenarbeiter

Wie kann eine Bleivergiftung entstehen?

Die in Blei-, Zink- und auch anderen Hütten vorhandene Gefahr läßt sich vermeiden, wenn man die nötige Vorsicht gebraucht.

Bleivergiftung erfolgt durch Aufnahme des Bleies in den Körper. Dies geschieht durch Einatmen des immer bleihaltigen Staubes und Rauches oder beim Essen und Trinken, beim Rauchen, Schnupfen und Kauen von Tabak, wenn Speisen oder Tabak mit schmutzigen Händen und schmutzigem Gesicht und Bart gegessen oder mit bleihaltigem Staub bedeckt in den Mund gebracht werden.

Bleifest ist niemand. Das Blei sammelt sich bei den Unvorsichtigen im Körper an, und wer heute nicht erkrankt, kann morgen oder nach Wochen und Monaten erkranken.

Wie verhütet man die Bleierkrankung? Alle Hüttenarbeiter müssen reinlich sein. Dabei sollen sie besonders folgendes beachten:

In ihrem eigenen Interesse liegt es, die Absaugevorrichtungen instand zu halten und die von den Behörden und der Hüttenleitung erlassenen Vorschriften genau zu befolgen, ferner besondere Arbeitskleider zu tragen, Mund- und Nasenschützer zu benutzen und den Hüttenraum zu besprengen, wo es vorgeschrieben ist. Von der höchsten Wichtigkeit ist es, daß man vor den Pausen und nach der Arbeit Gesicht, Mund, Bart und Hände sorgsam reinigt. Man soll nie essen oder das Werk verlassen, bevor man die Arbeitskleider mit anderen vertauscht und sich gründlich gewaschen oder noch besser gebadet hat. Wer während der Arbeit trinkt, soll den Rand des Trinkgefäßes nicht mit schmutzigen Händen berühren. Besonderen Wert lege man auf regelmäßiges Zähneputzen und Mundspülen.

Während der Arbeit soll man das Pfeifenrauchen sowie das Schnupfen und Kauen von Tabak, wobei stets Blei in den Mund kommt, unterlassen, da Verunreinigungen der Hände mit bleihaltigen Stoffen nicht zu vermeiden sind. Das Anzünden der Pfeife mit glühender Räumasche ist wegen der Gefahr des Einatmens von Bleidämpfen höchst gefährlich.

Man muß aber auch seinen Körper gegen die Wirkungen des Bleies stählen. Dazu muß man vor allem im Trinken mäßig sein. Unter keinen Umständen sollen Hüttenarbeiter Branntwein trinken, auch nicht außerhalb der Hütte. Aber auch Leute, die andere geistige Getränke in reichlichen Mengen genießen, neigen viel mehr zur Bleikrankheit als ganz Enthaltsame.

Von Wert zur Vorbeugung gegen die Bleivergiftung ist eine kräftige und fettreiche Nahrung, also z. B. Milch und Speck; besonders zu empfehlen sind Schleimsuppen vor der Arbeit. Nie beginne man die Arbeit mit leerem Magen.

Und dann: in freier Zeit gehe man in freie Luft! Marschieren, Turnen, Spazierengehen, Arbeit im Garten und Feld hilft über manche Schädigung hinweg.

Glaubt jemand an Bleivergiftung erkrankt zu sein, so wende er sich in seinem und seiner Familie Interesse sofort an den Kassenarzt.

Behördliche Verfügungen hinsichtlich der Verhütung der Bleigefahr in Blei- und Zinkhütten wurden in Deutschland, England und Oesterreich erlassen.

Die englische Order of the Secretary of State, dated August 22, 1902, betrifft Maßregeln hinsichtlich des Verwendungsschutzes (Verbot der Nachtarbeit Jugendlicher in den Blei- und Zinkhütten).

Die österreichische Ministerialverordnung vom 22. Juli 1908, R.G.Bl. Nr. 180, betreffend die Einrichtung und den Betrieb der nach dem allgemeinen Berggesetz errichteten Blei- und Zinkhütten, ist der unten angeführten deutschen Verfügung ziemlich analog.

Im Deutschen Reich erging bereits am 6. Februar 1900 die Bekanntmachung des Reichskanzlers, betreffend die Zinkhütten (siehe S. 387), worauf am 16. Juni 1905 die analoge Bekanntmachung, betreffend die Einrichtung und den Betrieb der Bleihütten, folgte. Dieselbe lautet:

Allgemeine Vorschriften

§ 1. Die Räume, in denen Bleierze geröstet, gesintert oder geschmolzen, Werkblei gewonnen und weiter verarbeitet, Reichblei abgetrieben, Glätte, Mennige oder andere oxydische Bleiverbindungen hergestellt, gemahlen, gesiebt, gelagert oder verpackt werden oder Zinkschaum abdestilliert wird, müssen geräumig, hoch und so eingerichtet sein, daß in ihnen ein ausreichender beständiger Luftwechsel stattfindet.

Sie müssen mit einem ebenen und festen Fußboden versehen sein, der eine leichte Beseitigung des Staubes auf feuchtem Wege gestattet.

Die Wände müssen, damit Staubansammlung vermieden wird, eine ebene Oberfläche haben; sie müssen mindestens einmal jährlich entweder abgewaschen oder mit Kalk angestrichen werden. Diese Bestimmung findet auf Röstschuppen mit Holzwänden keine Anwendung.

§ 2. Für die Arbeiter an den Oefen und Schmelzkesseln muß in der Nähe der Arbeitsstellen gutes, gegen Eindringen von Staub geschütztes Trinkwasser in reichlichen Mengen derart bereitgehalten werden, daß sie es jederzeit bequem erreichen können.

In der Nähe der Oefen sind Einrichtungen zum Besprengen des Fußbodens anzubringen.

Der Fußboden der im § 1 bezeichneten Räume ist mindestens einmal täglich feucht zu reinigen.

§ 3. Aufbereitete Bleierze und bleihaltige Hüttenprodukte dürfen, wenn sie nicht feucht sind, nur in Apparaten zerkleinert werden, die so eingerichtet sind, daß das Eindringen von Staub in die Arbeitsräume tunlichst verhindert wird. Auf das Röstgut aus den Konvertern findet diese Bestimmung keine Anwendung.

Säcke, in denen Bleierze oder bleihaltige Stoffe verpackt waren, dürfen nur in staubdichten Apparaten oder durch Waschen entstaubt und gereinigt werden.

§ 4. Die zum Beschicken der Schachtöfen bestimmten bleihaltigen Stoffe müssen, wenn sie oxydisch sind und stauben, angefeuchtet werden, bevor sie, mit anderen Materialien gemischt, auf dem Gichtboden gelagert und in die Schachtöfen eingeführt werden. Auf das Röstgut aus den Konvertern findet diese Bestimmung keine Anwendung.

§ 5. Staub, Gase und Bleidämpfe, die den Oefen und Konvertern, den Abstichrinnen, den Abstichkesseln, dem Vorsumpf-, den Schlackentiegeln, den Schlackenwagen oder den Schlackentriften und den aus den Oefen gezogenen glühenden Rückständen sowie den Raffineriekesseln entweichen, müssen möglichst nahe an der Austrittsstelle abgefangen und unschädlich abgeführt werden.

Flugstaubkammern und Flugstaubkanäle sowie ausgeblasene Oefen sind, wenn sie von den Arbeitern betreten werden müssen, vor dem Ausräumen ausreichend abzukühlen und zu durchlüften.

Besondere Vorschriften für die Betriebsabteilungen, in denen Bleifarben hergestellt werden

§ 6. Beim Mahlen, Sieben und Packen trockener bleihaltiger Stoffe, beim Beschicken und Entleeren der Glätte- und Mennigeöfen, beim Mennigebeuteln und bei sonstigen Verrichtungen, bei denen sich bleihaltiger Staub entwickelt, muß durch Absauge- und Abführungsvorkehrungen oder durch andere geeignete Vorrichtungen das Eintreten von Staub in die Arbeitsräume verhindert werden.

§ 7. Apparate, welche bleihaltigen Staub entwickeln, müssen, insoweit nicht nach ihrer Einrichtung und Benutzungsart das Austreten von Staub wirksam verhütet wird, an allen Fugen durch dicke Lagen von Filz oder Wollenzeug oder durch Vorrichtungen von gleicher Wirkung so abgedichtet sein, daß das Eintreten des Staubes in den Arbeitsraum verhindert wird.

Apparate dieser Art müssen mit Einrichtungen versehen sein, welche eine Spannung der Luft in ihnen verhindern. Sie dürfen erst dann geöffnet werden, wenn der in ihnen entwickelte Staub sich abgesetzt hat und völlig abgekühlt ist.

Besondere Vorschriften für die Zinkschaumdestillationsanlagen

§ 8. Neu zu erbauende Zinkschaumdestillationsöfen, für die gemäß § 16 ff., § 25 der Gewerbeordnung eine besondere Genehmigung erforderlich ist, müssen so angelegt werden, daß

1. vor ihren Beschickungsöffnungen ein lichter Raum von mindestens 3 m vorhanden ist,
2. die unter den Destillationsräumen etwa vorhandenen Gänge (Röschen) geräumig, im Scheitel mindestens 3,5 m hoch, hell und luftig sind.

§ 9. Staub, Gase und Dämpfe, die den Zinkschaumdestillationsöfen entweichen, müssen möglichst nahe an der Austrittstelle abgefangen und zum Hüttenraume hinausgeführt werden.

Durch geeignete Abführungsvorkehrungen muß auch das Eindringen der Feuerungsgase in den Hüttenraum tunlichst verhindert werden.

§ 10. Das Sieben und Verpacken der bei der Zinkschaumdestillation gewonnenen Nebenprodukte (Poussière, Flugstaub) darf nur in einem besonderen, von anderen Arbeitsräumen getrennten Raume ausgeführt werden, der den Vorschriften des § 1 entspricht.

Das Sieben darf nur in Apparaten vorgenommen werden, die so eingerichtet sind, daß eine Verstäubung nach außen nicht stattfinden kann.

Beschäftigung von Arbeitern

§ 11. Arbeiterinnen und jugendlichen Arbeitern darf in den im § 1 bezeichneten Räumen, in den Flugstaubkammern und Flugstaubkanälen und beim Transporte des Flugstaubes eine Beschäftigung nicht gewährt werden und der Aufenthalt in den genannten Räumen nicht gestattet werden.

§ 12. In den im § 1 bezeichneten Räumen, in den Flugstaubkammern und Flugstaubkanälen sowie zum Transporte des Flugstaubes dürfen Personen zur Beschäftigung neu nur eingestellt werden, wenn durch ein Zeugnis eines von der höheren Verwaltungsbehörde dazu ermächtigten Arztes bescheinigt wird, daß weder ihre Gesundheit noch ihre körperliche Entwicklung zu Bedenken gegen die Beschäftigung Anlaß geben. Die Bescheinigungen sind zu sammeln, aufzubewahren und dem Gewerbeaufsichtsbeamten (§ 139b der Gewerbeordnung) sowie dem zuständigen Medizinalbeamten auf Verlangen vorzulegen.

§ 13. Die bei der Bedienung der Schachtöfen tätigen Arbeiter, abgesehen von den Arbeitern auf Gichtböden, dürfen nicht länger als acht Stunden täglich beschäftigt werden. Dasselbe gilt für Arbeiter, die im Innern kaltgestellter Oefen beschäftigt sind oder beim Ausräumen von Flugstaubkammern und Flugstaubkanälen, welche nassen Flugstaub enthalten.

Beim Ausräumen von Flugstaubkammern und Flugstaubkanälen, die trockenen Flugstaub enthalten, dürfen Arbeiter im Innern der Kammern und Kanäle täglich höchstens vier Stunden mit Räumungs- und Transportarbeiten dieser Art, überhaupt aber nicht länger als acht Stunden täglich beschäftigt werden.

Die übrigen Arbeiter, welche in den in § 1 bezeichneten Räumen arbeiten, dürfen innerhalb eines Zeitraumes von vierundzwanzig Stunden nicht länger als zehn Stunden ausschließlich der Pausen beschäftigt werden.

Ausgenommen von den vorstehenden Bestimmungen sind diejenigen Arbeiter, welche zur Herbeiführung des wöchentlichen Schichtwechsels mit Arbeiten beschäftigt werden, die nach den reichsgesetzlichen Bestimmungen über die Ausnahmen von der Sonntagsruhe am Sonntag erlaubt sind.

Arbeitskleider, Waschgelegenheit u. dgl.

§ 14. Der Arbeitgeber hat die mit dem Ausräumen der Flugstaubkammern und Flugstaubkanäle, die mit der Ausbesserung kaltgestellter Oefen sowie die mit dem Mahlen, Sieben und Verpacken von Glätte, Mennige und anderen Bleifarben beschäftigten Arbeiter mit vollständigen Arbeitsanzügen einschließlich einer Mütze sowie mit Mundschützern (Respiratoren, Mundschwämmen od. dgl.) zu versehen.

§ 15. Arbeiten, bei denen eine Berührung mit gelösten Bleisalzen stattfindet, darf der Arbeitgeber nur durch Arbeiter ausführen lassen, welche zuvor die Hände entweder eingefettet oder mit undurchlässigen Handschuhen versehen haben.

§ 16. Die in den §§ 14, 15 bezeichneten Arbeitsanzüge, Mundschützer (Respiratoren, Mundschwämme od. dgl.) und Handschuhe hat der Arbeitgeber jedem damit zu versehenden Arbeiter besonders in ausreichender Zahl und zweckentsprechender Beschaffenheit zu überweisen. Er hat dafür Sorge zu tragen, daß diese Gegenstände stets ihrer Bestimmung gemäß und nur von denjenigen Arbeitern benutzt werden, welchen sie zugewiesen sind, und daß sie in bestimmten Zwischenräumen, und zwar die Arbeitsanzüge mindestens jede Woche, die Mundschützer (Respiratoren, Mundschwämme od. dgl.) und Handschuhe vor jedem Gebrauche gereinigt und während der Zeit, wo sie sich nicht im Gebrauche befinden, an dem für jeden Gegenstand zu bestimmenden Platze aufbewahrt werden.

§ 17. In einem staubfreien Teil der Anlage muß für die Arbeiter ein Wasch- und Ankleideraum und getrennt davon ein Speiseraum vorhanden sein. Beide Räume müssen sauber und staubfrei gehalten und während der kalten Jahreszeit geheizt werden. An einer geeigneten Stelle muß sich Gelegenheit zum Erwärmen der Speisen befinden.

In dem Wasch- und Ankleideraume müssen Wasser, Seife und Handtücher sowie Einrichtungen zur getrennten Verwahrung der Arbeitsanzüge und derjenigen Kleidungsstücke, welche vor Beginn der Arbeit abgelegt werden, in ausreichender Menge vorhanden sein.

Der Arbeitgeber hat den mit dem Ausräumen und Reinigen der Flugstaubkammern, Flugstaubkanäle und der kaltgestellten Oefen beschäftigten Arbeitern täglich nach Beendigung dieser Arbeit, den übrigen mit oxydischen bleihaltigen Stoffen in Berührung kommenden Arbeitern mindestens einmal wöchentlich während der Arbeitszeit Gelegenheit zu geben, in einem geeigneten, während der kalten Jahreszeit geheiztem Raume innerhalb der Betriebsanlage ein warmes Bad zu nehmen.

Ueberwachung des Gesundheitszustandes

§ 18. Der Arbeitgeber hat die Ueberwachung des Gesundheitszustandes der Arbeiter einem von der höheren Verwaltungsbehörde hierzu ermächtigten, dem Gewerbeaufsichtsbeamten (§ 139b der Gewerbeordnung) namhaft zu machenden Arzte zu übertragen, von diesem mindestens einmal monatlich die Arbeiter im Betrieb aufsuchen und bei ihnen auf die Anzeichen etwa vorhandener Bleierkrankung achten zu lassen.

Der Arbeitgeber darf Arbeiter, die nach ärztlichem Urteil einer Bleierkrankung verdächtig sind, zur Beschäftigung in den im § 1 bezeichneten Räumen, zum Ausräumen der Flugstaubkammern, Flugstaubkanäle und kaltgestellten Oefen und zum Transporte des Flugstaubs bis zu ihrer völligen Genesung nicht zulassen. Solche Arbeiter, die sich den Einwirkungen des Bleies gegenüber besonders empfindlich erweisen, sind dauernd von jenen Beschäftigungen auszuschließen.

§ 19. Der Arbeitgeber ist verpflichtet, zur Kontrolle über den Wechsel und Bestand sowie über den Gesundheitszustand der Arbeiter ein Buch zu führen oder durch einen Betriebsbeamten führen zu lassen. Er ist für die Vollständigkeit und Richtigkeit der Eintragungen, soweit sie nicht vom Arzte bewirkt werden, verantwortlich.

Dieses Kontrollbuch muß enthalten:

1. den Namen dessen, welcher das Buch führt,
2. den Namen des mit der Ueberwachung des Gesundheitszustandes der Arbeiter beauftragten Arztes,
3. Vor- und Zunamen, Alter, Wohnort, Tag des Eintritts und des Austritts jedes Arbeiters sowie die Art seiner Beschäftigung,
4. den Tag und die Art der Erkrankung eines Arbeiters,
5. den Tag der Genesung,
6. die Tage und die Ergebnisse des im § 18 vorgeschriebenen allgemeinen ärztlichen Untersuchungen.

Das Krankenbuch ist dem Gewerbeaufsichtsbeamten (§ 139b der Gewerbeordnung) sowie dem zuständigen Medizinalbeamten auf Verlangen vorzulegen.

Schlußbestimmungen

§ 20. Der Arbeitgeber hat für die Arbeiter verbindliche Vorschriften folgenden Inhalts zu erlassen:

1. Die Arbeiter dürfen Nahrungsmittel nicht in die Arbeitsräume mitnehmen. Das Einnehmen der Mahlzeiten ist nur außerhalb der Arbeitsräume gestattet.
2. Die Arbeiter dürfen erst dann den Speiseraum betreten, Mahlzeiten einnehmen oder die Hütte verlassen, wenn sie zuvor ihre Arbeitsanzüge (§ 14) abgelegt und Hände und Gesicht sorgfältig gewaschen haben.
3. Die Arbeiter haben die Arbeitsanzüge, Mundschützer (Respiratoren, Mundschwämme od. dgl.) und Handschuhe in denjenigen Arbeitsräumen und bei denjenigen Arbeiten, für welche sie geliefert sind, zu benutzen.
4. Das Rauchen von Zigarren und Zigaretten während der Arbeit ist verboten.
5. Die in der Anlage vorhandene Badeeinrichtung soll von den mit dem Ausräumen und Reinigen der Flugstaubkammern, Flugstaubkanäle und kaltgestellten Oefen beschäftigten Arbeitern täglich nach Beendigung dieser Arbeit, von den übrigen mit oxydischen bleihaltigen Stoffen in Berührung kommenden Arbeitern einmal wöchentlich benutzt werden. Diese Vorschrift findet auf diejenigen Arbeiter keine Anwendung, für welche das Baden von dem im § 18 bezeichneten Arzte als unzuträglich erachtet wird.

Außerdem ist in den zu erlassenden Vorschriften vorzusehen, daß Arbeiter, welche trotz wiederholter Warnung den vorstehend bezeichneten Vorschriften zuwiderhandeln, vor Ablauf der vertragsmäßigen Zeit und ohne Kündigung entlassen werden können.

Ist für den Hüttenbetrieb eine Arbeitsordnung erlassen (§ 134a der Gewerbeordnung), so sind die vorstehend bezeichneten Vorschriften in die Arbeitsordnung aufzunehmen.

§ 21. In jedem Arbeitsraume sowie in dem Ankleide- oder dem Speiseraume muß eine Abschrift oder ein Abdruck dieser Bestimmungen und der gemäß § 20 vom Arbeitgeber erlassenen Vorschriften an einer in die Augen fallenden Stelle aushängen.

Der Arbeitgeber ist für die Handhabung der im § 20 Abs. 1 bezeichneten Vorschriften verantwortlich. Er hat einen Meister oder Vorarbeiter zu beauftragen, die genaue Befolgung der im § 20 Abs. 1 unter Nr. 2 und 5 vorgesehenen Bestimmungen ständig zu überwachen. Die zur Ueberwachung bestellte Person ist nach Maßgabe des § 151 der Gewerbeordnung für die Befolgung der Vorschriften und für die Anwendung der nötigen Vorsicht verantwortlich.

§ 22. Neue Bleihütten dürfen erst in Betrieb gesetzt werden, nachdem ihre Errichtung dem zuständigen Gewerbeaufsichtsbeamten (§ 139b der Gewerbeordnung) angezeigt ist. Dieser hat nach Empfang der Anzeige durch persönliche Revision festzustellen, ob die Einrichtung der Hütte den erlassenen Vorschriften entspricht.

§ 23. Die vorstehenden Bestimmungen treten mit dem 1. Januar 1906 in Kraft.

Literatur: Bleierkrankungen in der Bleihütte Braubach; Zeitschr. f. Gew.-Hyg. 1909, S. 291. — Bleiverg. in gewerbl. u. hüttenmänn. Betrieben Oesterr., I und III, Verlag Hölder, Wien. — Müller, Die Bekämpfung der Bleigefahr in Bleihütten, Verlag Fischer, Jena 1908. — Wutzdorff, Bleiverg. in Zinkhütten; Arb. a. d. Kaiserl. Ges.-Amte, Bd. 17, S. 441. — Elsässer, Schädl. in Blei- und Silberhütten: Vierteljahrsschr. f. ger. Med. 1903, Bd. 25, S. 136.

Bleiweiß, Bleifarbengewinnung

(Betriebsbeschreibung siehe S. 162, Vorkommen von Vergiftungen siehe S. 163, Giftigkeit des Bleies siehe S. 223)

Bei der Bleiweißgewinnung sind vor allem jene Verrichtungen als gefährlich zu bezeichnen, welche zu Staubbildung Veranlassung geben. Diese sind: das Entleeren der Korrosionskammern, das Trocknen und Zermahlen des Bleiweißes, der Transport des staubförmigen Materials, die Verpackung desselben. Um die Staubbildung bzw. das Entweichen von Staub bei diesen Prozessen zu verhindern, sind folgende Maßnahmen geboten: Das Entleeren der Korrosionskammern, welche nur von mit Respiratoren oder Atemhelmen (Atemapparaten) versehenen Arbeitern betreten werden sollen, hat auf feuchtem Wege (durch Herabspritzen des Bleiweißes) oder auf pneumatischem Wege (Absaugen des Bleiweißes) zu geschehen. Das Trocknen des Bleiweißes (nach dem Schlämmen) hat womöglich in Oefen zu erfolgen, die (wie die sog. Tunnelöfen) mechanisch bedient und bei welchen die Temperatur von außen beobachtet wird, so daß der Arbeiter mit dem getrockneten Gute womöglich nicht in Berührung kommt; das Mahlen hat in geschlossenen und ventilierten Kugelmühlen oder Desintegratoren zu erfolgen, der Transport des staubförmigen Gutes hat mechanisch oder pneumatisch zu geschehen, zur Verpackung sind ausschließlich ventilierte Packmaschinen zu verwenden (über diese sämtlichen Einrichtungen siehe das Nähere auf S. 307).

Außerdem ist hier die Reinlichkeitspflege, der persönliche Schutz des Arbeiters überhaupt und ein erhöhter Verwendungsschutz dringend notwendig (siehe S. 280); ein regelmäßiger Arbeitswechsel ist anzuraten.

Hinsichtlich der Frage des Bleiweißersatzes siehe S. 352. Die Darstellung von Mennige bedarf gleichfalls besonderer Vorsichtsmaßregeln hinsichtlich der Kalzinieröfen, in welchen das Blei oxydiert wird, wo namentlich bei der Aufgabe- und Ausräumeöffnung für einen ausgiebigen Staubabzug durch mit Ventilation verbundene Fangtrichter gesorgt sein muß. Das Weitertransportieren, Sieben, Mahlen des gekühlten Produktes muß unter Anwendung analoger Vorsichtsmaßregeln geschehen, wie dies bei der Bleiweißerzeugung geschildert wurde.

Bei der Darstellung von Chrombleifarben (Bleichromaten) kommt außer der Gefahr der Bleivergiftung überdies die Schädlichkeit des Chroms in Betracht (siehe S. 237).

An behördlichen Maßnahmen zur Verhütung der Vergiftungsgefahr in Bleiweißfabriken sind Verfügungen in Deutschland, Belgien und England zu erwähnen.

In Belgien wurde bereits im Jahre 1894 eine derartige Maßregel erlassen und im Jahre 1902 abgeändert (Arrêté royal du

31 décembre 1894 modifié par l'arrêté royal du 17 novembre 1902, concernant la fabrication de la céruse et autres composés de plomb). Diese beachtenswerte Vorschrift enthält gesonderte Maßnahmen für die Erzeugung von Bleiweiß, Bleioxyden (Massicot, Bleiglätte, Minium), Chromblei und chrombleihaltigen Farben.

Die englischen Maßnahmen sind in den Regulations vom 21. Januar 1907 (for the manufacture of paints an Colours) enthalten.

Für das Deutsche Reich gilt die Bekanntmachung des Reichskanzlers vom 26. Mai 1903, R.G.Bl. S. 225, betreffend die Einrichtung und den Betrieb von Anlagen zur Herstellung von Bleifarben und anderen Bleiverbindungen, auf Grund welcher in Preußen der Ministerialerlaß vom 6. Juni 1903, betreffend die Einrichtung und den Betrieb von Anlagen zur Herstellung von Bleifarben usw., erging. Die Vorschriften der genannten Bekanntmachung, welche die zur Verhütung der gewerblichen Vergiftungen in Bleiweißfabriken wichtigen hygienischen Maßnahmen kurz zusammenfassen, seien hier wiedergegeben:

§ 1. Die nachstehenden Vorschriften finden Anwendung auf alle Anlagen, in denen Bleifarben oder andere chemische Bleiprodukte (Bleiweiß, Bleichromat, Massicot, Glätte, Mennige, Bleisuperoxyd, Pattinsonsches Bleiweiß, Kasselergelb, englisches Gelb, Neapelgelb, Jodblei, Bleizucker usw.) oder bleihaltige Farbengemische als Haupt- oder Nebenprodukt hergestellt werden.

Auf Bleihütten finden diese Vorschriften keine Anwendung, auch wenn darin Stoffe der im Abs. 1 bezeichneten Art hergestellt werden.

Ausgenommen bleiben ferner Anlagen, in denen nur im Zusammenhang mit einem anderen Gewerbebetriebe fertige Farbstoffe lediglich miteinander gemischt oder mit Oel oder Firnis angerieben werden.

§ 2. Die Arbeitsräume, in denen die im § 1 Abs. 1 bezeichneten Stoffe hergestellt oder verpackt werden, müssen geräumig, hoch und so eingerichtet sein, daß in ihnen ein ausreichender beständiger Luftwechsel stattfindet.

Sie müssen mit einem ebenen und festen Fußboden versehen sein, der eine leichte Beseitigung des Staubes auf feuchtem Wege gestattet. Der Fußboden ist, soweit er sich nicht infolge des Betriebes ständig in feuchtem Zustand befindet, mindestens einmal täglich feucht zu reinigen.

Die Wände müssen eine ebene Oberfläche haben und, soweit sie nicht mit einer abwaschbaren Bekleidung oder mit einem Oelfarbenanstriche versehen sind, mindestens einmal jährlich mit Kalkmilch angestrichen werden.

§ 3. Das Eintreten bleihaltigen Staubes sowie bleihaltiger Gase und Dämpfe in die Arbeitsräume muß durch geeignete Vorrichtungen möglichst verhindert werden. Arbeitsräume, welche gegen das Eintreten bleihaltigen Staubes oder bleihaltiger Gase und Dämpfe nicht vollständig geschützt werden können, sind gegen andere Arbeitsräume so abzuschließen, daß in diese Staub, Gase oder Dämpfe nicht eintreten können.

§ 4. Die Schmelzkessel für Blei sind mit gut ziehenden, ins Freie oder in einen Schornstein mündenden Abzugsvorrichtungen (Fangtrichtern) zu überdecken.

§ 5. Die Innenflächen der Oxydierkammern müssen möglichst glatt und dicht hergestellt sein. Die Oxydierkammern und die in ihnen befindlichen Gerüste sind während des Behängens feucht zu erhalten. Die Oxydierkammern sind, bevor sie nach Beendigung des Oxydationsprozesses betreten werden, ausreichend abzukühlen und zu durchlüften sowie durch Einleiten von Wasserdampf gründlich zu durchfeuchten. Das Bleiweiß ist mittelst eines kräftigen Wasserstrahls von den Latten oder Rundhölzern abzuspritzen. Die Oxydierkammern sind, solange in ihnen gearbeitet wird, genügend zu erhellen.

Die Rohbleiweißvorräte sind während der Ueberführung nach dem Schlämmeraum und solange sie in diesem lagern, feucht zu erhalten.

Die Wände der Oxydierkammern sowie die darin befindlichen Gerüste, Latten und Rundhölzer sind jedesmal vor dem Behängen durch Abspritzen mit einem kräftigen Wasserstrahl oder durch Abwaschen von Bleiweiß gründlich zu reinigen.

Der Arbeitgeber hat einen mit diesen Vorschriften und den sonst erforderlichen Vorsichtsmaßregeln genau vertrauten Meister oder Vorarbeiter zu beauftragen, die bei Entleeren der Oxydierkammern vorkommenden Arbeiten unausgesetzt zu beaufsichtigen. Die zur Beaufsichtigung bestellte Person ist nach Maßgabe des § 151 der Gewerbeordnung für die Befolgung der Vorschriften und für die Anwendung der nötigen Vorsicht verantwortlich.

§ 6. Beim Transport und bei der Verarbeitung nasser Bleifarbenvorräte, namentlich beim Schlämmen und Naßmahlen, ist die Handarbeit durch Anwendung mechanischer Vorrichtungen so weit zu ersetzen, daß das Beschmutzen der Kleider und Hände der dabei beschäftigten Arbeiter auf das möglichst geringe Maß beschränkt wird.

Das Auspressen von Bleiweißschlamm darf nur vorgenommen werden, nachdem die darin enthaltenen löslichen Bleisalze vorher ausgefällt sind.

§ 7. Die Innenflächen der Trockenkammern müssen möglichst glatt und dicht hergestellt sein.

§ 8. Beim Mahlen, Sieben und Packen trockener bleihaltiger Stoffe, beim Beschicken und Entleeren der Glätte- und Mennigeöfen, beim Mennigebeuteln und bei sonstigen Verrichtungen, bei denen sich bleihaltiger Staub entwickelt, muß durch Absauge- und Abführungsvorkehrungen oder durch andere geeignete Vorrichtungen das Eintreten von Staub in die Arbeitsräume verhindert werden.

Für das Verpacken von Farben geringen Bleigehalts in unbedeutenden Mengen oder in kleinen, zum Vertrieb im Kleinhandel geeigneten Packungen können auf Antrag durch die höhere Verwaltungsbehörde Ausnahmen von der Vorschrift des vorstehenden Absatzes zugelassen werden.

§ 9. Apparate, welche bleihaltigen Staub entwickeln, müssen, insoweit nicht nach ihrer Einrichtung und Benutzungsart das Austreten von Staub wirksam verhütet wird, an allen Fugen durch dicke Lagen von Filz oder Wollenzeug oder durch Vorrichtungen von gleicher Wirkung so abgedichtet sein, daß das Eintreten des Staubes in den Arbeitsraum verhindert wird.

Apparate dieser Art müssen mit Einrichtungen versehen sein, welche eine Spannung der Luft in ihnen verhindern. Sie dürfen erst dann geöffnet werden, wenn der in ihnen entwickelte Staub sich abgesetzt hat und völlig abgekühlt ist.

§ 10. Arbeiterinnen dürfen in Fabriken der im § 1 bezeichneten Art nur insoweit zum Aufenthalt oder zur Beschäftigung zugelassen werden, als sie dabei der Einwirkung bleihaltigen Staubes oder bleihaltiger Gase und Dämpfe nicht ausgesetzt sind und mit bleihaltigen Stoffen nicht in Berührung kommen.

In Fabriken, welche ausschließlich oder vorwiegend der Herstellung von Bleifarben oder anderen chemischen Bleiprodukten dienen, darf jugendlichen Arbeitern eine Beschäftigung nicht gewährt und der Aufenthalt nicht gestattet werden. Auf die Beschäftigung von jugendlichen Arbeitern in anderen Fabriken der im § 1 Abs. 1 bezeichneten Art finden die Bestimmungen im Abs. 1 entsprechende Anwendung.

Diese Bestimmungen haben bis zum 1. Juli 1913 Gültigkeit.

§ 11. Der Arbeitgeber darf in Räumen, in denen die im Abs. 1 bezeichneten Stoffe hergestellt oder verpackt werden, nur solche Personen zur Beschäftigung zulassen, welche eine Bescheinigung eines approbierten Arztes darüber beibringen, daß sie weder schwächlich noch mit Lungen-, Nieren- oder Magenleiden oder mit Alkoholismus behaftet sind. Die Bescheinigungen sind zu sammeln, aufzubewahren und dem Gewerbeaufsichtsbeamten (§ 139b der Gewerbeordnung) sowie dem zuständigen Medizinalbeamten auf Verlangen vorzulegen.

§ 12. Der Arbeitgeber darf mit dem Beschicken und Entleeren der Oxydierkammern nur solche Personen beschäftigen, welche mit den Gefahren des Betriebes genau vertraut sind. Die Beschäftigung darf die Dauer von acht Stunden täglich nicht überschreiten. Sie muß bei einer Dauer von mehr als sechs Stunden mindestens durch drei einstündige Pausen unterbrochen werden. Bei kürzerer Dauer der Beschäftigung ist den Arbeitern nach je zwei Stunden Arbeitszeit eine einstündige Pause zu gewähren.

Mit dem Packen von Bleifarben, bleihaltigen Farbengemischen und anderen chemischen Bleiprodukten im trockenen Zustand und mit dem Schließen der damit gefüllten Fässer dürfen die Arbeiter nicht länger als acht Stunden täglich beschäftigt werden. Diese Bestimmung findet auf die Beschäftigung an Packmaschinen keine Anwendung, falls die Maschinen mit gut wirkenden Staubabsaugungsvorrichtungen versehen sind oder sonst nach ihrer Einrichtung und Benutzungsart das Austreten von Staub wirksam verhütet wird.

Personen unter 18 Jahren dürfen mit den im Abs. 1 und 2 bezeichneten Arbeiten überhaupt nicht beschäftigt werden. Für die Beschäftigung mit dem Verpacken von Farben geringen Bleigehalts in unbedeutenden Mengen oder in kleinen, zum Vertrieb im Kleinhandel geeigneten Packungen können auf Antrag durch die höhere Verwaltungsbehörde Ausnahmen von dieser Vorschrift zugelassen werden.

Im übrigen dürfen Arbeiter, welche bei ihrer Beschäftigung mit Blei oder bleihaltigen Stoffen in Berührung kommen, innerhalb eines Zeitraumes von 24 Stunden ausschließlich der Pausen nicht länger als 10 Stunden beschäftigt werden.

§ 13. Der Arbeitgeber hat alle mit Blei oder mit bleihaltigen Stoffen in Berührung kommenden Arbeiter mit vollständig deckenden Arbeitsanzügen und einer Mütze, die mit dem Entleeren der Oxydierkammern beschäftigten Arbeiter auch mit geeigneter Fußbekleidung zu versehen.

§ 14. Mit Staubentwicklung verbundene Arbeiten, bei denen der Staub nicht sofort und vollständig abgesaugt wird, darf der Arbeitgeber nur von den Arbeitern ausführen lassen, welche Nase und Mund mit Respiratoren oder feuchten Schwämmen bedeckt haben.

§ 15. Arbeiten, bei denen eine Berührung mit gelösten Bleisalzen stattfindet, darf der Arbeitgeber nur durch Arbeiter ausführen lassen, welche zuvor die Hände entweder eingefettet oder mit undurchlässigen Handschuhen versehen haben.

§ 16. Die in den §§ 13, 14 und 15 bezeichneten Arbeitskleider, Respiratoren, Schwämme und Handschuhe hat der Arbeitgeber jedem damit zu versehenden Arbeiter besonders in ausreichender Zahl und zweckentsprechender Beschaffenheit zu überweisen. Er hat dafür Sorge zu tragen, daß diese Gegenstände stets ihrer Bestimmung gemäß und nur von denjenigen Arbeitern benutzt werden, welchen sie zugewiesen sind, und daß sie in bestimmten Zwischenräumen, und zwar die Arbeitskleider mindestens jede Woche, die Respiratoren, Mundschwämme und Handschuhe vor jedem Gebrauche gereinigt und während der Zeit, wo sie sich nicht im Gebrauche befinden, an dem für jeden Gegenstand zu bestimmenden Platze aufbewahrt werden.

§ 17. In einem staubfreien Teile der Anlage muß für die mit Blei oder bleihaltigen Stoffen in Berührung kommenden Arbeiter ein Wasch- und Ankleideraum und getrennt davon ein Speiseraum vorhanden sein. Beide Räume müssen sauber und staubfrei gehalten und während der kalten Jahreszeit geheizt werden. In dem Speiseraum oder an einer anderen geeigneten Stelle müssen sich Vorrichtungen zum Erwärmen der Speisen befinden.

In dem Wasch- und Ankleideraume müssen Wasser, Gefäße zum Mundspülen, zum Reinigen der Hände und Nägel geeignete Bürsten, Seife und Handtücher sowie Einrichtungen zur getrennten Verwahrung der Arbeitskleider und derjenigen Kleidungsstücke, welche vor Beginn der Arbeit abgelegt werden, in ausreichender Menge vorhanden sein.

Der Arbeitgeber hat den mit dem Entleeren der Oxydierkammern beschäftigten Arbeitern täglich nach Beendigung dieser Arbeit, den übrigen mit Blei oder bleihaltigen Stoffen in Berührung kommenden Arbeitern wöchentlich zweimal während der Arbeitszeit Gelegenheit zu geben, in einem geeigneten, während der kalten Jahreszeit geheizten Raume innerhalb der Betriebsanlage ein warmes Bad zu nehmen.

§ 18. Der Arbeitgeber hat die Ueberwachung des Gesundheitszustandes der mit Blei oder bleihaltigen Stoffen in Berührung kommenden Arbeiter einem dem Gewerbeaufsichtsbeamten (§ 139 b der Gewerbeordnung) sowie dem zuständigen Medizinalbeamten namhaft zu machenden approbierten Arzte zu übertragen, der mindestens zweimal monatlich die Arbeiter im Betrieb auf die Anzeichen etwa vorhandener Bleierkrankung zu untersuchen hat.

Der Arbeitgeber darf Arbeiter, die einer Bleierkrankung verdächtig sind, zu Beschäftigungen, bei welchen sie mit Blei oder bleihaltigen Stoffen in Berührung kommen, bis zu ihrer völligen Genesung nicht zulassen; solche Arbeiter aber, die sich den Einwirkungen des Bleies und bleihaltiger Stoffe gegenüber besonders empfindlich erweisen, sind dauernd von der Beschäftigung auszuschließen.

§ 19. Der Arbeitgeber ist verpflichtet, zur Kontrolle über den Wechsel und Bestand sowie über den Gesundheitszustand der mit Blei oder bleihaltigen Stoffen in Berührung kommenden Arbeiter ein Buch zu führen oder durch einen Betriebsbeamten führen zu lassen. Er ist für die Vollständigkeit und Richtigkeit der Eintragungen, soweit sie nicht vom Arzte bewirkt werden, verantwortlich.

Die restlichen Bestimmungen der Bekanntmachung, die die Art der Führung des Kontrollbuches und die vom Arbeitgeber an die Arbeiter zu erlassenden Vorschriften anlangen, sind den Schlußbestimmungen der Bekanntmachung über Bleihütten analog (siehe diese).

Die Angaben über die spezielle Literatur finden sich am Schluß des nächsten Kapitels (Zusammenfassendes Literaturverzeichnis über die Hygiene der Bleifarbenerzeugung und Verwendung).

Verwendung von Bleifarben

(Vorkommen von Vergiftungen siehe S. 166, Bleivergiftung siehe S. 223)

Wie auf S. 166—168 ausführlich erörtert wurde, kommt es bei der Verwendung von bleihaltigen Farben im Anstreicher-, Maler- und Lackierergewerbe und auch in anderen Industrien und Gewerben, in welchen die genannten Arbeiten vorgenommen werden, häufig zu Bleivergiftungen.

Dies hat zu zahlreichen Vorschriften in verschiedenen Staaten und Verwaltungsgebieten geführt, welche zum Teil nur hygienische Maßnahmen in den genannten Gewerben enthalten, zum Teil aber auch Beschränkungen in dem Gebrauche bleihaltiger Farben verfügen (über die Frage des Bleifarbenverbotes siehe S. 352). Diese Beschränkungen bestehen in dem Verbot der Verwendung von Bleifarben zum Innenanstrich von Gebäuden, in dem Verbot der Anwendung bleihaltiger Anstriche bei öffentlichen (staatlichen, kommunalen) Bauten, bei Schiffsanstrichen u. a.

Die in den vielfachen Vorschriften enthaltenen erwähnten hygienischen Maßnahmen zur Verhütung der Bleivergiftung bei der Verwendung von Bleifarben betreffen vor allem die persönliche Prophylaxe, Reinlichkeitspflege (siehe S. 285), den Verwendungsschutz (Arbeitswechsel, siehe S. 281) und die übrigen allgemeinen Maßnahmen zur Verhütung gewerblicher Vergiftungen (siehe S. 272—295). Ueberdies werden Vorschreibungen hinsichtlich der gefährlichsten Verrichtungen den in Rede stehenden Gewerben gemacht, und zwar: für das Zerkleinern, Mengen und Mischen der Rohmaterialien wird Staubabschluß vorgeschrieben, desgleichen für das Anreiben der Bleifarben; ferner wird beim Abschleifen und Abbimsen von bleihaltigen Anstrichen Befeuchtung behufs Staubvermeidung verlangt.

Ueber die Einzelheiten in dieser Richtung orientieren nachfolgende Bestimmungen der Bekanntmachung des Reichskanzlers vom 27. Juni 1905, R.G.Bl. Nr. 555, betreffend Betriebe, in denen Maler-, Tüncher-, Weißbinder- oder Lackiererarbeiten ausgeführt werden:

Vorschriften für die Betriebe des Maler-, Anstreicher-, Tüncher-, Weißbinder- und Lackierergewerbes

§ 1. Bei dem Zerkleinern, dem Mengen, dem Mischen und der sonstigen Verarbeitung von Bleiweiß, anderen Bleifarben oder ihren Gemischen mit anderen Stoffen in trockenem Zustande dürfen die Arbeiter mit den bleihaltigen Farbstoffen nicht in unmittelbare Berührung kommen und müssen vor dem sich entwickelnden Staube ausreichend geschützt sein.

§ 2. Das Anreiben von Bleiweiß mit Oel oder Firnis darf nicht mit der Hand, sondern nur auf mechanischem Wege in Behältern vorgenommen werden, die so eingerichtet sind, daß auch bei dem Einfüllen des Bleiweißes kein Staub in die Arbeitsräume gelangen kann.

Dasselbe gilt von anderen Bleifarben. Jedoch dürfen diese auch mit der Hand angerieben werden, wenn dabei nur männliche Arbeiter über 18 Jahre beschäftigt werden und die von einem Arbeiter an einem Tage anzureibende Mange bei Mennige 1 Kilogramm, bei Bleifarben 100 Gramm nicht übersteigt.

§ 3. Das Abschleifen und Abbimsen trockener Oelfarbenanstriche oder Spachtel, welche nicht nachweislich bleifrei sind, darf nur nach vorheriger Anfeuchtung ausgeführt werden.

Der Schleifschlamm und die beim Abschleifen und Abbimsen entstehenden Abfälle sind, bevor sie trocken geworden, zu entfernen.

§ 4. Der Arbeitgeber hat dafür zu sorgen, daß sich die Arbeiter, welche mit Bleifarben oder ihren Gemischen in Berührung kommen, mit Malerkitteln oder anderen vollständig deckenden Arbeitsanzügen und einer Kopfbedeckung versehen und sie während der Arbeit benutzen.

§ 5. Allen Arbeitern, die mit Maler-, Anstreicher-, Tüncher-, Weißbinder- oder Lackiererarbeiten beschäftigt werden, bei denen sie Bleifarben oder deren Gemische verwenden, müssen Waschgefäße, Bürsten zum Reinigen der Hände und Nägel, Seife und Handtücher zur Verfügung gestellt werden.

Werden solche Arbeiten auf einem Neubau oder in einer Werkstatt ausgeführt, so muß den Arbeitern Gelegenheit gegeben werden, sich an einem frostfreien Orte zu waschen und ihre Kleidungsstücke sauber aufzubewahren.

§ 6. Der Arbeitgeber hat die Arbeiter, welche mit Bleifarben oder deren Gemischen in Berührung kommen, auf die ihnen drohenden Gesundheitsgefahren hinzuweisen und ihnen bei Antritt des Arbeitsverhältnisses das nachstehend abgedruckte Merkblatt, sofern sie es noch nicht besitzen, sowie einen Abdruck dieser Bestimmungen auszuhändigen.

Vorschriften für Betriebe, in denen Maler-, Anstreicher-, Tüncher-, Weißbinder- oder Lackiererarbeiten im Zusammenhange mit einem anderen Gewerbebetrieb ausgeführt werden

§ 7. Für die Beschäftigung von Arbeitern, welche in einem anderen Gewerbebetriebe ständig oder vorwiegend bei Maler-, Anstreicher-, Tüncher-, Weißbinder- oder Lackiererarbeiten verwendet werden und dabei Bleifarben oder deren Gemische — und zwar nicht nur gelegentlich — benutzen, gelten die Bestimmungen der §§ 1 bis 6.

Findet eine solche Beschäftigung in einer Fabrik oder auf einer Werft statt, so gelten außerdem die Bestimmungen der §§ 8 bis 11.

§ 8. Den Arbeitern muß ein besonderer Raum zum Waschen und Ankleiden zur Verfügung gestellt werden, der sauber zu halten, bei kalter Witterung zu heizen und mit Einrichtungen zur Verwahrung der Kleidungsstücke zu versehen ist.

§ 9. Der Arbeitgeber hat für die Arbeiter verbindliche Vorschriften zu erlassen, welche folgende Bestimmungen für die mit Bleifarben und deren Gemischen in Berührung kommenden Arbeiter enthalten müssen:

1. Die Arbeiter dürfen Branntwein auf der Arbeitsstätte nicht genießen.
2. Die Arbeiter dürfen erst dann Speisen und Getränke zu sich nehmen oder die Arbeitsstätte verlassen, wenn sie zuvor die Arbeitskleider abgelegt und die Hände sorgfältig gewaschen haben.
3. Die Arbeiter haben die Arbeitskleider bei denjenigen Arbeiten, für welche es von dem Arbeitgeber vorgeschrieben ist, zu benutzen.
4. Das Rauchen von Zigarren und Zigaretten während der Arbeit ist verboten.

Außerdem ist in den zu erlassenden Vorschriften vorzusehen, daß Arbeiter, welche trotz wiederholter Warnung den vorstehend bezeichneten Vorschriften zuwiderhandeln, vor Ablauf der vertragsmäßigen Zeit und ohne Aufkündigung entlassen werden können.

Ist für einen Betrieb eine Arbeitsordnung erlassen (§ 134 a der Gewerbeordnung), so sind die vorstehend bezeichneten Bestimmungen in die Arbeitsordnung aufzunehmen.

§ 10. Der Arbeitgeber hat die Ueberwachung des Gesundheitszustandes der Arbeiter einem von der höheren Verwaltungsbehörde hierzu ermächtigten, dem Gewerbeaufsichtsbeamten (§ 139 b der Gewerbeordnung) namhaft zu machenden approbierten Arzte zu übertragen, der mindestens einmal halbjährlich die Arbeiter auf die Anzeichen etwa vorhandener Bleierkrankung zu untersuchen hat.

Der Arbeitgeber darf Arbeiter, die bleikrank oder nach ärztlichem Urteil einer Bleierkrankung verdächtig sind, zu Beschäftigungen, bei welchen sie mit Bleifarben oder deren Gemischen in Berührung kommen, bis zu ihrer völligen Genesung nicht zulassen.

§ 11. Der Arbeitgeber ist verpflichtet, zur Kontrolle über den Wechsel und Bestand sowie über den Gesundheitszustand der Arbeiter ein Buch zu führen oder durch einen Betriebsbeamten führen zu lassen. Es ist für die Vollständigkeit und Richtigkeit der Eintragungen, soweit sie nicht vom Arzt bewirkt werden, verantwortlich.

Es folgen die Vorschriften hinsichtlich der Führung und Vorweisung des Kontrollbuches, welche den betreffenden Vorschreibungen der Bekanntmachung hinsichtlich der Bleihütten völlig gleichen (siehe S. 364).

Der zitierten Verordnung ist ein sehr empfehlenswertes Bleimerkblatt für die in Rede stehenden Gewerbe beigegeben.

Außer den Malern, Lackierern und Anstreichern ist auch eine Reihe von Arbeitern anderer Berufszweige, in denen mit Bleifarben, Lacken usw. hantiert wird, der Bleivergiftung ausgesetzt: Drechsler (Lackieren von Stöcken usw.), Arbeiter in Waggonfabriken, auch die mit dem Schiffs- und Brückenanstrich, überhaupt Eisenanstrich (behufs Rostschutz) Beschäftigten u. a. m.

Bleifarben und Bleiweiß dienen mitunter in der Appretur (und zum „Beschweren" und beim „Färben" von Gespinsten, z. B. Seide, Geweben, Spitzen, Posamenterien; vgl. Textilindustrie S. 182 und S. 202), bei der Wachstucherzeugung, auch bei der Herstellung von Tapeten u. a., so daß also hier manche Arbeiter der Bleivergiftung ausgesetzt sind.

Vom gewerbehygienischen Standpunkt muß dafür eingetreten werden, daß die Verwendung von Bleiverbindungen in der Textilindustrie womöglich gänzlich unterbleibe, zumal die Verarbeitung derartiger Waren zum Teil in der Hausindustrie (Heimarbeit) erfolgt.

Weiter werden durch die Verwendung von Miniumkitt (Dichtung von Rohrleitungen) Bleivergiftungen veranlaßt; abgesehen von den gebotenen persönlichen Schutzmaßnahmen der mit dem Dichten Beschäftigten wäre ein Ersatz des Miniumkittes durch bleifreien Kitt wünschenswert.

Im folgenden seien die legislatorischen und behördlichen Maßnahmen, die in den zunächst beteiligten Industriestaaten zur Verhütung der gewerblichen Bleivergiftung bei der Verwendung von Bleifarben erlassen wurden, übersichtlich, nach Staatsverwaltungen geordnet, zusammengefaßt,*) wobei den wichtigeren Bestimmungen kurze Auszüge beigegeben sind:

Deutsches Reich. Bekanntmachung des Reichskanzlers vom 27. Juni 1905, siehe oben S. 372—374. — Bleiweißverbot bei städtischen Bauten in Berlin, November 1909. — Bleiweißverbot bei städtischen Bauten in Charlottenburg, März 1910.

Frankreich. Zirkular des Unterstaatssekretärs für das Post- und Telegraphenwesen vom 20. Februar 1901, betreffend das Verbot der Verwendung von Bleiweiß bei allen auf Kosten seiner Verwaltung auszuführenden Arbeiten (B. de l'off. du Trav., No. 4). — Gutachten des Generalbaurates. Maler- und Anstreicherarbeiten für den Staat. Ersetzung des Bleiweißes durch Zinkweiß. 27. Februar 1901. — Beschluß des Handels-, Industrie-, Post- und Telegraphen-

*) Nach mir vom Institut für Gewerbehygiene in Frankfurt a. M. zur Verfügung gestellten Sammlungen.

ministers vom 25. März 1901, betreffend das Verbot des Gebrauches von Bleiweiß bei allen auf Kosten seiner Verwaltung auszuführenden Maler- und Anstreicherarbeiten. — Zirkular des Ministers für öffentliche Arbeiten vom 1. Juni 1901 an die Präfekten, betreffend die Ersetzung des Bleiweißes durch Zinkweiß bei allen Bauarbeiten für das Ministerium der öffentlichen Arbeiten. — Verordnung vom 18. Juli 1902, betreffend die Regelung der Bleiweißverwendung bei Malerarbeiten in Gebäuden (J. O. vom 19. Juli 1902). — Erlaß vom 15. Juli 1904, betreffend die Ausdehnung der Bestimmungen der durch Erlaß vom 18. Juli 1902 erfolgten Reglementierung der Bleiweißverwendung auf alle Malerarbeiten. — Zirkularerlaß des Marineministers vom 21. August 1902 an die Vizeadmirale, Chefkommandanten, Hafenpräfekten, Generalitätsvorgesetzte und anderen kommandierenden Offiziere zur See und an die Direktoren der außerhalb der Häfen gelegenen Marinewerkstätten, betreffend das Verbot der Verwendung von Schweinfurtergrün in Pulverform und von Bleiweiß. — Gesetz, betreffend die Verwendung des Bleiweißes bei Malerarbeiten im Inneren und auf der Außenseite von Gebäuden, vom 20. Juli 1909.

Oesterreich. Erlaß der k. k. Statthalterei für Niederösterreich, betreffend bleiweißhaltige Farben, Verwendung bei Bauten, vom 27. August 1906. — Ministerialverordnung vom 15. April 1908, R.G.Bl. Nr. 81, betreffend den Verkehr mit Farben, Firnissen, Lacken, und Kitten sowie zum Schutze des Lebens und der Gesundheit der mit gewerblichen Anstreicher-, Lackierer- und Malerarbeiten beschäftigten Personen. Der § 4 der in dieser Verordnung enthaltenen besonderen Betriebsvorschriften lautet: „Die gewerbsmäßige Verwendung von Bleiweiß oder sonstigen bleihaltigen Farben und Kitten zu Innenanstrichen ist untersagt." Der Verordnung ist ein Bleimerkblatt beigegeben. — Beschluß des Stadtrates Wien über den Ausschluß von bleiweißhaltigen Farben und von Minium bei städtischen Arbeiten. Vom 5. März 1907.

Schweiz: Kanton Neuenburg. Bleifarbenverwendung: Sitzung des Großen Rates vom 25. November 1902. Ablehnung des Antrages des Abg. J. Schweizer, betreffend das Verbot der Bleifarbenverwendung bei öffentlichen Arbeiten. Anläßlich der Debatte übernahm der Staatsrat die Verpflichtung, die Frage untersuchen zu lassen, ob es nicht zweckmäßiger und möglich wäre, die Verwendung von Bleifarben ebenso in der Privatindustrie als auch bei öffentlichen Arbeiten nach Möglichkeit einzuschränken.

Beschluß des Bundesrates vom 5. Januar 1904, betreffend die Verwendung bleifreier Farben bei öffentlichen Arbeiten.

Kanton Zürich. Beschluß des Regierungsrates vom 21. Januar 1904, betreffend das Verbot von Bleiweiß bei öffentlichen Arbeiten.

Kanton Schaffhausen. Beschluß des Regierungsrates vom 24. Februar 1904, betreffend die Verwendung von Bleifarben bei Malerarbeiten, die in Regie ausgeführt werden.

Kanton Basel-Stadt. Verbot der Verwendung von Bleiweiß bei Arbeiten für die öffentliche Verwaltung vom 31. Dezember 1904.

Kanton Genf. Gesetz über die Verwendung von Blei und Bleiverbindungen bei öffentlichen Arbeiten und bei Privatarbeiten im Baugewerbe, 26. Oktober 1907 (Soz. Rundschau 1908, Nr. 9). —

Bundesratsbeschluß vom 30. Juni 1908, betreffend die Verwendung von Bleiweiß bei Innenanstrichen (Schweizer Bundesbl. 1908, Nr. 28, S. 373).

Belgien. Rundschreiben des Justizministers an die staatlichen Gefängnisverwaltungskommissionen vom 29. November 1902, betreffend die Bleiweißverwendung. — Reglement, betreffend den Gebrauch von Bleiweiß bei den Malerarbeiten im Baugewerbe, 13. Mai 1905. — Gesetz, betreffend die Verwendung von Bleiweiß bei Malerarbeiten, vom 20. August 1909. — Art. 1. Verkauf, Transport und Verwendung von Bleiweiß in Pulverform, Stücken oder Broten zu Malerarbeiten. Art. 2. Bleiweiß, das zu Malerarbeiten bestimmt ist, darf nur als zerriebene und mit Oel malaxierte Masse verkauft, transportiert und verwendet werden. Art. 4. Trockenes Abschaben und trockenes Abbimsen von Flächen, die mit Bleiweiß angestrichen sind, sind verboten.

Literatur über Hygiene der Erzeugung und Verwendung von Bleifarben: Bleiverg. in gewerbl. u. hüttenm. Betrieben Oesterreichs, IV., V. und VI. Teil, Hölder, Wien. — Sommerfeld, Zur Bleiweißfrage; Soz. Prax. 1902, Nr. 8. — Stüler, Bleiverg. bei Malern. — Vierteljahrsschr. f. öffentl. Ges.-Pfl. 1895, S. 661; Bleiweißfabriken (Staubabsaugung), Zeitschr. f. Gew.-Hyg. 1909, Nr. 22, S. 601. Kampf gegen die Bleifarben in Frankreich, Zeitschr. f. Gew.-Hyg. 1909, Nr. 23, S. 543; Gefahren in Bleiweißfabriken, Zeitschr. f. Gew.-Hyg. 1907, Nr. 9, S. 205; Bleiweißersatz (Ausstellung), Zeitschr. f. Gew.-Hyg. 1907, Nr. 11, S. 254. Bleifarbenverbot, Zeitschr. f. Gew.-Hyg. 1904, Nr. 10, S. 221; Bleigefahr im Gewerbe der Anstreicher, Maler usw., Soz. Technik, 1909, Nr. 17, S. 333; Bleiweißfrage, Sozialtechn. 1908, Nr. 16, S. 310; Bleihaltige Anstrichfarben in England, Maßnahmen, Gewerbl. techn. Ratgeber 1906, Heft 22, S. 393. Bleioxyd, chromsaures, Verwendung, Zeitschr. f. Gew.-Hyg. 1903, Heft 1, S. 11. Bleiweiß und Zinkweiß, Zeitschr. f. Gew.-Hyg. 1902, Nr. 4, S. 61; Bleifarbenfabriken, Zeitschr. f. Gew.-Hyg. 1903, Nr. 21, S. 477, und 1901, Nr. 17, S. 304; Bleiweißverbot in Frankreich (Wilke), Concordia 1909, Nr. 8, S. 168.

Akkumulatorenfabriken

(Vorkommen von Vergiftungen siehe S. 171, Bleivergiftung siehe S. 223)

Für Akkumulatorenfabriken kommen, abgesehen von den allgemeinen Maßnahmen, folgende in den einschlägigen Bekanntmachungen des deutschen Reichskanzlers vom 11. Mai 1898, R.G.Bl. S. 176, bzw. 6. Mai 1908, R.G.Bl. S. 172, enthaltene Maßnahmen zur Verhütung von Bleivergiftungen in Betracht: Der Fußboden der Werkstätten soll undurchlässig sein; die Schmelzkessel (zur Herstellung der Bleiplatten) sind mit gut ziehenden Abzugsvorkehrungen zu versehen, oder es sind ventilierte Schmelzmaschinen zu verwenden; wo eine Bearbeitung der Bleiplatten (Gitter, Rahmen) durch Band- und Kreissägen und Hobelmaschinen stattfindet, muß der entstehende Bleistaub an der Entstehungsquelle abgesaugt werden; dasselbe gilt für alle übrigen mit Staubbildung einhergehenden Arbeiten an der getrockneten Füllmasse (Sieben, Mischen usw.); Apparate zur Herstellung von bleiischem Staub müssen sorgsam dicht gehalten sein, geöffnete Behälter mit Bleistaub oder Bleiverbindungen sind auf Untersätzen aufzustellen, welche etwa verstreute bleiische Stoffe auffangen.

Alle Manipulationen, bei welchen sich Bleistaub und Bleidampf entwickeln kann, sind in von den übrigen Räumen getrennten Lokalitäten vorzunehmen. Die Tische, auf denen die sog. Füllmasse in die

Platten (Gitter, Rahmen) eingestrichen bzw. eingepreßt wird, müssen glatt sein und täglich feucht gereinigt werden. Auch die notwendigen Lötarbeiten sollen unter Abzügen vorgenommen werden. Außerdem ist in der zitierten Bekanntmachung eine Reihe von Vorschriften hinsichtlich der Reinlichkeitspflege, Körperpflege, des Verwendungsschutzes, der Führung eines Kontrollbuches über den Gesundheitszustand der Arbeiter usw. enthalten.

Beizufügen ist, daß die bei Akkumulatoren in Anwendung gelangende Schwefelsäure tunlichst rein und jedenfalls arsenfrei sein soll, da sonst die Vergiftung mit Arsenwasserstoff droht (siehe S. 250).

In England gilt für die Akkumulatorwerke eine der deutschen Bekanntmachung analoge Bestimmung (Regulations, dated November 21 1903, made by the Secretary of State for the manufactory of electrical accumulators, Stat. Rules and Ordres 1903, No. 1004).

Literatur: Wutzdorff, Bleiverg. in Akkumul.-Fabr., Arb. a. d. Kaiserl. Ges.-Amt 1908, Bd. 15, S. 154; Hygiene der Akkumulatorräume, Zeitschr. f. Gew.-Hyg. 1909, Heft 3, S. 79, und Heft 21, S. 494. — Chyzer, Hygiene der Akkumulatorräume, Zeitschr. f. Gew.-Hyg. 1907, Nr. 20, S. 476. — Bekämpfung von Verg. in Akkumulatorräumen, Concordia 1908, Heft 13, S. 273.

Schriftgießerei, Schriftsetzerei, Buchdruckerei

(Vorkommen von Vergiftungen siehe S. 178, Bleivergiftung siehe S. 223)

Da Blei im Letternmetall bisher durch kein anderes unschädliches Metall ersetzt werden konnte, sind die Schriftgießer und Buchdrucker der Bleivergiftungsgefahr ausgesetzt.

Beim Letternguß entwickeln sich Dämpfe, die Blei mit sich führen können, und Staub, der Blei enthält. Letzterer kommt auch beim Setzen und den sonstigen Manipulationen mit den Lettern zustande. Bei den hier in Betracht kommenden Gewerben ist vor allem auf die allgemeinen hygienischen Maßnahmen (S. 272—312), auf eine gesundheitlich möglichst günstige Ausgestaltung der Betriebsräume (vgl. die speziellen Vorschriften der später zitierten Bekanntmachung des Deutschen Bundesrats vom 31. März 1897, R.G.Bl. S. 614, in dieser Hinsicht), auf eine strenge individuelle Hygiene der Arbeiter, auf peinliche Reinlichkeitspflege Gewicht zu legen. Auch durch örtliche ventilatorische Maßnahmen läßt sich hier ziemlich viel erreichen; so lassen sich ventilierte Setzkästen (Setztische nach Art der ventilierten Tische auf S. 307, von unten durch ein Gitter ventiliert), ferner auch ventilierte Gießmaschinen, bei welchen der Bleidampf bzw. Bleistaub abgesaugt wird, verwenden. Die Einführung der örtlichen Ventilation in Schriftsetzereien (Buchdruckereien) muß um so mehr empfohlen werden, als die Ansaugung des Staubes aus den Setzkästen als die hygienisch entsprechendste Art der Entstaubung der Setzkästen bezeichnet werden muß, welche Manipulation sonst eine bedeutende Bleigefahr bedingt (siehe S. 179). Auch die Reinigung der Werkstätten in Buchdruckereien und Schriftsetzereien geschieht am zweckmäßigsten durch Staubabsaugung (Vacuum Cleaner siehe S. 179). Hinsichtlich der Anwendung von Fußbodenölen gilt das auf S. 297 Gesagte.

Da ein Teil der Bleivergiftungen in Buchdruckereien auch auf Verwendung von Bleifarben oder bleihaltiger Bronze u. a. zurückzuführen ist, sollte der Gebrauch derartiger bleihaltiger Stoffe nach

Tunlichkeit eingeschränkt werden oder unter besonderen Vorsichtsmaßregeln (persönliche Hygiene) erfolgen.

Bereits im Jahr 1897 erging in Deutschland die Bekanntmachung des Reichskanzlers (vom 31. Juli), betreffend die Einrichtung und den Betrieb von Buchdruckereien und Schriftgießereien, welche durch die Bekanntmachungen vom 5. Juli 1907 und 22. Dezember 1908 abgeändert wurde und auf Grund deren der preußische Ministerialerlaß vom 13. Januar 1909 erging.

Die auf die Verhütung gewerblicher Vergiftungen in Buchdruckereien und Schriftgießereien bezüglichen Bestimmungen der Bekanntmachung lauten in ihrer jetzt geltenden Fassung:

I. Auf Räume, in welchen Personen mit dem Setzen von Lettern oder mit der Herstellung von Lettern oder Stereotypplatten beschäftigt werden, finden folgende Vorschriften Anwendung:

1. Der Fußboden der Arbeitsräume darf nicht tiefer als einen halben Meter unter dem ihn umgebenden Erdboden liegen. Ausnahmen dürfen durch die höhere Verwaltungsbehörde zugelassen werden, wenn durch zweckmäßige Isolierung des Bodens und ausreichende Licht- und Luftzufuhr den gesundheitlichen Anforderungen entsprochen ist.

Unter dem Dache liegende Räume dürfen als Arbeitsräume nur dann benutzt werden, wenn das Dach mit gerohrter und verputzter Verschalung versehen ist.

2. In Arbeitsräumen, in welchen die Herstellung von Lettern und Stereotypplatten erfolgt, muß die Zahl der darin beschäftigten Personen so bemessen sein, daß auf jede mindestens 15 Kubikmeter Luftraum entfallen. In Räumen, in welchen Personen nur mit anderen Arbeiten beschäftigt werden, müssen auf jede Person mindestens 12 Kubikmeter Luftraum entfallen. In Fällen vorübergehenden außerordentlichen Bedarfs kann die höhere Verwaltungsbehörde auf Antrag des Unternehmers eine dichtere Belegung der Arbeitsräume für höchstens 30 Tage im Jahr insoweit gestatten, daß mindestens 10 Kubikmeter Luftraum auf die Person entfallen.

3. Die Räume müssen, wenn auf eine Person wenigstens 15 Kubikmeter Luftraum kommen, mindestens 2,60 Meter, anderenfalls mindestens 3 Meter hoch sein.

Die Räume müssen mit Fenstern versehen sein, welche nach Zahl und Größe genügen, um für alle Arbeitsstellen ausreichendes Licht zu gewähren. Die Fenster müssen so eingerichtet sein, daß sie zum Zwecke der Lüftung ausreichend geöffnet werden können.

Arbeitsräume mit schräglaufender Decke dürfen im Durchschnitt keine geringere als die im Abs. 1 bezeichnete Höhe haben.

4. Die Räume müssen mit einem dichten und festen Fußboden versehen sein, der eine leichte Beseitigung des Staubes auf feuchtem Wege gestattet. Hölzerne Fußböden müssen glatt gehobelt und gegen das Eindringen der Nässe geschützt sein.

Die Wände und Decken müssen, soweit sie nicht mit einer glatten abwaschbaren Bekleidung oder mit einem Oelfarbenanstrich versehen sind, mindestens einmal jährlich mit Kalk frisch angestrichen werden. Die Bekleidung und der Oelfarbenanstrich müssen jährlich einmal abgewaschen und der Oelfarbenanstrich, wenn er lackiert ist, mindestens alle 10 Jahre, wenn er nicht lackiert ist, alle 5 Jahre erneuert werden.

Die Setzerpulte und die Regale für die Letternkasten müssen entweder ringsherum dicht schließend auf dem Fußboden aufsitzen, so daß sich unter denselben kein Staub ansammeln kann, oder mit so hohen Füßen versehen sein, daß die Reinigung des Fußbodens auch unter den Pulten und Schriftregalen leicht ausgeführt werden kann.

5. Die Arbeitsräume sind täglich mindestens einmal gründlich zu lüften. Ferner ist dafür Sorge zu tragen, daß in ihnen ein ausreichender Luftwechsel während der Arbeitszeit stattfindet.

6. Die Schmelzkessel für das Lettern- und Stereotypenmetall sind mit gut ziehenden, ins Freie oder in einen Schornstein mündenden Abzugsvorrichtungen (Fangtrichtern) für entstehende Dämpfe zu überdecken.

Das Legieren des Metalls und das Ausschmelzen der sog. Krätze darf nur in besonderen Arbeitsräumen, in anderen nur nach Entfernung der mit diesen Verrichtungen nicht beschäftigten Arbeiter erfolgen.

7. Die Räume und deren Einrichtungen, insbesondere auch Wände, Gesimse, Regale sind zweimal im Jahr gründlich zu reinigen.

Die Fußböden sind täglich mindestens einmal durch Abwaschen oder feuchtes Abreiben vom Staube zu reinigen.

Bei Fußböden aus Holz und solchen mit Linoleumbelag kann das tägliche Abwaschen oder feuchte Abreiben für den Fall unterbleiben, daß sie mit einem nicht trocknenden Mineralöl angestrichen sind und täglich abgefegt werden. Der Oelanstrich muß auf Holzfußböden nach längstens 8 Wochen, auf Linoleumfußböden nach längstens 2 Wochen erneuert werden.

8. Die Letternkasten sind, bevor sie in Gebrauch genommen werden und solange sie in Benutzung stehen, nach Bedarf, mindestens aber zweimal im Jahr zu reinigen.

Das Ausblasen der Kasten darf nur mittelst eines Blasebalges im Freien stattfinden und jugendlichen Arbeitern nicht übertragen werden.

9. In den Arbeitsräumen sind mit Wasser gefüllte und täglich zu reinigende Spucknäpfe, und zwar mindestens einer für je fünf Personen, aufzustellen.

Das Ausspucken auf den Fußboden ist von den Arbeitgebern zu untersagen.

10. Für die Setzer sowie die Gießer, Polierer und Schleifer sind in den Arbeitsräumen oder in deren unmittelbaren Nähe in zweckentsprechenden Räumen ausreichende Wascheinrichtungen anzubringen und mit Seife auszustatten. Für jeden Arbeiter ist mindestens wöchentlich ein reines Handtuch zu liefern.

Soweit nicht genügende Wascheinrichtungen mit fließendem Wasser vorhanden sind, muß für höchstens je fünf Arbeiter eine Waschgelegenheit eingerichtet werden. Es muß ferner dafür gesorgt werden, daß bei der Wascheinrichtung stets reines Wasser in ausreichender Menge vorhanden ist und daß das gebrauchte Wasser an Ort und Stelle ausgegossen werden kann.

Die Arbeitgeber haben mit Strenge darauf zu halten, daß die Arbeiter jedesmal, bevor sie Nahrungsmittel innerhalb des Betriebes zu sich nehmen oder den Betrieb verlassen, von der vorhandenen Waschgelegenheit Gebrauch machen.

11. Kleidungsstücke, welche während der Arbeitszeit abgelegt werden, sind außerhalb der Arbeitsräume aufzubewahren. Innerhalb der Arbeitsräume ist die Aufbewahrung nur gestattet, wenn dieselbe in verschließbaren oder mit einem dicht schließenden Vorhange versehenen, gegen das Eindringen von Staub geschützten Schränken erfolgt. Die letzteren müssen während der Arbeitszeit geschlossen sein.

12. Alle mit erheblicher Wärmewirkung verbundenen Beleuchtungseinrichtungen sind derart anzuordnen oder mit solchen Schutzvorkehrungen zu versehen, daß eine belästigende Wärmeaustrahlung nach den Arbeitsstellen vermieden wird.

13. Der Arbeitgeber hat, um die Durchführung der unter Ziff. 8, 9 Abs. 2, 10 Abs. 3 und 11 getroffenen Bestimmungen zu regeln und sicherzustellen, für die Arbeiter verbindliche Vorschriften zu erlassen.

Werden in einem Betriebe in der Regel mindestens zwanzig Arbeiter beschäftigt, so sind diese Vorschriften in die nach § 134a der Gewerbeordnung zu erlassende Arbeitsordnung aufzunehmen.

II. In jedem Arbeitsraum ist ein von der Ortspolizeibehörde zur Bestätigung der Richtigkeit seines Inhalts unterzeichneter Aushang anzubringen, aus dem ersichtlich ist:

a) die Länge, Breite und Höhe des Raumes,
b) der Inhalt des Luftraums in Kubikmetern,
c) die Zahl der Arbeiter, die demnach in dem Arbeitsraum beschäftigt werden darf.

In jedem Arbeitsraum muß ferner an einer in die Augen fallenden Stelle eine Tafel aushängen, die in deutlicher Schrift die Bestimmungen unter I wiedergibt.

III. Abweichungen von den Vorschriften unter I, Ziff. 3 Abs. 1, 3, können auf Antrag des Unternehmers durch die höhere Verwaltungsbehörde für solche Anlagen zugelassen werden, in welchen in der Regel nicht mehr als fünf Arbeiter beschäftigt werden, sofern die für den Betrieb benutzten Arbeitsräume bereits am 31. Juli 1897 im Besitze des jetzigen Unternehmers oder eines Familienangehörigen gewesen sind.

IV. Die vorstehenden Bestimmungen treten für neu zu errichtende Anlagen sofort in Kraft.

Literatur: Bleiverg. in gewerbl. u. hüttenm. Betrieb. Oesterr., k. k. Arbeitsstat. Amt, VII. Teil, Wien, Hölder 1909. — Friedinger, Sanit. Verhältn. in der Buchdruckerei, Soz. Praxis 1902, Nr. 8. — Panwitz, Bleiverg. in Buchdruckereien, Veröff. d. Kais. Ges.-Amtes, Bd. 17, S. 503. — Bleiverg. in der Buchdruckerei (Enquete), Zeitschr. f. Gew.-Hyg. 1909, Heft 6, S. 152 ff. — Bleifreie Druckfarben und Bronzen (Preisausschreibung), Zeitschr. f. Gew.-Hyg. 1909, Heft 23, S. 630 ff. — Setzkasten mit doppeltem Boden, Zeitschr. f. Gew.-Hyg. 1908, Nr. 10, S. 237. — Bleinachweis in den Dämpfen der Typengießerei, Zeitschr. f. Gew.-Hyg. 1906, Nr. 24, S. 677. — Schriftsetzerei (Typenbläserei), Zeitschr. f. Gew.-Hyg. 1904, Nr. 8, S. 176. — Bleigefahr in Druckereien, Concordia 1908, Heft 18, S. 384.

Keramische Gewerbe

(Betriebsbeschreibungen und Vorkommen von Vergiftungen siehe S. 172—178 u. 198, Bleivergiftung siehe S. 223)

In den keramischen Industrien und Gewerben kommt die Bleivergiftungsgefahr durch die Verwendung bleihaltiger Glasuren und bleihaltiger Farben (Schmelzfarben) zustande (siehe S. 176 ff.).

Ein gänzlicher Ersatz der Blei enthaltenden Stoffe wie der Bleiglasur durch bleifreie, ungiftige scheint aus technischen Gründen bis jetzt nicht möglich zu sein, da den bleihaltigen Erzeugnissen Qualitäten zukommen, die von den bleifreien nicht erreicht werden (siehe S. 173 ff.), auch lassen sich namentlich im Kleingewerbe oft schwer die technischen Anforderungen erfüllen, welche zur Erzeugung von bleifreien Glasuren nötig sind (besondere Ofenkonstruktionen u. a), zumal dem Kleingewerbetreibenden meist die nötigen Kenntnisse mangeln, um die Verwendung bleihaltiger Glasuren aus dem Betriebe auszuschalten und zur ausschließlichen Verwendung bleifreier Materialien überzugehen, ohne dabei die Betriebseinrichtungen gänzlich umzugestalten. Und doch ist die Vermeidung oder tunlichste Einschränkung der Verwendung der Bleiglasur und bleihaltiger Stoffe im keramischen Kleingewerbe dringend geboten, da man hier nicht weitergehendere hygienische Anforderungen an die Betriebsunternehmer stellen kann, wie zum Beispiel die Einrichtung lokalisierter Ventilation und sonstige hygienische Ausgestaltung des Betriebes, die in Großbetrieben möglich ist (siehe später). In Kleinbetrieben werden selbst einfache hygienische Maßregeln kaum befolgt; auch läßt sich deren Befolgung wohl schwer kontrollieren. Gerade deshalb sind die schwersten Bleivergiftungen in kleinen Töpferbetrieben zu finden (siehe S. 174, auch die Abbildungen auf S. 226, welche bleivergiftete Töpfer darstellen). — Darum lege ich auf Versuche, die den Zweck verfolgen, die Verwendung bleihaltiger Glasuren aus dem keramischen Kleingewerbe auszuschalten, ein großes Gewicht. Eine mir eingehend bekannte Aktion in dieser Richtung wurde in Böhmen angebahnt, indem seitens eines Fachmannes (auf Staatskosten) ein Wanderunterricht über die Herstellung bleifreier Glasuren insbesondere in jenen Gegenden abgehalten wurde, wo das Töpferkleingewerbe zu Hause ist (Kaplitzer Bezirk). Diese Aktion, deren weitere Ausgestaltung zu gewärtigen steht, war von günstigem Erfolg begleitet.

Da diese Versuche wenig bekannt sein dürften, lasse ich die wichtigsten Anhaltspunkte hierfür, die einer amtlichen Publikation entnommen sind, folgen:

„Die allerwichtigste Art der Prophylaxe gegen die Bleigefahr in Töpfereien ist eine passende technische Aenderung der Erzeugungsweise bzw. des verwendeten Materials. — Es folgt daher unter Berücksichtigung der einheimischen Töpferindustrie eine Anleitung für die Herstellung von Glasuren nach den Ergebnissen des seinerzeitigen Wanderunterrichtes des Professors Willert.

Schmelzbarkeitsreihe der Glasur- bzw. Fluß- und Farbmittel: a) Glasur und Flußmittel: Am leichtesten schmelzbar: Blei, Baryt, Natron (Soda, Borax), Kali, Kalk (Schlemmkreide), Magnesia; am schwersten schmelzbar: Tonerde (Kaolin).

b) Farbmittel: Am leichtesten schmelzbar: Kupfer, Mangan (Braunstein), Kobalt, Eisen, Chrom; am schwersten schmelzbar: Nickel. — Ist eine Glasur zu schwer schmelzbar, so vermehrt man den Gehalt an Flußmitteln, ist sie zu leichtflüssig, so fügt man Quarz, Kaolin u. dgl. bei.

I. Töpferglasuren: a) Bleihaltige: Die folgenden Glasuren erfordern ein den Kaplitzer Brennöfen (gewöhnlichen Töpferöfen) entsprechendes Feuer, welches dem Segerkegel 09—08 gleichkommt. Sorgfältig und genügend lange gebrannt, geben sie bei halbstündigem Kochen kein Blei an 4%igen Essig ab. — Glasur Nr. 5, farblos. 45 Gew.-T. Bleiglätte, 24 Gew.-T. Quarz, 13 Gew.-T. Kaolin, mischen und mahlen. — Glasur Nr. 6, farblos. 75 Gew.-T. Bleiglätte, 30 Gew.-T. Quarz, 5 Gew.-T. Kaolin. — Glasur Nr. 11, farblos. 22 Gew.-T. Bleiglätte, 6 Gew.-T. Kaolin, 9 Gew.-T. Quarz. — Glasur Nr. 4, braun. 40 Gew.-T. Bleiglätte, 15 Gew.-T. Quarz, 15 Gew.-T. gelber Stiegesdörfer Lehm, 5 Gew.-T. Braunstein.

b) Bleifreie: Diese sind als den sanitären Anforderungen vollkommen entsprechend am meisten zu empfehlen, jedoch muß, um jede Verunreinigung auszuschließen, vor dem Mahlen die Mühle sorgfältigst gereinigt werden. — Glasur Nr. 20, farblos. 50 Gew.-T. Feldspat, 50 Gew.-T. Kaolin, 100 Gew.-T. Borax krist., für schärferes Feuer. Kann auch gefrittet werden. — Glasur Nr. 21, farblos. 50 Gew.-T. Feldspat, 25 Gew.-T. Kaolin, 100 Gew.-T. Borax krist., für etwas schwächeres Feuer. — Glasur Nr. 22, bräunlich. 50 Gew.-T. Feldspat, 25 Gew.-T. Maurerlehm, 75 Gew.-T. Borax krist., für schärferes Feuer. — Glasur Nr. 13, bräunlich. 50 Gew.-T. Feldspat, 50 Gew.-T. Maurerlehm, 100 Borax krist., für mittleres Feuer. — Glasur Nr. 13a, bräunlich. 50 Gew.-T. Feldspat, 25 Gew.-T. Maurerlehm, 100 Gew.-T. Borax krist., für schwächeres Feuer. Kann auch gefrittet werden. — Beim direkten Zusammenmahlen der Bestandteile der vorstehenden Glasuren darf das über dem abgesetzten Glasurschlamm eventuell stehende Wasser, da es Borax enthält, nicht abgezogen oder abgeschüttet werden. Ist der Glasurbrei zu dünn geraten, so ist das Gefäß mit demselben so lange in der Brennstube stehen zu lassen, bis die richtige Dicke erreicht ist. — Glasur Nr. 8, farblos. a) Fritte. 250 Gew.-T. Kalkspat, 135 Gew.-T. Emailsoda, 480 Gew.-T. Borax krist., 225 Gew.-T. Quarz. — Die gemischten Materialien sind in einem mit Kaolin ausgestrichenen Topfe an den heißesten Stellen des Ofens zu schmelzen und die Fritte dann zu zerkleinern. — b) Versatz. 700 Gew.-T. Fritte, 220 Gew.-T. Quarz mahlen.

II. Gründe (Begüsse, Engoben): 1. Weißer Grund. 100 Gew.-T. Voitsberger Ton, 10 Gew.-T. farblose Glasur. — 2. Grüner Grund. 100 Gew.-T. Voitsberger Ton, 5 Gew.-T. farblose Glasur, 3 Gew.-T. Kupferoxyd. — 3. Gelber Grund. 100 Gew.-T. Voitsberger Ton, 8 Gew.-T. farblose Glasur, 10 Gew.-T. Neapelgelb. — 4. Blauer Grund. 100 Gew.-T. Voitsberger Ton, 5 Gew.-T. farblose Glasur, 10 Gew.-T. Kobaltkarbonat. — 5. Roter Grund. 100 Gew.-T. Voitsberger Ton, 5 Gew.-T. farblose Glasur, 12 Gew.-T. Eisenoxyd. — 6. Brauner Grund. 100 Gew.-T. Voitsberger Ton, 5 Gew.-T. farblose Glasur, 10 Gew.-T. Eisenoxyd,

5 Gew.-T. Braunstein. — Durch Verringern oder Vermehren des Farboxydgehaltes wird der Farbton schwächer oder stärker. Hält ein Grund im Rohbrande nicht, d. h. blättert oder springt er ab, so ist der Glasurzusatz zu vermehren. Ist der Grund nach dem Rohbrande glänzend und saugt er die Glasur schlecht oder nicht mehr an, so ist der Zusatz zu verringern oder ganz wegzulassen."

Von mancher Seite wird in Anbetracht der aus den vorstehenden Angaben ersichtlichen Ersetzbarkeit der Bleiglasur bei der Töpferwarenerzeugung für das gänzliche Verbot der Bleiglasur eingetreten. Auf diesem Standpunkt steht zum Beispiel der Niederländer De Vooys (Bleiverg. in der niederl. keram. Industrie 1908); Teleky und Chyzer (siehe Literaturverzeichnis am Schluß des Kapitels) teilen meine oben dargelegte Anschauung, daß das Bleiglasurverbot wenigstens für die Kleinbetriebe notwendig wäre; der Beweis der Durchführbarkeit dieser Forderung ist, wie gesagt, erbracht.

Englische Autoren (Oliver, Thorpe) traten für die Herabminderung des Bleigehaltes der Glasur, die beim Schütteln mit schwacher Säure dann nur eine bestimmte Bleimenge abgeben darf (Thorpesche Probe), ein. Nach meiner Anschauung schützt eine solche Maßnahme wohl bis zu einem gewissen Grad gegen ökonomische Vergiftungen beim Gebrauch des betreffenden Geschirres; für den Arbeiterschutz, insbesondere im Kleinbetriebe, genügen derartige Maßnahmen jedoch nicht. Ebenso halte ich — in Uebereinstimmung mit Teleky — in dieser Richtung von dem ausschließlichen Gebrauch gefritteter Glasuren (siehe S. 173) nicht viel; diese Maßregel wurde in der letzteren Zeit wiederholt empfohlen und auch deren Einführung ernst erwogen. Von Gintl über meine Anregung durchgeführte Versuche, welche binnen kurzem veröffentlicht werden sollen, beweisen, daß die meisten der bräuchlichen gefritteten Glasuren in schwachen Säuren (Salzsäure) nur um ein Geringes weniger löslich sind als ungefrittete Glasuren. Ueberdies sind ja auch die bei der Erzeugung der gefritteten Glasur beschäftigten Arbeiter der Bleigefahr ausgesetzt.

Neben den Töpfereien sind es insbesondere die Ofenfabriken (Kachelfabriken), in denen nicht selten zahlreiche gehäufte Fälle von Bleivergiftung infolge von Verwendung bleihaltiger Glasur entstehen (siehe S. 176).

Für größere keramische Betriebe gelten folgende Maßnahmen: Da nicht nur bei der Arbeit an den Glasuröfen als auch beim Mahlen der Glasur und beim Entfernen der überschüssigen Glasur mittelst Bürsten (dem sog. Glasurputzen) beschäftigte Arbeiter, wenn Bleiglasur verwendet wird, der Vergiftung ausgesetzt sind, müssen die Oefen so ausgestaltet werden, daß keine bleiischen Emanationen aus ihnen dringen können, ebenso sind geschlossene (Kugel-) Mühlen und beim Glasurputzen ventilierte Tische (siehe S. 307) zu verwenden; selbstredend ist auch hier auf die Forderungen der individuellen Hygiene und die hygienische Ausgestaltung des Betriebes durch entsprechende Betriebseinrichtungen (siehe S. 295—312) das Hauptgewicht zu legen; in letzterer Hinsicht ist insbesondere die Einführung der Staubabsaugung an der Entstehungsquelle dringend notwendig. Um dem Vorkommen von Bleivergiftungen in der Porzellan- und Glasindustrie (siehe S. 177) zu begegnen, wäre die Verwendung bleihaltiger Farben (Schmelzfarben usw.) in diesen Betrieben tunlichst einzuschränken.

Dem Glasieren ähnlich ist der Vorgang beim Emaillieren (von Geschirr, Röhren usw.), wobei mitunter gleichfalls bleihaltige Emaille in Anwendung kommt und das Aufbringen des trockenen Pulvers und das Abkratzen der flüssigen Emaille oft zu Bleivergiftungen Veranlassung gibt. Hier gelten im ganzen dieselben Vorsichtsmaßregeln wie beim Glasieren. Ueberdies ist das Auftragen des Emaillepulvers im feuchten Zustand dem Auftragen des trockenen Pulvers vom hygienischen Standpunkt vorzuziehen.

An behördlichen Maßnahmen zur Bekämpfung der Bleigefahr in der keramischen Industrie ist zu erwähnen:

In England gelten: Factory an Workshop Acts; 1891, 1895 and 1901. Amended special rules for the manufacture and decoration of Earthenware and China. As established, after arbitration, by the awards of the Empire, Lord James of Hereford, dated 30th of December 1901, and 28th of November 1903.

In Frankreich gilt eine spezielle Verfügung, welche das Lufteinblasen in Töpferware mit dem Munde (behufs Prüfung der Dichtigkeit) verbietet; diese lautet: Décret du 21 novembre 1902 interdisant l'opération dite Pompage dans l'industrie de la poterie d'étain. Article premier. Dans l'industrie de la poterie d'étain, l'opération dite pompage, consistant à aspirer avec la bouche à l'intérieur des pièces creuses pour s'assurer de leur étanchité, est interdite.

In den Niederlanden fanden hinsichtlich der Bleivergiftung der Arbeiter in Porzellan-, Fayence- und Tonwarenfabriken Kammerverhandlungen in den Jahren 1901, 1902 und 1903 statt.

Literatur: Kaup, Bleiverg. in d. keram. Ind., Ber. an die Intern. Vereinigung f. gesetzl. Arbeiterschutz 1908. — Teleky, Beitrag zur Hygiene der Erzeugung von ordin. Töpferwaren und Ofenkacheln in Oesterreich, Arb.-Schutz 1908, Nr. 19, 20. — De Vooys, Bleiverg. in d. niederl. keram. Ind., Niederl. Sektion der Intern. Ges. f. gesetzl. Arb.-Schutz 1908. — Chyzer, Ueber die im ungarischen Tonwarengewerbe vorkommenden Bleiverg. (in ungarischer und französischer Sprache), Schriften d. ungar. Ver. f. gewerbl. Arb.-Schutz 1908, Heft 1; Bleiverg. in d. Tonwarenind.; Zeitschr. f. Gew.-Hyg. 1903, Nr. 20, S. 449. — Wilke, Bleiverg. in d. keram. Ind. d. Niederlande, Concordia 1909, S. 168. — Rasch, Ueber Bleiverg. d. Arbeiter in Kachelofenfabriken, Arb. a. d. Kais. Ges.-Amte 1898, Bd. 14, S. 81. — Bleiglasur, Arbeiterschutz, Zeitschr. f. Gew.-Hyg. 1908, Nr. 4, S. 90; Hyg.-Fortschritt in der Tonwarenind., Zeitschr. f. Gew.-Hyg. 1901, Nr. 17, S. 305.

Feilenhauerei

(Vorkommen von Bleivergiftungen siehe S. 180)

Beim Feilenhauen besteht die Unterlage (das Gesenke), deren sich der Feilenhauer bedient, aus Blei oder Bleilegierungen oder bleihaltigem Zinn. Es kommen daher unter den Feilenhauern häufig genug Bleivergiftungen (siehe S. 181) vor. Der beste Schutz ist hier wohl der Ersatz der Bleiunterlagen durch Unterlagen aus reinem Zinn; soweit dies nicht möglich ist, kommt individuelle Hygiene und Belehrung in Betracht (vgl. das vom Kaiserlich Deutschen

Reichsgesundheitsamt bearbeitete „Merkblatt für Feilenhauer“, Verlag Springer, Berlin N, Preis 5 Pf.). Dasselbe gilt für die Bernsteinarbeiter und andere Handwerker, die mitunter gleich den Feilenhauern Bleiunterlagen benutzen.

Das erwähnte sehr empfehlenswerte Merkblatt lautet:

„Die Verwendung von Unterlagen (Gesenken) aus Blei oder Gemischen (Legierungen) aus Blei mit anderen Metallen hat in der Feilenhauerei schon wiederholt zu Bleivergiftungen geführt. Auch die angeblich aus Zinn hergestellten Unterlagen enthalten meist recht bedeutende Beimengungen von Blei und sind dann ebenfalls gesundheitsgefährlich.

Die Feilenhauer sind der Gefahr, an Bleivergiftung zu erkranken, um so mehr ausgesetzt, je stärker der Bleigehalt der Gesenke ist, mit denen sie arbeiten.

Die Bleivergiftung kommt bei ihnen gewöhnlich dadurch zustande, daß metallisches Blei, wenn auch nur in geringer Menge, durch Vermittlung der beschmutzten Hände beim Essen, Trinken oder beim Rauchen, Schnupfen und Kauen von Tabak in den Mund aufgenommen wird.

Die Folgen dieser Bleiaufnahme machen sich nicht alsbald bemerkbar; sie treten vielmehr erst nach Wochen, Monaten oder selbst Jahren auf, nachdem die in den Körper gelangten Bleimengen sich so weit angesammelt haben, daß sie Vergiftungserscheinungen hervorzubringen imstande sind.

Worin äußert sich die Bleivergiftung? Die ersten Zeichen der Bleivergiftung pflegen in einem blaugrauen Saume am Zahnfleische, Bleisaum genannt, und in einer durch Blässe des Gesichts und der Lippen sich kundgebenden Blutarmut zu bestehen. Die weiteren Krankheitserscheinungen sind sehr mannigfaltig. Am häufigsten tritt die Bleikolik auf: Der Kranke empfindet heftige krampfartige, von der Nabelgegend ausgehende Leibschmerzen (Kolikschmerzen); der Leib ist eingezogen und hart; dabei bestehen häufig Erbrechen und Stuhlverstopfung, selten Durchfall. In anderen Krankheitsfällen zeigen sich Lähmungen; sie betreffen gewöhnlich diejenigen Muskeln, durch welche das Strecken der Finger besorgt wird, und treten meistens an beiden Armen auf; ausnahmsweise werden auch andere Muskeln an den Armen oder Muskeln an den Beinen oder am Kehlkopfe befallen. Mitunter äußert sich die Bleivergiftung in heftigen Gelenkschmerzen; von ihnen werden meist die Kniegelenke, seltener Gelenke an den oberen Gliedmaßen ergriffen. In besonders schweren Fällen treten Erscheinungen einer Erkrankung des Gehirns auf (heftige Kopfschmerzen, allgemeine Krämpfe, tiefe Bewußtlosigkeit oder große Unruhe, Erblindung). Endlich steht die Bleivergiftung mit dem als Schrumpfniere bezeichneten schweren Nierenleiden und mit der Gicht in einem ursächlichen Zusammenhange. Bei bleikranken Frauen sind Fehl- oder Totgeburten häufig. Lebend zur Welt gebrachte Kinder können infolge von Bleisiechtum einer erhöhten Sterblichkeit in den ersten Jahren unterliegen. Von bleikranken Frauen an der Brust genährte Kinder werden mittelst der Milch vergiftet.

Abgesehen von den schweren, mit Gehirnerscheinungen einhergehenden Fällen, welche nicht selten tödlich verlaufen, pflegen die Bleivergiftungen meist zu heilen, wenn die Kranken sich der weiteren schädigenden Einwirkung des Bleies entziehen können. Die Heilung tritt nach mehreren Wochen oder in schweren Fällen auch erst nach Monaten ein.

Den wirksamsten Schutz vor Bleierkrankungen verleihen Sauberkeit und Mäßigkeit. Personen, welche, ohne gerade zu den Trinkern zu gehören, geistige Getränke in reichlicher Menge zu sich zu nehmen pflegen, sind der Bleivergiftungsgefahr in höherem Maße ausgesetzt als enthaltsamere. Branntwein sollte, namentlich während der Arbeitszeit, nicht genossen werden. In bezug auf die Sauberkeit müssen die mit bleihaltigen Gesenken arbeitenden Feilenhauer ganz besonders peinlich sein und dabei vornehmlich folgendes beobachten:

1. Da Verunreinigungen der Hände mit metallischem Blei nicht gänzlich zu vermeiden sein werden, ist das Rauchen, Schnupfen und Kauen von Tabak während der Arbeit zu unterlassen.

2. Die Arbeiter dürfen erst dann Speisen und Getränke zu sich nehmen oder die Arbeitsstätte verlassen, nachdem sie zuvor die Hände mit Seife, womöglich mit Bimsstein- oder Marmorseife, gründlich gewaschen haben. Läßt sich das Trinken während der Arbeit ausnahmsweise nicht vermeiden, so sollen die Ränder der Trinkgefäße nicht mit den Händen berührt werden.

Erkrankt ein mit bleihaltigen Gesenken arbeitender Feilenhauer trotz dieser Vorsichtsmaßregeln unter Erscheinungen, welche den Verdacht einer Bleivergiftung (siehe oben) erwecken, so soll er in seinem und in seiner Familie Interesse die Hilfe eines Arztes sogleich in Anspruch nehmen und diesem gleichzeitig mitteilen, daß er mit bleihaltigen Unterlagen zu arbeiten gehabt hat."

An behördlichen Verfügungen ist zu erwähnen: Der preußische Ministerialerlaß vom 11. April 1907, H.-M.-Bl. S. 119, betreffend das Merkblatt für Feilenhauer, und eine englische Verfügung: Regulations, dated June 19, 1903, for the Process of Filecutting by hand.

Literatur: Bleiverg. bei Feilenhauern in England, Zeitschr. d. Zentralst. f. Arb.-Wohlf.-Einr. 1901, S. 232; Bleierkr. b. Feilenhauern, Gewerbl. techn. Ratgeber 1905, Heft 3, S. 50; Hygiene d. Feilenhauerei (Chyzer), Zeitschr. f. Gew.-Hyg. 1908, Nr. 13, S. 303.

Sonstige Gewerbe, die Blei verwenden

(Vorkommen von Vergiftungen siehe S. 180—183, dort auch Literaturangaben, Bleivergiftung siehe S. 223)

In der Edelstein- und Halbedelsteinschleiferei, bei welcher es infolge der Verwendung von rotierenden Bleischeiben zu zahlreichen Bleivergiftungen kam (siehe S. 181), insbesondere wo dieses Gewerbe, wie in einzelnen Gegenden Böhmens, als Hausindustrie (Heimarbeit) betrieben wird, wurde durch behördliche Anordnungen meist der Ersatz der Bleischeiben durch „Karborundum"-Scheiben — dies sind Scheiben aus Siliziumkarbid — gefordert. Da somit ein vollwertiger Ersatz für die Bleischeiben hier möglich ist, so wäre deren Benutzung allgemein zu untersagen. In gleicher Weise wäre von der Verwendung von Blei bei der Erzeugung von Musikinstrumenten womöglich ganz Abstand zu nehmen; die Messingblechröhren werden bei diesem Gewerbe mit Blei ausgegossen, um sie zurechthämmern zu können, wobei Bleivergiftungen vorkommen (siehe S. 182). Ferner wäre die Verwendung von Bleihämmern und Bleipatronen beim Mustern von Papier (Papierschlägerei, Papiermanschettenfabrikation) durch Einführung von Instrumenten aus anderem Metall zu ersetzen (siehe S. 182).

Bezüglich der Verhütung der Bleigefahr bei einzelnen Manipulationen der Textilindustrie folgen noch einige Bemerkungen am Schluß des III. Teils (siehe Textilindustrie).

In zahlreichen anderen Gewerben, wo sich die Verwendung von Blei und somit die Bleigefahr nicht ganz vermeiden läßt, zum Beispiel in den Betrieben, in denen Blei durch Gießen, Löten, Walzen, Stanzen, Pressen, Formen usw. rein oder in Legierungen zu diversen Gegenständen, wie Röhren, Schrot, Patronen, Kugeln, Draht, Flaschenkapseln, Folie, Figuren, Spiel- und Nippwaren u. v. a., verarbeitet wird, müssen die allgemeinen Verhütungsmaßnahmen (insbesondere auch die der individuellen Hygiene, S. 279—295) genaue Anwendung finden, um die Gefahr entsprechend herabzumindern. Das Schmelzen von Blei und bleihaltigen Legierungen soll jedenfalls nur unter verläßlichen Abzügen erfolgen. In größeren Betrieben, wo Staubentwicklung eintritt, ist die Absaugung des Bleistaubes an der Entstehungsquelle notwendig. Dies gilt auch für die Verfahren der chemischen Industrie, bei denen Blei oder Bleiverbindungen verwendet werden, soweit hier ein Ersatz nicht möglich ist (siehe S. 170 bis 172).

Zink, Gelbguß, Metallbeizerei, Verzinkung

(Betriebsbeschreibung siehe S. 149 ff., Vorkommen von Vergiftungen siehe S. 154 ff., Zinkvergiftung siehe S. 232, Bleivergiftung siehe S. 223, Gelbgießerfieber siehe S. 232, Säurevergiftung bei der Metallbeizerei siehe S. 196 und 218)

Bei der Zinkverhüttung kommt von unserem Standpunkte die Schädlichkeit gasförmiger und staubförmiger Emanationen der Hütte in Betracht, in welchen Blei, Zink, Arsen, ferner schweflige Säure, Kohlenoxyd, Kohlensäure enthalten sein können (vgl. S. 144 ff.).

Bezüglich der hygienischen Maßnahmen zur Verhütung gewerblicher Vergiftungen in Zinkhütten verweisen wir auf das auf S. 346 ff. über die Bekämpfung der Vergiftungsgefahr in Hüttenwerken, über die Hintanhaltung, Entstehung von Hüttenrauch und den Röstprozeß im allgemeinen Gesagte.

Vor allem ist eine möglichst gründliche Verdichtung der Metalldämpfe notwendig, was ja auch im wirtschaftlichen Interesse des Betriebes liegt.

Dies wird durch ein technisch ausgestaltetes möglichst wirksames und dichtes Kondensationssystem, welches in Vorlage und Ballon besteht (siehe S. 152 und die Fig. 38), erreicht, indem den Dämpfen eine möglichst große Kondensationsfläche geboten und gute Kühlung zuteil wird. Um das Eindringen von Dämpfen in die Hütte beim Ausräumen der Destillationsrückstände zu verhindern, sind im Gewölbe des Vorbaues (Vorkapelle) des Ofens Abzugsschlitze anzubringen, durch die die Gase in die Esse ziehen bzw. künstlich abgesaugt werden; überdies sollen die Rückstände (Gekrätze) sogleich in Rollwagen fallen, welche entweder sofort zu schließen oder bis zum Abkühlen der noch dampfenden Beschickung unter einem eng anschließenden Abzugstrichter zu stellen sind.

Da das Mischen des Beschickungsmaterials, ebenso das Sieben und Packen des Zinkstaubes wegen der damit verbundenen bedeutenden Staubentwicklung eine große Vergiftungsgefahr für die Arbeiterschaft bedingen kann, sind diese Prozesse mechanisch unter Staubabschluß und unter Anwendung örtlicher Ventilation auszuführen (vgl. die Angaben und Abbildungen auf S. 303—307). Eine derartige Anlage zum Sieben und Packen von Zinkstaub ist aus der Fig. 76 auf S. 388 ersichtlich. Die Funktion der Maschine ist aus der beigefügten Zeichenerklärung zu entnehmen. Das eingeworfene Material wird verteilt, vom Elevator zur Siebmaschine gehoben, fällt in den Sammelkasten und wird sodann verpackt. Alle Staubquellen sind durch Saugrohre mit einer Saugschnecke und dem Staubsammler verbunden; Exhaustoren fördern die Luft durch ein Filter ins Freie.

Für das Deutsche Reich gilt hinsichtlich der Einrichtung und des Betriebes von Zinkhütten die Bekanntmachung des Reichskanzlers vom 6. Februar 1900, R.G.Bl. S. 32.

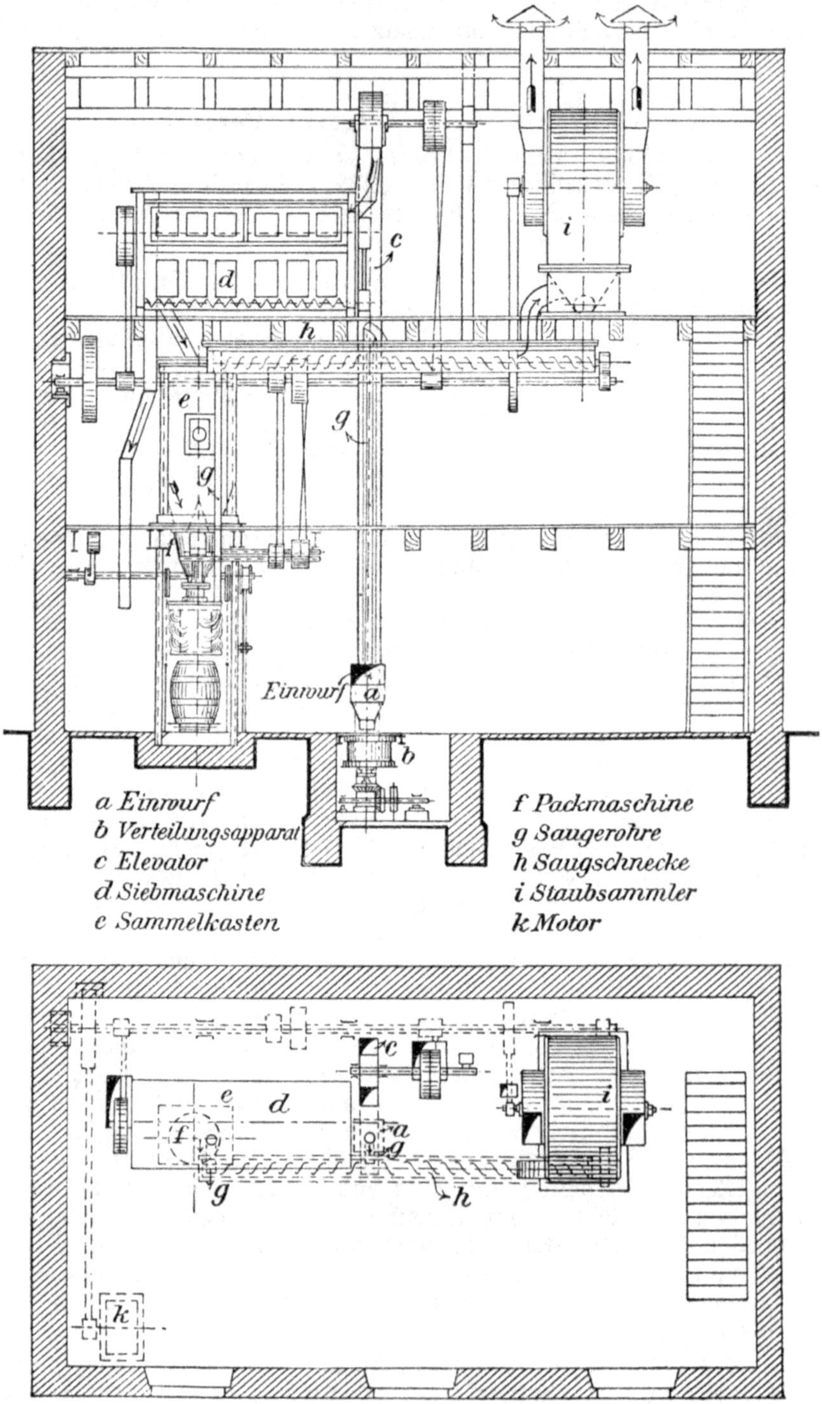

Fig. 76. Anlage zum Sieben und Packen von Zinkstaub (Poussière) mit Entstaubung (nach Dammer)

Die §§ 1 und 2 dieser Bekanntmachung, welche Verfügungen hinsichtlich der Hüttenräume, des Trinkwassers, der Reinigung u. a. enthalten, sind mit den betreffenden Punkten der für Bleihütten geltenden Bekanntmachung (S. 361—365) gleichlautend.

Die §§ 2—8, welche wichtige Bestimmungen, betreffend den Schutz der Zinkhüttenarbeiter gegen Giftgefahren, enthalten, lauten:

§ 3. Die Zerkleinerung der Zinkerze darf nur in Apparaten erfolgen, die so eingerichtet sind, daß das Eindringen von Staub in die Arbeitsräume verhindert wird.

§ 4. Die Röstöfen sowie die Kalzinieröfen sind mit wirksamen Abzugsvorrichtungen für die entweichenden Gase zu versehen. Der Arbeitgeber ist dafür verantwortlich, daß die Wirksamkeit der Abzugsvorrichtungen während des Ofenbetriebs nicht unterbrochen wird.

§ 5. Die zum Beschicken der Destillationsöfen bestimmten Erze dürfen zur Vermeidung der Staubbildung nur in angefeuchtetem Zustande vor den Oefen gelagert, mit anderem Material gemischt und in die Oefen eingeführt werden.

Diese Vorschrift bleibt außer Anwendung, soweit in einer Zinkhütte große sog. schlesische Muffeln im Gebrauch sind. In einem solchen Fall kann jedoch die höhere Verwaltungsbehörde bei besonders gesundheitsschädlicher Beschaffenheit des Beschickungsmaterials dessen Anfeuchtung anordnen.

§ 6. Staub, Gase und Dämpfe, die den Destillationsöfen entweichen, müssen durch wirksame Einrichtungen möglichst nahe an der Austrittsstelle abgefangen und zum Hüttenraume hinausgeführt werden.

Durch geeignete Abführungsvorkehrungen muß auch das Eindringen der Feuerungsgase in den Hüttenraum tunlichst verhindert werden.

§ 7. Die Räumasche darf nicht in den Hüttenraum gezogen werden; sie muß in geschlossenen Kanälen unmittelbar in Wagen entleert werden, die sich in Gängen (Röschen) unterhalb der Destillationsräume befinden.

Diese Vorschrift kann für die bestehenden Anlagen mit Genehmigung der höheren Verwaltungsbehörde außer Anwendung bleiben, sofern Einrichtungen der im Abs. 1 bezeichneten Art nicht oder nur durch unverhältnismäßig kostspielige Umbauten hergestellt werden können.

§ 8. Das Sieben und Verpacken der bei der Zinkdestillation gewonnenen Nebenprodukte (Poussière, Flugstaub) darf nur in einem besonderen, von anderen Arbeitsräumen getrennten Raume ausgeführt werden, der den Vorschriften des § 1 entspricht.

Das Sieben darf nur in Apparaten vorgenommen werden, die so eingerichtet sind, daß eine Verstäubung nach außen nicht stattfinden kann.

Die übrigen Paragraphen, welche Bestimmungen über den Verwendungsschutz, die Wasch- und Badegelegenheiten, die Führung des Kontrollbuches u. a. enthalten, sind wiederum den bezüglichen Schlußbestimmungen der Bekanntmachung über Bleihütten ziemlich gleich (siehe S. 365).

In Oesterreich gilt die auf S. 360 zitierte Ministerialverordnung vom 22. Juli 1908 (R.G.Bl. Nr. 180) für Blei- und Zinkhütten.

In England besteht eine Vorschrift (Order of the Secretary of State, dated August 22, 1902), in welcher die Nachtarbeit Jugendlicher in Blei- und Zinkhütten verboten wird.

Bei der Gelbgießerei (siehe S. 196) ist es zur Verhütung des Gießerfiebers (siehe S. 232) unbedingt nötig, daß die beim Gießen entstehenden Dämpfe sorgfältig und wirksam, somit möglichst unter Anwendung mechanischer Exhaustion direkt vom Gießtiegel abgesogen werden, so daß die Dämpfe den Arbeiter gar nicht erreichen. Eine bloße Raumventilation ist zwecklos oder fast wirkungslos, da der Arbeiter stets den konzentrierten Dampf beim Gießen unmittelbar einatmet. Da an verschiedenen Orten des Gießraumes gegossen wird, so empfiehlt sich, die Dampffangtrichter mit der Exhaustionsanlage durch entsprechend lange Metallringrohre (Schlangenrohre) zu verbinden oder die örtliche Ventilationsanlage in anderer Weise derart auszugestalten, daß die Fangtrichter beliebig angebracht und verstellt werden können. Arbeiter, die trotz aller Vorkehrungen immer wieder an Gießerfieber erkranken, somit zu dieser Erkrankung disponieren, sind von der Gießarbeit fernzuhalten.

Bei der Beizerei von Metall-, besonders Messinggegenständen, der sog. Gelbbrennerei (Gürtlergewerbe, Lampen-, Devotionalien-Erzeugung usw.), die den Zweck hat, den Metallgegenständen eine entsprechend glänzende oder matte Oberfläche zu geben, was durch Eintauchen in Bäder von Salpeter-, Salz- und Schwefelsäure geschieht, folgt dem Vorbade in verdünnter Säure meist ein Bad in konzentrierter Säure, wobei sich sehr gefährliche Säuredämpfe (insbesondere Untersalpetersäuredämpfe) entwickeln (siehe S. 43, ferner Giftwirkung der Salpetersäure auf S. 218). Da bei diesen Verrichtungen schwere, ja tödliche Vergiftungen vorgekommen sind, müssen die Brenngefäße mit Abzügen versehen sein; am besten geschieht dies, wenn das Brennen in ventilierten Verschlägen (nach Art der Digestorien) oder Luftkanälen (vgl. Vulkanisieren S. 331) vorgenommen wird. Wenn mechanische Ventilation eingerichtet wird, sind säurefeste Steinzeugexhaustoren oder Injektoren (vgl. S. 300) zu verwenden. Eine derartige für Großbeizereien bestimmte Einrichtung findet sich in der Zeitschrift für Gewerbehygiene (1905, Nr. 10, S. 287) beschrieben.

Die Beiztröge sind in einen allseitig verschlossenen Holzverschlag, an welchem sich vorn eine schmale Arbeitsöffnung befindet, eingesetzt. An diesen Verschlag, der sich nach oben verengt, schließt eine Steinzeugrohrleitung an, die zu dem Steinzeugexhaustor führt. Mittelst dieses Exhaustors werden die beim Beizen auftretenden Säuredämpfe (salpetrige Gase) durch die Rohrleitung angesaugt und in den unteren Teil des Absorptionsturmes eingeführt. Der Turm ist mit kegelförmigen, geriffelten Einsatzstücken gefüllt, über welche Wasser niederrieselt, das dem obenstehenden Gefäß entströmt und gleichmäßig über den Turminhalt verteilt wird. Das Wasser absorbiert die nach oben steigenden Säuredämpfe größtenteils und sammelt sich in der untenstehenden Vorlage, aus welcher es (nach dem ursprünglichen Projekte mittelst eines Montejus oder wie bei der ausgeführten Anlage mittelst einer Säurepumpe) durch eine Rohrleitung wieder in das obenstehende Gefäß gedrückt wird, um nochmals den Turm zu passieren. Dies wird so oft wiederholt, bis das Wasser sich so mit Säure angereichert hat, daß es aus der Vorlage abgelassen und als Beigabe für die Vorbeize verwendet werden kann. Die geringen Reste von nicht absorbierten Säuredämpfen treten durch eine Tonrohrleitung in ein Gefäß, in welchem etwa mitgerissene Wasserteilchen aufgefangen werden, und sodann in den 35 m hohen Dampfkamin ein, aus dem sie mit den Rauchgasen in die Luft entweichen. Durch eine von dem obenstehenden Gefäß zum Exhaustor führende Glasrohrleitung fließt Wasser, das über den Exhaustor durch ein Verteilungsstück mit vier feinen Oeffnungen ausströmt, einen Teil der Säuredämpfe sofort niederschlägt und so den Absorptionsturm etwas entlastet.

Selbstverständlich kann eine solche Anlage nur für große Metallbeizereien, in denen salpetrige (nitröse) Gase in größerer Menge auftreten, in Betracht kommen.

Für die unschädliche Beseitigung von Säuredämpfen in Kleinbetrieben gut geeignete Einrichtungen finden sich in der Zeitschrift für Gewerbehygiene, Jahrgang 1904, Heft 1, S. 5, und Heft 14, S. 317, ferner 1905, Heft 22, S. 643, beschrieben.

Auch bei der Verzinkung (und Verzinnung), wenn sie nicht galvanotechnisch geschieht, können sich giftige Säuredämpfe, schädlicher Akroleindampf und auch schädliche Metalldämpfe ergeben, da die zu verzinkenden Metall- (Eisen-, Kupfer- usw.) Waren zunächst in einem Säurebade gebeizt, sodann in geschmolzenes Fett und in das geschmolzene Metall (Zink oder Zinn) getaucht werden. Auch hier müssen daher die sich bildenden Dämpfe in derselben Weise wie bei der Metallbeizerei sorgfältig abgeführt werden.

Literatur: Frey, Die Zinkgewinnung im oberschles. Industriebezirk und ihre Hygiene, Berlin 1907, Verlag Hirschwald. — Tracinski, Die oberschles. Zinkindustrie usw., D. Vierteljahrsschr. f. öffentl. Ges.-Pfl. 1888, Bd. 20, S. 59. Seiffert, Erkrank. d. Zinkhüttenarb. usw., D. Vierteljahrsschr. f. öffentl. Ges.-Pfl. 1897, Bd. 31, S. 419. — Sigel, Das Gießerfieber und seine Bekämpfung, Vierteljahrsschr. f. ger. Med. 1906, Bd. 32, S. 173. — Lehmann, Beiträge zur hyg. Bedeutung des Zinks, Arch. f. Hyg. 1897, Bd. 28, S. 300; Gieß- oder Zinkfieber, Arch f. Hyg. 1910, Bd. 72, S. 328. — Hyg. der Zinkerei, Zeitschr. f. Gew.-Hyg. 1907, Nr. 2, S. 39; Zinkhütten, hyg. Einricht., Zeitschr. f. Gew.-Hyg. 1901, Nr. 18, S. 321, und 1910, Heft 11, S. 250; Gießerfieber, Bekämpfung, Soz. Techn. 1907, Heft 3, S. 51; Gießerei, Hyg., Zeitschr. f. Gew.-Hyg. 1903, Heft 16, S. 351, Heft 21, S. 479, und 1904, Heft 15, S. 344. Schutz gegen Säuredämpfe bei der Metallbearbeitung, Zeitschr. f. Gew.-Hyg. 1904, Heft 1, S. 5 u. 11, ferner Heft 14, S. 317, u 1905, Heft 10, S. 287, Heft 22, S. 643; Gewerbl. techn. Ratgeber 1906, Heft 17, S. 299.

Quecksilber

(Betriebsbeschreibungen siehe S. 183 ff., Vorkommen von Vergiftungen siehe S. 183 ff., Quecksilbervergiftung siehe S. 233)

Quecksilberhütten. Durch die Quecksilberverluste und die schweflige Säure, welche bei ber Quecksilberverhüttung entweichen, werden die Arbeiter schwer gefährdet (siehe S. 183). Diesen Gefahren kann durch eine zweckmäßige Ofenkonstruktion, die das unmittelbare Entweichen von Quecksilberdampf aus dem Ofen verhindert, ferner durch die sorgfältigste Kondensation des Quecksilbers durch ein dichtes und entsprechend ausgedehntes Kondensationssystem und das Unschädlichmachen bzw. Verwerten der schwefligen Säure nach den für den Röstprozeß geltenden Grundsätzen (siehe S. 347) gesteuert werden.

Haufen- und Stadelöfen sind zu verwerfen. Kontinuierlich arbeitende Oefen mit Gichtverschluß oder Gefäßöfen sind den unterbrochen arbeitenden vorzuziehen. Das Kondensationssystem muß den Dämpfen einen möglichst langen Weg bieten; dabei muß für gute Kühlung (im Sommer womöglich künstliche Wasserkühlung) gesorgt sein.

Besonders gefährlich ist das Ausräumen der Kondensationskanäle, das Entfernen des sog. Stuppes, der viel Quecksilber enthält. Diese Arbeit sollte nur nach vorhergegangener Anfeuchtung des Inhalts der Kanäle von mit Respiratoren und sonstigen Schutzmitteln ausgerüsteten Arbeitern verrichtet werden.

Außer den oben kurz geschilderten hygienischen Maßnahmen im Betriebe, deren genaue Beachtung übrigens auch in wirtschaftlicher Beziehung wichtig ist (Dichtigkeit des Systems, sorgfältige Kondensation), muß in Quecksilberhütten ein besonderes Gewicht auf die individuelle Hygiene (siehe S. 279—295) und einen entsprechenden Verwendungsschutz (siehe S. 280) gelegt werden.

Verwendung des Quecksilbers. Eine der wichtigsten und auch gefährlichsten Verwendungsarten des Quecksilbers war früher die Spiegelerzeugung in den sog. Quecksilberspiegelbelegen (siehe S. 185). Nachdem in der Silberspiegelerzeugung (mittelst ammoniakalischer Silbernitratlösung) ein vollwertiger Ersatz für die gefährliche Quecksilberspiegelbelegerei gefunden ist, muß vom hygienischen Gesichtspunkt die allgemeine Einführung der ungefährlichen Spiegelerzeugung nach der erstgenannten Art verlangt werden; insbesondere ist die Quecksilberspiegelbelegerei als Hausindustrie, welche zu schweren Quecksilbervergiftungen führte, zu unterdrücken. In der Tat weicht die gefährliche Erzeugungsart im vorliegenden Fall in der letzteren Zeit allgemein der ungefährlichen Spiegelproduktion.

Die wichtigsten hygienischen Maßnahmen, die für die Quecksilberspiegelbelegen in Betracht kommen, enthalten die Erlasse des preußischen Handelsministers vom 18. Mai 1889, Minist.-Bl. S. 77, und vom 22. August 1893, Minist.-Bl. S. 270, betreffend Vorschriften über die Einrichtung und den Betrieb von Spiegelbelegen, welche, wie auf S. 185 dargelegt, von gutem Erfolg begleitet waren; die darin enthaltenen Maßnahmen seien kurz erwähnt: Die Zulassung zur Arbeit in der Quecksilberspiegelbelegerei wird von einem ärztlichen Zeugnis abhängig gemacht, die Arbeit im Sommer auf 6, im Winter auf 8 Stunden mit zweistündiger Mittagspause beschränkt. Weiter wird vorgeschrieben die vierzehntägige periodische Untersuchung der Arbeiter, die Führung eines Krankenbuches, ein Luftkubus von 40 Kubikmetern in den Belegen und 30 Kubikmetern in den Trockenräumen, in beiden überdies eine Lufterneuerung von 60 Kubikmetern pro Kopf und Stunde; wenn die Temperatur in den Betriebsräumen im Sommer 25° C erreicht, ist die Arbeit für den betreffenden Tag einzustellen; auch sind in dem Erlasse strenge

Vorschriften hinsichtlich der Reinlichkeitspflege und der individuellen Hygiene gegeben.

Ferner ist das Vorkommen von Quecksilbervergiftungen in Hasenhaarschneidereien, Hut- und Hutstoffabriken infolge der Verwendung einer quecksilberhaltigen Beize (siehe S. 186) durch geeignete Maßnahmen hintanzuhalten. Die Vergiftungsgefahr kommt vor allem beim Scheren (Enthaaren), beim Beizen der Felle, beim Trocknen derselben, Sortieren und auch in der Hutmacherei, wo die quecksilberhaltigen Haare Verwendung finden, zur Geltung. Zur Verhütung dieser Gefahr ist die Staubabsaugung an der Entstehungsquelle, bei allen staubbildenden Maschinen, der Abschluß und das Nichtbetreten der Trockenkammern während des Trocknens notwendig. Beim Beizen müssen auch die Salpetersäuredämpfe abgeführt werden. Ueberdies ist eine strenge individuelle Hygiene (S. 279—295) und Reinlichkeitspflege dringend geboten.

Der Ersatz der Quecksilberbeize durch ein anderes ungefährliches Mittel wäre die sicherste Abhilfe. Dieser Maßnahme scheinen jedoch unüberwindliche technische Schwierigkeiten entgegenzustehen. Wenigstens hatten bezügliche Versuche, Preisausschreibungen und sonstige Bemühungen bisher keineswegs den erwünschten Erfolg.

Hinsichtlich behördlicher Maßnahmen sei auf die preußischen Ministerialerlasse vom 4. Januar 1901 (IIIa 9205) und 11. Januar 1902 (Minist.-Bl. S. 35), betreffend Hasenhaarschneidereien und ähnliche Zubereitungsanstalten, aufmerksam gemacht.

Zur Verhütung von Quecksilbervergiftungen beim Feuervergolden, das heute wenig mehr geübt wird (siehe S. 186), haben die Manipulationen, bei denen sich Quecksilberdampf entwickelt, nur in gut ziehenden Oefen oder unter Dunstabzügen zu geschehen. Vom hygienischen Standpunkt ist im übrigen der tunlichste Ersatz der Feuervergoldung durch die galvanische Vergoldung zu wünschen.

Da auch Quecksilbervergiftungen bei der Verwendung von Quecksilberluftpumpen und Quecksilberapparaten in Fabriken auf elektrische Glühbirnen vorgekommen sind, so wären diese Apparate nach Möglichkeit durch andere Luftpumpen und Apparate zu ersetzen, bei denen kein Quecksilber verwendet wird, was bereits vielfach durchgeführt wurde. Auch die mit der Herstellung von Barometern und Thermometern Beschäftigten können sich mit Quecksilber vergiften, wenn nicht für Dunstabzüge und gute Ventilation der Betriebsräume gesorgt ist; ferner ist vorsichtiges Umgehen mit Quecksilber und Quecksilbervorräten geboten. Vor allem ist auch das Verstreuen des Quecksilbers sorgsam zu vermeiden, da dasselbe, wenn es verschüttet wurde, nur sehr schwer wieder vollständig zu sammeln ist. Ferner ist die Einhaltung strenger Reinlichkeitspflege und der sonstigen Maßnahmen der persönlichen Hygiene (insbesondere auch Mundpflege) seitens der in diesen Betrieben Beschäftigten geboten.

Bei der chemischen Industrie muß die Gefahr der Quecksilbervergiftung bei der Knallquecksilbererzeugung (siehe S. 48) verhütet werden, was, abgesehen von der persönlichen Prophylaxe, durch die sorgfältige Kondensation der entweichenden Dämpfe in der auf S. 310 geschilderten Weise geschieht. Quecksilbervergiftungen können auch bei der Erzeugung von Quecksilberverbindungen,

Quecksilbersalzen, insbesondere auf trockenem Wege (unter Anwendung von Sublimation) vorkommen (siehe S. 187), so bei der Erzeugung des Zinnobers, ebenso bei der Sublimaterzeugung und bei der Kalomeldarstellung; da namentlich das Mischen (Verreiben) und Sublimieren gefährlich ist, muß es in dichten (geschlossenen) Apparaten erfolgen, so daß kein Quecksilberdampf in die Arbeitsräume eindringen kann. Im übrigen bedingt die Erzeugung der genannten Chemikalien durch Reaktionen in Lösung (nasser Weg) geringere Vergiftungsgefahren als die Sublimation (trockenes Verfahren). Erstere Verfahren sind daher von unserem Standpunkt vorzuziehen.

Literatur: Quecksilberhütten in Idria: Laureck in Weyls Handb. d. Arb.-Krankh. 1909, S. 62; Quecksilberhütten in Amiata: Giglioli, Ramazzini 1909, Bd. 3, S. 230, und Zeitschr. f. Gew.-Hyg. (ref.) 1909, S. 289, Chem. Ztg., Rep. (ref.) 1909, S. 411.

Quecksilberbelegerei, Hyg.: Schönlanck, Fürther Spiegelbelegen (Monogr.) 1888. — Wollner, Fürther Spiegelbelegen, Vierteljahrsschr. f. öffentl. Ges.-Pfl. XXIX 3, S. 421, und Münchn. med. Wochenschr. 1892, Bd. 39, S. 533. — Charpentier, Fürther Spiegelbelegen, Ann. d'hyg. publ. 1885, S. 323.

Quecksilber in Hutfabriken, Quecksilberbeize: Stickler, Revue d'hygiène 1886, S. 632. — Henke (Monogr.), Frankfurt a. M. 1899. — Hasenfellbeize (Ersatz), Jahresber. d. Fabr.-Insp. 1884, S. 489, Zeitschr. f. Gew.-Hyg. 1902, S. 360, 1909, S. 281, Soz. Techn. 1910, S. 39. — Hutfabriken in Italien (Hyg.), Ramazzini 1909, S. 230.

Sonstige Gewerbe: Glühlampenind. (Hyg.): Donáth, Wiener med. Wochenschr. 1894, S. 888, A. Mitt. a. d. Ber. d. Gew.-Insp. 1899, Zeitschr. f. Gew.-Hyg. 1902, Heft 20, S. 356, und 1908, Heft 20, S. 469, Thermometererzeug. (Hyg.), Zeitschr. f. Gew.-Hyg. 1901, S. 32.

Arsen, Arsenverbindungen, Arsenwasserstoff

(Betriebsbeschreibung siehe S. 187 ff., Vorkommen von Vergiftungen siehe S. 189, Arsenvergiftung siehe S. 240, Arsenwasserstoffvergiftung siehe S. 250)

Beim Betriebe der Arsenhütten muß vor allem eine genügende Dichte des Systems und eine möglichst vollkommene Kondensation zum Schutze der Arbeiter vor den arsenhaltigen Emanationen gefordert werden (vgl. Hüttenrauch S. 144, Flugstaubkammern S. 348). Ueberdies kommen die Maßnahmen des Verwendungsschutzes und der individuellen Prophylaxe in Betracht.

Bei den Manipulationen mit dem Arsenikmehl müssen die Arbeiter mit Respiratoren ausgerüstet werden; soweit es angängig ist, sind die Arbeiten unter Staubabschluß und örtlicher Ventilation vorzunehmen, namentlich die Verpackung und die dieser vorhergehenden Verrichtungen (siehe ventilierte Packmaschinen auf S. 307).

Die Verwendung von Arsenverbindungen in der Industrie und im Gewerbe ist im Hinblick auf die Vergiftungsgefahr tunlichst einzuschränken bzw. dort, wo sie nicht unbedingt nötig ist, zu unterdrücken.

Vielfach hat sich die Erfüllung dieses Wunsches von selbst ergeben, indem durch den technischen Fortschritt von Arsenpräparaten und Arbeitsmethoden, bei denen das gefährliche Arsen zur Anwendung kam, diese durch ungefährliche oder minder gefährliche Stoffe bzw. Verfahren ersetzt wurden. Insbesondere hat sich dies in der Farbenindustrie ergeben, wo zunächst die arsenhaltigen Farben, die früher eine große Rolle spielten, durch die Teerfarben verdrängt wurden und sodann in der Teerfarbenindustrie das Arsenverfahren (siehe Fuchsinerzeugung S. 144) durch das Nitrobenzolverfahren ersetzt wurde.

Soweit die Erzeugung von Arsenfarben noch in Betracht kommt, müssen, wie bei der Erzeugung von Schweinfurtergrün (siehe S. 189), die nötigen allgemeinen Vorsichtsmaßregeln zur Verhütung der Vergiftungsgefahr (insbesondere die persönliche Prophylaxe S. 279—295) in Betracht kommen. Bei der Darstellung von Schweinfurtergrün und anderen arsenhaltigen Farbstoffen hat das Trocknen und Mahlen des gewonnenen Farbstoffes unter Staubabschluß zu geschehen.

In Frankreich ist der Betrieb der Fabriken auf Schweinfurtergrün durch ein Dekret des Präsidenten der Republik geregelt (Décret du 29 juin 1895). Es enthält im wesentlichen folgende Bestimmungen: Fußboden und Wände der Betriebsräume müssen waschbar sein und öfter gewaschen werden, insbesondere jene Räume, wo die verwendeten Stoffe gelöst werden und wo die Fällung und Filtration des Farbstoffes erfolgt, müssen konstant feucht gehalten werden. Die Gefäße, in den die in Betracht kommenden Flüssigkeiten zum Sieden erhitzt werden, müssen geschlossen oder mittelst Dunstfängen, die nach außen führen, überdacht werden. Die Trocknung muß in völlig geschlossenen Räumen vor sich gehen, die erst nach deren völliger Erkaltung betreten werden dürfen. Die Betriebsunternehmer müssen den Arbeitern Respiratoren, Handschuhe und sonstige Schutzmittel sowie Arbeitskleider, Kappen usw. beistellen, für deren oftmalige Reinigung zu sorgen ist. Die Verordnung ist in den Arbeitsstätten anzuheften.

Die Verwendung von arsenhaltigen Stoffen in der Gerberei und Färberei (bezüglich beider vgl. auch später) und zum Entfärben des Glases (siehe S. 188) sollte nach Tunlichkeit vermieden werden, wo dies nicht angeht, ist die Einhaltung der allgemeinen Maßregeln zu Verhütung gewerblicher Vergiftungen, insbesondere eine sorgfältige persönliche Prophylaxe notwendig.

Da die Gefahr der gewerblichen Arsenwasserstoffvergiftung (siehe S. 190) vor allem dort gegeben ist, wo Säure auf Metalle einwirkt und entweder diese oder jene oder beide arsenhaltig sind, so ist in allen diesen Fällen arsenfreies Material (sowohl Metall als Säure) zu verwenden, so zum Beispiel bei der Erzeugung von Wasserstoff zum Löten mit der Wasserstoffflamme oder zur Ballonfüllung, bei der Extraktion von Metallen mittelst Säuren, in galvanischen Elementen, in Akkumulatorwerkstätten und Räumen, bei der Einlagerung, Bewahrung, dem Transport von Säuren in metallischen Behältern, bei der Verzinnung und Verzinkung usw. Jedenfalls sind die Arbeiter in allen diesen Betrieben vor der Gefahr der Arsenwasserstoffvergiftung zu warnen und für alle Fälle entsprechend zu instruieren (siehe S. 282). Zum Löten mit der Wasserstoffflamme wird die ausschließliche Verwendung von durch Elektrolyse hergestelltem, verdichtetem, völlig arsenfreiem Wasserstoff, der in Stahlflaschen (Bomben) käuflich ist, empfohlen.

An behördlichen Maßnahmen in dieser Richtung sind die preußischen Ministerialerlasse vom 5. Oktober 1887 (11592) und vom 22. Oktober 1902 (Min.-Bl. S. 390), ferner vom 8. Januar 1904 (Min.-Bl. S. 21) hinsichtlich der Gefahren, die sich bei Entwicklung von Arsenwasserstoff ergeben, zu erwähnen.

Literatur: Arsenikbestimmung im Hüttenrauch (Harkins & Swein), Journ. amer. chem. soz. 1907, Bd. 29, S. 970; Chem. Ztg., Rep. 1907, S. 447. — Arsenikverg. in der Ind. (Heim, Herbert), Zeitschr. f. Gew.-Hyg. 1907, Bd. 14, S. 354. — Arsenverg. in der Delainage, Zeitschr. f. Gew.-Hyg. 1906, Nr. 3, S. 71. — Gewerbl. Arsenverg. (Legge), Zeitschr. f. Gew.-Hyg. 1903, Heft 21, S. 476. — Arsenwasserstoffverg. im Gewerbe (Prophyl.), Zeitschr. f. Gew.-Hyg. 1908, Nr. 10, S. 229. — Arsenwasserstoff im Ballongas (Beseitigung), Zeitschr. f. Gew.-Hyg. 1908, Nr. 11, S. 263. — Arsenwasserstoff beim Ausleeren von Schwefelsäuretanks (Verhütung), Gewerbl. techn. Ratgeber 1906, Heft 6, S. 109. — Arsenfreier Wasserstoff zum Löten, Gewerbl. techn. Ratgeber 1906, Heft 10, S. 173, und Zeitschr. f. Gew.-Hyg. 1905, Heft 9, S. 252. — Befreiung der Salzsäure vom Arsengehalt, Zeitschr. f. Gew.-Hyg. 1903, Heft 21, S. 477.

Gold und Silber

(Betriebsbeschreibung und Vorkommen von Vergiftungen siehe S. 197)

Bei der Gewinnung von Gold und Silber durch Amalgamierung mit nachfolgendem Abdestillieren des Quecksilbers kommt die Gefahr der Quecksilbervergiftung in Betracht. Die Maßnahmen decken sich mit dem bei der Quecksilberdestillation (siehe S. 391) Erwähnten.

Bei der Silbergewinnung aus silberhaltigem Blei nach Parkes, siehe S. 151, sind die für Blei- und Zinkhütten gültigen Maßregeln zu beachten, siehe S. 359—365 und 389.

Hinsichtlich der Feuervergoldung siehe die Bemerkungen auf S. 393 (Quecksilber).

Die Argyrie (Versilberung) bei Silberperlenbläsern (siehe S. 239) ist dadurch zu verhüten, daß das Einblasen der Silberlösung nicht mit dem Munde, sondern mittelst geeigneter Gebläse geschieht.

Bei der Vergoldung und Versilberung auf galvanischem Wege sowie in galvanotechnischen Anstalten überhaupt muß auf die Möglichkeit des Aufsteigens schädlicher Dämpfe aus der Flüssigkeit des Bades Rücksicht genommen werden; da auch Blausäure (siehe S. 115 ff.), allerdings nur in kleinen Mengen, hier auftreten kann, ist für gute Raumlüftung oder Dunstabzüge über den Bädern zu sorgen. Zur Verhütung von Hauterkrankungen, an denen Galvaniseure häufig leiden, ist eine sorgfältige Körperpflege bei diesen Arbeitern geboten.

Verschiedene Gewerbezweige und Industrien

Keramische Gewerbe

(Vorkommen von Bleivergiftungen siehe S. 172, Bleivergiftung siehe S. 223, sonstige Vergiftungen siehe S. 198)

Der Maßnahmen zur Verhütung der Bleivergiftung in der keramischen Industrie wurde auf S. 381—384 ausführlich gedacht.

Hinsichtlich der Glasindustrie wäre noch darauf hinzuweisen, daß der Zusatz von Blei-, Chrom- und Arsenverbindungen zum Glassatz (siehe S. 198, Chrom siehe S. 61 ff.) nach Tunlichkeit zu beschränken wäre oder unter entsprechenden Vorsichtsmaßregeln stattzufinden hätte. (Staubabschluß, wo Verstaubung zu befürchten ist, persönliche Prophylaxe.)

Hinsichtlich der Vermeidung der Argyrie bei Glasbläsern siehe S. 396.

Da bei der Glasätzerei mittelst Flußsäure sich die Schädigung der Arbeiter durch Fluorwasserstoff (siehe S. 40) kaum vermeiden läßt, so ist die Glasmattierung durch einwandfrei konstruierte Sandstrahlgebläse vorzuziehen. Bei der Verwendung von Flußsäurebädern zum Mattätzen des Glases muß jedenfalls für sorgfältige Absaugung der ätzenden Dämpfe durch Dunstfänge über den Bädern und überdies für ausgiebige Raumventilation gesorgt sein.

Vorsichtsmaßregeln sind ferner im Hinblick auf das Vorkommen von gewerblichen Vergiftungen durch Ofengase in den keramischen Gewerben geboten; derartige Vergiftungen kommen bei Ziegel-, Zement-, Kalk- und Glasöfen vor.

In der der deutschen Gewerbeordnung beigegebenen „technischen Anleitung" (Preußen) sind nachfolgende Vorschriften zur Sicherung der Arbeiter gegen die nicht selten vorkommenden Vergiftungen durch aus den genannten Oefen ausströmende, Kohlenoxyd, Kohlensäure, schweflige Säure enthaltende Gase empfohlen:

> Die Herstellung von nächtlicher Schlafgelegenheit über den Oefen in ihrer nächsten Nähe ist unbedingt zu verbieten;
>
> desgleichen ist die Anbringung von Ruheplätzen auch ohne besondere Schlafeinrichtungen an diesen Stellen zu untersagen;
>
> unter allen Umständen ist bei überdachten Oefen der genannten Art reichlichste seitliche und Dachlüftung vorzuschreiben; ebenso
>
> die vollkommene Dichtung der Gasleitungen und Gasverschlüsse bei solchen Oefen, die gewöhnlich mit gedeckten Gicht- und Gasabzügen arbeiten.

Zur Verhütung von Vergiftungen mit Generatorgas bei der Verwendung von Gasheizung (Glasöfen siehe S. 100) kommen die bezüglich der Arbeiten an Gasleitungen (Einsteigen, Reinigen derselben) auf S. 337 und 348 angeführten Vorsichtsmaßregeln in Betracht.

Gewinnung und Verwendung von Firnissen, Lacken, trocknenden Oelen u. a. vgl. S. 127—129

Der Verhütung der Bleivergiftungsgefahr in diesen Gewerben wurde bereits auf S. 371—376 gedacht. Auf die tunlichste Vermeidung bzw. den Ersatz der Verwendung von Bleipräparaten in diesen Gewerben wäre hinzuwirken.

Beim Erhitzen der Oele (des Leinöles) mit den oxydierenden Zusätzen in Kesseln entwickeln sich belästigende, übelriechende Dämpfe. Daher sind die Siedekessel mit womöglich dicht aufsitzenden Dunsthauben zu versehen, von welchen die Dämpfe einer Kondensationsanlage zuzuführen sind, wo sie durch Abkühlung verdichtet werden sollen. Da sich auch beim Erhitzen der Harze (zwecks leichterer Lösung derselben bei der Lackerzeugung) sowie beim Auflösen schädliche Dämpfe entwickeln können, sind diese Vorrichtungen in möglichst geschlossenen Kesseln vorzunehmen; diese Dämpfe sind gleichfalls durch Kondensation und Verbrennung unschädlich zu machen.

Maßnahmen sind ferner bei der Verwendung schnelltrocknender Anstrichmittel (Oele), insbesondere für Innenanstriche (Dampfkessel, Schiffsanstriche), notwendig, da durch den Gehalt dieser Anstrichmittel an giftigen Lösungsmitteln, die leicht verdunsten (insbesondere Benzol, siehe S. 127 und 258, auch Benzin, siehe S. 257, und Terpentinöl, siehe S. 269), schwere, auch tödliche Vergiftungen bedingt wurden (vgl. S. 128).

In Preußen wurde durch einen Erlaß des Ministers für Handel und Gewerbe vom 17. Januar 1906 (Min.-Bl. d. H.- u. G.-V. 1906, S. 77) auf die Gefährlichkeit des Anstreichens von Dampfkesseln mit solchen leichtflüchtigen Oelen aufmerksam gemacht und eindringlich vor der Verwendung dieser Anstrichmittel gewarnt. Ein weiterer Erlaß des preußischen Ministers für Handel und Gewerbe vom 11. Juni 1908 (Min.-Bl. 1908, S. 236) bezieht sich auf die Ermittlungen über die Verwendung von Mineralölen zur Herstellung von Lacken.

Die Hamburger Gewerbeinspektion hat sich mit den vorliegenden Fragen eingehend befaßt. Der die Resultate dieser Untersuchungen zusammenfassenden Schrift Schaefers (Verwendungsart und schädigende Wirkung einiger Kohlenwasserstoffe und anderer Kohlenstoffverbindungen, Hamb. Gew.-Insp., Arbeiten und Sonderberichte 1909) sind nachfolgende Vorschläge, denen ich vollinhaltlich beipflichte, entnommen:

Die beste Vorbeugung wäre zweifellos ein allgemeines Verbot, nicht der Verwendung der schnelltrocknenden Anstrichmittel, sondern der Verwendung des Benzols und des leichten Steinkohlenteeres zur Herstellung solcher Farben. Als Ersatzstoff käme in Anbetracht der geringen Ungiftigkeit höher siedender Kohlenwasserstoffe das „Schwerbenzin" in Frage (siehe S. 260). Da sich aber zurzeit nicht übersehen läßt, ob nicht durch ein derartiges Verbot die davon betroffene Industrie wirtschaftlich gehemmt würde, bleibt vorläufig nichts übrig, als die Inhaber von Farbenfabriken und Schiffswerften immer wieder auf die Gefahren aufmerksam zu machen, die mit der Verwendung schnelltrocknender, besonders aber benzolhaltiger Farben verbunden sind, und darauf hinzuwirken, daß bei Benutzung solcher Anstrichmittel eine gründliche Lüftung der Räume vorgenommen wird. Außerdem wird im hamburgischen Staatsgebiet bei der Neugenehmigung von Schiffsbauereien folgende Bedingung auf Vorschlag der Gewerbeinspektion von der genehmigenden Behörde in die Genehmigungsurkunde aufgenommen:

„Die Verwendung schnelltrocknender Schiffsfarben (sog. Patentfarben) und Rostschutzmittel darf nur unter Aufsicht einer mit der Gesundheits- und Feuersgefahr vertrauten Person erfolgen. Eine Verwendung dieser Farben für Anstrich von Innenräumen ist nur gestattet, wenn besonders wirksame Vorschriftsmaßregeln (starke Lüftung, Benutzung von Rauchhelmen mit Frischluftzuführung, feuersichere Beleuchtung u. dgl.) getroffen werden."

Weil eine Verwendung schnelltrocknender Farben nicht gut verboten werden kann, und weil auch die Dämpfe der als Ersatz für Terpentinöl, Benzol und die anderen Destillate des leichten Teeröles verwendeten Stoffe nicht ohne schädliche Wirkung auf den menschlichen Organismus sind, ergibt sich die Notwendigkeit, durch gewerbehygienische Maßregeln der Entstehung solcher Vergiftungen vorzubeugen.

Von ebenso großer Bedeutung wie die Zuführung frischer Luft ist die Regelung der Beschäftigungsdauer.

Es ist daher zu fordern:

daß den Arbeitern gestattet wird, die Tätigkeit in geschlossenen Räumen durch zweckentsprechende Pausen zu unterbrechen;

daß die Innenräume von Schiffen, in denen die schnelltrocknenden Farben verwendet werden sollen, vor Beginn, während und nach der Arbeit ausreichend gelüftet werden;

daß allen Personen, die die fraglichen gesundheitschädlichen Farben verwenden, an ihrer Arbeitsstätte Gelegenheit zum Waschen gegeben wird;

daß die Leute verpflichtet werden, sich der Wascheinrichtung zu bedienen;

daß der Genuß von alkoholischen Getränken und das Rauchen verboten wird;

daß bei schweren Erkrankungen sofort künstliche Sauerstoffatmung eingeleitet wird;

daß die zum Verkauf und zur Aufbewahrung gesundheitsschädlicher und feuergefährlicher Schiffsfarben dienenden Behälter mit einer dichten Verschlußvorrichtung und mit einer die Gefährlichkeit des Inhalts kennzeichnenden Warnung versehen sind.

Als gesundheitsschädlich würden die Anstrichmittel zu gelten haben, die mit niedrigsiedenden Destillationserzeugnissen des Petroleums, des leichten Steinkohlenteeres, mit Terpentinöl, Schwefelkohlenstoff und ähnlichen Substanzen hergestellt sind.

Arbeiter unter 18 Jahren und Arbeiterinnen sind von der Beschäftigung mit schnelltrocknenden Farben auszuschließen.

Als Erfolg versprechend kann auch die Einführung einer Anzeigepflicht für Aerzte beim Vorliegen gewerblicher Kohlenwasserstoff- und ähnlicher Vergiftungen angesehen werden.

Ferner ist in der zitierten Publikation Schaefers ein Vorschlag für ein Merkblatt gemacht, welches bezüglich der Verhütung der in Rede stehenden Vergiftungsgefahr nachfolgendes enthält:

Merkblatt

für Maler, Anstreicher, Lackierer, Werftarbeiter und sonst mit Anstreicherarbeiten beschäftigten Personen bei der Verwendung schnelltrocknender Farben und Anstrichmittel

Alle schnelltrocknenden Farben und Anstrichmittel sind durch ihren Gehalt an leichtflüchtigen Kohlenwasserstoffen, wie Benzin (Naphtha, Petroläther), Benzol, Terpentinöl, Schwefelkohlenstoff u. dgl., mehr oder weniger gesundheitsschädlich und feuergefährlich. Derartige Anstrichmittel werden vorwiegend zum Anstrich von Schiffsräumen, von Kesseln, Maschinen, Apparaten usw. gebraucht und kommen unter den mannigfaltigsten Namen, wie Black Varnish Oil, Solution, Patentfarbe, Anticorrosivum, Auxulin, Siderosthen, Dermatin, Isolierlack, säurefeste Farbe, Apexior, Saxol usw., in den Handel.

Schon bei gewöhnlicher Temperatur verdunsten die als Bindemittel für die trockenen Farbpulver oder als Vorstrichmittel benutzten leichtflüchtigen Flüssigkeiten. Die mit ihrem Dunst angefüllte Luft ist explosionsfähig und der Gesundheit nicht zuträglich. Die Verwendung der genannten Farben und Anstrichmittel in Innenräumen von Schiffen und im Innern von Dampfkesseln oder ähnlichen Behältern hat schon wiederholt zu Explosionen und tödlichen Vergiftungen geführt.

Vergiftungsgefahr

Der Gefahr der Vergiftung sind alle Personen ausgesetzt, welche die schnelltrocknenden Anstrichmittel im Innern von Räumen oder Behältern zu verstreichen oder sonst mit den Farben längere Zeit zu tun haben. Je wärmer der Raum und je schlechter er vor und bei dem Streichen gelüftet ist, um so größer ist die Vergiftungsgefahr. Dagegen sind bei der Verwendung der genannten Anstrichmittel usw. in der freien Luft im allgemeinen keine schweren Vergiftungen zu befürchten.

Die Vergiftung kommt dadurch zustande, daß der Dampf der Kohlenwasserstoffe eingeatmet wird. Die Wirkung der Vergiftung zeigt sich an durch Benommenheit, Kopfschmerz, Brech- und Hustenreiz, übles Aufstoßen, Schwindelanfälle, Ohrensausen, rauschartiges Aufgeregtsein, durch Zittern und Zuckungen. Beim Einatmen größerer Mengen treten ganz plötzlich und ohne vorherige Warnungszeichen Betäubung und tiefe Bewußtlosigkeit ein, die viele Stunden andauern können und oft zum Tode führen. Abgesehen von diesen schweren Fällen pflegen die Vergiftungserscheinungen bald zu schwinden, wenn sich der Erkrankte der weiteren Einwirkung des Dampfes entzieht. Daher ist der wirksamste Schutz gegen die Vergiftung durch Kohlenwasserstoff frische Luft, verbunden mit Mäßigkeit. Soweit ein Verstreichen der schnelltrocknenden Anstrichmittel in Werkstätten, in Innenräumen von Schiffen, wie Wasser- und Ballasttanks, Doppelböden, Vor- und Hinterpiek, Bunkern, Maschinentunnel, Bilgen, Kajüten, in Kesseln und Behältern nötig ist, muß für eine kräftige Ventilation der Räume und Behälter vor, während und nach der Arbeit gesorgt werden. Wo sich keine ausreichende Ventilation ermöglichen läßt, dürfen die genannten Farben nicht benutzt werden. Oeftere Unterbrechung der Arbeit durch kürzeren Aufenthalt in der freien Luft ist von günstigem Einfluß. Beim Arbeiten in schwer zugänglichen Räumen lasse man sich anseilen.

Sprechen, Singen oder Pfeifen bei der Arbeit begünstigt die Einatmung des Dampfes und ist deshalb zu vermeiden. Der Genuß geistiger Getränke, namentlich während der Arbeitszeit, erhöht die Vergiftungsgefahr; gewohnheitsmäßige Trinker sollen daher zu Arbeiten mit solchen schnelltrocknenden Farben und Anstrichmitteln überhaupt nicht herangezogen werden.

Bei den ersten Anzeichen von Unbehagen setze man die Arbeit aus. Der sofortige Aufenthalt im Freien wird dann meistens die Vergiftungserscheinungen zum Schwinden bringen.

Erkrankt ein Arbeiter trotzdem schwer, so leite man sofort künstliche Sauerstoffatmung ein und sorge für sofortige ärztliche Hilfe.

Verwertung tierischer Rohprodukte.

(Vorkommen von Vergiftungen siehe S. 198)

Die Verhütung von Chromvergiftungen in der Chromgerberei wurde auf S. 324 ausführlich besprochen (siehe insbesondere das Chromgerbermerkblatt auf S. 325).

In der Gerberei wäre ferner die Verwendung von Gaskalk wegen der Möglichkeit der Vergiftung durch sich aus demselben entwickelnde giftige Emanationen (insbesondere auch Zyanverbindungen siehe S. 114) tunlichst zu vermeiden, ebenso die Verwendung von arsenhaltigen Stoffen nach Möglichkeit zu unterdrücken. Wenn dies nicht durchführbar ist, sind die auf S. 340 (Zyanverbindungen) und S. 394 (Arsen) angegebenen Vorsichtsmaßregeln geboten.

Die Verhütung der Gefahr der Quecksilbervergiftung in der Hasenhaarverarbeitung wurde auf S. 393 erörtert.

Erzeugung von pflanzlichen Nahrungs- und Genußmitteln

(Vorkommen von Vergiftungen siehe S. 199)

Maßnahmen zur Verhütung von gewerblichen Vergiftungen kommen bei dem Darrprozesse (Verhütung von Vergiftungen durch Rauchgase, Kohlensäure, Kohlenoxyd), ferner bei manchen Konservierungsverfahren (Verwendung von schwefliger Säure u. a.) und beim Gärprozesse (Kohlensäureanhäufung) in Betracht. Hinsichtlich der Genußmittel ist die Tabakindustrie von unserem Standpunkt zu erwähnen.

In der Bierbrauerei gab früher die Anwendung der Rauchdarren (Einführung von Verbrennungsgasen und Rauchgasen in die Darräume) zu Kohlenoxyd- und Kohlensäurevergiftung Veranlassung. Daher ist die allgemeine Einführung von mit mechanischen Malzwendeapparaten ausgestatteten Heißluftdarren zu verlangen; überdies wird dieser Forderung auch aus technischen Gründen entsprochen. Die Anhäufung von Kohlensäure in den Gärkellern, welche zu Unfällen durch Kohlensäurevergiftung Veranlassung geben kann, ist in derselben Weise wie bei der Brennerei (siehe unten) zu verhüten.

Wenn Ammoniak bei der Kälteerzeugung in Anwendung kommt, so müssen in Anbetracht der Giftigkeit desselben (siehe Ammoniak S. 221) Vorkehrungen getroffen sein, damit im Falle von Undichtigkeit und Rohrbrüchen die Arbeiter keinen Schaden leiden (Vorhandensein von Rauchmasken, Respirationsapparaten usw. vgl. S. 288). Natürlich muß die Dichtigkeit des Systems der Kälteerzeugung — auch aus technischen Gründen — verbürgt sein.

Eine Belästigung und Gefährdung der Gesundheit der Arbeiter wird unter Umständen durch die sich beim Pichen der Fässer entwickelnden Gase (siehe Teer, S. 117 ff.) bedingt. Dem kann teilweise durch die Anwendung von Pichmaschinen gesteuert werden; doch lassen diese, hinsichtlich ihrer Leistungsfähigkeit, mitunter viel zu wünschen übrig. Nach Fischer hat sich die Theuerersche Faßpichmaschine mit Dampfstrahlgebläse zum Absaugen von Dämpfen am besten bewährt.

Bei der Spiritusfabrikation könnten durch Anhäufung von Kohlensäure in den Gärkellern auch Kohlensäurevergiftungen zustande kommen, was durch eine entsprechende Ventilation der Keller vermieden werden kann, wobei im Hinblick auf die Schwere dieses Gases die Abzugsöffnungen der Lüftungsanlagen stets am Boden des Kellers anzubringen sind.

Gesundheitsschädigung durch Einatmung von im Alkohol enthaltenen giftigen höheren Alkoholen (siehe S. 264) können durch eine entsprechende Dichtigkeit des Destillationssystems und die hygienische Ausgestaltung der Betriebsräume, welchen Anforderungen in modernen Spiritusfabriken meist vollkommen entsprochen ist, verhütet werden.

Beim Schwefeln des Malzes sind im Hinblick auf die Giftigkeit der schwefligen Säure (siehe S. 217) nach dem Bericht der österreichischen Gewerbeinspektoren (für das Jahr 1894, S. 301) folgende Vorsichtsmaßregeln notwendig:

Während des Schwefelns darf der Darraum (behufs Umschlagen des Malzes) nicht betreten werden. Ist der Schwefel verbrannt, muß durch Oeffnen von Fenstern und Kaltluftzügen von außen her so lange ventiliert werden, bis sich die schweflige Säure gänzlich verloren hat, was man durch Hineinhalten eines Streifens angefeuchteten blauen Lackmuspapieres (bei halbgeöffneter Tür), das sich nicht röten darf, konstatieren kann; dann erst darf an das Umschlagen des Malzes gegangen werden.

Da das Schwefeln des Hopfens in Hopfengegenden in primitiven, kleinen Hopfenschwefeldarren, in welchen der Hopfen auf rostartigen Hürden ausgebreitet wird, worunter Schwefel in eisernen Schalen verbrannt wird, erfolgt, kann die sich entwickelnde schweflige Säure für die dabei beschäftigten Arbeiter schädlich werden (siehe S. 217). In den Hopfenschwefeldarren sind daher folgende Maßnahmen geboten:

Die Räume, in denen das Schwefeln stattfindet, müssen luftdicht verschließbar und mit Vorrichtungen versehen sein, die es ermöglichen, die schwefligsauren Dämpfe verläßlich zu entfernen, ehe die Schwefelkammer betreten wird. Dies erfolgt zumeist durch ein am unteren Ende des Kamines unterhaltenes, genügend kräftiges Koksfeuer, das die gewünschte Zugverstärkung herbeiführt. Wenn hierzu Exhaustoren verwendet werden sollen, ist zu bedenken, daß Eisenkonstruktionen von den sauren Gasen angegriffen und zerstört werden; es kämen daher (wohl nur für größere Betriebe) Steinzeugexhaustoren (vgl. S. 317 u. a.) in Betracht.

Bei der Essigerzeugung entströmt den Essigbildern Luft, die mit Dämpfen von Essigsäure, Alkohol, niederen Oxydationsstufen des Alkohols, Aldehyd, Essigäther u. a. beladen ist. Das Austreten dieser für die Arbeiter schädlichen Dämpfe kann vermieden werden, wenn der ganze Essigbildungsprozeß in einer in sich abgeschlossenen, selbsttätigen Apparatur vor sich geht, aus der keinerlei gasförmige Emanationen entweichen können, wobei auch der Vorteil erreicht wird, daß es keine Verluste durch Verdampfung gibt.

Das dieser Forderung entsprechende Poppersche Aufgußverfahren sei hier kurz beschrieben:

Durch ein Nivelliergefäß tritt die Maische (das Essiggut) aus dem Speisebottich, einen Sekundenlitermesser passierend, zur oberhalb der Bildner liegenden Zuleitung, durch welche sie in hermetisch abgeschlossene Glocken verteilt wird, in welche Heber eingesetzt sind. Diese tragen an den Ausflußenden hydraulische Verschlüsse (mit Maische gefüllt) bis auf den letzten, der ein Zwillingsheber ist. Die Heber sind durch eine Leitung verbunden. Sobald die Flüssigkeit das Knie des schwächeren Schenkels des Zwillingshebers erreicht, erfolgt durch Saugwirkung an der verbindenden Leitung gemeinsame automatische Entleerung, d. h. Beschickung der Drehkreuze der Bildner in bestimmten Intervallen. Ein von außen drehbares Winkelrohr an den Hebern gestattet überdies noch beliebige Aufgüsse zu geben. Ueber die Hohlachse der Drehkreuze ist ein die Oeffnung des Bildnerdeckels hermetisch abschließender Glaszylinder gestülpt, und die aus dem Bildner entweichende, mit Alkohol- und Essig- usw. Dämpfen beladene warme Luft gelangt durch besondere Steigröhren in die erwähnten Glocken, wo die Dämpfe durch die kalte Maische kondensiert werden, so daß ein Entweichen von schädlichen Emanationen in den Arbeitsraum verhindert ist.

In Dörranlagen für landwirtschaftliche Produkte (Obst, Zichorie, Rübe) kann es bei Anwendung direkter Feuerung, d. h. Beheizung des Darraumes mit den von der Feuerung abziehenden Verbrennungsgasen zu Vergiftungen mit diesen Gasen, die auch Kohlenoxyd enthalten, bei den in der Darre Beschäftigten kommen.

Soweit es untunlich ist, derartige Anlagen gänzlich zu untersagen und durch Dörranlagen anderen Systems (indirekte Beheizung) zu ersetzen, kommen nachfolgende — einem österreichischen Ministerialerlaß (vom 24. Juli 1901, Z. 47119 ex 1900 N. S. 4793) entnommene — Vorschreibungen zum Schutze vor Vergiftungen (in Dörranlagen mit direkter Feuerung) in Betracht:

Die unteren Darrkammern, in welchen der eigentliche Darrprozeß durchgeführt wird, sind so einzurichten, daß die in denselben zu verrichtenden Arbeiten von einem gegen den Darraum abgeschlossenen Manipulationsgange aus mittelst langgestielter Werkzeuge durchgeführt werden können. Der Abschluß des Manipulationsganges gegen den Darraum kann durch lose Blechtafeln hergestellt werden, welche je nach Bedarf beim Wenden oder Herausnehmen des Dörrproduktes örtlich abgenommen werden können, so daß hier die Arbeiter mit den Verbrennungsgasen überhaupt nicht in Berührung kommen.

Die offenen Feuerstätten sind so einzurichten, daß sie im Bedarfsfalle durch einfache Vorrichtungen gegen die Darrkammern, in welchen die Arbeiter bei Aufbringen und Wenden des Dörrmaterials, bei Uebertragung der teilweise getrockneten Produkte auf heißere Hürden und bei Abräumen der fertigen Ware zeitweise beschäftigt sind, derart abgeschlossen werden können, daß hierdurch der Zutritt der Verbrennungsgase aus den Feuerungen in die Darrkammern sicher und vollkommen verhindert wird. Um jedoch das Zurückschlagen der Verbrennungsgase während dieser Zeit in jene Räume, von welchen die Feuerungen bedient werden, zu verhindern, ist für eine gleichzeitige Ableitung dieser Gase nach außen durch Anordnung besonderer, mit einem Schornstein bzw. einem Dunstschlauch in Verbindung stehender Kanäle oder Rohre Vorsorge zu treffen. Die Feuerungsgänge bzw. jene Räume, von denen die Feuerungen bedient werden, müssen überdies mit entsprechend angeordneten und ins Freie führenden Ventilationsöffnungen versehen werden, um im Bedarfsfall die etwa dennoch aus den Feuerungen in die Räume zurückgeschlagenen Feuerungsgase sofort ableiten zu können.

Die Fenster der Darrkammern sind zum Oeffnen von außen und von innen einzurichten.

Zur Vermeidung der Belästigung der im Dachraum beschäftigten Arbeiter durch die Verbrennungsgase sind sowohl der Fußboden dieses Raumes, welcher gleichzeitig die Decke der oberen Darrkammer bildet, als auch die in demselben befindlichen Einwurfsöffnungen, dann die durch den Dachraum führenden Dunstschläuche stets vollkommen luftdicht zu halten. Zu diesem Zweck ist der Fußboden als doppelter Fußboden herzustellen, und haben die in demselben befindlichen Materialeinwurfsöffnungen bzw. Kasten einen doppelten Deckelverschluß (unten und oben) zu erhalten; überdies ist an der höchsten Stelle der Decke des Dachraumes bzw. des Daches eine entsprechende Anzahl unverschließbarer mit Dachreitern gekrönter Oeffnungen anzuordnen. Im Dachraum dürfen außer den zum Beschicken der Hürden mit dem Trockengut erforderlichen Manipulationen keine sonstigen Arbeiten verrichtet werden. Die Benutzung des Dachbodens als Schlaf- oder Wohnraum ist unzulässig.

Vor dem Eintritt der Arbeiter in die Darrkammern zum Zweck des Wendens des Dörrmaterials sind die Feuerungen gegen die Darrkammer abzuschließen, die Verbrennungsgase aus den Feuerungen in den Schornstein bzw. den Dunstschlauch abzuleiten und gleichzeitig die Türen und Fenster der Darrkammer zu öffnen.

Das Betreten der Darrkammern behufs Arbeitsverrichtung darf erst nach einem hinlänglichen Zeitraum, in welchem durch Ventilation eine unschädliche Luftbeschaffenheit in den Darrkammern hergestellt worden ist, erfolgen. Die nähere Festsetzung dieses Zeitraumes kann erforderlichenfalls durch die Behörde bestimmt werden.

Die Beschickung der Feuerungen ist derart einzurichten, daß sich dieselben vor dem Abräumen des fertigen Dörrmaterials und vor den darauf unmittelbar folgenden Arbeitsverrichtungen in den Darrkammern in einem möglichst niedergebrannten Zustande befinden.

Mit Rücksicht darauf, daß in den Zichorien- und Rübendarren auch in der Nacht, und zwar nach längeren Pausen gearbeitet wird, ist in diesen Betrieben für einen besonderen Schlaf- bzw. Aufenthaltsraum mit freiem Licht- und Luftzutritt Vorsorge zu treffen.

Die Vorschriften über die Ventilation der Betriebsräume sind in der Betriebsanlage durch Anschlag bekanntzugeben.

Zigarrenindustrie

(Vgl. S. 199 und Schädlichkeit des Nikotins S. 270)

Um eventuell Gesundheitsschädigungen durch Tabakstaub und Tabakdunst bei Tabakarbeitern zu begegnen, ist die Staubabsaugung besonders an Tabakzerkleinerungsmaschinen und Siebmaschinen (siehe Fig. 77) und das Abführen des Tabakdunstes aus den Betriebsräumen der Tabakfabriken durch eine gute Raumlüftung notwendig.

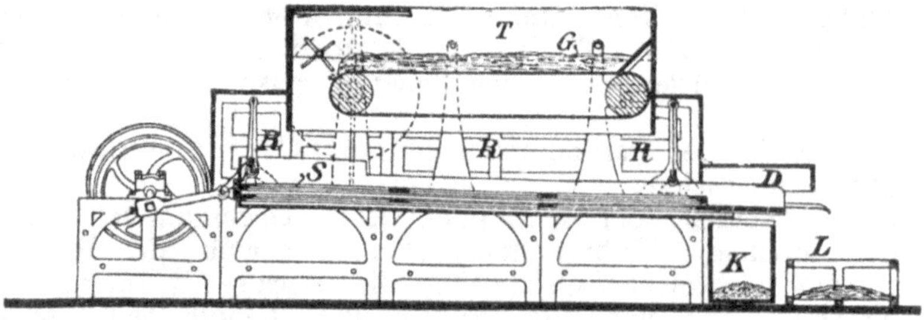

Fig. 77. Ventilierte Tabaksiebmaschine einer österreichischen Tabakfabrik (nach Albrecht) *T* Tabaktrog. *G* Endloses Band. *S* Rüttelvorrichtung. *L, K* Sammelkisten

Ferner müssen diese Betriebsräume auch im übrigen den allgemeinen hygienischen Anforderungen (siehe S. 295), insbesondere hinsichtlich deren Reinerhaltung (siehe S. 297), entsprechen. Außerdem ist zum Schutze der Arbeiter eine sorgfältige persönliche Prophylaxe (Einrichtung von Waschräumen, Badeanstalten (S. 290—294) notwendig. Da sich dies mehr oder weniger nur in Großbetrieben praktisch und erfolgreich durchführen läßt, ist vom Standpunkt des Arbeiterschutzes der Konzentration der Tabakindustrie in Großbetrieben das Wort zu reden. Von selbst ergibt sich dies im Falle des Tabakstaatsmonopols, welches in manchen Staaten besteht. Die musterhafte hygienische Einrichtung der direkter staatlicher Fürsorge und Kontrolle unterstellten Tabakfabriken ist — wie in Oesterreich — für die darin Beschäftigten eine Wohltat; von einer Vergiftungsgefahr in derartigen modernen Betrieben kann nicht die Rede sein.

Holzbearbeitung

(Vorkommen von Vergiftungen siehe S. 199)

Die durch giftiges Holz (siehe S. 200) bedingte Vergiftungsgefahr kann durch eine entsprechende persönliche Prophylaxe (S. 279—295), insbesondere jedoch durch eine klaglose Holzstaubabsaugung verhütet werden (siehe S. 305).

Die meisten Holzbearbeitungsmaschinen (Hobelmaschinen, Kreissägen, Fräsmaschinen u. a.) lassen sich mit einer örtlichen Staubabsaugungsanlage, die Holzstaub und Späne an der Entstehungsquelle abführt, leicht in der auf S. 303 geschilderten Weise in Verbindung bringen (vgl. auch Fig. 64). Hierbei können die an den Holzbearbeitungsmaschinen angebrachten Schutzvorrichtungen (Schutzkappen, Verschalungen usw.) als Ausgangspunkt für die Ventilationsrohre genommen werden. Eine derartige Spänetransportanlage überführt den abgesaugten Staub und die Späne zur Feuerung des Betriebes, woselbst sie verheizt werden.

Zur Verminderung von Gesundheitsschädigungen durch die Verwendung von denaturiertem Spiritus (siehe S. 201) bei der Holzbearbeitung (Poliererei) ist eine ausgiebige Raumlüftung der Werkstätten, in denen sich Dämpfe von denaturiertem Spiritus anhäufen können, erforderlich; eine örtliche Absaugung oder Abführung dieser Dämpfe ist im vorliegenden Falle meist nicht möglich. Das beste Abhilfsmittel wäre hier allerdings der Ersatz der gebräuchlichen Spiritusdenaturierungsmittel, insbesondere des giftigen Methylalkohols (siehe S. 263) durch unschädliche Stoffe, die denselben Dienst leisten.

Zellulose-, Papiererzeugung

(Vgl. S. 202)

Beim Sulfitzelluloseverfahren kann eine Belästigung bzw. Gefährdung der Arbeiterschaft durch schweflige Säure enthaltende gasförmige Emanationen durch Entweichen derselben bei der Erzeugung der schwefligen Säure in Röstöfen, Schwefelöfen, ferner auch beim Abgasen der Kocher erfolgen; ebenso ist ein Entweichen von schwefliger Säure aus Undichtigkeiten der Gasleitungen, der Türme und bei ungenügender Kondensation möglich. (Bezüglich der schädlichen Einwirkung der schwefligen Säure siehe S. 217.)

Die hygienische Einrichtung der Röstöfen wurde auf S. 347 besprochen; Oefen, in denen behufs Erzeugung der nötigen schwefligen Säure Schwefel verbrannt wird, geben meist keine Veranlassung zur Belästigung. Die Gasleitungen, Türme müssen vollkommen dicht sein. Die Wirkung der Kondensation bzw. Absorption muß eine möglichst vollkommene sein. Die beim Abgasen der Kocher entweichenden Dämpfe sind durch dichte Leitungen in geschlossene

Kessel behufs Kondensation zu leiten; die hier nicht kondensierten Gase sind in den Absorptionsturm zu führen.

Beim Papiererzeugungsprozeß kann durch die Verwendung von Chlorkalk zum Bleichen des Stoffes in den Bleichholländern sich das belästigende Chlor in größerer Menge entwickeln, weshalb die aus diesen Holländern entsteigenden Gase durch Dunstabzüge zu entfernen sind.

Die Verwendung von blei- oder arsenhaltigen Giftfarben, ferner Zusätze von bleihaltigen Präparaten zur Papiermasse sind zu vermeiden.

Textilindustrie

(Vorkommen von Vergiftungen siehe S. 202)

In der Textilindustrie sind, wie aus den Ausführungen auf S. 202 ersichtlich, nur wenige Manipulationen mit ernster Vergiftungsgefahr verbunden.

Die mit dem Karbonisieren der Kunstwolle Beschäftigten sind der Gefahr des Einatmens von Säuredämpfen ausgesetzt; daher müssen hierbei möglichst vollkommen geschlossene, ventilierte Apparate zur Anwendung gelangen; die aus denselben entweichenden sauren Gase müssen absorbiert werden. Diesen Forderungen entsprechen Karbonisieröfen, die ventiliert sind und mit Kokstürmen behufs Absorption der sauren Gase in Verbindung stehen. Besonders ist darauf hinzuweisen, daß nur arsenfreie Säuren zur Anwendung gelangen dürfen (siehe S. 395), da sonst die Gefahr der Arsenwasserstoffvergiftung (siehe S. 250) zustande kommen kann.

Bei der Gewinnung von künstlicher Seide nach Chardonnet-Cadoret (durch Nitrieren von Baumwolle und Lösung der entstandenen Nitrozellulose in einer Alkoholäthermischung zu Kollodium, das durch Essigsäure, Kampfer, Toluol und Rizinusölzusatz zu einem Brei wird, der auf Fäden gezogen und aufgehaspelt wird) kommen die beim Nitrieren notwendigen Vorsichtsmaßregeln (siehe Schießbaumwolle S. 319) in Betracht; ferner ist die sorgfältige Beseitigung des Aether- und Kampferdampfes erforderlich.

Bei der Jacquardweberei sind, wie bereits auf S. 352 erwähnt, die Bleigewichte durch Gewichte aus anderem Metall (Eisen) zu ersetzen; dieser Forderung wird nunmehr bereits allgemein entsprochen (Vorkommen von Bleivergiftungen bei Jacquardwebern siehe S. 182).

Die beim Sengen sich entwickelnden (auch Kohlenoxyd enthaltenden) Verbrennungsgase können zur Belästigung und Gesundheitsschädigung der Arbeiter führen; sie sind daher an der Entstehungsquelle abzuführen, was bei der Verwendung von ventilierten Sengmaschinen am besten gelingt.

Bei der Appretur werden mitunter giftige Metallsalze, insbesondere Blei- und bleihaltiges Zink, als Schwermittel zugesetzt, was zu Vergiftungen unter der Arbeiterschaft Veranlassung geben kann. Abgesehen von der Gefährdung der mit der Herstellung dieser Gespinste und Gewebe Beschäftigten, sind auch die Arbeiter, die diese Produkte (in der Bekleidungsindustrie) verwenden, der Bleigefahr ausgesetzt (vgl. Teleky, Arbeiterschutz 1907, Nr. 16 u. 17).

In Oesterreich wird durch die Ministerialverordnung vom 17. Juli 1906 (§ 12 Abs. 2) die Verwendung von Bleiverbindungen zur Beschwerung oder Appretur von Gespinsten, Garnen, Wirkwaren, Geweben aller Art oder Posamentierwaren verboten, sofern diese Gegenstände zu Bekleidungszwecken dienen.

In Preußen gilt der Ministerialerlaß vom 30. März 1908 (H.-M.-Bl., S. 146), betreffend Bleivergiftungen in Fransenknüpfereien. Das Verbot der Verwendung von bleihaltigen Stoffen zur Appretur von Textilprodukten ist jedenfalls allgemein durchzuführen.

Beim Lackieren und Firnissen von Geweben kommen Vorsichtsmaßregeln in Betracht, falls die hierbei verwendeten Stoffe leichtflüchtige giftige Lösungsmittel (insbesondere Benzol, vgl. S. 398) enthalten. Wenn diese giftigen Lösungsmittel nicht durch andere weniger giftige ersetzt werden können, ist für ein sorgfältiges Abführen derselben, womöglich an der Entstehungsquelle zu sorgen. Dasselbe gilt bei der Verwendung von Schwefelkohlenstoff, Benzol und Benzin als Lösungsmittel bei der Herstellung von mit Kautschuk imprägnierten Geweben (Vorkommen von Vergiftungen siehe S. 85, 129, Benzinvergiftung siehe S. 257, Schwefelkohlenstoffvergiftung siehe S. 246).

Die Verwendung von Bleisalzen und anderen giftigen Metallsalzen beim Lackieren von Geweben oder zur Imprägnierung derselben, um sie unbrennbar zu machen, ist unzulässig.

Bei der Verarbeitung von Asbest kommen mitunter auch Bleivergiftungen vor, da manchmal Bleidraht bei der Weberei in Anwendung gelangt (siehe S. 182), was zu vermeiden wäre.

Ferner können bei der Erzeugung von Wirkwaren Bleibestandteile der Kulierstühle (Bleiprismen) Bleistaub hervorrufen; auch werden Spitzen mitunter mit Bleiweiß gereinigt und gesteift. In beiden Fällen ist der Ersatz des Bleis bzw. der bleihaltigen Stoffe durch ungiftige notwendig. Für die Verhütung von Bleivergiftungen durch die Appretur von Wirkwaren mit Bleipräparaten gilt das auf S. 374 Gesagte.

Um in der Bleicherei (Chlor- und Schwefelbleiche) Schädigungen bzw. Vergiftungen der Arbeiter durch Chlor bzw. schweflige Säure (siehe S. 219 und S. 217) hintanzuhalten, sind die den Bleichflüssigkeiten und sonstigen Bleichvorrichtungen entsteigenden Emanationen unschädlich abzuführen; bei der Verwendung von geschlossenen Bleichapparaten, welche in größeren Betrieben meist vorhanden sind, ist die Gefahr für die Arbeiterschaft auf ein Geringes herabgesetzt. Die Bleichkammern sollen mit einem kräftig wirkenden Ventilationsapparat (Ventilator aus Steinzeug oder Saugkamin) in Verbindung stehen, damit dieselben insbesondere vor dem Betreten energisch gelüftet werden können. Wenn die schweflige Säure durch Rösten von Erzen erzeugt wird, so kommen gegebenenfalls die bei der Erzrösterei angeführten Schutzmaßnahmen (siehe S. 347) in Betracht.

Hinsichtlich der Verhütung von Benzinvergiftungen in chemischen Wäschereien gilt das auf S. 326 (Benzin) Gesagte.

Färberei

(Vorkommen von Vergiftungen siehe S. 202)

Wie auf S. 202 dargelegt wurde, sind Vergiftungen der Färber durch Farbstoffe im allgemeinen selten, da die natürlichen Farbstoffe (Farbhölzer, Erdfarben) fast ausnahmslos ungiftig und auch die Teerfarben meist nicht giftig sind (siehe Teerfarben S. 143); es kommt auch der Umstand in Betracht, daß die Farbstoffe meist nur in verdünnten Lösungen in Anwendung kommen; früher gab der Arsengehalt mancher Teerfarben zu Vergiftungen Veranlassung (siehe S. 144), meist sind es aber die Beizen, welche giftige Stoffe enthalten und schädlich einwirken können. Hierher gehören chromsaure Salze (siehe Chrom, S. 61 ff.), ferner insbesondere arsen- und antimonhaltige (auch Zinnchlorid enthaltende) Beizen (Brechweinstein). Durch das Abschaben arsenhaltiger Farbschichten kann dann auch arsenhaltiger Staub entstehen. Insbesondere wird bei der Türkischrotfärberei bei Fixieren der Teerfarbstoffe (an Stelle des früheren Kuhmistbades) arsenigsaures Natron verwendet.

Die Opermentküpen, die sogar giftigen Arsenwasserstoff entwickeln können, kommen immer mehr außer Gebrauch; natürlich ist vom gewerblich-hygienischen Standpunkt dem möglichsten Vermeiden des Gebrauches von arsenhaltigen Präparaten in der Färberei das Wort zu reden (vgl. S. 395), wo dies nicht möglich ist, muß auf eine möglichst strenge individuelle Hygiene (eventuell auch Einfetten der Haut) gesehen werden; ferner sind arsenhaltige Lösungen nach Möglichkeit in geschlossenen und mit Abzügen versehenen Gefäßen anzurichten und zu halten.

Bei der Verwendung von Bleipräparaten in der Färberei sind die allgemeinen Maßnahmen zur Verhütung der Bleivergiftung (siehe S. 350 ff.) streng zu handhaben.

Wenn Anilin (Anilinsalz siehe S. 142) in der Färberei angewendet wird, sind die zur Verhütung der Anilinvergiftung (siehe S. 267) notwendigen Vorsichtsmaßregeln zu beachten: insbesondere ist das Benetzen der bloßen Haut und der Kleider mit Anilin und das Verschütten desselben zu vermeiden, die Betriebsräume sind kräftig zu ventilieren.

Die Ausdünstungen, die beim Behandeln von mit Anilinsalz schwarzgefärbten Strümpfen in der Oxydationskammer bei hoher Temperatur entstehen, sind sorgsam abzuführen. Auch die essigsauren Dämpfe, welche in der Druckerei zustande kommen, ferner Methylalkohol, der bei Anilinfarben als Lösungsmittel dient, und Säuredämpfe, welche bei der Entwicklung der Dampffarben zustande kommen, sind durch geeignete Vorkehrungen abzufangen und abzuführen.

Beim Manipulieren mit Zyanverbindungen ist jedenfalls — trotz des seltenen Vorkommens gewerblicher Zyanvergiftungen (siehe S. 115) — besondere Vorsicht geboten. Wenn sich die Verwendung solcher Giftstoffe nicht vermeiden läßt, so müssen dieselben jedenfalls nach Möglichkeit in geschlossenen Gefäßen aufbewahrt werden; die betreffenden Verrichtungen haben unter gut funktionierenden Dunstabzügen zu geschehen (vgl. S. 340 Zyanverbindungen).

Sachregister

Die fettgedruckten Ziffern zeigen an, wo der betreffende Gegenstand wesentlich behandelt wird; die neben den fettgedruckten Ziffern in Klammern stehende römische Ziffer zeigt an, in welchem Teile des Buches die betreffende Abhandlung enthalten ist; somit bedeutet: (I) Vorkommen von Vergiftungen, (II) Pathologie und Therapie, (III) Schutzmaßnahmen

A

B

C

D

E

H

L

V

W

X

Z

Namenregister

Kolibri 360 GmbH
Ferdinand-Jühlke-Straße 7
99095 Erfurt, Deutschland
produktsicherheit@kolibri360.de